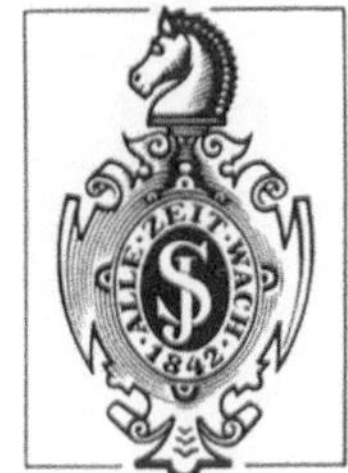

J. Freyschmidt

Gelenkerkrankungen

Röntgenologische Diagnose und
Differentialdiagnose

Mit 139 Abbildungen in 327 Teilbildern

Springer-Verlag
Berlin Heidelberg NewYork Tokyo

Professor Dr. Jürgen Freyschmidt

Zentralkrankenhaus St. Jürgen-Str.
Medizinischer Bereich Röntgendiagnostik
und Nuklearmedizin
St. Jürgen-Straße
2800 Bremen 1

CIP-Kurztitelaufnahme der Deutschen Bibliothek
Freyschmidt, Jürgen: Gelenkerkrankungen: röntgenolog. Diagnose u. Differentialdiagnose/J. Freyschmidt. –
Berlin; Heidelberg; New York; Tokyo: Springer, 1985.

ISBN-13: 978-3-642-70063-7   e-ISBN-13: 978-3-642-70062-0
DOI: 10.1007/978-3-642-70062-0

Für meine Frau
Dr. med. Gisela Freyschmidt
Fachärztin für Dermatologie

Vorwort

Gelenkerkrankungen partizipieren mit etwa 5–17% an allen Praxisdiagnosen in der Bundesrepublik Deutschland. Sie kommen etwa 15mal häufiger als der Herzinfarkt und etwa 20mal häufiger als die Appendizitis vor. Wegen der mit ihnen verbundenen häufigen Arbeitsunfähigkeit und auch der Möglichkeit einer Frühinvalidität besitzen Gelenkerkrankungen eine erhebliche sozialmedizinische Bedeutung.

Nach Durchsicht verschiedener Statistiken ist anzunehmen, daß etwa 60% aller Gelenkerkrankungen klinisch und v.a. radiologisch primär unzureichend eingeordnet werden, wodurch sich einerseits eine mögliche effektive Therapie verzögern kann, andererseits die Voraussetzung gegeben ist, daß therapeutische Wege eingeschlagen werden, die das Grundleiden sogar verschlimmern können (z.B. durch Steroide). Aus dem Gesagten ergibt sich die Notwendigkeit nicht nur einer subtilen klinischen, sondern einer die Diagnose oft erst beweisenden sorgfältigen Röntgendiagnostik. Eine solche Röntgendiagnostik ist auch für den Geübten zeitaufwendig. Allein das Absuchen von über 30 Gelenkkonturen an einem Handskelett nach möglichen Erosionen kann schon einen Mindestzeitaufwand von etwa 5 min erfordern.

Die Aufgabe des Röntgenuntersuchers bei der Abklärung von unklaren Gelenksymptomen darf nicht allein darin bestehen, von der Norm abweichende Röntgenbefunde zu konstatieren, er muß sie vielmehr synoptisch in die übrigen klinischen und laborchemischen Befunde einfügen. Da bestimmte Gelenkerkrankungen, über rein morphologische Veränderungen hinausgehend, ein mehr oder weniger typisches Befallsmuster und eine bestimmte Befallstopik besitzen, die allein schon von der Wahrscheinlichkeit her diagnoseweisend sein können, muß der Röntgenuntersucher, ausgehend von der Anamnese und den klinischen Erscheinungen, die Röntgenuntersuchung der jeweils in Frage kommenden Gelenkregionen entsprechend planen (s.S. XIV, f.).

Die vorliegende Monographie soll dazu beitragen, v.a. dem Anfänger auf dem Gebiet der Gelenkdiagnostik das notwendige theoretische Rüstzeug in die Hand zu geben, um den genannten Aufgaben gerecht werden zu können.

Vereinfacht betrachtet spielen sich die Primärläsionen einer Gelenkerkrankung entweder überwiegend am Gelenkknorpel *oder* an der Synovialmembran ab.

Primäre Läsionen des Knorpels werden durch Volumenminderung zu einer Verschmälerung des röntgenologischen Gelenkspalts, zu regenerativproliferativen Veränderungen an den Randzonen des Gelenks mit Osteophytenbildungen und zu subchondralen Spongiosareaktionen führen. Die primären Läsionen der Synovialmembran z.B. entzündlicher oder granulomatöser Genese drücken sich hingegen zunächst überwiegend in Konturveränderungen der gelenkbildenden Knochen und erst später bei Beteiligung des Gelenkknorpels in einer entsprechenden Symptomatik aus.

Auf diesen Überlegungen beruht die im einleitenden Kapitel erfolgte Einteilung der meisten Gelenkerkrankungen in sog. *Chondroarthropathien* einerseits und sog. *Synovialisarthropathien* andererseits. Auch die den speziellen Krankheitskapiteln vorangestellte Differentialdiagnose folgt diesen Überlegungen grundsätzlich und soll dazu beitragen, differentialdiagnostische Erwägungen zu erleichtern. Diesem Zweck dienen fernerhin die synoptischen klinisch-radiologischen Tabellen.

Die Kapitel über die einzelnen Gelenkerkrankungen sind aus didaktischen Gründen relativ streng gegliedert: Nach dem Versuch einer Definition des Krankheitsbildes werden pathologische Anatomie, Inzidenz und Klinik dargestellt, erst dann erfolgt die Beschreibung der Röntgensymptomatik.

Es wurde bewußt darauf verzichtet, traumatologische und orthopädische Krankheitsbilder einzubeziehen. Das gilt auch für die Darstellung von Erkrankungen der Wirbelsäule. Die Vielfalt der klinischen und röntgenologischen Symptomatologie solcher Krankheitsbilder erfordert nach Ansicht des Autors einen entsprechenden Raum, der das Konzept dieses Buchs sprengen würde. Eine die Details vernachlässigende Darstellung solcher Erkrankungen würde ihnen nicht gerecht werden und den Röntgenuntersucher in Gefahr bringen, aufgrund einer vereinfachten Betrachtungsweise fehlzudiagnostizieren. Das gilt auch für die zahlreichen anatomischen Varietäten der Gelenke, die in anderen Monographien und Textbüchern ausführlich dargestellt sind.

Über die genannten Zielrichtungen hinaus stellt dieses Buch eine Ergänzung zur Monographie des Autors über „Knochenerkrankungen im Erwachsenenalter" dar, in der Gelenkerkrankungen nur in einem Glossar ohne entsprechendes Bildmaterial abgehandelt wurden.

Herrn Dr. med. C. ELLENDORF, Abteilung Rheumatologie des Zentrums für Innere Medizin der Medizinischen Hochschule Hannover, danke ich für die kritische Durchsicht der klinischen Aspekte dieses Buchs.

Bremen, im Frühjahr 1985   JÜRGEN FREYSCHMIDT

Inhaltsverzeichnis

Abkürzungen, Erläuterungen

c.P.	chronische Polyarthritis, chronische rheumatoide Arthritis
DIP/PIP-Gelenke	distale Interphalangealgelenke/ proximale Interphalangealgelenke
MCP/MTP-Gelenke	Metakarpophalangealgelenke/Metatarsophalangealgelenke
monoartikulär	Veränderungen an einem Gelenk
oligoartikulär	Veränderungen an 2–5 Gelenken
polyartikulär	Veränderungen an mehr als 5 Gelenken
SLE	systemischer Lupus erythematodes
Sp.a.	Spondylitis ankylopoetica, ankylosierende Spondylitis, M. Bechterew

Klinisches Minimalprogramm bei Gelenkerkrankungen

- Anamnese einschließlich Berufsanamnese
- Spezielle Anamnese (Schmerzcharakter, z.B. Ruheschmerz, Belastungsschmerz; Morgensteifigkeit, Hautveränderungen)
- Familienanamnese
- Allgemein-internistischer Befund
- Rheumatologischer Befund (Inspektion, Palpation, Gelenkfunktion)
  Labor:
  BKS
  Blutbild mit Differentialblutbild
  SMA 2 (Serummehrfachanalyse mit harnpflichtigen Substanzen, Leberstatus, Elektrophorese)
  Urinstatus
  Rheumafaktoren
  ANA (antinukleäre Antikörper)
  evtl. AST (Antistreptolysintiter)
- Thoraxröntgen

Röntgenuntersuchungsprogramm bei klinischem Verdacht auf:

Klinisch ungeklärte Arthralgien mit negativem Röntgenbefund:	Gelenkszintigraphie (s. S. 20)

c.P.: Hände *und* Füße dorsovolar, bzw. -plantar mit Mammographietechnik und kleinem Fokus (0,3 oder 0,6 mm, 50–55kV;
bei Bedarf Schrägprojektionen der Hände in Zitherspieler- oder Ballfangposition;
symptomatische andere Gelenke;
bei Verdacht auf Halswirbelsäulenbeteiligung: Kopfgelenke mit Ventral- und Dorsalflexion, evtl. Tomographie oder Computertomographie.

Juvenile rheumatoide Arthritis:
Sp.a.: Becken, Kniegelenke, Hände, seitliche HWS in Anteflexion.
Sakroiliakalgelenke mit LWS und Th11–12 a.-p. in Steinschnittlage, seitliche LWS und Th11–12;
nur bei negativem oder unsicherem Befund auf der Übersichtsaufnahme Tomographie der Iliosakralgelenke, 4–11 cm;
andere symptomatische Gelenke;
bei HWS- und BWS-Symptomatik entsprechende Regionen;
bei klinischer Symptomatik oder zur Diagnosesicherung Fersenbeine seitlich;
Gelenk- bzw. Skelettszintigraphie bei wenig ausgeprägter Röntgensymptomatik und zur Darstellung des fibroossären Übergangs sowie der Manubriosternalregion.

M. Reiter: Wie bei Sp.a.;
zusätzliche Aufnahmen der Füße und der oberen Sprunggelenke.
Andere symptomatische Gelenke.
Gelenk- bzw. Skelettszintigraphie wie bei Sp.a.

Psoriasisarthritis: Beide Hände *und* Füße wie bei c.P.;
Iliosakralgelenke und Wirbelsäule wie bei Sp.a.;
andere symptomatische Gelenke;
Gelenk- bzw. Skelettszintigraphie wie bei Sp.a.

Intestinale Arthropathien; reaktive Arthritis: Iliosakralgelenke und Wirbelsäule wie bei Sp.a.;
symptomatische andere Gelenke;
Gelenk- bzw. Skelettszintigraphie bei wenig ausgeprägter Röntgensymptomatik wie bei Sp.a.

Kollagenosen:	Hände *und* Füße wie bei c.P.; andere symptomatische Gelenke; Unterarme und Unterschenkel a.-p., Oberarme und Oberschenkel a.-p., Becken a.-p. zur Darstellung einer interstitiellen Kalzinose; Thorax in 2 Ebenen: interstitielle Lungenveränderungen, Pleuraergüsse, Perikarditis.
Symptomatische Arthritis:	Akut keine Röntgenuntersuchung; bei protrahierter oder chronischer Symptomatik entsprechende Gelenke; evtl. Gelenkszintigraphie.
Rheumatisches Fieber:	Akut keine Röntgenuntersuchung; bei protrahierter oder chronischer Symptomatik entsprechende Gelenke. Thorax in 2 Ebenen: Karditis.
Polyarthrose:	Beide Hände dorsovolar in Mammographietechnik (s. unter c.P.); bei entsprechender Symptomatik andere Gelenke.
Chondrokalzinose:	Beide Hände dorsovolar mit Radioulnokarpalgelenken (in Mammographietechnik, s. unter c.P.); beide Knie; bei entsprechender Symptomatik andere Gelenke.
Gicht:	Beide Füße dorsoplantar (in Mammographietechnik, s. unter c.P.); bei entsprechender Symptomatik andere Gelenke.
Sarkoidose:	Beide Hände dorsovolar (in Mammographietechnik, s. unter c.P.); Skelettszintigraphie: bei positivem Befund, insbesondere im spongiösen Knochen der Wirbelsäule und des Beckens, weitere Abklärung durch gezielte Röntgenaufnahmen.
Multizentrische Retikulohistiozytose:	Beide Hände dorsovolar und Füße dorsoplantar (in Mammographietechnik, s. unter c.P.); bei positivem Befund an Hand- und Fußskelett alle anderen Gliedmaßengelenke und Wirbelsäule.
Akromegalie:	Schädel in 2 Ebenen; beide Hände dorsovolar und Füße dorsoplantar; Wirbelsäule, Fersenbein seitlich.
Traumatisiertes Kniegelenk mit Verdacht auf Eröffnung des Markraums:	Seitliche Aufnahmen des Kniegelenks bei transversalem (horizontalem) Strahlengang zur Darstellung eines Liphämarthros mit Spiegelbildung zwischen Blut und Fett.
Unklarer monoartikulärer Befund im Kindes- und Jugendalter:	Immer Aufnahme der angrenzenden Knochen und Gelenke (z.B. Problem: sympathische Arthritis des Kniegelenks bei Osteoidosteom am Femurschaft).

1 Anmerkungen zum Bau und zur Physiologie eines synovialen Gelenks

An dieser Stelle sollen einleitend nur einige Anmerkungen zu Anatomie und Physiologie eines synovialen Gelenks gemacht werden, die das Verständnis pathologisch-anatomischer Vorgänge vielleicht erleichtern können (s.a. Abb. 1.1).

Anatomisch gesehen gehören zu einem Gelenk die Gelenkkörper, die Gelenkkapsel, die Gelenkhöhle und die Gelenkschmiere (Synovia).

Die *Gelenkkörper* setzen sich aus den Knochenenden und dem sie überziehenden Gelenkknorpel zusammen. Bei stärkeren anatomischen Inkongruenzen der artikulierenden Gelenkkörper finden sich ausgleichend und puffernd eingelagerte Gelenkscheiben oder Halbscheiben aus Faserknorpel (Disci articulares bzw. Menisci articulares). Ist die Gelenkpfanne deutlich kleiner als der Gelenkkopf, so kann sie durch einen Randwulst aus Faserknorpel (Labrum articulare, Gelenklippe) vergrößert werden.

Die *Gelenkkapsel* entspricht einer bindegewebigen Hülle um das Gelenk und verbindet die artikulierenden Knochen miteinander. Sie ist mit kleiner Distanz zum Rand des Gelenkknorpels (der „bare area", nackte Zone) an den artikulierenden Knochen befestigt und besteht aus 2 Schichten:

Dem *Stratum fibrosum,* der äußeren Schicht. Sie setzt sich überwiegend aus kollagenen Bindegewebsfasern zusammen, die teils gekreuzt, teils parallel verlaufen. Verstärkungszüge dieser Fasern sind die Ligamente.

Dem *Stratum synoviale* (Synovialmembran, Synovialis, synoviale Intima), der zarten und dünnen inneren Schicht. Sie enthält Blutgefäße und Nerven, verfügt aber im Gegensatz zu anderen inneren Endothel- und Mesothel-

flächen nicht über eine abdichtende Basalmembran. Die Zellen der Synovialmembran erfüllen 2 wesentliche Aufgaben: Der A-Zell-

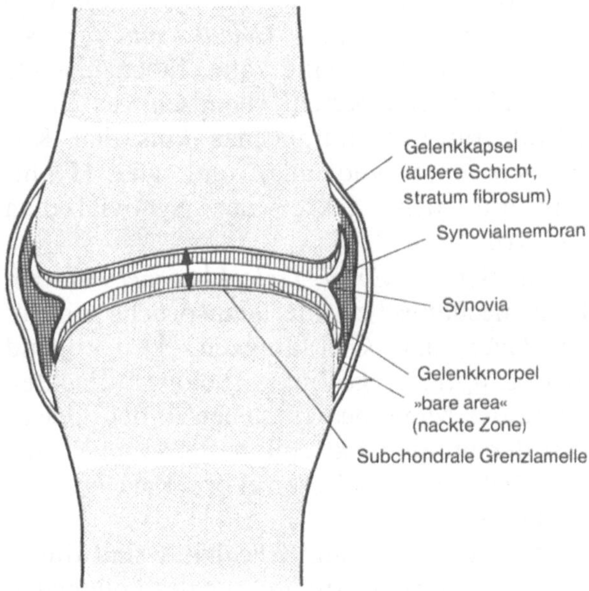

Abb. 1.1. Grobschematische Zeichnung eines synovialen Gelenks. (*Doppelpfeil*) Röntgenologischer Gelenkspalt, bestehend aus dem anatomischen (kapillaren) Gelenkspalt und dem – nicht absorbierenden und damit invisiblen – Gelenkknorpel. Die „bare area" (nackte Zone) entspricht einer freien Knochenoberfläche zwischen Knorpelrand und Kapselansatz.

Anmerkung: Röntgenologisch visibel sind die artikulierenden Knochen, die sich gegen den röntgenologischen Gelenkspalt durch die subchondrale Grenzlamelle (bestehend aus der Kortikalis und einem Band verkalkten Knorpels) absetzen. Der umgebende Weichteilmantel kommt, je nach Aufnahmetechnik und Betrachtungsgerät, als mehr oder weniger „graue Hülle" um die artikulierenden Knochen zur Darstellung. Er ist bei fetthaltigen Gelenkstrukturen (z.B. bei infrapatellaren Hoffa-Fettkörpern) oder periartikulären Fettstreifen durch entsprechend geformte „schwarze" Figuren, Bänder oder Linien „strukturiert"

typ phagozytiert, z.B. Eiter oder Fremdstoffe, der B-Zelltyp sezerniert Hyaluronsäure. Nach neueren Ansichten sind A- und B-Zellen verschiedene Funktionsstadien oder -zustände ein und derselben Zelle. Bei einigen Gelenken wird die Oberfläche der Synovialis durch gefäßhaltige Fortsätze, die Synovialzotten, vergrößert. An dünnen Stellen der äußeren Faserschicht vermag das Stratum synoviale Ausbuchtungen (Recessus) zu bilden.

Die *Gelenkhöhle* ist im eigentlichen Sinn des Wortes beim lebenden Gelenk nicht vorhanden, sondern wird nur durch eine oder mehrere kapillare Gelenkspalten gebildet, da durch den äußeren Luftdruck alle Teile des Gelenks fest aneinandergedrückt werden. In den Spalten befindet sich die *Synovialflüssigkeit* (Synovia) *oder Gelenkschmiere;* sie ist makroskopisch eine zähe, fadenziehende Flüssigkeit und besteht chemisch aus einem Ultrafiltrat des Blutplasmas (aus den Kapillaren der Synovialis) und aus Hyaluronsäure, dem Sekret der Synovialzellen (B-Typ).

An den *hyalinen Gelenkknorpel* werden hohe mechanische Materialansprüche gestellt, zu denen u.a. Gleitfähigkeit, Druck- und Stoßdämpfung gehören. Beim aufrechten Gang des Menschen entstehen in den Gelenken der unteren Extremität Belastungen, die das Vielfache des Gesamtkörpergewichts erreichen können.

Druckfestigkeit und Elastizität sind durch die arkadenartige Architektur des kollagenen Fasergerüsts gegeben, das aus Kollagen vom feinfibrillären Typ II (ca. 50% der organischen Matrix) besteht. Stoßfestigkeit und Gleitfähigkeit des Knorpels werden durch eine homogene hydrophile Zwischensubstanz aus Proteoglykan (ca. 30% der organischen Matrix) garantiert[1], das von den Chondrozy-

ten gebildet und abgebaut wird. Seine Aufgaben kann das Proteoglykan aber nur nach Ankoppelung an die synoviale Hyaluronsäure erfüllen (s. unten).

Ist der Proteoglykangehalt aus irgendeinem Grund (z.B. Chondrozytenfunktionseinschränkung) reduziert oder ändert sich die chemische Zusammensetzung z.B. durch Reduzierung von Chondroitin- und Keratansulfat, so werden die Kollagenfasern demaskiert und sind mechanischen Angriffen gegenüber höchst vulnerabel.

Die Versorgung der im gefäßfreien Knorpel gelegenen *Chondrozyten* erfolgt über die Synovialflüssigkeit (eine Versorgung vom Knochen her ist durch die Barriere der subchondralen Grenzlamelle nicht möglich), die mit der Knorpelzwischensubstanz im Sinne eines geschlossenen Pumpsystems kommuniziert. Durch die Be- und Entlastung eines Gelenks wird die Synovialflüssigkeit in den Knorpel gepreßt und nimmt dabei Nährstoffe, v.a. Glukose, mit. Durch den Eintritt der Synovialflüssigkeit in den Knorpel wird ein zweiter, für die Funktion des Gelenkknorpels wesentlicher Effekt bewirkt:

Die Moleküle des Proteoglykans und der Hyaluronsäure werden aneinandergekoppelt. Diese Proteoglykan-Hyaluronat-Aggregate sind zwischen den Kollagenfasern des Gelenkknorpels relativ immobil, woraus sich entscheidend die strukturelle Integrität und die biomechanischen Eigenschaften des Knorpels ableiten. Makroskopisch imponiert ein visköser Schmierfilm, der die äußere Gleitfähigkeit des Knorpels erhöht bzw. die Reibung der hyalinen Gelenkknorpel auf ein Mindestmaß reduziert. Bei Reduzierung oder Aufhebung des Belastungsdrucks entkoppeln sich die Hyaluronsäuremoleküle, und die Synovia diffundiert (entsprechend dem kolloidosmotischen Gefälle) in den Gelenkspalt zurück. Die Bewegung eines Gelenks ist also eine wesentliche Voraussetzung für eine optimale Ernährung des Gelenkknorpels bzw. der das Proteoglykan bildenden Chondrozyten. Die dargestellten Zusammenhänge erklären auch den Befund, daß bei längerer Inaktivität eines Gelenks die röntgenologische Gelenkspalt-

---

1 Die Untereinheit der Proteoglykane des Knorpels enthält ca. 100 Chondroitinsulfatketten und ca. 30–60 Keratansulfatketten (Muir 1980). Proteoglykane besitzen die Fähigkeit, multimolekulare Aggregate mit einem hohen Gesamtmolekulargewicht von $5 \cdot 10^7$ Dalton zu bilden. Im hyaluronatarmen Knorpel kann eine Hyaluronkette das 250fache ihres Gewichts an Proteoglykan (bis zu 100 Proteoglykanmonomere) bilden.

weite – nämlich durch Entwässerung des Hyalinknorpels – abnimmt.

Wie oben erwähnt, ernährt sich der Chondrozyt von der Glukosediffusion aus der Synovialflüssigkeit. Die Glukose wird anaerob verbrannt, das anfallende Laktat regt wiederum rückkoppelnd eine Glukosefreisetzung aus den Synovialzellen an.

Auf Störungen dieses Rückkopplungsmechanismus reagieren die Chondrozyten mit einem Umschalten auf aerobe Verbrennung, damit sie ihren Energiebedarf decken können. Diese Notversorgung geht aber auf Kosten der Grundsubstanz, die dabei von den Knorpelzellen selbst enzymatisch (z.B. durch Kollagenasen oder andere Proteinasen) zerstört wird (Dettmer u. Binzus 1969).

Auf die *zentrale Bedeutung der Chondrozyten* bei der Erhaltung der Funktionsfähigkeit des Gelenkknorpels durch Sekretion von Proteoglykanen wurde bereits wiederholt hingewiesen. Dabei ist zu berücksichtigen, daß Proteoglykane einen hohen Umsatzzyklus von 14 Tagen haben! Es ist leicht verständlich, daß jede Ernährungsstörung des funktionell hoch differenzierten Chondrozyten für den Knorpel katastrophale Folgen haben kann. Das gilt besonders für den älteren Knorpel, bei dem die Proteoglykanmonomere, bedingt durch einen Schwund der chondroitinsulfatreichen Region, ohnehin schon kleiner sind (Inerot et al. 1978, s.S. 25) und damit eine geringere Schutzfunktion für die Kollagenfasern besitzen.

Möglichkeiten einer Ernährungsstörung sind durch den langen Transitweg der Nährstoffe von der Synovialkapillare über das umgebende Synovialgewebe, die Synovialflüssigkeit und schließlich die Knorpelzwischensubstanz vorgegeben. Dafür kommen nach Fassbender (1983) grundsätzlich folgende Störungen in Frage:

1. Veränderungen der Blutzirkulation im Synovialgewebe, Strukturveränderungen der Synovialgefäße (z.B. im Alter),
2. Strukturveränderungen (Fibrosierung) des Synovialgewebes (z.B. bei Entzündung),
3. quantitative und qualitative Änderungen in der Synovialflüssigkeit, dem Transportmedium (z.B. durch Blutung, Kristallbeimischungen),
4. Qualitätsänderung (Altersvorgänge) in der Knorpelzwischensubstanz, wie oben bereits erwähnt.

Die genannten Faktoren kommen potentiell einzeln oder gemeinsam als Ursache für regressive d.h. degenerative oder Verschleißerscheinungen des Gelenkknorpels in Frage und erklären auch die hohe Rate von zumindest röntgenologisch nachweisbaren und damit pathologisch-anatomisch vorhandenen Arthrosen in der Bevölkerung (s.S. 28).

Abschließend sei darauf hingewiesen, daß der Chondrozyt im Gegensatz zu anderen Körperzellen, wie z.B. Fibroblasten, nicht die Fähigkeit besitzt, funktionstüchtige Tochterzellen zu bilden – ein wesentlicher Aspekt für die Irreversibilität von Knorpelschäden, seien sie primär nutritiv oder sekundär durch entzündliche Veränderungen der Synovialmembran bedingt.

2 Allgemeine Röntgensymptomatologie der Gelenkerkrankungen

Mit Ausnahme der durch direkte Traumen, durch Osteonekrosen oder durch Geschwulstprozesse bedingten Veränderungen lassen sich Gelenkerkrankungen pathogenetisch global einteilen in

a) Erkrankungen, bei denen Veränderungen des Gelenkknorpels im Vordergrund stehen *(Chondroarthropathien)* und

b) Erkrankungen, bei denen Veränderungen der Synovialmembran dominieren *(Synovialisarthropathien)*.

In fortgeschrittenen Erkrankungsstadien gehen in der Regel Chondroarthropathien mit sekundären Synovialisveränderungen und Synovialisarthropathien mit sekundären Gelenkknorpelveränderungen einher, wodurch Klinik und radiologische Zuordnung ohne Kenntnis von Vorbefunden und Verlaufsbeobachtung erschwert werden können. Besonders kompliziert kann die Zuordnung von primär ambivalenten Krankheitsbildern wie die Gicht sein!

2.1 Chondroarthropathien

(Tabelle 2.1, Abb. 2.1)

Details über den pathogenetischen Ablauf der Arthrose sind dem entsprechenden Kapitel zu entnehmen (s.S. 25 ff.).

An dieser Stelle sollen nur einleitend die pathogenetischen Abläufe besprochen werden, die für das Verständnis der entstehenden Röntgenzeichen bei Chondroarthropathien (s. Tabelle 2.1) notwendig sind.

Erkrankungen, die ihren Hauptangriffspunkt auf dem Gelenkknorpel haben oder von ihm ausgehen, schwächen seine Belast-

barkeit. Bei fortgesetzter mechanischer Beanspruchung kommt es zwangsläufig zu einer zunehmenden Zerstörung, v.a. im Bereich der Zonen mit der höchsten Belastung (Druckaufnahmezonen). *Die Höhe bzw. Breite der Gelenkknorpelschicht reduziert sich zumeist exzentrisch (Röntgenzeichen I, s. Abb. 2.1).* Die Gelenkspaltverschmälerung wird forciert, wenn aufgrund von Belastungsschmerzen das Gelenk geschont wird, wodurch es zu einer Dehydratation des Gelenkknorpels mit konsekutiver Höhen- bzw. Breitenminderung kommt.

Durch den zunehmenden Fortfall des stoßdämpfenden Gelenkknorpels ist der subchondrale Knochen stärker durckbelastet, was mit einer reaktiven *Osteosklerose* durch Ausbildung eines groben, oft ungeordneten Geflechts aus lamellären Knochen beantwortet wird. Dadurch verdichtet sich röntgenolo-

Tabelle 2.1. Gelenkerkrankungen mit überwiegend primärer Schädigung des Gelenkknorpels (Chondroarthropathien)

Schädigungstyp	Gelenkerkrankung
Degenerativ	Arthrosis deformans (idiopathisch, Gelenkdeformitäten, primär-mechanische Überbelastung)
Entzündlich	Chondritis, Polychondritis
Chondrotrope Stoffwechselstörungen	Protrahierte Gicht, idiopathische Chondrokalzinose, primärer und sekundärer Hyperparathyreoidismus, Kupferspeicherkrankheit, hämophile Osteoarthropathie, Hämochromatose, Ochronose
Neurogene Störungen	Neurogene Arthropathie

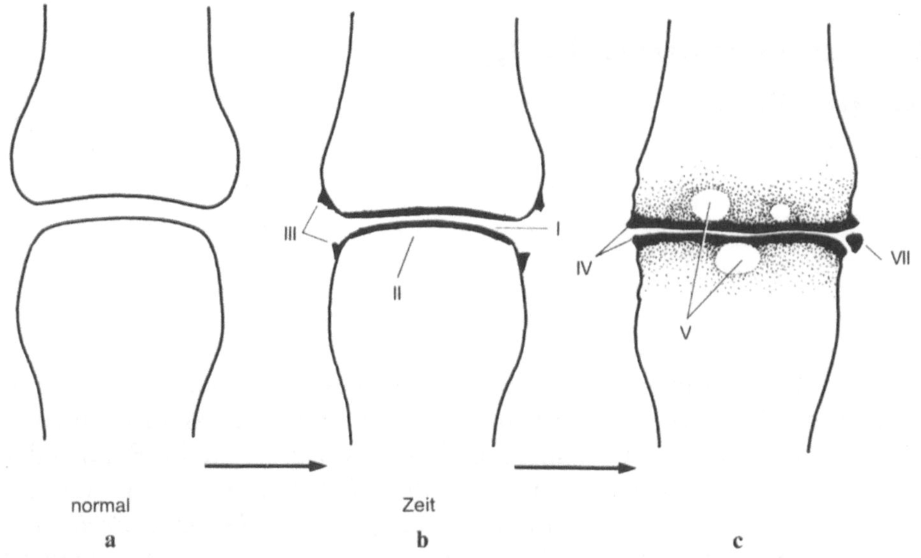

Abb. 2.1 a–c. Schematische Darstellung des Ablaufs einer Chondroarthropathie. **a** *Normales Gelenk;* **b** *Röntgenzeichen I,* Spaltverschmälerung; *Röntgenzeichen II,* Verdichtung der subchondralen Grenzlamelle; *Röntgenzeichen III,* Randanbauten (Osteophyten); **c** *Röntgenzeichen IV,* Schliffflächen und Abflachung bzw. Verformung der Gelenkkontur; *Röntgenzeichen V,* Geröllzy-sten; *Röntgenzeichen VII,* paraartikuläre Verkalkungen. Die numerische Reihenfolge der Röntgenzeichen korreliert nicht gesetzmäßig mit der Zeit. Oft geht das Röntgenzeichen III (Randanbauten) den Röntgenzeichen I und II voraus. Zu Röntgenzeichen VI (Fehlstellung), das hier nicht dargestellt ist, s.S. 7

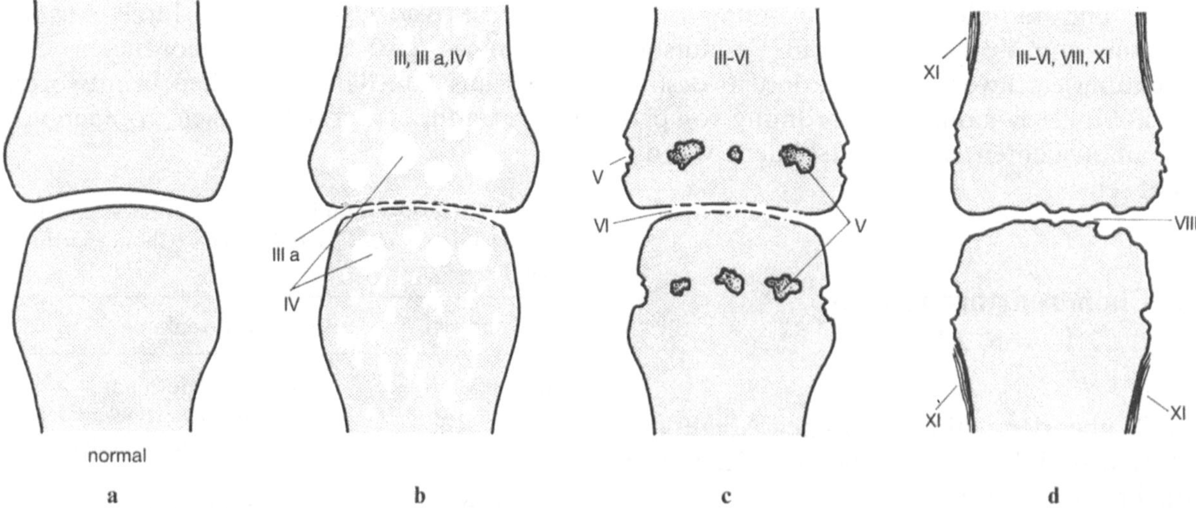

Abb. 2.2 a–d. Grobschematische Darstellung des Ablaufs einer Synovialisarthropathie. Die Stadien der entzündlichen Veränderungen des Weichteilmantels einschließlich Erguß (Röntgenzeichen I und II) sowie die der Mutilation, der Fehlstellungen (Röntgenzeichen X und IX) und der Möglichkeit der Ankylosierung (Röntgenzeichen VII) sind nicht dargestellt. **a** *Normales Gelenk;* **b** *Röntgenzeichen III,* Begleitosteoporose; *Röntgenzeichen IIIa,* Unschärfe und Schwund der subchondralen Grenzlamelle; *Röntgenzeichen IV,* subchondrale arthritische „Zysten"; **c** *Röntgenzeichen V,* Erosionen, primär im Bereich der „bare areas", Erosionen, en face abgebildet; *Röntgenzeichen VI,* Gelenkspaltverschmälerung; **d** *Röntgenzeichen VIII,* Gelenkdestruktion; *Röntgenzeichen XI,* Periostverknöcherungen

gisch die subchondrale Grenzlamelle *(Röntgenzeichen II)*.

Gleichzeitig entstehen in den nicht druckbelasteten Abschnitten des Knochens, d.h. an den Gelenkrändern, *spongiöse Knochenneubildungen (Osteophyten, Röntgenzeichen III)*, die von Faserknorpel überzogen sind. Ein Teilmoment ihrer Entstehung ist sicherlich in der durch Knorpeldestruktion bedingten Inkongruenz der artikulierenden Knochen zu suchen, wodurch eine mechanische Instabilität des Gelenks mit permanent abnormen Zugbelastungen im Gelenkkapselansatzbereich bedingt wird, der wiederum zu periostalen Knochenproliferationen führt. *Das Röntgenzeichen der Osteophytenbildungen kann vor allen anderen Röntgenzeichen der Arthrose auftreten* (Dihlmann u. Frick 1971; Lingg u. Nebel 1982) und korreliert an einigen Gelenken mit dem Ausmaß der Knorpelzerstörung (s.a. unter „Arthrose", S. 32, 35).

Mechanische und sekundär-trophische Störungen beziehen zunehmend die subchondral gelegene Spongiosa mit in den Krankheitsablauf ein. Liegt der Knochen im Sinne einer Knochenglatze frei von Knorpel, so schleift er sich an dem artikulierenden Partner zunehmend ab. Diese *Abschliffflächen* zeigen sich röntgenologisch in sehr breiten Verdichtungen der subchondralen Knochenabschnitte, gleichzeitig flachen sich gebogene Gelenkkonturen ab, oder sie walzen sich aus *(Röntgenzeichen IV,* s. Abb. 2.1). Den Abschliffvorgängen hält mit der Zeit auch nicht der subchondral gelegene verstärkte Knochen stand, so daß schließlich der Markraum eröffnet wird. In ihn wird Synovialflüssigkeit hineingepreßt, wodurch es zu einem Abbau der Knochentrabekel kommt. Der Abbau ist – offensichtlich druckabhängig – regional unterschiedlich, so daß hier und dort regelrechte Hohlräume entstehen, in die wiederum Knochen- und Knorpeltrümmer hineingerieben werden. Das löst andererseits eine Fremdkörperreaktion mit Riesenzellen, Granulozyten und Fibrinexsudation aus, die umgebende Spongiosa kann sich als Reaktion auf den erhöhten Innendruck schalenförmig verdichten. Damit ist die sog. *Geröllzyste (Röntgenzeichen V)*

entstanden. Sie kann singulär, multipel und auch symmetrisch in den artikulierenden Knochen auftreten.

Bei fortschreitender Chondroarthropathie stellen sich Umbau- und Anpassungsvorgänge an den beteiligten Knochen ein. Besonders zu erwähnen ist dabei ein Granulationsgewebe, das aus dem eröffneten Markraum den vom Knorpel freigelegten Knochen mit der Zeit überzieht. Bei ständiger Bewegung trägt es zu einer Remodellierung der Gelenkflächen bei und ermöglicht so wieder eine gewisse Funktion. Zu erwähnen ist noch, daß während des aktuellen Ablaufs einer Chondroarthropathie nicht nur Knorpel und Knochen betroffen sind, vielmehr kommt es auch zu Schrumpfungen an der Gelenkkapsel und zu einer Atrophie der beteiligten Muskulatur, woraus *Fehlstellungen (Röntgenzeichen VI)* resultieren können.

Metaplastische Verknöcherungen an der Gelenkkapsel und des paraartikulären Gewebes sowie abgebrochene Osteophyten vervollständigen das Bild der Chondroarthropathie *(Röntgenzeichen VII)*. Wie einleitend erwähnt, bleibt es häufig nicht bei diesem „reinen Bild" einer Chondroarthropathie, da sich infolge reaktiv-synovitischer Veränderungen Zeichen der durch sie bedingten Erosionen und Destruktionen hinzugesellen (s.a. S. 27). Durch diese reaktive Synovitis, die im einzelnen im Kapitel über die Arthrose beschrieben ist (s.S. 27), werden die Patienten vielfach erst symptomatisch.

2.2 Synovialisarthropathien
(s. Tabelle 2.2, Abb. 2.2)

Primäre entzündliche Prozesse der Synovialmembran führen zunächst zu Hyperämie und Exsudation, es entsteht ein Gelenkerguß. Vor allem in weniger druckbelasteten oder durch Schonung entlasteten Gelenken kommt es zu einer *Erweiterung des röntgenologischen Gelenkspalts (Röntgenzeichen I)*. Dieses Phänomen wird durch Erschlaffung der Kollateralbänder verstärkt. Die entzündlich-ödematöse Synovialis wirkt neben dem Erguß raumfor-

Tabelle 2.2. Gelenkveränderungen mit überwiegend primärer Schädigung der Synovialmembran (Synovialisarthropathien)

Schädigungstyp	Gelenkerkrankung
Mikrobiell	Monarthritis, Oligoarthritis
Symptomatisch	Symptomatische mono-, oligo-, polyartikuläre Arthritis (im Sinne des früher sog. Rheumatoids)
Sympathisch	Sympathische Monarthritis, z.B. bei Osteoidosteom am proximalen artikulierenden Knochen
Fremdstoffinduziert	Monarthritis
Kristallinduziert	Hochakute Gicht, akute Form der Chondrokalzinose
Ablagerung von Eiweißkörpern	Amyloidose
Immunpathologisch bedingt	c.P. (rheumatoide Arthritis), rheumatisches Fieber, Kollagenosen
Genetisch determiniert	M. Bechterew mit mono-, oligo- oder polyartikulärem Gliedmaßengelenkbefall, Seronegative Spondarthritiden mit mono-, oligo-, oder polyartikulärem Gliedmaßengelenkbefall (Psoriasisarthritis, M. Reiter, intestinale, reaktive Arthropathien)
Granulomatös	Sarkoidose, multizentrische Retikulohistiozytose
Chronisch-proliferativ	Villonoduläre Synovitis

dernd. Dadurch und durch entzündliche Begleitreaktionen des Gelenkknorpels und des unmittelbar angrenzenden Gewebes (periartikuläres Ödem) entsteht eine klinisch und röntgenologisch erkennbare Verbreiterung oder *Schwellung des Gelenkweichteilmantels (Röntgenzeichen II)*. Trophische, dyszirkulatorische Störungen des angrenzenden subchondralen Knochens lassen diesen im Sinne einer *Begleitosteoporose* entkalken *(Röntgenzeichen III)*. Letztere wird durch schmerzbedingte Inaktivität verstärkt. Neben der begleitenden Osteoporose oder ihr folgend verschwindet durch Abbau (Erguß, auch Pan-

nus, s.u.) oder Entkalkung (trophisch) die *subchondrale Grenzlamelle (Röntgenzeichen IIIa)*. Erguß und/oder entzündliches Granulationsgewebe (s.S. 9) führen zu lytischen Veränderungen im Knorpel- und Knochenbereich, es entstehen subchondrale *arthritische Zysten (Röntgenzeichen IV)*, auch als Signal- oder Begleitzysten bezeichnet. Kommt der entzündliche synoviale Prozeß in diesem Stadium nicht zum Stillstand und schreitet fort, so bildet sich infolge einer Gefäß- und Bindegewebsproliferation schließlich ein *Granulationsgewebe* aus, das als *Pannus* bezeichnet wird. Zuerst in den weder vom Knorpel noch vom Gelenkkapselansatz bedeckten Zonen („bare areas") führt dieser Pannus zu *Erosionen* oder Druckusuren *(Röntgenzeichen V)*. Schließlich wird der Gelenkknorpel von der proliferierten Synovialis aus dem Gelenkrezessus heraus zangenartig (s. Abb. 2.3) angegriffen. Sein Abbau erfolgt enzymatisch durch proteolytische Enzyme (Kollagenasen, Proteinasen) aus Granulozyten, Fibroblasten und Makrophagen der entzündeten Synovialmembran, z.T. auch nutritiv, da infolge des entzündlichen Prozesses die Chondrozyten defizitär genährt werden (s.S. 3). Konsekutiv *verschmälert sich der Gelenkspalt (Röntgen-*

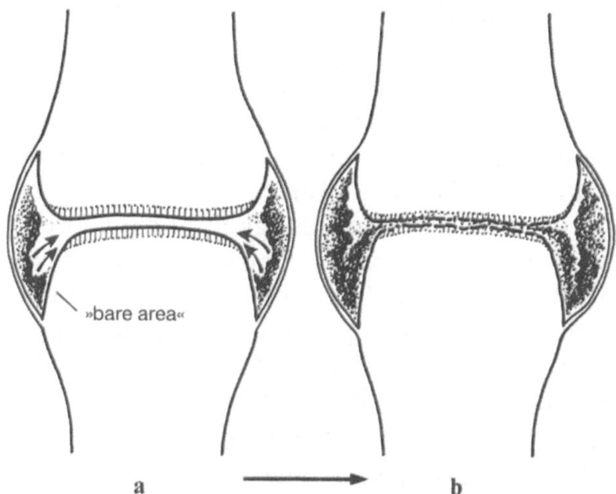

Abb. 2.3a, b. Zangenangriff des proliferierten Synovialgewebes auf den Gelenkknorpel. Der Angriff erfolgt aus dem Gelenkrezessus heraus im Bereich der „bare area", einerseits vom Markraum aus, andererseits von der Knorpeloberfläche her

zeichen VI). Die Spaltverschmälerung wird verstärkt, wenn das Gelenk geschont wird und der noch nicht angegriffene Knorpel dehydriert. Sind durch weitgehende Knorpelzerstörung die Gelenkenden knorpellos geworden, so können sie miteinander bindegewebig, auch knöchern verschmelzen, und das *Gelenk ankylosiert (Röntgenzeichen VII).*

Bei sehr aktiver Pannusbildung wird schließlich über die erosiven Vorgänge hinausgehend eine zunehmende *Gelenkdestruktion,* z.T. mit *Knochendissekaten,* eingeleitet *(Röntgenzeichen VIII),* die bei gleichzeitiger Kapsel-Band-Zerstörung und/oder Kapselschrumpfung durch Narbenbildung und einseitigem Sehnenzug zu *Fehlstellungen* im befallenen Gelenk führt *(Röntgenzeichen IX).* In der letzten Phase der Gelenkzerstörung erfolgt über ein hypervaskularisiertes Resorptionsgewebe eine Osteoklastenstimulation, die den noch nicht destruierten Knochen abbaut und zu einer stummelförmigen Konfiguration der Gelenkenden im Sinne einer *Mutilation (Röntgenzeichen X)* führt. Zu diesem Zeitpunkt hat sich die chronisch-entzündlich veränderte Synovialis weitgehend selbst zerstört, sie ist demnach an den Mutilationsvorgängen nicht mehr führend beteiligt; der entzündliche Prozeß ist „ausgebrannt". Bei einigen Formen der entzündlich-synovialen Gelenkprozesse (z.B. bakterielle Arthritis, Psoriasisarthritis) wird der Gelenkknorpel sehr schnell zerstört, so daß die artikulierenden Knochenenden direkt Kontakt bekommen und schließlich eine *bindegewebige oder knöcherne Ankylose* entsteht *(Röntgenzeichen VII).* Während des Ablaufs der oben beschriebenen entzündlichen Gelenkveränderungen kann es bei bestimmten Formen der Synovialisarthropathie zu *begleitenden Periostverknöcherungen* (durch Periostödem bedingt) kommen *(Röntgenzeichen XI). Der synoviale entzündliche Gelenkprozeß kann auf jeder der beschriebenen Stufen stehenbleiben, aus der akuten Phase (Hyperämie, Exsudation) ist in Abhängigkeit von Ätiologie und Therapie eine vollständige Rückbildung der Veränderungen möglich* (z.B. Virusarthritiden, bakterielle Arthritiden unter Behandlung). Auch *Erosionen können sich*

Schema des pathogenetischen Ablaufs eines entzündlichen synovialen Gelenkprozesses

Erweiterung des Interzellularspalts der Kapillarendothelzellen des Stratum synoviale

↓ *Leckwirkung* mit Austritt von Fibrinogen[1] in das synoviale Bindegewebe und von dort in den Gelenkspalt

Nach Umwandlung von Fibrinogen in Fibrin Anlagerung an Deckzellschicht der Synovialmembran

↓ *Proliferationsreiz* auf das synoviale Gewebe

Umwandlung der einstufigen in eine mehrstufige Deckzellschicht; Umwandlung des normalerweise zellarmen Synovialstromas in ein zellreiches, großkerniges aggressives Gewebe („mesenchymoide Transformation" ≈ Pannus)

↓ Lysosomale Enzyme aus Zellen (v.a. Granulozyten) der proliferierten Synovialis

Zangenartige Zerstörung des Gelenkknorpels (s. Abb. 2.3)

→ Zerstörungen des gelenknahen Knochens (Erosion, Destruktion, Mutilation)

Ersatz des zerstörten Knorpels durch Bindegewebspannus

↓

Fibröse, seltener ossäre Ankylose

„glätten", indem sie einen sklerosierten Randsaum bekommen.

Der von der Grunderkrankung abhängige zeitliche Ablauf des entzündlichen Gelenkprozesses bestimmt das Auftreten der röntgenologischen Veränderungen: Röntgenzeichen I und II können nach Tagen bis zu mehreren Wochen sichtbar werden, Röntgenzeichen III, auch IIIa benötigen Wochen bis Monate und Röntgenzeichen IV bis X sowie auch IIIa in der Regel Monate bis Jahre. Nach Dihlmann (1982) werden die Weichgewebsveränderungen bei der Arthritis als *„arthritische Weichteilzeichen",* die Begleitosteoporose (diffus oder fleckig) als *„arthritische Kollateralphänomene"* und schließlich der Schwund der subchondralen Grenzlamelle, Erosionen, arthritische Zysten, Destruktionen und Mutilationen als *„arthritische Direktzeichen"* bezeichnet.

---

1 Der Austritt von Fibrinogen in den Gelenkspalt wird durch das Fehlen einer Basalmembran der Synovialis begünstigt.

3 Zur allgemeinen Differentialdiagnose von Gelenkerkrankungen

Für einen nicht unerheblichen Teil von Gelenkerkrankungen – v.a. mit einer Knochenbeteiligung – lassen sich aus dem Röntgenbild die entscheidenden differentialdiagnostischen Hinweise ziehen. Die Diagnose baut sich aus der *Morphologie* der einzelnen Veränderungen, aus der *Befallstopik* und aus *röntgenologischen Zusatzbefunden* (z.B. Veränderungen im fibroossären Übergangsbereich, periostale Reaktionen) auf. Insbesondere bei oligo- und polyartikulären Veränderungen mit atypischer Befallstopik und atypischem röntgenologischem Verlauf läßt sich jedoch die Diagnose nur mit Hilfe anamnestischer und klinischer Daten und mit Hilfe von Laborparametern (z.B. Rheumafaktoren, HLA-B27) präzisieren. Der Röntgenologe oder Röntgenuntersucher muß also bei der Ausdeutung der von ihm erhobenen Gelenkbefunde in jedem Fall nichtradiologische Daten hinzuziehen (s.a. die synoptische Übersicht in Tabelle 3.5).

Bevor auf Einzelheiten der Differentialdiagnose von Gelenkerkrankungen eingegangen wird, soll zunächst die Bewertung der einzelnen, in den vorausgegangenen Kapiteln „Chondroarthropathien" und „Synovialisarthropathien" erläuterten Röntgenzeichen kurz aufgezeigt werden.

Im allgemeinen „hinkt" das Röntgenbild den klinischen und pathologisch-anatomischen Veränderungen um einen gewissen Zeitraum hinterher, was die oben gemachte Aussage, das Röntgenbild könne die entscheidenden Hinweise auf die differentialdiagnostische Zuordnung einer Gelenkerkrankung geben, selbstverständlich in der Frühphase eines Gelenkprozesses einschränkt. *Bei einem negativen Röntgenbefund kann z.B. die Diagnose einer Arthritis nicht ausgeschlossen werden.*

Daraus läßt sich folgern, daß in der Initialphase eines entzündlichen Gelenkprozesses die Diagnose zunächst nur mit Hilfe von klinischen, anamnestischen und laborchemischen Daten gestellt werden kann. Die so häufig dominierenden unspezifischen klinischen Leitsymptome Arthralgie und Steifigkeit sind allerdings im Hinblick auf eine zugrunde liegende Arthritis mit Hilfe der Gelenkszintigraphie durchaus zu objektivieren (s.S. 20ff.).

Die *arthritischen Weichteilzeichen* im Röntgenbild lassen sich erfahrungsgemäß in Abhängigkeit vom Grundleiden und von der Aktivität des Prozesses erst nach frühestens mehreren Tagen (z.B. bakterielle Arthritis) bis zu einigen Wochen (z.B. c.P.) nach klinischem Beschwerdebeginn nachweisen (s. folgende Übersicht).

Bewertungsschema für die Diagnose „Arthritis"

Nach Tagen bis Wochen	Arthritische Weichteilzeichen	*unsicher*	
Nach Wochen bis Monaten	Arthritische Kollateralphänomene (subchondrale Demineralisation oder Osteoporose)	*unsicher*	*relativ sicher*
Nach Monaten bis Jahren (Ausnahme: pyogene Arthritis)	mehrere arthritische Direktzeichen (Erosion, Destruktion usw.)	*sicher*	

Sie können in der Bewertung, ob ihnen ein entzündlicher Gelenkprozeß zugrundeliegt, nur als unsicherer Befund eingestuft werden und lassen sich von einer traumatischen Er-

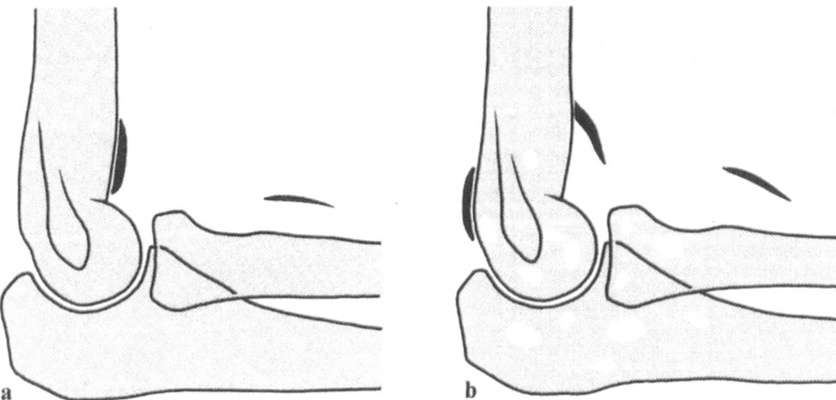

Abb. 3.1 a, b. Zu den arthritischen Weichteilzeichen: Ellbogengelenk. **a** Normales und **b** entzündlich verändertes Ellbogengelenk in seitlicher radioulnarer Projektion. **a** Vorderes kubitales Fettzeichen und Supinatorfettlinie in Normalposition, **b** vorderes kubitales Fettpolster abgehoben, hinteres sichtbar, Supinatorfettlinie abgedrängt. Fleckige Entkalkungen in den artikulierenden Knochen. Physiologischerweise findet sich zwischen Synovialmembran und Gelenkkapsel (Capsula fibrosa) des distalen Humerus eine Fettschicht. Das vordere Fettpolster ist normalerweise als feine tropfenförmige Aufhellung vor der Fossa olecrani im radioulnaren seitlichen Röntgen-

bild erkennbar, während sich das hintere nicht abgrenzen läßt. Schon bei einer Ergußbildung von 5 ml werden diese Fettpolster bogenförmig abgedrängt, wodurch sich das vordere Fettpolster spornartig nach ventral abhebt und das hintere vor der distalen dorsalen Humerusknochenkontur sichtbar wird.

Ein weiteres wichtiges Indirektzeichen einer Ellbogengelenkergußbildung ist die sog. Supinatorfettlinie, die physiologischerweise vor dem M.supinator parallel zur proximalen Radiusepiphyse und -metaphyse, in 2–3 mm Breite und 3–4 mm Länge, verläuft und bei Ergußbildung nach vorn abgedrängt oder unscharf wird

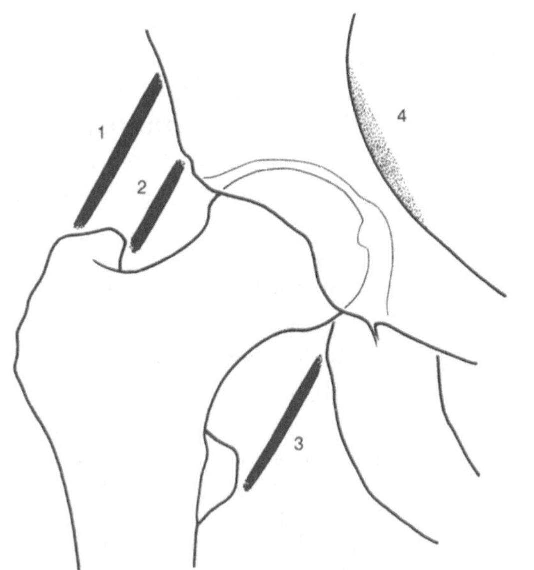

Abb. 3.2. Zu den arthritischen Weichteilzeichen: Hüftgelenk. Periartikuläre Fettstreifen des Hüftgelenks. *1* Fettstreifen zwischen den Mm. glutei medius und minimus, *2* medial vom M. glutaeus minimus, *3* medial vom M. iliopsoas, *4* Schatten des M. obturatorius internus.

Bei Koxarthritiden, insbesondere pyogener Natur, aber auch bei Hämatomen werden diese Fettstreifen infolge Angleichung der Absorptionswerte (Durchtränkung mit Eiter, Ödem oder Blut) unscharf oder sie verschwinden ganz. Der Schatten des M. obturatorius internus verbreitert sich asymmetrisch

gußbildung oder einer gelenknahen Schwellung z.B. bei Akromegalie nicht unterscheiden, da sie lediglich eine Volumenzunahme widerspiegeln (typische Weichteilzeichen am Hüft- und Ellbogengelenk s. Abb. 3.1 u. 3.2, die Weichteilzeichen an anderen Gelenken sind im Kap. „Bakterielle Arthritis", s.S. 89 ff., beschrieben).

Die *arthritischen Kollateralphänomene* (Dihlmann 1982) folgen dem klinischen Krankheitsbeginn ebenfalls mit einer deutlichen Verzögerung, die minimal bei einigen Wochen liegt. In Form einer gelenknahen Entkalkung und später auch einer Osteoporose sind sie Ausdruck lokaler entzündungsbedingter zirkulatorischer Störungen mit einem erhöhten Knochenumbau mit überwiegender Osteoklastentätigkeit. Die Morphologie der arthritischen Kollateralphänomene hängt ganz von der Aktualität des Prozesses ab: Je akuter eine Arthritis verläuft, desto fleckiger und/oder bandförmiger ist die gelenknahe Demineralisation und desto unschärfer bildet sich die subchondrale Spongiosa ab. Verläuft ein Prozeß jedoch primär chronisch, so ist eine homogenere Entkalkung zu erwarten, die schließlich auch gelenkferne Knochenabschnitte im Sinne einer echten Osteoporose erfaßt. Während letztere kaum reversibel ist, können sich die subchondralen Demineralisationen beim Sistieren des entzündlichen Prozesses v.a. im Erwachsenenalter nahezu vollständig zurückbilden. Beim Kind geht die Reparation der gelenknahen Osteoporose überwiegend mit einer „hypertrophischen Atrophie" einher, so daß sich noch im Erwachsenenalter auf den abgelaufenen entzündlichen Prozeß Rückschlüsse ziehen lassen.

Eine gelenknahe Entkalkung und/oder Osteoporose ist aber in keiner Weise beweisend für das Vorliegen eines entzündlichen Prozesses, denn sie werden auch bei Inaktivität, bei Lymphstauung und bei Krankheiten aus dem Formenkreis der Reflexdystrophie (Sudeck-Erkrankung, transitorische Gelenkosteoporosen, Kausalgien, z.B. des Hüftgelenks) beobachtet.

Erst die Kombination von arthritischen Weichteilzeichen mit arthritischen Kollateralphänomenen gibt mit einer gewissen Sicherheit Hinweise auf das Vorliegen eines entzündlichen Gelenkprozesses. Aus dem Dilemma des zeitlich mehr oder weniger stark verzögerten röntgenologischen Nachweises der arthritischen Kollateralphänomene können – wie bereits erwähnt – *Radionukliduntersuchungen* bei entsprechender Indikation heraushelfen: Die synoviale Hyperämie führt zu einer vermehrten Anreicherung von ^{99m}Tc-Pertechnetat, der subchondrale Knochenumbau geht mit einer verstärkten Anreicherung von ^{99m}Tc-Polyphosphat oder -Pyrophosphat einher. Mit diesen Methoden ist also bereits zum Zeitpunkt der pathologisch-anatomisch existenten entzündlichen Veränderungen der Synovialmembran und des gelenknahen Knochens *vor dem röntgenologischen Nachweis eine Objektivierung und eine sichere Unterscheidung zwischen Arthralgie und Arthritis möglich* (weiteres zur Gelenkszintigraphie s.S. 20).

Die *arthritischen Direktzeichen* im Röntgenbild (z.B. Erosion, Destruktion usw.) sind

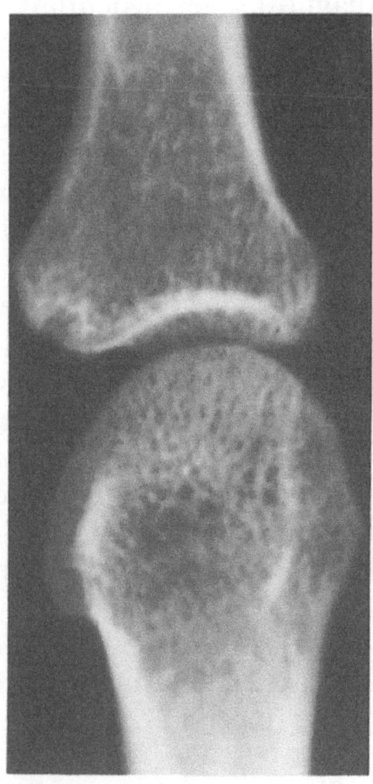

Abb. 3.3. Zur Differentialdiagnose synovialer Erosionen. Der Konturdefekt an der proximalen medialen Grundphalanx entspricht einer traumatischen knöchernen Absprengung. Er ist von einem dichten Sklerosesaum umgeben. Synoviale Erosionen sind in der Regel unscharf konturiert und besitzen keinen Sklerosesaum gegenüber der angrenzenden Spongiosa, es sei denn, es handele sich um ältere, „geglättete Erosionen". Besonders im Handwurzelbereich sind entzündliche Erosionen von physiologischen bzw. anatomischen „Kerben" und „Mulden" (z.B. am medialen Os scaphoideum) abzugrenzen, bei denen sich stets eine kortikale Begrenzung zur Spongiosa hin findet

v.a. in Kombination mit den arthritischen Weichteilzeichen und Kollateralphänomenen beweisend für das Vorliegen eines entzündlichen Gelenkprozesses. Sie treten aber erst mehrere Wochen (pyogene Arthritis) bis Monate (relativ rasch verlaufende c.P.), sogar auch bis Jahre nach klinischem Krankheitsbeginn auf. Erosionen und Destruktionen dürfen nicht mit physiologischen Kerben, z.B. im Handwurzelbereich, oder mit traumatischen Absprengungen (s. Abb. 3.3) verwechselt werden.

Wie oben bereits erwähnt, ist die Morphologie eines Röntgenbefunds an einem Gliedmaßengelenk von entscheidender differentialdiagnostischer Bedeutung. In diesem Zusammenhang ist die in diesem Buch getroffene Gliederung der Gelenkerkrankungen in Chondroarthropathien und Synovialisarthropathien zu sehen. Bei beiden Krankheitsgruppen sind zahlreiche Überschneidungen möglich und bekannt. Dies gilt insbesondere für Stoffwechselerkrankungen wie z.B. die Gicht[1] oder auch die Chondrokalzinose. Unter anderem hat dieser Sachverhalt dazu beigetragen, für bestimmte Stoffwechselerkrankungen oder andere Entitäten den Begriff *„Arthropathie"* oder *„Osteoarthropathie"* (wegen der stärkeren Mitbeteiligung des Knochens) zu prägen, da die hierzu gerechneten Krankheitsbilder (z.B. Gicht, Chondrokalzinose, multizentrische Retikulohistiozytose usw.) weder zum klassischen Bild der Arthrose noch zum klassischen Bild der Arthritis zu zählen sind (s. die folgende Übersicht).

Auflistung von Gelenkerkrankungen, die im herkömmlichen Schrifttum als Arthropathien oder Osteoarthropathien bezeichnet werden

- Gichtosteoarthropathie
- Chondrokalzinose
- Hämochromatoseosteoarthropathie
- Ochronose
- Blutergelenk (koagulopathische Osteoarthropathie)
- Neurogene Osteoarthropathie
- Amyloidosteoarthropathie
- Multizentrische Retikulohistiozytose (Lipoiddermatoarthritis)
- Akromegalie
- Hypertrophische Osteoarthropathie (Marie-Bamberger-Syndron)

Dihlmann (1982) spricht von einer Ambivalenz der Arthro- bzw. Osteoarthropathien, da sie sowohl inter- wie intraindividuell als Arthrose oder/und als Arthritis auftreten können.

Aus differentialmorphologischer Sicht ist der übergreifende Begriff *„erosive Arthropa-*

thie"* (s. folgende Übersicht) von großer Bedeutung. Er soll im folgenden die Krankheitsbilder aus der Gruppe der Synovialisarthropathien, aber auch der Chondroarthropathien (z.B. aktivierte Arthrose, Chondrokalzinose) morphologisch charakterisieren und eine leichtere ätiologische Einordnung von Gelenkerkrankungen im Stadium erosiver Knochenveränderungen ermöglichen. Die entzündungsbedingte Erosion von Knochenkonturen tritt chronologisch nach oder neben dem Schwund der subchondralen Grenzlamelle und arthritischen Zysten in der Regel als erstes wesentliches röntgenologisches Di-

Gelenkerkrankungen, die mit *Erosionen* der knöchernen Gelenkkonturen einhergehen (Gliedmaßengelenke)

Nahezu obligatorisch:
- Bakterielle Arthritis[2] (bei unzureichender oder zu spät einsetzender Behandlung),
- c.P.,
- juvenile rheumatoide Arthritis,
- Gicht[3],
- Psoriasisarthritis,
- M. Reiter,
- multizentrische Retikulohistiozytose (m.R.),
- destruktive oder erosive Polyarthrose,
- fremdstoffinduzierte Arthritis[2],
- villonoduläre Synovitis[2].

Fakultativ:
- Primäre Chondrokalzinose,
- sekundäre Chondrokalzinose,
- primärer und sekundärer Hyperparathyreoidismus,
- Ochronose,
- Amyloidose,
- Sarkoidose,
- Blutergelenk[3],
- Gelenkchondromatose[2],
- maligne und benigne synoviale Geschwülste[2],
- Kollagenosen,
- intestinale Arthropathien, reaktive Arthritiden,
- Sp.a. mit peripherer Gelenkbeteiligung.

---

1 Die Gicht ist der klassische Fall einer ambivalenten Gelenkerkrankung, denn sie kann sowohl als Synovialisarthropathie (Arthritis) wie als Chondroarthropathie (Arthrose) oder kombiniert, ganz in Abhängigkeit vom Harnsäure-Mengen-Zeit-Quotienten, auftreten. Da sie sich heute überwiegend als Chondroarthropathie manifestiert, wird sie im entsprechenden Kapitel (s.S. 46) abgehandelt

2 Überwiegend monoartikulär.

3 Zumeist 1–2 Gelenke, selten mehr;
Anmerkung: c.P., Gicht, m.R., Sarkoidose und Amyloidose lassen sich pathologisch-anatomisch auch als noduläre Arthropathien oder Arthritiden mit den sich daraus ableitenden Folgen von Knochenerosionen beschreiben.

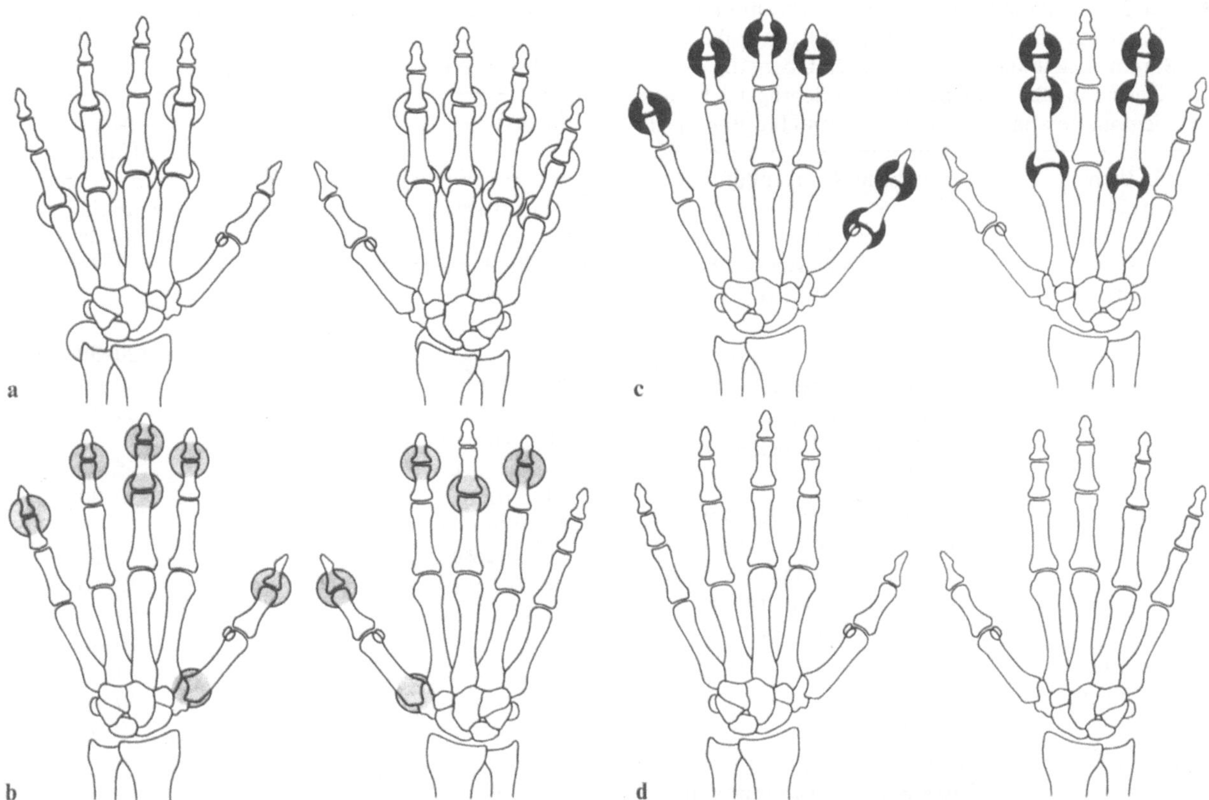

Abb. 3.4a–d. Initiales Befallsmuster am Handskelett für einige Gelenkerkrankungen (nach Schacherl). **a** c.P, **b** Polyarthrose, **c** Psoriasisarthritis, **d** Gicht (keine Veränderungen während der ersten 3 Jahre!)

rektzeichen eines entzündlichen Gelenkprozesses auf. Es ist aber nicht zu erwarten, daß man bei oligo- und polyartikulären Gelenkprozessen gleichzeitig an allen betroffenen Gelenken erosive Veränderungen vorfindet, denn die pathologisch-anatomischen und demnach auch röntgenologischen Alterationen laufen sozusagen nicht im Gleichschritt ab. Man wird immer an einem oder mehreren Gelenken z.B. arthritische Kollateralphänomene und an anderen Gelenken Erosionen oder auch schon Destruktionen finden. Die obenstehende Übersicht gibt eine Aufstellung der erosiven Arthropathien wieder.

Die *Befallstopik und das Befallsmuster* (s. Abb. 3.4) an großen und kleinen Gliedmaßengelenken kann für zahlreiche, v.a. polyartikuläre Erkrankungen recht spezifisch sein. In den einzelnen Krankheitskapiteln wird auf diese Problematik näher eingegangen. Dort kann auch nachgelesen werden, mit welcher Wahrscheinlichkeit mit einer bestimmten Befallstopik zu rechnen ist. Bei einigen oligo- und polyartikulären Gliedmaßengelenkveränderungen treten mit wechselnder Wahrscheinlichkeit *zusätzliche Röntgenbefunde* z.B. am fibroossären Übergang, d.h. im Ansatzbereich von Sehnen und Bändern am Knochen, und/oder entzündliche Veränderungen an den Sakroiliakalgelenken sowie proliferative und destruktive Veränderungen an der Wirbelsäule auf (s. Tabelle 3.1). Der Röntgenuntersucher muß nach diesen zusätzlichen Befunden gezielt fahnden, wenn aufgrund der Röntgenmorphologie und der Befallstopik der Verdacht auf eine entsprechende Erkrankung gelenkt wird. *Daraus ergeben sich u.a. die auf Seite XIV für die einzelnen Gelenkerkrankungen aufgestellten Röntgenprogramme.*

Diagnostische Hilfen können bei der Einordnung eines röntgenologischen Befundes auch *biologische Daten* wie Alter und Geschlecht der Patienten geben (s. Tabellen 3.2 und 3.3).

Tabelle 3.1. Entzündliche, erosive Erkrankungen an Gliedmaßengelenken mit zusätzlichen Röntgenbefunden am Stammskelett und im fibroossären Übergangsbereich (die Gelenkangaben vor dem ersten Schrägstrich beziehen sich auf den häufigsten artikulären Hauptbefund)

Entzündliche Erkrankung	Zusätzliche Röntgenbefunde
Ankylosierende Spondylitis	Hüft- und Kniegelenke/Sakroiliitis, Spondylarthritis, Syndesmophyten
M. Reiter	Knie-, Sprung-, MTP-Gelenke/Sakroiliitis, Parasyndesmophyten/Fibroostitis, z.B. am Fersenbein/Periostverknöcherungen in Gelenknähe
Psoriasisarthritis	Gelenke der Hände/Sakroiliitis, Parasyndesmophyten/Osteoproliferationen in Gelenknähe bzw. an den Gelenkrändern/Fibroostitis, z.B. am Fersenbein
Enteropathische Spondarthritiden	Große Gliedmaßengelenke/Sakroiliitis/Fibroostitis/Periostverknöcherungen
Juvenile c.P.	Hüft-, Knie-, Sprung-, Handgelenke/Sakroiliitis/Spondylitis und Spondylarthritis, v.a. der Halswirbelsäule
c.P.	Kleine und große Gliedmaßengelenke/Spondylarthritis, v.a. an der Halswirbelsäule, atlanto-axiale Dislokation
Erosive/destruktive Polyarthrose	PIP-Gelenke und DIP-Gelenke/Spondylosis deformans, Spondylarthrose

Tabelle 3.3. Geschlechtsprädisposition für einige Gelenkerkrankungen

Erkrankung	Männer	:	Frauen
Heberden-Polyarthrose	1	:	2 (–10)
Erosive/destruktive Polyarthrose	1,5	:	1
Gicht	9	:	1
Chondrokalzinose	1	:	>1
Hämochromatose	5	:	1
c.P.	1	:	3
Sklerodermie	1	:	3–5
SLE	1	:	8
Sharp-Syndrom	1	:	>1
Sp.a.	4	:	1
Psoriasisarthritis	1	:	1
M. Reiter	+	:	0 (?)

Tabelle 3.2. Häufigstes Erstmanifestationsalter der wesentlichen oligo- und polyartikulären Erkrankungen. (Nach Wagenhäuser 1978)

Erkrankung	Alter [Jahre]
Polyarthrose	ab 50
c.P.	35–45
Juvenile Polyarthrits (juvenile rheumatoide Arthritis)	1–3/10–15
Rheumatisches Fieber	5–15
Sp.a.	20–30
Reiter-Syndrom	20–40
Psoriasisarthritis	20–50
Arthropathie bei	
Colitis ulcerosa	25–45
M. Crohn	20–30
M. Whipple	20–30[a]
Sarkoidose	20–30
Sklerodermie	10–50
Polymyositis	5–15/30–50
SLE	20–40
Panarteriitis nodosa	jedes Alter
Gichtarthritis	40–60
Chondrokalzinose	50–60

[a] Nach Keitel (1979) 30–60 Jahre

Die Problematik der Zuordnung von bestimmten Laborparametern wie Rheumafaktoren und antinukleären Antikörpern geht aus Tabelle 3.4a und b hervor.

In Tabelle 3.5 ist der Versuch einer klinischen Synopsis von Primärbefunden (nicht Frühbefunden!) oligo- und polyartikulärer Gelenkerkrankungen unternommen worden. Ich bin mir bewußt, daß ein solcher Versuch sehr gewagt ist, lassen sich doch die zahlreichen Besonderheiten und Feinheiten der Gelenkdiagnostik nur schwer in ein Schema pressen.

Der auf dem Gebiet der Gelenkerkrankungen ungeübte Röntgenuntersucher kann in dieser Synopsis jedoch differentialdiagnostische Hinweise auf eine bestimmte Gelenkerkrankung finden. Ein klinisch-radiologisches, nach Befallsmuster und -topik geordnetes Leitschema (s. Abb. 3.5) kann ihm dann weiterhelfen, eine unklare Gelenkerkrankung weiter einzukreisen.

Zum *diagnostischen Vorgehen beim Vorliegen einer Monarthritis* ist folgendes auszufüh-

Tabelle 3.4a. Erkrankungen, die mit dem Nachweis von Rheumafaktoren einhergehen[a]

Chronische „rheumatische Gelenkerkrankungen":	Chronische Polyarthritis, juvenile rheumatoide Arthritis, Kollagenosen
Chronische infektiöse Erkrankungen:	Aktive chronische Hepatitis, subakute bakterielle Endokarditis, Lues, Lepra, Tuberkulose
Chronische Bindegewebserkrankungen ohne Arthritis:	Sikka-Syndrom, idiopathische Lungenfibrose
Lymphoproliferative Erkrankungen und Dysproteinämien:	Leukämien, Hodgkin- und Non-Hodgkin-Lymphome, multiples Myelom, Makroglobulinämie

[a] In der Normalbevölkerung haben etwa 4% einen niedrigen Rheumafaktortiter. Bei über 60jährigen ohne manifeste c.P. steigt der Prozentsatz auf 15–20%! Patienten mit zahlreichen Bluttransfusionen können den klassischen IgM-Rheumafaktor sowie Antiglobuline der Klassen IgG und IgA entwickeln

Tabelle 3.4b. Erkrankungen, die mit dem Nachweis antinukleärer Antikörper (ANA) einhergehen (nach Seelig 1983)

Erkrankung	Häufigkeit des Nachweises antinukleärer Antikörper[a] (%)	Anmerkungen
„Rheumatische" Erkrankungen		
SLE	bis 90	Antikörper gegen Doppelstrang-DNS sind für SLE charakteristisch.
Lupus discoides	10–50	Beim Nachweis von ANA kann sich später ein SLE entwickeln.
Medikamenteninduziertes LE-Syndrom	bis 80	Einige Pharmaka können zum Nachweis antinukleärer Antikörper ohne klinische Zeichen führen.
Sharp-Syndrom	100	Nachweis von ENA
Sjögren-Syndrom	bis 40	
Sklerodermie	bis 70	Häufig assoziiert mit „speckled pattern" oder antinukleärem Muster
Rheumatoide Arthritis (c.P.)	bis 35	Der Prozentsatz erhöht sich, wenn Patienten mit einem zusätzlichen Sjögren- oder Felty-Syndrom hinzugerechnet werden.
Andere mögliche Immunerkrankungen	50	
Aktive chronische Hepatitis	bis 80	–
Primäre biliäre Zirrhose	15	–
Idiopathische Lungenfibrose	10	–
Uveitis	10	–

[a] Bei 5–10% der Normalbevölkerung werden antinukleäre Antikörper bis zum Titer 1:10 nachgewiesen, die Prävalenz steigt mit dem Alter

ren: Als erstes sollte eine *diagnostische Punktion* klären, ob ein bakteriell-eitriger Prozeß (direkter Bakteriennachweis durch Gram-Färbung, kultureller Bakteriennachweis) oder eine traumatische Läsion mit nicht eindeutiger Vorgeschichte (entweder hämorrhagischer Erguß oder klare Gelenkflüssigkeit) vorliegen (s. Tabelle 3.6). Nach Ausschluß dieser beiden Erkrankungen muß auf Zeichen einer entzündlich-rheumatischen Aktivität (z.B. Ei-

Tabelle 3.5. Klinische Synopsis oligo- und polyartikulärer Gelenkerkrankungen (in Anlehnung an Dürrigl 1977). Die Bewertung der einzelnen klinischen und laborchemischen Zeichen ist grob und richtet sich nach der Mehrzahl der Fälle. Angesprochen sind Primärbefunde

	c.P.	Rheumatisches Fieber [a]	Psoriasisarthritis	Sp.a.	M. Reiter	Intestinale Arthropathien, reaktive Arthritis	symptomatische Arthritis	SLE	Sklerodermie	Polymyositis	Panarteriitis	Sharp-Syndrom	Multizentrische Retikulohistiozytose	Sarkoidose (chronische oder akute Form)	Polyarthrose	Chondrokalzinose	Gicht (akute und interkritisch)
	Synovialisarthropathien														Chondroarthropathien		
Beginn																	
akut/subakut		+		+	+	+	+									+	+
allmählich	+		+					A	A	A	A	+	+	+	+		
Befallstopik																	
kleine Gelenke	+ +		+					+	(+)				+	+	+	+	+
Karpalia/Tarsalia	+			+													
große Gelenke	(+)	+	(+)	+	+	+							(+)			+	
rumpfnahe Gelenke				+	+												
gemischtförmig							+				+	+					
Ausdehnung																	
oligoartikulär		+	+	+	+	+	+		(+)	(+)						+	+
polyartikulär	+							+				+	+	+	+		
Befallsmuster																	
symmetrisch	+							+					+		(+)		
asymmetrisch		+	+	+	+	+	+							+		+	+
axial/transversal			+														
Verlauf																	
attackenartig		+		+	+	+	+									+	+
phasenartig mit längeren Remissionen	+		+					+		+	+	+	+	+			
permanente Progredienz	+		+										+	+		+	+
Dauerdefekte																	
ungewöhnlich		+					+	+	+	+							
fakultativ					+	+					+			+			
häufig				+								+					
obligatorisch	+		+										+		+	+	+

Tabelle 3.5. (Fortsetzung)

	Synovialisarthropathien														Chondroarthropathien		
	c.P.	Rheumatisches Fieber[a]	Psoriasisarthritis	Sp.a.	M. Reiter	Intestinale Arthropathien, reaktive Arthritis	symptomatische Arthritis	SLE	Sklerodermie	Polymyositis	Panarteriitis	Sharp-Syndrom	Multizentrische Retikulohistiozytose	Sarkoidose (chronische oder akute Form)	Polyarthrose	Chondrokalzinose	Gicht (akute und interkritisch)
Begleitbefunde am Bewegungsapparat																	
Sehnenscheiden	+		+	+	+			+									
fibroossärer Übergang				+	+										+		
Iliosakralgelenke			+	+	+	+											
Wirbelsäule			+	+	+								+		+		
Muskulatur										+							
Weichteilschwellung	+	+				+	+	+	+			+			+		+
Beteiligung anderer Organsysteme																	
Haut		+	+		+			+	+	+		+	+	+			+
Schleimhäute					+				+			+	+	+			
Herz	+	+		(+)				+				+					
Lungen	+			(+)				+	+			+		+ +			
Gefäße								+	+		+	+					
Nieren							je nach Grunderkrankung	+									+
Harnwege, Prostata				+	+												
Gastrointestinaltrakt					+	+			+								
Augen				+	+									+			
Reduktion des Allgemeinzustands	+ +	+				+		+	+	+	+	+		(+)			
Fieber		+ +		+	+	+	+	+			+	+		(+)			+
Labor																	
BKS	+	+	+	+	+	+	+	+	+	+	+	+			+		+
Anämie	+	+						+				+					
Rheumafaktoren	+ +																
ANA	+				+			+	+	+		+					
ENA												+ +					
Harnsäure																	+ +
HLA-B 27			+	+ +	+												
Gelenkflüssigkeit mit Zeichen entzündlicher Aktivität	+				+												

[a] Antikörper gegen Antistreptolysin (ASL), Antistreptokinase (AST), Antistreptohyaluronidase, Antistreptodornase; A überwiegend Arthralgien

Tabelle 3.6. Gelenkpunktatbefunde bei einigen Gelenkerkrankungen. (Nach Müller 1976). n normal, ⇑ stark erhöht, ⇓ stark erniedrigt

Diagnose	Farbe	Trübung	Druckschrift leserlich	Viskosität	Verklumpung mit Essigsäure	Enzyme	Leukozyten	Lymphozyten (%)	Erythrozyten	Kristalle	Bakterien	Immunkomplexe	Komplement
Normalwerte	strohgelb	klar	ja	hoch	n+ (gut)	n	~ 200	~75	–	–	–	–	n
c.P.	gelbgrün	klar bis trüb flockig	nein	⇓	⇓	⇑	> 1000	<25	(+)	–	–	++	⇓⇓
Sp.a.	gelb	klar	ja	↓	↓	↑	~ 1000	~50	–	–	–	–	(↓)
Bakterielle Arthritis	grau-crème	trüb	nein	⇓	⇓	⇑	>20000	<25	+	–	++	–	(↓)
Tuberkulöse Arthritis	gelb oder graugelb	trüb flockig	nein	↓	↓	↑	>10000	~50	±	–	(±)	–	n
Gicht	milchig oder gelb	trüb	nein	↓	↓	↑	> 5000	<25	–	++	–	–	n
Chondrokalzinose	milchig oder gelb	klar bis trüb	unterschiedlich	↓	↓	↑	> 1000	<50	–	++	–	–	n
Reizerguß bei Arthrose	bernstein	klar	ja	hoch	n	n	< 2000	~75	–	–	–	–	n
Trauma	(gelb bis) blutig	klar bis trüb	(nein)	hoch	n	n	<10000	~50	++	–	–	–	n

weiß- und Granulozytengehalt des Punktats, Rheumafaktoren), auf Harnsäure- und Kalziumpyrophosphatkristalle (Polarisationsmikroskopie) bei Gicht bzw. Chondrokalzinose untersucht werden. Läßt sich mit diesen Untersuchungsparametern die Diagnose nicht sichern, so sollte bald eine Punktions- oder eine offene *Biopsie* erfolgen.

Gelenkszintigraphie

Wie bereits im Kapitel zur allgemeinen Differentialdiagnose hingewiesen, ist die klinische und radiologische Bewertung früher entzündlicher Gelenkveränderungen äußerst schwierig. So kann es unmöglich sein, die für einen pathologischen Gelenkprozeß so typischen Beschwerden wie Arthralgie und Steifigkeit vor dem Manifestwerden von Weichteilschwellungen im Hinblick auf das Vorliegen einer Synovitis zu objektivieren. Hier bietet die Gelenkszintigraphie gute Möglichkeiten einer präziseren Zuordnung.

Mit verschiedenen, unten noch näher zu beschreibenden Methoden ist es möglich geworden, sowohl die Entzündung der Synovialmembran mit Hyperämie usw. wie auch subchondrale Knochenumbauprozesse zu erfassen.

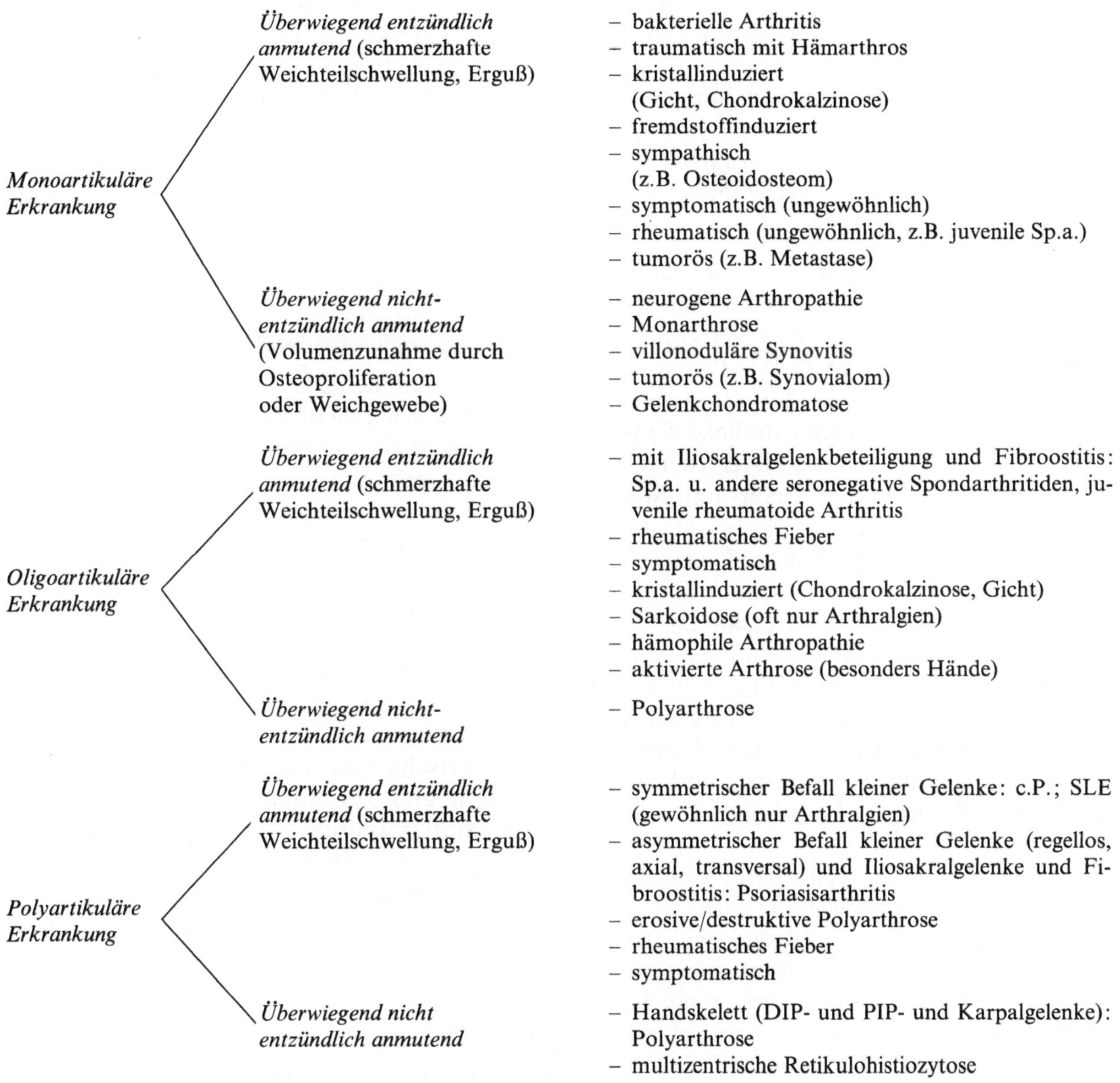

Abb. 3.5. Diagnostisches Leitschema für Gelenkerkrankungen (klinisch-radiologische Primärbefunde)

Voraussetzung dafür ist ein zeitabhängiges Studium der interessierenden Region nach Gabe der radioaktiven Substanz. Zum *Studium entzündlicher Veränderungen an der Synovialmembran* eignet sich besonders ^{99m}Tc-Pertechnetat, das sich nach intravenöser Injektion an Serumalbumin bindet und dann intravasal zirkuliert. Im Rahmen der Gleichverteilung des Tracers zwischen intra- und extravasalem Kompartiment gelangt er in die Synovialflüssigkeit.

Zum Studium einer *knöchernen Beteiligung* an einem Gelenkprozeß bedarf es eines knochenaffinen Tracers (^{99m}Tc-Zinn-Phosphat-Komplexe, ^{67}Galliumzitrat), der sich im Lauf von 2–3 h nach intravenöser Gabe zunehmend im Knochen anlagert und in Form einer erhöhten Aktivitätsanreicherung aktuelle wie auch reparative Veränderungen anzeigt.

Durch die *Kombination dieser beiden Verfahren* läßt sich darüber hinaus eine Differenzierung zwischen einem akut entzündlichen, d.h. überwiegend hyperämischen, und einem relativ fortgeschrittenen entzündlichen Prozeß machen.

Zwei verschiedene Untersuchungsmethoden, die das Studium der Durchblutung der Synovialmembran mit dem Studium des subchondralen Knochens vereinigen, stehen heute zur Verfügung:

1) *Zwei-Phasen-Knochen- und Gelenkszintigraphie*. Diese Methode eignet sich zur Untersuchung mehrerer Gelenke in verschiedenen anatomischen Regionen (z.B. Hände, Knie und oberes Sprunggelenk). Mit ihr lassen sich auch sehr gut etwas ungewöhnliche Entzündungsmanifestationen eines systemischen Gelenkprozesses z.B. an den Kiefer- und Sternoklavikulargelenken erfassen.

In der Phase I (sog. Blutpool- oder Synovialscan) werden 5 min nach intravenöser Gabe von 20 mCi ^{99m}Tc-Pertechnetat Bilder aller interessierenden Gelenke aufgenommen. Entzündliche Synovialisveränderungen an den Finger- und Karpalgelenken weisen eine lokal erhöhte Aktivität auf, eine Hyperämie der Synovialmembran am Knie- und Schultergelenk stellt sich in Form eines C oder O dar (Lingg 1984).

In der Phase II (Knochenszintigramm) werden Knochenszintigramme aller Gelenke 24 oder 48 h der Phase I folgend nach Injektion von 20 mCi ^{99m}Tc-MDP angefertigt. Im Knochenszintigramm finden sich in der Regel quantitativ mehr Erkrankungsherde als in der Phase I, da sowohl eine Hyperämie als auch ein erhöhter Knochenumbau erfaßt werden. Der knochenaffine Tracer kann nur dann an die Hydroxylapatitoberflächen verstärkt angelagert werden, wenn auch der Blutzufluß ausreichend oder sogar vermehrt ist.

2) *Drei-Phasen-Knochen- und Gelenkszintigraphie*. In Phase I werden nach i.v.-Injektion von 20 mCi ^{99m}Tc-MDP, also eines knochenaffinen Tracers, Sequenzszintigramme in 3-s-Abständen von der interessierenden Region, z.B. der Hände oder Füße, angefertigt. Damit werden im wesentlichen die größeren Blutgefäße – allerdings mit geringer Auflösung – dargestellt.

In Phase II erfolgen 1 oder 2 min nach Injektion Gammakameraaufnahmen der interessierenden Region, um die Verteilung des Tracers im Gefäßsystem der Synovialmembran zu registrieren.

In der dritten Phase erfolgen konventionelle Knochenaufnahmen (nach 3–4 Stunden).

Die Drei-Phasen-Knochen- und Gelenkszintigraphie ist mit dem Nachteil behaftet, daß aus zeitlichen Gründen nur ein Gelenk oder eine Gelenkregion (z.B. Hände, Füße) zum Studium der Durchblutung der Synovialmembran untersucht werden kann.

Daher ist für die Praxis sicherlich die Zwei-Phasen-Methode vorzuziehen.

Die allgemeine Indikation zur Szintigraphie geht aus dem oben Gesagten hervor, spezielle Indikationen finden sich in der Tabelle über Röntgenuntersuchungsprogramme bei verschiedenen Gelenkerkrankungen (S. XIV) sowie in den speziellen Kapiteln über einzelne Gelenkerkrankungen dargestellt. Hier sei noch kurz auf die sog. irritable Hüfte, eine transitorische Synovitis des Hüftgelenks bei Kindern und Jugendlichen hingewiesen, die sich szintigraphisch (^{99m}Tc-MDP, Aufnahmen mit einem Pinholekollimator ca. 2–3 h nach i.v.-Injektion) relativ sicher von einem M. Perthes unterscheiden läßt (Carthy et al. 1984).

Literatur

Carthy H, Maxted M, Fielding JA, Gulliford P, Owen R (1984) Isotope scanning in the "irritable hip syndrome". Skeletal Radiol 11:32

Dettmer N, Binzus G (1969) Neuere Aspekte zur Funktion der inneren Gelenkanteile bei Arthrose und chronischer Polyarthritis. Dtsch Med J 20:324

Dihlmann W (1982) Gelenke-Wirbelverbindungen. Thieme, Stuttgart New York

Dihlmann W, Frik W (1971) Das Plaquezeichen am Hüftgelenk (spezielle, weniger beachtete Röntgenbefunde am Stütz- und Gleitgewebe, 2). ROEFO 114:297

Dürrigl T (1977) Differentialdiagnostische Elemente in Bezug auf die periphere Gelenkbeteiligung bei Spondylitis ankylosans, beim Reiter-Syndrom und bei systemischen Bindegewebserkrankungen. In: Wagenhäuser FW (Hrsg) Polyarthritiden. Huber, Bern Stuttgart Wien

Fassbender HG (1983) Die Bedeutung entzündlicher Prozesse bei der Osteoarthrose. Z Rheumatol 42:145

Feine U (1978) Zur Technik der Skelettszintigraphie. Nuklearmediziner 1:13

Hoffer PB, Genant HK (1976) Radionuclide joint imaging. Semin Nucl Med 6:121

Keitel W (1979) Differentialdiagnose der Gelenkerkrankungen. Fischer, Jena

Lingg G, Nebel G (1982) Röntgenologische Frühdiagnostik der Coxarthrose. Beziehung zwischen Knorpelläsion und Femurkopfosteophytose einschließlich des sogenannten Plaquezeichens. Z Rheumatol 41:57

Lingg G (1984) Knochen- und Gelenkszintigraphie in der Rheumatologie. Röntgenpraxis 37:83

Müller W (1976) Die Untersuchung der Synovialflüssigkeit. Laboratoriumsblätter 26:25

Muir H (1980) The chemistry of the ground substance of joint cartilage. In: Sokoloff L (ed) The joints and synovial fluid, vol II. Academic Press, London, p 27

Seelig P (1983) Antikörper gegen Zellantigene. In: Labormedizin und Klinik. Fischer, Stuttgart New York

Wagenhäuser FJ (1978) Frühdiagnostik rheumatischer Erkrankungen. Diagnostik 2:368

4 Chondroarthropathien

4.1 Arthrose

Synonyme:
- Arthrosis deformans
- Osteoarthrosis
- Osteoarthronosis
- Osteoarthritis (im angloamerikanischen Sprachgebrauch)
- neuerdings Chondroarthritis

Definition

Die Arthrose ist eine nichtsystemische Abnützungs- und Verschleißerkrankung eines oder mehrerer Gelenke, die mit klinischen und – in der überwiegenden Zahl der Fälle – mit charakteristischen Röntgenzeichen einhergeht und auf einem Mißverhältnis zwischen Belastung und Belastbarkeit des Gelenkknorpels beruht. Das Mißverhältnis kann durch einen primär minderwertigen oder irgendwie geschädigten Gelenkknorpel bei normaler Belastung oder bei primär normalem Gelenkknorpel durch eine mechanische Überbelastung oder durch das Zusammenwirken beider Konstellationen entstehen.

Ätiologie, Pathogenese und pathologische Anatomie

Ätiologisch kommen prinzipiell 3 Hauptgruppen von Noxen in Frage, die zu einer Arthrose führen können (Fassbender 1983):
a) Exogen-mechanische Noxen (traumatische Knorpelschädigung durch Prellung, z.B. beim Sport[1]; Fehl- oder Überbelastung z.B. bei angeborenen oder erworbenen Gelenkfehlstellungen im Sinne von präarthrotischen Deformitäten oder bei Übergewicht; Kristallablagerungen z.B. durch Kristallsuspensionen);
b) exogene toxische Noxen (z.B. Pharmaka, die die Knorpelernährung gefährden oder für die Chondrozyten toxisch sind);
c) endogene nutritive Noxen (z.B. metabolische Störungen im Knorpelbereich bei Diabetes, Ochronose, Gicht; vorausgegangene primär entzündliche Gelenkprozesse mit Schädigung des Gelenkknorpels und der Gelenkmechanik im Sinne einer Sekundärarthrose).

Entscheidend für den Anlauf eines arthrotischen Prozesses ist eine Kontinuitätstrennung der Knorpeloberfläche (z.B. durch exogen-mechanische Noxen) oder eine Demaskierung des kollagenen Fasergerüsts durch Funktionseinschränkung und/oder Untergang der versorgenden Chondrozyten. Mikrostrukturell gesehen haben die Proteoglykane des degenerativen Knorpels im Vergleich zum gesunden Knorpel gleichaltriger Personen – ähnlich wie beim älteren Knorpel – eine kleinere chondroitinsulfatreiche Region und sind kleiner. Die Hyaluronatbindungsregion ist reduziert und damit die Fähigkeit, die die Kollagenfasern schützenden Aggregate aus Proteoglykan und Hyaluronsäure zu bilden (weiteres s.S. 2 und 3).

Nach Fassbender (1983) gestaltet sich der weitere *Ablauf des arthrotischen Prozesses* insbetroffen ist (Behrend u. Lawrence 1977). In den letzten Jahren mehren sich die Berichte über v.a. topisch ungewöhnliche Arthrosen bei professionellen und bei Amateursportlern (s. auch Hellmann et al. 1983).

---

[1] Die häufigste Ursache einer monoartikulären Arthrose ist das Trauma, besonders bei Männern. Bei 55- bis 64jährigen haben 65% der Männer und 15% der Frauen eine posttraumatische Arthrose, wobei das Kniegelenk bei beiden Geschlechtern am häufigsten

besondere bei einem Weiterbestehen der mechanischen Noxe bzw. in Abhängigkeit vom Ausmaß des Chondrozytenuntergangs und damit der Faserteildemaskierung *in folgenden 5 Phasen:*

Phase 1 (Primärläsion)

Die eine hohe mechanische Belastbarkeit bedingende kontinuierliche Glätte der Knorpeloberfläche ist infolge Faserteildemaskierung und feinerer mechanischer Kontinuitätsunterbrechungen gestört und gegenüber Scherkräften anfällig. Die Knorpeloberfläche wird durch multiple kleinere Einrisse leicht angerauht oder gezähnelt. Insbesondere, wenn die knorpelige Gegenseite noch intakt ist, kann die erste Rauhigkeit nach Faserdemaskierung durch das Lubrikationsvermögen der Synovialflüssigkeit noch kompensiert bzw. überglättet werden.

Phase 2 (Einrisse und Abrisse)

Beim Fortbestehen der Gelenkbelastung vertiefen sich die Einrisse senkrecht zu den tangential angreifenden Scherbewegungen. Gleichzeitig kann es auch zu Tangentialabrissen entsprechend dem arkadenartigen Verlauf der oberflächlichen Kollagenfasern kommen. Diese Tangentialabrisse flottieren fahnenartig im Gelenkkavum und sind für die Entstehung einer sekundären Synovitis von Bedeutung (s.S. 27). An den Rißrändern entstehen in Gestalt sog. Brutkapseln Nester von regenerierten Chondrozyten, die aber funktionslos sind und keine Proteoglykane sezernieren. Fassbender (1983) nennt sie treffend „Zellattrappen".

Phase 3 (Knorpelabrieb)

Der in oben beschriebener Weise geschädigte Knorpel unterliegt in Anbetracht einer fortbestehenden, sich nun als ständiges Trauma auswirkenden Gelenkbewegung mit entsprechenden Scherkräften einer zunehmenden Zerstörung bzw. einem Abrieb, makroskopisch wird er zunehmend rauh und glanzlos und mutet asbestartig aufgefasert an. Durch den zuneh-

menden Fortfall des stoßdämpfenden Gelenkknorpels ist der subchondrale Knochen stärker druckbelastet, wodurch offensichtlich eine reaktive Osteosklerose mit Ausbildung eines groben, oft ungeordneten Geflechts aus lamellärem Knochen entsteht. Die subchondrale Grenzlamelle verbreitert sich. Gleichzeitig entstehen in den nicht druckbelasteten Abschnitten des Knochens, d.h. an den Gelenkrändern, spongiöse Knochenneubildungen (Osteophyten) auf dem Boden regenerativer Faserknorpelbildungen. Zu ihrer Entstehung tragen sicherlich die durch den Knorpelabrieb bedingten unkoordinierten Bewegungsabläufe im Gelenk mit abnormen Druck- und Zugbelastungen im Knorpelansatzbereich bei. *Die pathologisch-anatomischen Vorgänge in dieser 3. Phase des Ablaufs einer Arthrose spiegeln sich im Röntgenbild wider und repräsentieren die ersten Röntgenzeichen des nun bereits fortgeschrittenen Prozesses* (s. auch Abb. 2.1), während die 1. und 2. Phase röntgenologisch verständlicherweise invisibel bleiben. Der Knorpelabrieb führt infolge des Volumenverlustes zu einer *Spaltverschmälerung,* die *Osteosklerose der subchondralen Grenzlamelle* läßt diese dichter und breiter erscheinen, die *Randosteophyten* stellen sich als knöcherne Wülste oder Höcker an den röntgenologischen Gelenkrändern, pathologisch-anatomisch im Knorpelsynovialisübergangsbereich, dar. Die *Randwülste korrelieren am Hüft- und am Kniegelenk* nach Untersuchungen von Dihlmann et al. (1979) und Lingg u. Nebel (1982) *mit dem Ausmaß der oberflächlichen Knorpelzerstörung,* in den Arbeiten auch als „Knorpelulzerationen" bezeichnet.

Sie können als erstes und frühestes Röntgenzeichen am Hüft- und Kniegelenk betrachtet werden.

Die beschriebenen röntgenmorphologischen Veränderungen (Zeichen der Knorpelzerstörung mit Gelenkspaltverschmälerung und reaktive Veränderungen an den Knochen) haben offensichtlich zu dem morphologischen Begriff *Osteoarthrose* geführt.

Für die *klinische Symptomatik* der bisher geschilderten pathologisch-anatomischen Vorgänge entscheidend ist eine mögliche

Reaktion der Synovialmembran auf die im Verlauf der Knorpeldemaskierung frei werdenden Substanzen wie Chondroitinsulfat und Keratansulfat und auf das abgeriebene Knorpelmaterial selbst, die mit der Gelenkflüssigkeit in die Gelenkrezessus geraten. Die genannten Substanzen und der Knorpeldetritus oder seine Metaboliten können von der Synovialmembran als Fremdkörper empfunden werden, es entsteht die sog. *Detritussynovitis* mit den Zeichen von Exsudation, Proliferation und Infiltration. Die Synovitis läßt aus den morphologischen, von sich aus nicht zu Schmerzen führenden Veränderungen an Knorpel und Knochen *(sog. latente Arthrose)* das klinische Bild der aktivierten Arthrose mit Belastungsschmerz usw. entstehen. Wie Fassbender (1983) zutreffend sagt, wird der „Arthrotiker zum Rheumatiker".

Die sekundäre Arthritis bzw. Synovitis bei Arthrose wird auch als *aktivierte Arthrose* bezeichnet, im angloamerikanischen Schrifttum hat sie den Begriff *„Osteoarthritis"* geprägt. Soren (1982) schlägt den sehr zutreffenden Begriff *Chondroarthritis* vor. Der reaktive Entzündungsprozeß bietet übrigens mögliche therapeutische Ansatzpunkte mit Antiphlogistika usw.

Von der primär entzündlichen Synovitis unterscheidet sich die reaktive oder sekundäre Synovitis bei Arthrose morphologisch durch das Fehlen von Gewebsnekrosen, Granulozyten und Riesenzellen. Die Zottenformationen (Proliferationszotten nach Fassbender) sind im Vergleich zur rheumatoiden Arthritis zierlicher (Fassbender 1980). Ein wesentlicher funktioneller Unterschied zwischen der Synovitis bei Arthrosen und der primären Synovitis z.B. bei rheumatoider Arthritis besteht darin, daß erstere nicht auf den Gelenkknorpel enzymatisch zerstörend übergreift. Das sekundär entzündliche Synovialgewebe unterliegt im weiteren Verlauf der Arthrose einer zunehmenden Fibrosierung und Hyalinisierung.

Pataki et al. (1983) fanden allerdings an arthrotisch und nekrotisch veränderten Femurköpfen einen Pannus, der als Granulationsgewebe oder kollagenes Bindegewebe auf oder im Gelenkknorpel lag und mit einer Knorpeldestruktion sowie gelegentlich auch mit einer Knorpelneubildung verbunden war. Die Autoren betrachten diesen Pannus überwiegend als Synovialpannus. Diese Befunde decken sich mit denen zahlreicher anderer Autoren (Literatur s. bei Pataki et al. 1983) und stehen im Gegensatz zu oben erwähnter Ansicht, daß die arthrotische Synovitis nicht zu einer Knorpeldestruktion führt. Die bei Arthrosen am Gelenkknochen gelegentlich zu beobachtenden Erosionen und druckbedingten Usuren (destruktive Arthrose) sind in jedem Fall auf die sekundäre Synovitis zurückzuführen.

Phase 4 (Knochenabschliff)

Ist der Gelenkknorpel derart abgerieben, daß der subchondrale Knochen freiliegt (sog. Knochenglatze), kommt es zu einem fortschreitenden Abschliff des letzteren.

Dem Abschliff hält auch nicht die verstärkte subchondrale Knochenlamelle stand, so daß schließlich der Markraum eröffnet wird. In ihn wird Synovialflüssigkeit hineingepreßt, wodurch es zu einem Abbau der Knochenbälkchen kommt. Der Abbau ist – offensichtlich druckabhängig – regional unterschiedlich, so daß hier und dort regelrechte Hohlräume entstehen, in die wiederum Knochen- und Knorpeltrümmer hineingerieben werden. Das löst wiederum eine Fremdkörperreaktion mit Riesenzellen, Granulozyten und Fibrinexsudat aus, die umgebende Spongiosa reagiert auf den höheren Innendruck mit einer schalenförmigen Bälkchenverstärkung. Die sog. *Geröllzyste* ist entstanden, ihr röntgenologischer Nachweis vervollständigt das Spektrum charakteristischer Röntgenzeichen der Arthrose.

Phase 5 (bindegewebige Remodellierung der Gelenkoberfläche)

Grundsätzlich ist der gefäßfreie hyaline Gelenkknorpel zu einer funktionellen Regeneration nicht fähig. An seine Stelle tritt aus dem eröffneten Markraum ein aus Blutgefäßen,

Fibroblasten und Bindegewebsfasern bestehendes Granulationsgewebe, das zunächst die noch nicht zu Geröllzysten entwickelten Resorptionszonen im subchondralen Knochen verschließt und dann den freigelegten Knochen überzieht. Dieses Narbengewebe wird mit zunehmendem Alter zellarmer und faserreicher, es glättet sich bei ständiger Bewegung und remodelliert die Gelenkflächen, wodurch eine – mehr oder weniger weitgehende – Wiederfunktion des Gelenks ermöglicht wird. Dieser Vorgang unterstreicht die Bedeutung der orthopädischen Behandlungsregel: „Bewegung ohne Belastung". Es ist leicht vorstellbar, daß ohne Bewegung durchaus eine bindegewebige, später auch knöcherne Ankylose entstehen kann.

Inzidenz, Alters- und Geschlechtsverteilung

In Europa wird in Bevölkerungsstichproben bei Erwachsenen eine röntgenologische Arthrose an dem einen oder anderen Gelenk bei 51% der Männer und 50% der Frauen nachgewiesen (Behrend u. Lawrence 1977). Die Prävalenz nimmt mit dem Alter von 8–9% bei den Zwanzigjährigen bis 95% bei alten Menschen zu. In den USA fanden Gordon u. Engel (1968) bei über 18jährigen röntgenologisch an Händen und Füßen bei 37,4% der Männer und 37,3% der Frauen arthrotische Veränderungen.

Eine generalisierte Arthrose (3 oder mehr Gelenkgruppen) findet sich bei 18% der erwachsenen Männer und bei 22% der erwachsenen Frauen in Europa, während 1 oder 2 Gelenkgruppen bei 33% der Männer und 28% der Frauen befallen sind (Behrend u. Lawrence 1977). Bei Frauen tritt eine Arthrose an mehreren Gelenken nach dem 55. Lebensjahr signifikant häufiger auf als bei Männern, Frauen mit einer Heberden-Arthrose haben häufiger als andere eine Arthrose an anderen Gelenken. Nach dem Alter von 44 Jahren findet sich bei 15% der Männer und bei 28% der Frauen eine Heberden-Arthrose; die nichtknotenbildende generalisierte Arthrose ist bei Männern häufiger als bei Frauen.

Klinische Symptomatologie

Wie schon dargestellt, *verursachen die meisten röntgenologisch nachgewiesenen und damit pathologisch-anatomisch existenten Arthrosen keine klinischen Beschwerden,* offensichtlich weil sie nicht mit einer sekundären Arthritis einhergehen. Lokale Beschwerden werden im wesentlichen von den Arthrotikern angegeben, bei denen röntgenologisch mäßige bis schwere Veränderungen vorliegen. In Bevölkerungsstichproben in Europa haben 58,7% der Personen mit generalisierter Arthrose überhaupt keine Beschwerden, 25% klagen über Beschwerden in einem Gelenk, 10% in 2 und nur 7% in mehr als 2 Gelenken (Behrend u. Lawrence 1977). Am häufigsten sind von der Beschwerdesymptomatik die Kniegelenke (insbesondere bei Adipösen) betroffen.

Im Frühstadium einer Arthrose kann bei fehlenden Schmerzen lediglich ein *Müdigkeitsgefühl* bei mechanischer Belastung oder eine kurz dauernde Steifigkeit im betroffenen Gelenk bemerkt werden. Charakteristisch für eine Arthrose ist jedoch dann der Schmerz, der zunächst als *Belastungsschmerz (Ermüdungsschmerz),* später auch als *Anlaufschmerz* auftritt. *Ruhe- und Dauerschmerzen* sind immer Hinweis auf eine *stark aktivierte* oder *dekompensierte Arthrose.* Wie schon erwähnt, spricht man dann von einer aktivierten Arthrose, wenn der Knorpelabrieb eine Reizschwelle überschreitet und der Detritus eine Synovitis erzeugt. Eine Mitbeteiligung der periartikulären Strukturen (Sehnen, Ligamente, Bursae, zugeordnete Muskulatur) mit sekundärer weichteilrheumatischer Affektion wird als „dekompensierte Arthrose" bezeichnet. Bei der klinischen Untersuchung sind frühzeitig *Krepitationen, Bewegungseinschränkungen* und ein *Endphasenschmerz* nachweisbar.

Häufig finden sich eine *lokale Druckschmerzhaftigkeit* im Bereich der Gelenke und gelegentlich Konturveränderungen (Weichteilschwellung, Muskelatrophie, Deformierung). Zu *Gelenkarretierungen (-sperren)* können freie Gelenkkörper (bei gröberer Knorpelzerstörung) oder hypertrophierte eingeklemmte Synovialzotten Anlaß geben. Allgemeinreaktionen wie Fieber und Abgeschlagenheit bzw. entsprechende Laborparameter (BKS-Erhöhung, Anämie usw.) kommen bei der einfachen Arthrose nicht vor.

Bei der *Koxarthrose* (Hüftgelenkarthrose) imponiert frühzeitig eine Einschränkung der Abduktion und Innenrotation, es treten Schmerzen in den Oberschenkeln, Gesäßmuskeln und Leistenbeugen auf. Typisch sind auch Parästhesien, zumeist in Form von Kältegefühlen an den Außenflächen der Oberschenkel. Zu beachten ist, daß ähnliche Symptome bei der Periarthropathia coxae auftreten können.

Bei der *Gonarthrose* (Kniegelenkarthrose) läßt sich häufig ein Krepitieren nachweisen, bei maximaler Beugung findet sich ein Endphasenschmerz, die Patienten klagen über Belastungsschmerzen und über eine Gangunsicherheit, insbesondere beim Treppabgehen.

Die bei der *Omarthrose* (Schultergelenkarthrose) auftretenden Beschwerden wie Bewegungseinschränkung und Bewegungsschmerz müssen von ähnlichen Symptomen bei der *Periarthropathia (Periarthrosis, Periarthritis) humeroscapularis* abgegrenzt werden. Das Beschwerdebild der Periarthritis humeroscapularis (PHS) wird durch eine Affektion der periartikulären Strukturen (Kapsel, Sehnen, Bursae, Muskeln) häufig ohne nachweisbare Veränderungen an den artikulierenden Knorpelflächen verursacht. Pathologisch-anatomisch liegen der Affektion eine Schwellung, ein Erguß oder eine – später verkalkende – Nekrose zugrunde. Am häufigsten betroffen sind die Sehnen der Rotatorenmanschette unter Beteiligung der Bursa subacromialis und der Bursa subdeltoidea, die Sehnen am Processus coracoideus oder die langen Bizepssehnen. Klinisch imponieren dabei ein in das Schultergelenk projizierter Schmerz und ein Druckschmerz unterhalb des Akromions sowie eine zunehmende Versteifung (schmerzhafte Schultersteife) des Schultergürtels. Zur klinischen Abgrenzung zwischen Omarthrose und PHS muß eine subtile klinische Untersuchung mit Schmerzanalyse bei aktiver und passiver Bewegung sowie bei isometrischer

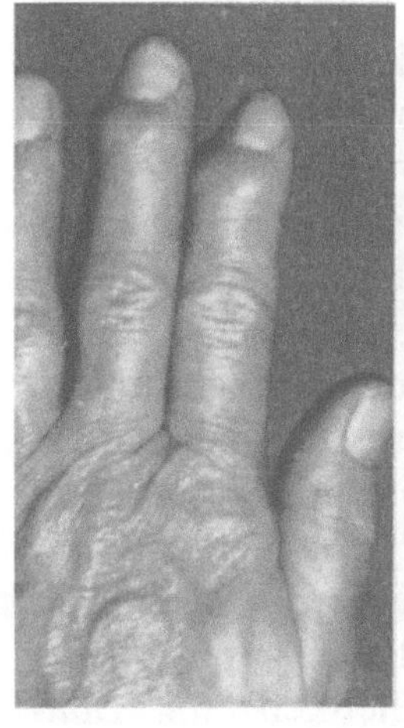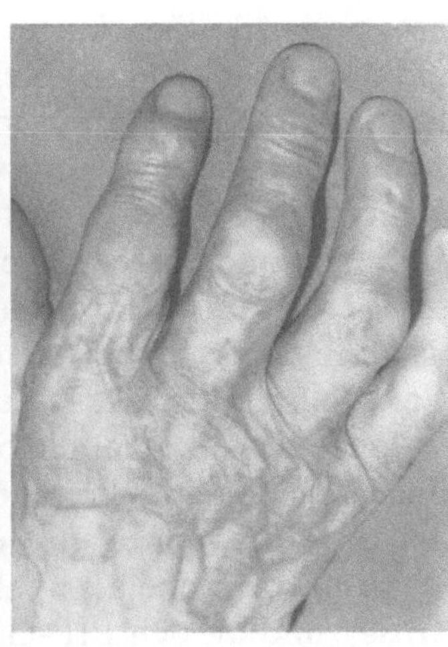

Abb. 4.1a, b. Heberden-Arthrose mit knotenförmigen Verdickungen um die DIP-Gelenke (**a**) und sog. Bouchard-Arthrose mit Knoten um die PIP-Gelenke (**b**)

Kontraktion in alle drei Freiheitsgrade erfolgen.

Zum sog. *Impingementsyndrom* s.S. 36.

Eine *Arthrose im Ellenbogengelenk* ist sehr selten, fast ausschließlich posttraumatisch (z.B. Preßlufthammerschaden). Im Sinne einer Arthrose auftretende Beschwerden sind zumeist durch periartikuläre Prozesse bedingt, namentlich durch die *Epicondylitis humeroradialis (lateralis)* bei Tennisspielern (Tennisellbogen), deren Ursache in einer überlastungsbedingten unspezifischen Entzündung im Sehnenansatzbereich der Hand- und Fingerstrecker am Epikondylus liegt (s. auch unter „Erkrankungen und Veränderungen des fibroossären Übergangsbereichs", S. 227). Eine medial gelegene Epikondylitis mit reaktiv-entzündlichen Veränderungen am Flexorenansatz wird bei Werfern und Golfern beobachtet.

Im *Handbereich,* v.a. an den DIP-Gelenken, treten Arthrosen gewöhnlich polyartikulär-symmetrisch auf, wovon besonders Frauen im Klimakterium und in der Menopause betroffen sind. Diese auch als *Heberden-Arthrose* bezeichnete Form der Polyarthrose ist auf Frauen dominant vererblich und befällt nur selten Männer (Geschlechtsverhältnis von Männern zu Frauen = 1:2– 1:10). Klinisch imponieren zumeist schmerzlose periartikuläre harte Knötchen seitlich und dorsal um die DIP-Gelenke (s. Abb. 4.1), deren pathologisch-anatomisches Substrat zystenartige regressive und metaplastische Veränderungen in den periartikulären Weichteilen, insbesondere der Gelenkkapsel und subkutan, sind und die röntgenologisch anfangs bis auf eine Verbreiterung des periartikulären Weichteilschattens kein Substrat haben. Die Endglieder sind klinisch oft nach volar und ulnar abgebogen. Klinische Beschwerden und tastbare Veränderungen werden oft gleichzeitig am Karpometakarpalgelenk I *(Rhizarthrose)* und an den PIP-Gelenken *(sog. Bouchard-Arthrose)* angegeben.

Bei der *Großzehengrundgelenkarthrose,* deren Ursache häufig in einem Hallux valgus oder rigidus zu suchen ist, tritt klinisch neben der Lateralabweichung des Großzehen v.a. eine schmerzhafte mediale Weichteilschwellung um das MTP-Gelenk I auf, die durch eine Bursitis bedingt ist.

Röntgensymptomatik

Die allgemeine röntgenologische Charakteristik der Arthrosen (Gelenkspaltverschmälerung, Randanbauten, subchondrale Sklerose, Geröllzysten), bedingt durch ein Nebeneinander von regressiven Veränderungen an Gelenkknorpel und -knochen und reaktiver Umgestaltung im Gebiet der Knorpel-Knochen-Grenze, sind bereits im Übersichtskapitel über Chondroarthropathien und im pathologisch-anatomischen Teil dieses Kapitels beschrieben.

Bevor auf die Besonderheiten der Arthrose an einigen Gelenken eingegangen wird, soll darauf verwiesen werden, daß sich bei Periarthropathien (Periarthropathia humeroscapularis, Epikondylitis, Periarthropathia coxae) röntgenologisch in ca. 20% Veränderungen im Sinne einer Fibroostose (s.S. 227) und Kalkablagerungen zeigen.

Hand

Mono- oder oligoartikuläre Arthrosen der Finger und Handgelenke entwickeln sich überwiegend auf dem Boden einer vorbestehenden Gelenkläsion, z.B. im Sinne einer präarthrotischen Deformität. Besonders bekannt sind solche Sekundärarthrosen bei Traumen (Metacarpuskopfbrüche, Bennett-Frakturen usw.), bei Kälteschäden im Wachstumsalter mit Wachstumsstörung, bei aseptischen Nekrosen (z.B. M. Dietrich, aseptische Metacarpuskopfnekrose), beim Turner-Syndrom mit Epiphysen- und Metaphysenverformung, bei der Thiemann-Erkrankung (epiphysäre Akrodysplasie).

Banale Polyarthrose. Die Befallstopik der in der Regel polyartikulär auftretenden arthrotischen Veränderungen am Handskelett (Abb. 4.2a, b) bevorzugt eindeutig die DIP-Gelenke (Heberden-Arthrose, gynäkotrop!), oft in Kombination mit einer Arthrose im MCP-Gelenk I (Rhizarthrose) sowie einer Arthrose im Gelenk zwischen Os scaphoideum und Os trapezium. Eine Kombination polyarthrotischer Veränderungen an den DIP-Gelenken (Heberden-Arthrose) mit polyarthrotischen Veränderungen an den PIP-Gelenken (Bouchard-Polyarthrose) wird bei etwa der Hälfte der Patienten mit einer manualen Polyarthrose beobachtet. Eine Bouchard-Arthrose allein kommt selten vor.

Auch eine Beteiligung der MCP-Gelenke ist seltener und wird überwiegend bei manuell schwer Arbeitenden beobachtet.

Das Verhältnis des Befalls der MCP-Gelenke zum Befall der DIP-Gelenke verhält sich quantitativ wie 1:3.

Folgende *Röntgenzeichen* werden, nach der *Häufigkeit ihres Auftretens geordnet,* bei der *Polyarthrose der DIP- und PIP-Gelenke* oft bilateral symmetrisch beobachtet:

Osteophytenbildungen und subchondrale Sklerose; Spaltverschmälerung; kleine paraartikuläre Ossikel (Verkalkungen der Gelenkkapsel, zumeist den tastbaren Heberden-Knoten zuzuordnen); subchondrale feine Aufhellungen im Sinne von kleinen Geröllzysten; Subluxation und Deviation der Endphalanx. *Eine Osteoporose fehlt!*

An den MCP-Gelenken bekommen die nach radial gerichteten Osteophyten eine Nasenform.

Destruktive oder erosive Polyarthrose. Die destruktive Polyarthrose an den Fingergelenken (Abb. 4.2c) stellt eine Sonderform der Polyarthrose dar und wird bei 4–5% der Patienten, insbesondere bei Männern ab der 5. Lebensdekade mit Fingerpolyarthrosen, beobachtet. Dabei finden sich neben den Zeichen der Arthrose grobe subchondrale, zystenartige Aufhellungen ähnlich wie bei Gicht, Erosionen an den artikulierenden Knochen, gröbere Fehlstellungen und bis zur Ankylose gehende grobe Gelenkspaltverschmälerungen. Bevorzugt befallen sind der 2., 3. und 4. Finger. *Die Fingermittelgelenke sind doppelt so häufig befallen wie die Fingerendgelenke, also umgekehrt wie bei der banalen Polyarthrose* (Schacherl u. Schilling 1970). *Die zystenartigen Aufhellungen können allen anderen Röntgenzeichen der destruktiven Arthrose vorausgehen. Differentialdiagnostisch* abzugrenzen sind von der destruktiven Polyarthrose die Gicht (subchondrale zystenartige Aufhellungen/Tophi), die Psoriasisarthritis wegen der beiden Krankheiten gemeinsamen Destruktionen und Osteoproliferationen und die sog. *Pfropfarthritis* (Wagenhäuser 1967), bei der sich auf eine vorbestehende Polyarthrose eine rheumatoide Arthritis bzw. chronische Polyarthritis als zufällige Zweiterkrankung aufpfropft (Nachweis von Rheumafaktoren!).

Fuß

Prädilektionsort für arthrotische Veränderungen am Fußskelett ist das Großzehengrundgelenk (MTP-Gelenk I), insbesondere bei vorbestehendem Hallux rigidus und Hallux valgus. Dabei weicht die erste Grundphalanx nach lateral in Pronationsstellung ab, so daß das erste Metatarsalköpfchen relativ nach medial vorspringt. Die mediale Artikulationsfläche des Metatarsuskopfs ist nur mangelhaft gedeckt. Überwiegend im medialen Metatarsuskopfbereich sind die Zeichen der Arthrose erkennbar. Bei größeren Geröllzysten muß differentialdiagnostisch (klinisch und laborchemisch) eine Gicht abgegrenzt werden. Dabei ist zu berücksichtigen, daß Großzehengrundgelenkarthrosen im Ver-

gleich zur Podagra auffallend wenig oder gar keine Schmerzsymptomatik verursachen. Eine sicherlich nicht selten vorkommende Polyarthrose an den DIP-Gelenken entzieht sich in der Regel einer hinreichend exakten röntgenologischen Darstellung, insbesondere bei den häufig vorkommenden Krallenzehen. Daher fehlen bisher auch genügend exakte Angaben über Inzidenz und Verteilungsmuster. Die Röntgenmorphologie von Interphalangealgelenksarthrosen an den Füßen entspricht der an den Fingern.

Intertarsalarthrosen werden oft beim Plattfuß gefunden, talokrurale Arthrosen sowie obere Sprunggelenksarthrosen haben ihre Ursachen überwiegend im Trauma (z.B. nicht oder schlecht behandelte Weber-C-Fraktur). Zu den präarthrotischen Deformitäten, die am Fußskelett zu Arthrosen führen können, gehören der M. Köhler I (Os naviculare), Köhler II (Köpfchen des Os metatarsale II). Zur Hämophilie s.S. 70.

Hüftgelenk

Hüftgelenkarthrosen werden idiopathisch, familiär gehäuft, bei starkem Übergewicht, extremer mechanischer Beanspruchung (z.B. Fußball) und auf dem Boden präarthrotischer Deformitäten (s. folgende Übersicht) beobachtet.

Wesentliche potentielle präarthrotische Deformitäten des Hüftgelenks

Coxa vara
Coxa valga und antetorta
Kongenitale Hüftluxation
Epimetaphysäre Dysplasien
Epiphysiolysis capitis femoris
Protrusio acetabuli (primär bzw. idiopathisch, sekundär
   z.B. nach Koxitis, Trauma)
M. Perthes
Femurkopfnekrose im Erwachsenenalter
Osteochondrosis dissecans
Pfannen- und Kopfverformungen durch:
  – Rachitis
  – Osteomalazie
  – Hyperparathyreoidismus
  – M. Paget (Paget-Koxopathie)
  – fibröse Dysplasie
  – gelenknahe Knochentumoren
Nach Koxitis verschiedener Ursachen
Nach Trauma

Die *ersten Röntgenzeichen* (Abb. 4.3) sind:

1) *Fovearandosteophyten* und perikapitale Osteophyten. Nach Untersuchungen von Lingg u. Nebel (1982) stellen sie einen feinen Indikator für das Vorhandensein von Knorpelulzera dar, ihre Aussage stützen die Autoren auf vergleichende röntgenologisch-makromorphologische Untersuchungen an Autopsiefemurkopfhalspräparaten.

Andere Autoren wie z.B. Byers et al. (1970–1976) sehen kleinere Osteophyten hingegen nicht als Indikatoren einer Knorpeldegeneration an.

2) Das *Plaquezeichen,* ein beetartiger Knochenanbau am ventralen Femurhals (Dihlmann u. Frik 1971; Lingg u. Nebel 1982). Es entsteht durch reaktive Verknöcherungen nach vorheriger regenerativer Proliferation eines variablen Knorpelbelags oder von Knorpelneubildungen (Faserknorpel) am ventralen Femurhals bei degenerativen Gelenkknorpelläsionen. Nach Untersuchungen von Lingg u. Nebel (1982) besteht eine enge Korrelation zwischen Osteophytose und Plaquezeichen einerseits und kleineren Ulzerationen des Gelenkknorpels andererseits. Wegen seiner Lage am ventralen Femurhals ist das Plaquezeichen nur auf der Lauenstein-II-Aufnahme darstellbar und sollte nicht mit einer varianten, gleichmäßigen und harmonischen Konvexität (Eminentia articularis colli femoris) des Femurhalses verwechselt werden.

3) *Verbreiterung der lateralen Pfannenkontur* (sog. Pfannendachsuperzilium) durch reaktive Sklerose bei ungleichmäßiger, lateral stärkerer Druckbelastung des Pfannenknorpels, insbesondere bei Coxa valga.

Bei fortschreitender Arthrose stellen sich folgende Röntgenzeichen ein:

4) Exzentrische Verschmälerung des Gelenkspalts (Abb. 4.4), insbesondere im Bereich der Druckübertragungszonen (superolateral und superomedial), seltener zentral (z.B. bei vorbestehender Protrusio acetabuli) und inferomedial.

Die *physiologische Hüftspaltweite* im Bereich der Druckaufnahmezone beträgt im Alter zwischen 45 und 84 Jahren, unabhängig von Geschlecht, Körpergewicht und Konstitution, 4 mm (Pogrund et al. 1983).

5) Gröbere Randosteophytenbildungen bzw. Wulstungen an Femurkopf und -pfanne (Abb. 4.5) sowie auch zentral mit Ossifikation der Fovea capitis. Durch stärkere Wulstbildungen am Pfannenrand entsteht als Mach-Phänomen im medialen Schenkelhalsbereich manchmal eine Pseudofrakturlinie (Dihlmann 1964). Neben Randosteophyten bilden sich gelegentlich metaplastische Verknöcherungen (z.B. im Sinne von Kapselosteomen) in der fibrosierten Gelenkkapsel kranial und kaudal vom pfannennahen Schenkelhals aus, sie sind in der Regel länglich, kommaartig geformt im Gegensatz zu mehr rundlichen und geschichteten Verdichtungsfiguren durch metaplastische Knorpelverkalkungen der Synovialmembran (Synovialchondrome).

6) *Zunehmende subchondrale Spongiosaverdichtungen* (Abb. 4.5) an Kopf und Pfanne (insbesondere im Bereich der physiologischen Druckaufnahmezone oder der Region der maximalen Fehlbelastung bei präarthrotischer Deformität) und *Geröllzysten.*

7) Durch Knochenabschliff und proliferative Veränderungen erfährt v.a. der Hüftkopf eine zunehmende *Verformung* (Abb. 4.5), die walzen- und pilzförmig anmuten kann, und es kommt zu einer zunehmenden Dezentrierung von Kopf und Pfanne bzw. Fehlstellung, besonders dann, wenn durch produktive (z.B. subfoveale Osteophytenbildungen und Pfannenbodendoppelung) der Kopf nach lateral aus der Pfanne geschoben wird. Auch das sog. *Wiberg-Zeichen* (Dihlmann u. Hopf 1971) weist auf eine Dezentrierung hin. Dabei handelt es sich um periostale Knochenanlagerungen an der Medialseite des Femurhalses, seltener an seiner vorderen und hinteren Oberfläche. Die daruntergelegene Kompakta wird zumeist verdünnt und spongiosiert. Dihlmann u. Hopf (1971) deuten diese Knochenumbauvorgänge im Sinne einer zusätzlichen Stützstrebenbildung als Folge einer Veränderung der Hüftgelenkstatik, die zu einer Verlagerung der normalen Lastübertragungszone, des Adams-Bogens, führt. Sie konnten das Wiberg-Zeichen bei 83% der Koxarthrosen

mit lateraler Fehlstellung (Subluxation, Verlagerung der Druckresultierenden annähernd senkrecht auf den Femurhals) nachweisen. Ursächlich kommen echte Fehlstellungen oder Dezentrierungen der artikulierenden Knochen durch ungleichen Knorpelverschleiß in Frage. Das Wiberg-Zeichen wird nicht bei schweren Fehlstellungen beobachtet, bei denen die Druckresultierende nicht mehr durch den Adams-Bogen führt, sondern der Druck breitflächig und daher mehr nivelliert durch den Femurhals(-Querschnitt) übertragen wird. In diesen Fällen fehlt auch die übliche trajektorielle Zeichnung im Kopf-Hals-Übergang, z.B. bei kongenitaler Hüftluxation.

Bei der destruktiven Form der Koxarthrose laufen die destruktiv-arthrotischen Veränderungen in wenigen Monaten ab, wovon im wesentlichen der Hüftkopf ähnlich wie bei der adulten Femurkopfnekrose betroffen ist. Osteoproliferative Veränderungen wie Randanbauten usw. treten stärker in den Hintergrund. Während die idiopathische Koxarthrose und Koxarthrosen bei vorbestehenden Deformitäten differentialdiagnostisch in der Regel keine Schwierigkeiten bieten, kann die destruktive Form der Koxarthrose berechtigterweise den Verdacht auf einen entzündlichen Prozeß lenken.

Die *Paget-Koxopathie* (durch M. Paget bedingter Knochenumbau der artikulierenden Knochen, Gelenkspaltverschmälerung, Hüftpfannenprotrusion) vermag im Gegensatz zur banalen Koxarthrose mit überwiegender Verschmälerung des superioren Gelenkspalts, konventionell radiographisch gesehen, zu einer Verschmälerung des medialen, mediosuperioren, medioinferioren bzw. zu einer konzentrischen Spaltverschmälerung zu führen. Heller u. Dihlmann (1983) fanden bei computertomographischen Untersuchungen von 53 koxalen M.-Paget-Manifestationen in 70% der Fälle degenerative Gelenkveränderungen (Osteophyten der Fovea capitis oder der Fossa acetabularis), bei denen sie ätiologisch allerdings nicht nur einen kausalen Zusammenhang mit dem M. Paget, sondern auch eine banale Koinzidenz zwischen M. Paget und Hüftgelenkarthrose bei den überwiegend

alten Menschen annehmen. Im Computertomogramm fielen vorrangig hintere und konzentrische Gelenkspaltverschmälerungen auf. Bei 15 Patienten war neben einer Verschmälerung des vorderen und hinteren Gelenkspalts eine Erweiterung des zentralen Gelenkspalts zu sehen, bedingt durch eine durch den M. Paget verursachte Pfannenprotrusion (echte Spalterweiterung) *oder* im Sinne einer relativen Erweiterung bei Verschmälerung des vorderen und hinteren Spalts. Die morphologischen Veränderungen von Hüftpfanne und -kopf im computertomographischen Bild werden von den Autoren in einen sklerotischen, einen nodulären, einen trabekulären und einen lakunär-erosiven Typ eingeteilt. Als pathogenetische Faktoren der Paget-Koxopathie sind im Zusammenhang mit dem gelenknahen Knochenumbau Knorpelalterationen und statische Änderungen anzunehmen, wobei nutritive Störungen des Knorpels und gefäßbedingte Knorpelarrosionen eine zusätzliche Rolle spielen.

Kniegelenk

Am Knie treten arthrotische Veränderungen – je nach Ursache – isoliert oder mehr oder weniger gemeinsam an folgenden Gelenken auf: Femorotibialgelenk, Femoropatellargelenk, Tibiofibulargelenk (selten).

Femorotibialgelenk

Die bekanntesten präarthrotischen Deformitäten sind in der folgenden Übersicht aufgeführt.

Wesentliche präarthrotische Deformitäten am Femorotibial-Gelenk

Genu varum oder valgum (idiopathisch; symptomatisch: Zustand nach Rachitis, ständige Fehlbelastung usw.)
Genu recurvatum
Genu laxum
Alle Formen epimetaphysärer Wachstumsstörungen
Zustand nach Gonarthritis
Zustand nach Trauma
Osteochondrosis dissecans
Spontane Osteonekrose
M. Reichel

Häufigste Ursache einer Femorotibialarthrose (Abb. 4.6) ist – wie erwähnt – das Trauma, insbesondere die Meniskusläsion.

Die *typischen Röntgenzeichen* bestehen in einer Gelenkspaltverschmälerung, zumeist exzentrisch, d.h. medial oder lateral, später medial und lateral. Subchondrale Spongiosaverdichtungen und Geröllzysten, v.a. in der Tibia, sowie Randosteophyten auch an den Eminentiae intercondylares und an den Rändern der Fossa intercondylaris (Frik-Aufnahme) vervollständigen das Bild. Nicht selten sind freie oder an der Kapsel festsitzende Gelenkkörper (Synovialchondrome und -osteome) nachzuweisen. Dabei ist zu untersuchen, ob sie nicht von einer Osteochondrosis dissecans oder einer spontanen Osteonekrose (Ahlbäck 1968) stammen.

Der *Osteochondrosis dissecans* (Abb. 4.7), die als potentielle Präarthrose anzusehen ist, liegt ätiologisch nach Ansicht von Bandi (1976) eine zumeist subchondrale, später osteochondrale Ermüdungsfraktur mit bevorzugtem Sitz am Condylus medialis femoris, oft bilateral, zugrunde. Ätiologisch werden auch segmentale ischämische Nekrosen idiopathischer und symptomatischer Natur (z.B. bei Hämoglobinopathien, Steroidmedikation usw.) diskutiert. Bevorzugt befallen werden männliche Jugendliche. Typischer Sitz am Kniegelenk ist das mittlere Drittel des Condylus medialis femoris, eher zur Fossa als nach medial hin. *Röntgenologisch* findet sich initial eine zarte, subchondral gelegene halbkreisförmige Aufhellung, unter der sich dann zum Gelenkkavum hin gelegen eine zunehmende Verdichtung der Spongiosa abzeichnet. Die bandförmige Aufhellung wird zunehmend breiter, schließlich löst sich das kranke Segment als Dissekat ab und kann als sog. *Gelenkmaus* im Gelenkinneren zu Einklemmungserscheinungen und damit zu Knorpelschädigungen führen. An der Gelenkkontur wird ein flachbogiger Defekt, das sog. *Mausbett* hinterlassen, der sich später auch glätten kann.

Von der Osteochondrosis dissecans abzugrenzen ist die spontane Osteonekrose am Kniegelenk (Ahlbäck 1968), die bei Erwachse-

nen (zumeist jenseits des 60. Lebensjahres) zu röntgenmorphologisch ähnlichen Folgezuständen am Condylus medialis femoris führt (Abb. 4.6, 4.7). Klinisch geht die Nekrose mit akut einsetzenden Schmerzen im Kniegelenk einher, denen röntgenologisch nach ca. 3 Wochen zunächst eine leichte Abflachung der medialen Anteile des Condylus medialis femoris folgt. In diesem Bereich kommt es dann zu umschriebenen subchondralen Spongiosaverdichtungen; nach etwa 2 Monaten (nach Krankheitsbeginn) demarkiert sich zum Gelenkkavum hin eine feine subchondrale Aufhellung, die später in einen flachen Defekt übergeht. In dem Defekt ist manchmal das feine Knochendissekat nachweisbar. Ähnliche Veränderungen mit epiphysären, Dissekat bildenden Knochennekrosen werden symptomatisch insbesondere bei Hyperkortizismus, bei Hämoglobinopathie, Hyperlipidämien usw. beobachtet.

Die spontane Osteonekrose und auch die Osteochondrosis dissecans sind im Knochenszintigramm oft schon zu Beginn der klinischen Symptomatik und zumeist einige Wochen vor der Röntgensymptomatik als Aktivitätsanreicherung, gelegentlich sehr früh auch als Speicherdefekt erkennbar.

Femoropatellargelenk (Abb. 4.6 und 4.8)

Neben permanenten und habituellen Patellafehlstellungen (Patella alta, profunda, lateralis) und Dysplasien ist die *Chondropathia patellae* die häufigste präarthrotische Veränderung bei isolierter Betrachtung dieses Gelenks.

Die Ansichten über die Ursachen der Chondropathia patellae (Chondromalazia patellae) sind divergent, wenngleich auch viele Faktoren dafür sprechen, daß im Vordergrund eine mechanische Überbelastung des Hyalinknorpels durch eine Inkongruenz des Gleitlagers steht.

Als alternative oder auch zusätzliche Ursachen kommen primär nutritive Störungen des Knorpels in Frage. Gegen die alleinige mechanische Ätiologie, deren bisherige Postulierung auf der Definition von Patella- und

Kondylusfehlformen an Hand von Patella-axialaufnahmen nach Wiberg (1941) und Baumgartl (1964) beruht, sprechen die Befunde von Nebel u. Lingg (1981), die an Autopsiepräparaten die „dysplastischen" Patellaformtypen II/III und III in stärkerer Häufigkeit als die „normalen" Formtypen I und II fanden. Die Verteilung von regressiven Gelenkknorpelveränderungen und Osteophytenbildungen war bei allen Formtypen nahezu gleich!

Daraus läßt sich ableiten, daß aus der Patellaform – in der Definition von Wiberg (1941) und Baumgartl (1964) – kein sicherer Rückschluß auf die Entstehung einer Chondropathia patellae gezogen werden kann. Da der Verfasser dieses Buches die Ansicht von Nebel u. Lingg (1981) teilt, wird an dieser Stelle auf die verschiedenen Patellaformtypen nach Wiberg und Baumgartl nicht eingegangen. Es sei auch darauf hingewiesen, daß die axiale Patellaaufnahme nur die knöcherne Form der Patella, nicht aber die oft divergente Form des Knorpelbelags wiedergibt (Rau et al. 1979). Voraussetzung für eine ausreichende Beurteilung der knorpeligen Gelenkverhältnisse (Gleitlagerkongruenz, Knorpelulzerationen) sind sog. *Patelladéfiléaufnahmen* (Ficat 1970) im einfachen oder *Doppelkontrastverfahren* bei Beugung im Kniegelenk um 40, 70 und 100°. Da der Zentralstrahl zur Tangentialprojektion der Patella nach ventral um 10° gekippt werden muß, ergeben sich tatsächliche Beugungswinkel zwischen Femurachse und Zentralstrahl von 30, 60 und 90°.

Das *klinische Bild der Chondropathia patellae* ist gekennzeichnet durch retropatellare Schmerzen, besonders beim Treppensteigen und aktiver Streckung aus der Kniebeuge. Am medialen Patellarand ist gewöhnlich ein umschriebener Druckschmerz nachweisbar. Bei einer Aktivierung der Synovialmembran durch Knorpeldetritus im Sinne einer reaktiven Synovialitis verstärken sich die Beschwerden, und es kommt zu einem Reizerguß im Kniegelenk. Offensichtlich damit im Zusammenhang stehend demineralisiert die Patella nach einigen Wochen fleckig und bietet den ersten objektiven Röntgenbefund. Später kommt es dann zur subchondralen Sklerose (Abb. 4.8 a) und zur Ausbildung von seitlichen und kraniokaudalen Osteophyten, *also den Zeichen der Femoropatellararthrose* (Abb. 4.6 b). *Die Größe der marginalen Osteophyten steht im direkten Zusammenhang mit dem Ausmaß von regressiven Veränderungen am Gelenkknorpel.* Dihlmann et al. (1979) konnten nachweisen, daß ab einer Größe der Osteophyten von >2 mm in 100% der Fälle Knorpelulzera vorliegen. Bei einer Osteophytengröße von 2 und <2 mm fanden sich bei 80% der Patienten Knorpelulzera.

Von degenerativen Randosteophyten abzugrenzen sind kleine Wulstungen der Patellakante, die aber plump zum Gelenkinneren hin gerichtet sind und nicht wie Osteophyten in der Verlängerung der Gelenkkontur spitz zulaufen. Dabei kann es sich um einen Folgezustand nach aseptischer Patellanekrose (Larsen-Johansson-Syndrom) mit Anheilung des revaskularisierten nekrotischen Areals handeln oder auch um Traumafolgen mit Fehlverheilung randständiger Fragmente.

Die *Differentialdiagnose der Chondropathia patellae* hat primär entzündliche Gelenkprozesse zu berücksichtigen. Das Röntgenzeichen der Entkalkung kann auch durch Inaktivität entstehen.

Oberes und unteres Sprunggelenk

Als Frühzeichen einer Arthrose im oberen Sprunggelenk, insbesondere nach nicht oder unzureichend behandelter Weber-C-Fraktur, sind feine subchondrale Aufhellungen und auch Sklerosen zu sehen. Bei posttraumatischen Zuständen sind diese Röntgenzeichen häufig nur schwer von trophischen Störungen durch Inaktivität abzugrenzen. Das gilt auch für die Beurteilung einer Gelenkspaltverschmälerung, da die Knorpeldicke durch Dehydration bei Inaktivität abnehmen kann. Randosteophyten bei der oberen Sprunggelenkarthrose finden sich typischerweise an den Malleolenspitzen sowie im Seitbild an ventralen und dorsalen Randausziehungen der Tibia und Osteopyhtenbildungen unmittelbar am vorderen und hinteren Trochlearand. Die Trochlearandosteophyten sind aber streng zu unterscheiden von dem *sog. ventralen Talushöcker* oder *der Talusnase,* die in einer Distanz von 7–14 mm von der ventralen Trochleakontur an der Oberkante des Talus zu suchen ist. Anatomisch liegt sie mehr lateral als medial. Ihr Größenumfang ist sehr variant, die Höhe kann bis zu mehreren Millimetern betragen. Die kraniale Kontur ist zumeist konvex, die vordere Kontur fällt in der Regel mehr oder weniger steil in Richtung Talonavikulargelenk ab, endet aber immer in einer Distanz von etwa 3–6 mm zu der distalen Talusgelenkkontur.

An der Talusnase finden sich die knöchernen Ansätze der Gelenkkapsel vom Talokrural- und Talonavikulargelenk sowie der Ligamente. Bei abnormen Zugbelastungen, z.B. infolge langjähriger extremer Hyperextension und -flexion (Fußballer!), kann die Talusnase knöchern z.T. beträchtlich hypertrophieren. Auch beim sog. DISH-Syndrom (s. auch S. 240) sind sehr ausgeprägte Talusnasen bekannt. Nicht selten finden sich dabei und auch bei überlastungsbedingter Hypertrophie der Talusnase begleitende Kalzifikationen in den angrenzenden Bändern und Kapselabschnitten.

Hypertrophierte Talusnasen sind nicht Ausdruck arthrotischer Veränderungen im Talokrural- und Talonavikulargelenk, d.h. sie dürfen nicht mit arthrotischen Osteophytenbildungen verwechselt werden. Wie bereits erwähnt, ist die Talusnase immer einige Millimeter von der talaren Gelenkkontur des Talonavikulargelenks entfernt, andererseits findet sie sich in einer sicher unterscheidbaren Entfernung vom Trochlearand des Talus. Arthrotische Osteophyten hingegen entspringen streng am Rand der Trochlea des Talus und an den Gelenkrändern des Talonavikulargelenks. In der Regel sind ventrale Trochleaosteophyten vergesellschaftet mit Osteophytenbildungen an der dorsalen Trochleakontur sowie an den gegenüberliegenden Gelenkrändern der Tibia.

Ein weiterer zu differentialdiagnostischen Überlegungen Anlaß gebender knöcherner Auswuchs auf der Dorsalseite des Talus sei hier erwähnt: Es handelt sich dabei um ein schnabelartiges knöchernes Gebilde, das in der Gegend der Talusnase entspringt und sich nach distal zu bis in die Nähe des talonavikularen Gelenkspalts entwickelt. Es ist in der Regel relativ groß und dreieckförmig begrenzt und findet sich überhäufig vergesellschaftet mit Synostosen, insbesondere zwischen Talus und Kalkaneus. Wahrscheinlich entsteht das Gebilde in diesem Zusammenhang auf der Basis einer extremen Traktion im Bereich des talonavikularen Bandapparates.

Schultergürtel

Humeroskapulargelenk (Humeroglenoidalgelenk). Die Omarthrose kommt, wie auch entzündliche Erkrankungen dieses Gelenks insgesamt betrachtet, relativ selten vor. Das mag dazu geführt haben, daß diesem Gelenk bisher wenig wissenschaftliches Interesse geschenkt wurde („the forgotten joint"). Wichtigste Ursachen sind: vorausgegangene entzündliche Prozesse, Osteochondrosis dissecans, Humeruskopfnekrosen, Gelenkchondromatose, angeborene und posttraumatische Deformitäten, Verletzungen oder regressive Veränderungen der Rotatorenmanschette.

Die wesentlichen *Röntgenzeichen* (Abb. 4.9) sind Randosteophyten, insbesondere am Humeruskopf, subchondrale Spongiosasklerose, Geröllzysten, Spaltverschmälerung, Deformierungen, insbesondere des Humeruskopfes.

Von praktischer chirurgischer Bedeutung ist das sog. *Impingementsyndrom* (impingement, Anstoß) (Abb. 4.10), zuletzt von Cone et al. (1984) ausführlich beschrieben. Es entsteht, wenn der subakromiale Raum eingeengt ist und es zu einer Störung des normalen Gleitmechanismus zwischen den kranialen periartikulären Weichgewebsstrukturen des Humeroskapulargelenks einerseits und dem korakoakromialen Bogen andererseits kommt. Eine Einengung der Weichgewebsstrukturen zwischen dem korakoakromialen Bogen und dem Tuberculum majus des Humerus führt bei Abduktion oder Elevation des Arms allmählich zu einer chronischen Bursitis der Bursa subacromialis und zu einer Entzündung der Rotatorenmanschette mit möglicher Fibrose und Ruptur der letzteren.

Klinisch imponiert das Syndrom durch einen stechenden Schmerz bei Abduktion (70–120°) und Außenrotation (20–30°), oder Elevation (70–120°) und Innenrotation (> 30°). Bei der klinischen Untersuchung läßt sich gelegentlich ein Krepitieren über der Schulterkonvexität beim Anstoßen des Tuberculum majus an den akromioklavikularen Bogen palpieren. Betroffen sind entweder jüngere Leistungssportler (unter 25 Jahren), besonders Werfer, und ältere Menschen, bei denen das Syndrom spontan oder nach sportlichen Aktivitäten (z.B. Tennis oder Golf) auftritt.

Ätiologisch kommen für die Einengung des subakromialen Raums überlastungsbedingte oder idiopathische Entzündungen der Rotatorenmanschette und eine subakromiale Bursitis in Frage, fernerhin auch ein abnormer Humerushochstand, partielle Risse der Supraspinatussehne mit Höckerbildung in der Nähe des akromioklavikularen Bogens. Die als auslösendes Moment anzusehenden entzündlichen Bursa- und Sehnenveränderungen werden durch die entstehende Einengung des subakromialen Raums unterhalten, wie oben beschrieben.

Röntgenologisch (Abb. 4.10) fallen Kontur- und Strukturunregelmäßigkeiten des Tuberculum majus auf, das sich abflachen kann und sklerosiert. Auch am Tuberculum minus können ähnliche Veränderungen auftreten. Ein wichtiges, bei etwa einem Drittel der Patienten vorhandenes Röntgenzeichen ist eine Osteophytose an der vorderen unteren Fläche des Akromions („subacromial spur"), die optimal bei um 30° nach kaudal gekippter Röntgenröhre zur Darstellung kommt. Unter Durchleuchtung kann manchmal bei Abduktion des nach außen rotierten Arms ein schmerzhaftes Anstoßen des Tuberculum majus an diese Osteophytose beobachtet werden. Zur diagnostischen Sicherung, insbesondere von Rissen und Rupturen der Rotatorenmanschette, trägt die Schulterarthrographie wesentlich bei.

Die Therapie der Wahl ist bei einem chronischen Impingementsyndrom die vordere Akromionplastik (Exzision der Vorderseite des Akromions unter Schonung des Akromioklavikulargelenks, Teilung des akromioklavikularen Bogens). Die Indikation zur chirurgischen Intervention hängt wesentlich vom röntgenologischen Nachweis der Osteophytose ab!

Arthrotische Veränderungen des Akromioklavikulargelenks werden röntgenologisch recht häufig als Zufallsbefunde ohne klinische Bedeutung beobachtet. Typisch sind dabei Spaltverschmälerungen, subchondrale Sklerosen und Schliffflächen, Osteophyten und auch Geröllzysten.

Degenerative Veränderungen am *Manubrioklavikulargelenk* entsprechen ebenfalls häufig Zufallsbefunden. Klinisch fällt bei einer Arthrose nicht selten ein asymmetrischer Hochstand der medialen Klavikula im betroffenen Gelenk auf. Röntgenologisch imponieren neben subchondraler Sklerose und Geröllzysten (Tomographie!) Osteophytenbildungen, v.a. am kaudalen Ende der Klavikula, sowie mehr oder weniger ausgeprägte Fehlstellungen der Klavikula, insbesondere mit Subluxation nach kranial. Zur aseptischen Nekrose des medialen Klavikulaendes (M. Friedrich) s.S. 222. Zur sternokostoklavikulären Hyperostose s.S. 232.

Ellbogengelenk

Die Ellbogengelenkarthrose ist eine relativ seltene Erkrankung. Typische Vorerkrankungen sind die Osteochondrosis dissecans, die juvenile aseptische Knochennekrose des Capitulum humeri oder (sehr selten) der Trochlea humeri und des Radiusköpfchens, der Preßluftschaden am Ellbogengelenk und entzündliche sowie traumatische Läsionen. Als sehr seltene Vorerkrankung muß noch das sog. „Os supratrochleare" bzw. die „Osteochondritis dissecans des supratrochlearen Septums" angesehen werden. Dabei handelt es sich um ein kleines Knöchelchen, ähnlich einer Fabella, das normalerweise zentral in der dünnen knöchernen Membran des Foramen supratrochleare gelegen ist und sich nach kubital oder dorsal ablösen kann. Als freier Gelenkkörper kann es dann zu Knorpelulzerationen und später zu einer Arthrose führen.

Die *radiologischen Zeichen* der Ellbogengelenkarthrose können an den 3 artikulierenden Knochen unterschiedlich ausgeprägt sein. Osteophytenbildungen finden sich überwiegend und zuerst am Radius- und Oberarmköpfchen sowie am Processus coronoideus und am proximalen Rand der Incisura trochlearis (Abb. 4.11). Später kommt es zu einer zunehmenden pilzartigen Deformierung des Radiusköpfchens mit subchondraler Sklerose und auch Geröllzysten. Obligatorisch werden bei einer Arthrose des Ellbogengelenks *freie Gelenkkörper* gefunden, die entweder Ursache der entstandenen Arthrose sind oder abgelösten Kapselosteomen bei einer Arthrose anderer Genese entsprechen.

Bei einem *Preßluftschaden* des Ellbogengelenks sieht man neben Arthrosezeichen praktisch immer freie Gelenkkörper, die auf dem Boden einer *Osteochondrosis dissecans,* seltener durch Kapselosteome oder abgebrochene Osteophyten, entstanden sind. Der Beweis für das Vorliegen eines Preßluftschadens wird aber erst durch zusätzliche Veränderungen im Handbereich mit Lunatummalazie, Navikularpseudarthrose, zystischen Veränderungen im Lunatum und im Os scaphoideum, Nekrosen an den Processus styloidei und arthrotischen Veränderungen am Akromioklavikulargelenk erbracht.

Literatur

Ahlbäck S (1968) Osteoarthrosis of the knee. A radiographic investigation. Acta Radiol [Diagn] (Stockh) [Suppl] 277:7

Bandi W (1972) Die Arthrose des femoro-patellaren Gelenkes und ihre Therapie. Hefte Unfallheilkd 110:181

Bandi W (1976) Vorverlagerung der Tuberositas tibiae bei Chondromalacia patellae und femoro-patellarer Arthrose. In: Burri C, Rüter A (Hrsg) Knorpelschaden am Knie. Springer, Berlin Heidelberg New York, S 175–186

Baumgartl F (1964) Das Kniegelenk. Erkrankungen, Verletzungen und ihre Behandlung. Mit Hinweisen für die Begutachtung. Springer, Berlin Heidelberg New York

Behrend T, Lawrence JS (1977) Epidemiologie der rheumatischen Erkrankungen. In: Blohmke et al. (Hrsg) Handbuch der Sozialmedizin. Enke, Stuttgart

Byers PD, Contepomi CA, Farkas FA (1970–1976) A post mortem study of the hip-joint I–III. Ann Rheum Dis 29:15–35:114, 122

Cone RO, Resnick D, Danzig L (1984) Shoulder impingement syndrome: Radiographic evaluation. Radiology 150:29

Dettmer N, Binzus G (1969) Neuere Aspekte zur Funktion der inneren Gelenkanteile bei Arthrose und chronischer Polyarthritis. Dtsch Med J 20:324

Dihlmann W (1964) Über ein besonderes Coxarthrosezeichen (Pseudofrakturlinie) im Röntgenbild (Kritik des sog. Mach-Effektes). ROEFO 100:383

Abb. 4.2 a–d. *Typische Bilder der deformierenden Fingergelenkpolyarthrose.* **a** 76jährige Frau; Fehlstellungen der DIP-Gelenke II und III mit Spaltverschmälerungen, Verformungen der Gelenkkonturen und ausladender Gelenkflächenverbreiterung und Randanbauten, mit deutlicher subchondraler Sklerose und feinen Aufhellungen. Feines Ossikelchen lateral vom DIP-Gelenk III. Unterschiedlich ausgeprägte Spaltverschmälerungen auch an den übrigen DIP-Gelenken und an den PIP-Gelenken, insbesondere IV und V. Deutliche Rhizarthrose und Arthrose zwischen Os scaphoideum und Trapezium sowie Trapezoideum und Os capitatum. Dabei imponieren im wesentlichen Spaltverschmälerungen und deutliche subchondrale Sklerosen. An der hier nicht dargestellten kontralateralen Seite ähnliche, topisch nur gering variierende Veränderungen im Handgelenk- und Fingerbereich. Beachte die „Vogelschwingenform", insbesondere der Basis der Endphalangen II und III, sowie auch der Mittelphalanx II und der Endphalanx III in **b.** Sie ist Ausdruck der erhaltenen Motilität in offensichtlich schmerzfreien oder schmerzfrei gewordenen Fingermittel- und Endgelenken, wodurch sich die Umformungen der Gelenkkonturen einstellen können. Vogelschwingenkonfigurationen werden demnach auch bei primär entzündlichen – klinisch inaktiven und Bewegung erlaubenden – Fingergelenkprozessen beobachtet. **b** 64jähriger Mann; starke Beteiligung der PIP-Gelenke II und III. **c** Ausgeprägte destruktive Polyarthrose, 54jähriger Mann. Beachte die groben subchondralen Aufhellungen an den PIP-Gelenken II–IV und die exzessiven Spaltverschmälerungen. Keine Osteoporose. Nasenartiger Osteophyt an der Radialseite des MCP-Gelenks II. Klinisch unterschiedlich schmerzhafte Bewegungseinschränkung der DIP- und PIP-Gelenke, z.T. auch Ruheschmerz, insbesondere bei Wetterwechsel. Eine Gicht- und eine Pfropfarthritis konnten ausgeschlossen werden. **d** Typische Rhizarthrose. Mäßige, radialwärts gerichtete Dislokation von Os metacarpale I. Ausziehung der radialen Gelenkkontur vom Trapezium. Feines radial gelegenes Kapselosteom ▷

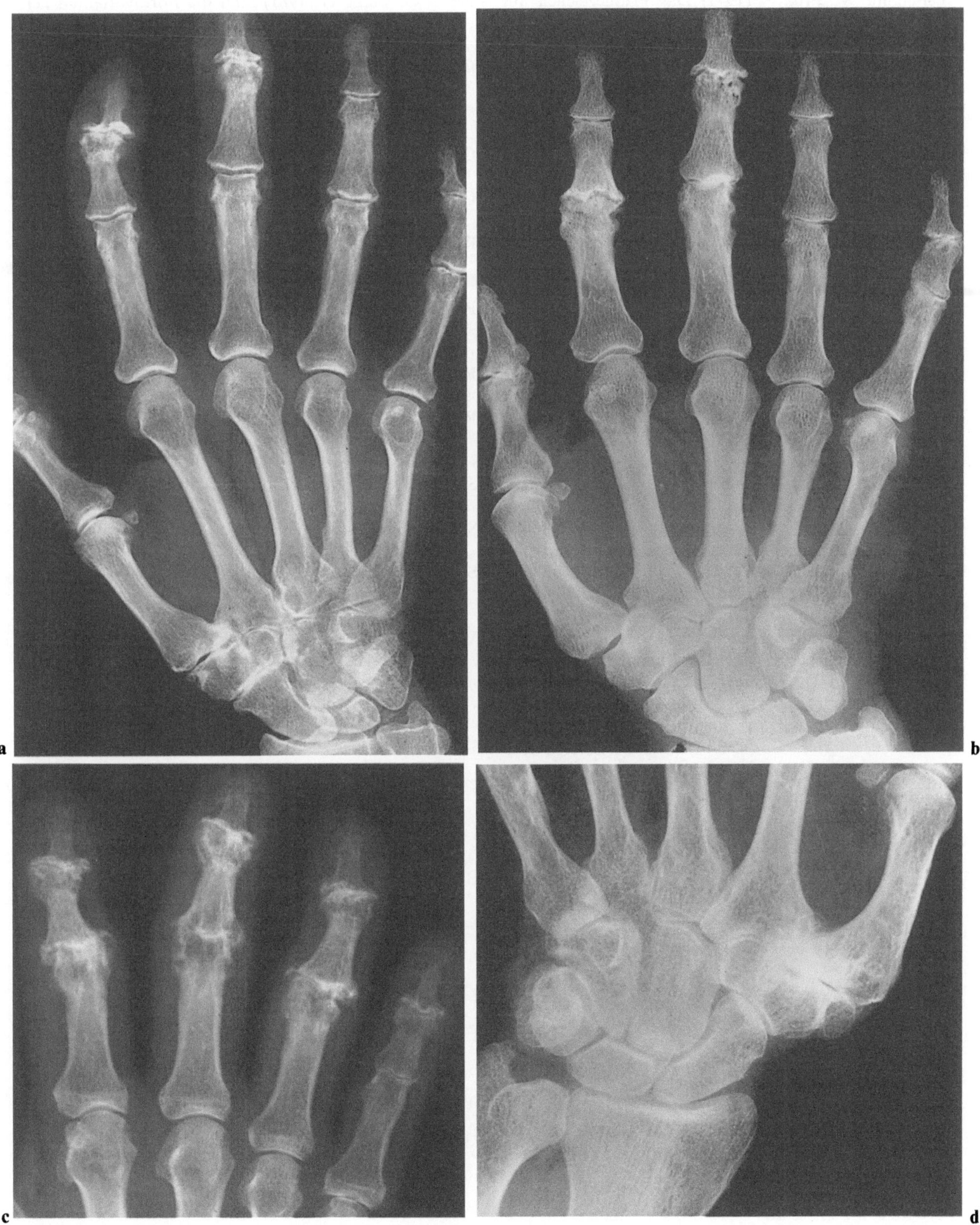

Abb. 4.2a–d

Dihlmann W, Frik W (1971) Das Plaquezeichen am Hüftgelenk (spezielle, weniger beachtete Röntgenbefunde am Stütz- und Gleitgewebe, 2). ROEFO 114:297

Dihlmann W, Hopf A (1971) Das Wiberg-Zeichen, ein Hinweis auf gestörte Hüftgelenksmechanik (spezielle, weniger beachtete Röntgenzeichen am Stütz- und Gleitgewebe, 3). ROEFO 115:572

Dihlmann W, Nebel G, Lingg G (1979) Marginale Osteophyten als röntgenologisch-klinische Indikatoren der Femoropatellararthrose. ROEFO 131:632

Fassbender HG (1983) Die Bedeutung entzündlicher Prozesse bei der Osteoarthrose. Z Rheumatol 42:145

Ficat P (1973) Pathologie fémoro-patellaire. Masson, Paris

Gordon T, Engel A (1968) Osteoarthrosis in US adults. In: Benrett PH, Wood Ph-N (eds) Population studies of the rheumatic diseases. Excerpta Medica Foundation, Amsterdam, p 391

Heller M, Dihlmann W (1983) Computertomographie der Paget-Koxopathie. ROEFO 138:427

Hellmann DB, Helms CA, Genant HK (1983) Chronic repetitive trauma: A cause of atypical degenerative joint disease. Skeletal Radiol 10:236

Inerot SL, Heinegård D, Audell L, Olsson SE (1978) Articular-cartilage proteo-glykans in aging and osteoarthritis. Biochem J 169:143

Lingg G, Nebel G (1982) Röntgenologische Frühdiagnostik der Coxarthrose. Beziehung zwischen Knorpelläsion und Femurkopfosteophytose einschließlich des sogenannten Plaquezeichens. Z Rheumatol 41:57

Muir H (1980) The chemistry of the ground substance of joint cartilage. In: Sokoloff L (ed) The joints and synovial fluid, vol II. Academic Press, London, p 27

Nebel G, Lingg G (1981) Sind die Formvarianten der Patella nach Wiberg Praearthrosen? Radiologe 21:101–103

Otte P (1970) Die Altersveränderung der Gelenkknorpel und die Problematik ihrer Regeneration. Aktuel Probleme Geriatrie, Geropsychol Gerosoziol Altersfürsorge 3:211

Otte P (1971) Die Pathophysiologie der Arthrosen. Therapiewoche 21:2723

Otte P (1974) Pathophysiologische Grundlagen praearthrotischer Faktoren. Z Orthop 112:541

Pataki A, Lothe K, Spycher MA, Rüttner JR, Cserhati MD (1983) Das Vorkommen von Pannus bei Arthrose. Z Rheumatol 42:351

Pogrund H, Bloom R, Mogle P (1983) The normal width of the adult hip joint: The relationship to age, sex and obesity. Skeletal Radiol 10:10

Rau WS, Kauffmann G (1978) Röntgendiagnostik des Knorpelschadens am Kniegelenk. Radiologe 18:451

Rau WS, Hehne HJ, Schlageter M (1979) Die Chondromalacia patellae – Arthrographische Beobachtungen zur Genese und Diagnose. ROEFO 130:644

Soren A (1982) Osteoarthritis-an arthritis? Z Rheumatol 41:1

Schacherl M, Schilling F (1970) Die destruierende Polyarthrose. ROEFO 113:551

Schneider PG, Lichte H (1970) Arthrosis deformans nach ultraphysiologischen Gelenkbelastungen. Z Orthop 107:287

Wiberg G (1941) Roentgenographic and anatomic studies on the femoropatellar joint with special reference to chondromalacia patellae. Acta Orthop Scand 12:319

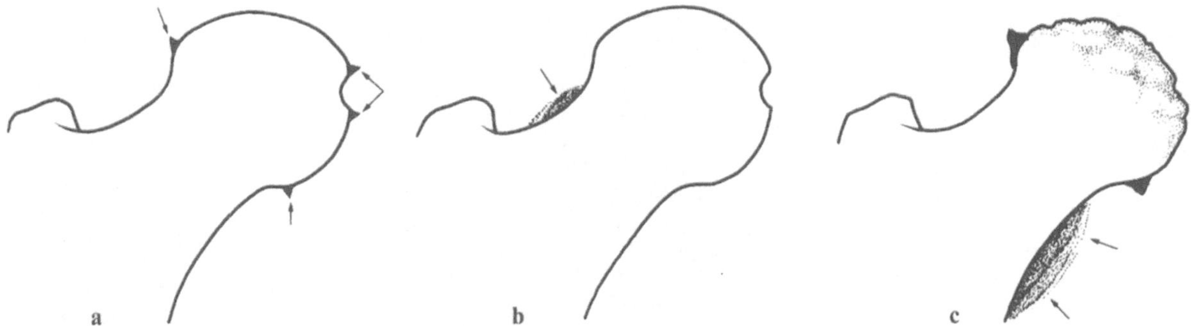

Abb. 4.3a–c. Frühzeichen der Koxarthrose mit Fovearandosteophyten und perikapitalen Osteophyten (**a**, *Pfeile*) sowie Plaquezeichen (**b**, *Pfeil*), **c** Wiberg-Zeichen (*Pfeile*) bei schon deutlich arthrotisch verändertem Femurkopf (s. S. 32)

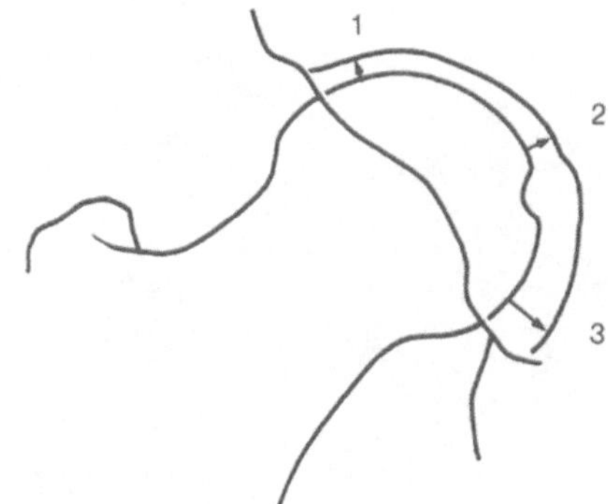

Abb. 4.4. Zur Differentialdiagnose der Spaltverschmälerung am Hüftgelenk. *1 + 2 + 3* konzentrische oder axiale Gelenkspaltverschmälerung (c.P., Sp.a.[a]). *1* Exzentrische Verschmälerung in der Druckaufnahmezone (Arthrose), *2* eine zentrale Spaltverschmälerung wird nur in ca. 10% der Fälle bei Arthrose gefunden. Keine Spaltverschmälerung findet sich in der Mehrzahl der Fälle bei der Osteonekrose

---

[a] Bei der Sp.a. und auch beim M. Reiter werden sehr früh Osteophyten beobachtet!

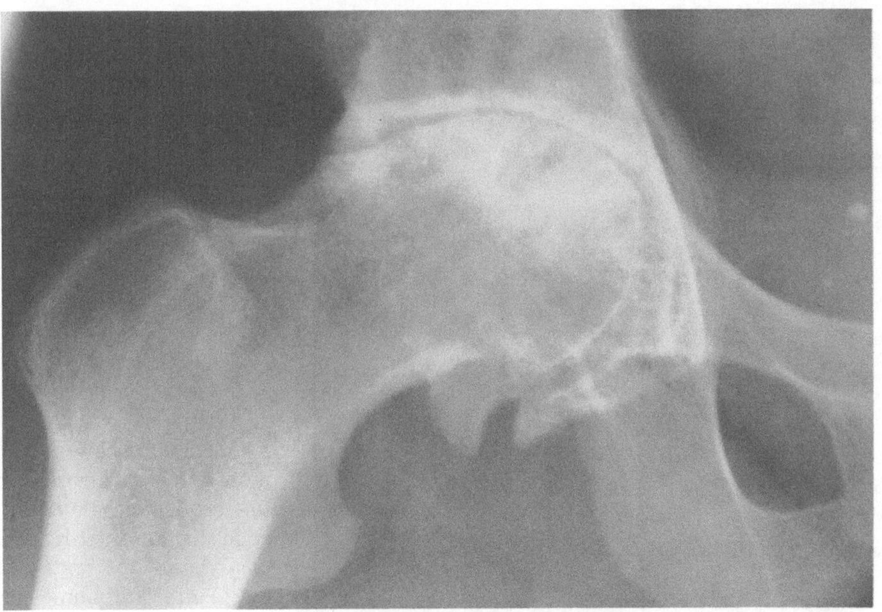

Abb. 4.5. Schon fortgeschrittene Coxarthrose mit deutlicher walzenförmiger Verformung des Femurkopfs, erheblichen Randosteophyten, exzentrischer Spaltverschmälerung (superomedial und -lateral), subchondraler Sklerose und Geröllzysten. Angedeutet ist eine Pseudofrakturlinie im Kopf-Hals-Übergang durch stärkere Randwulstbildung am Pfannenrand erkennbar. Der tropfenförmige Osteophyt am kaudalen Femurkopf zeigt Remodellierungsvorgänge an!

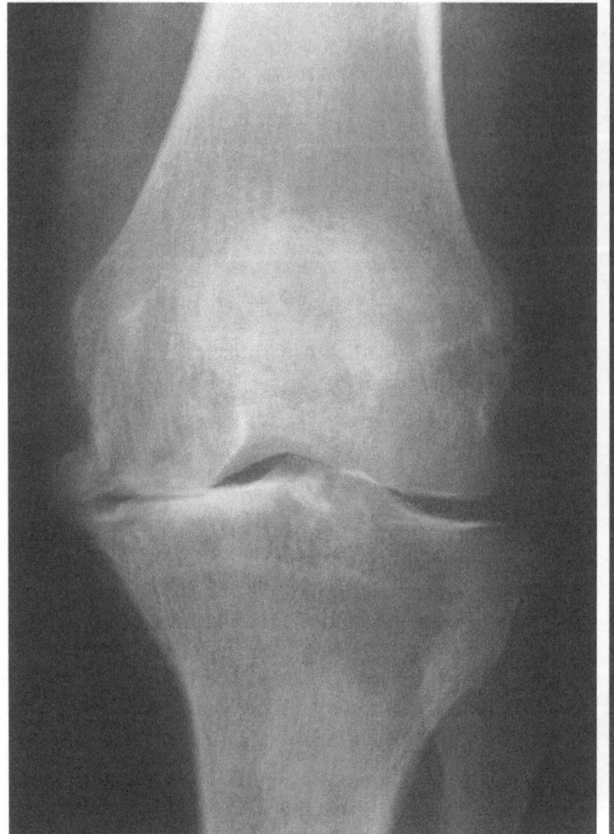

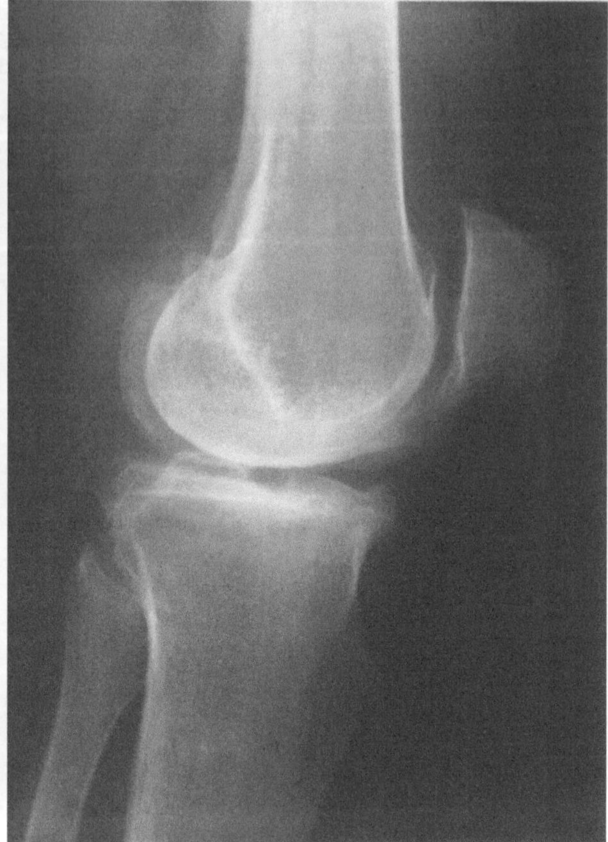

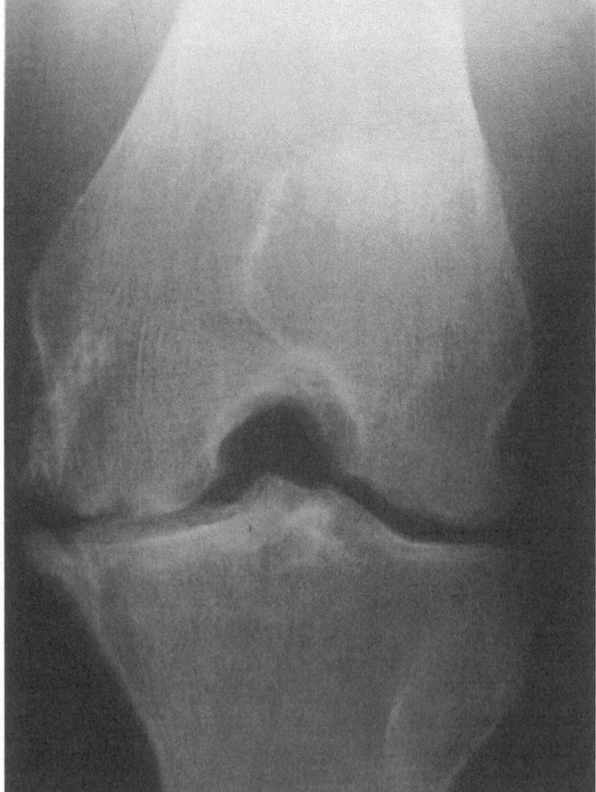

Abb. 4.6a–c. Schwerste bilaterale Femorotibial- und Femoropatellararthrose (varusbetont). 47jährige, erheblich übergewichtige Patientin. Beachte die Randanbauten auch am Knorpel-Knochen-Übergang der Fossa intercondylaris (**c**). Konturdefekt am medialen Femurkondylus (Tunnelaufnahme nach Frik, **c**), am ehesten einer spontanen Osteonekrose nach Ahlbäck (1968) zuzuordnen. Das Röntgenbild läßt eine sichere Unterscheidung nicht zu, ob die arthrotischen Veränderungen im Sinne einer Sekundärarthrose bei Osteonekrose entstanden sind oder ob die – übrigens doppelseitige – Osteonekrose im Rahmen der Arthrose aufgetreten ist

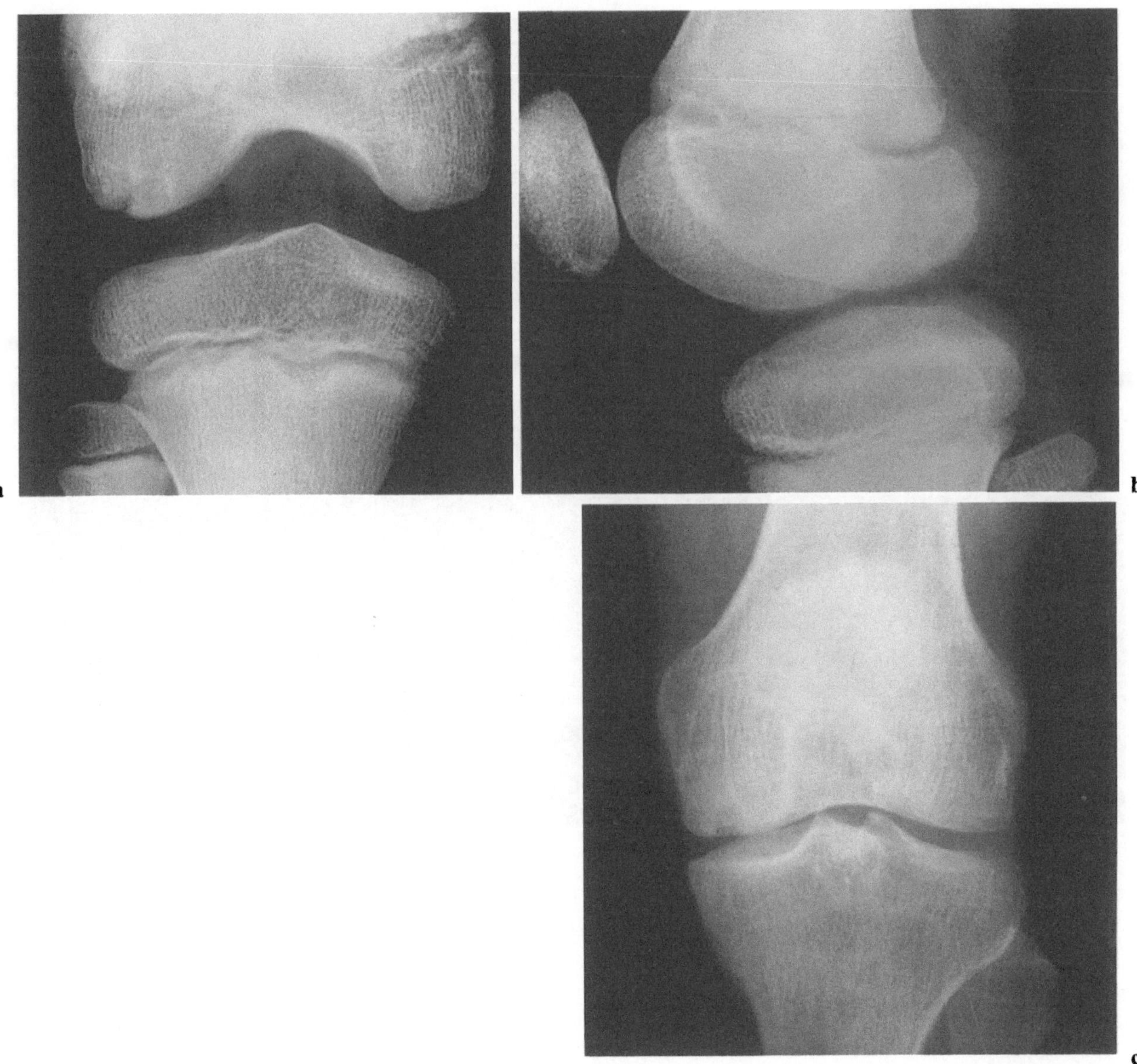

Abb. 4.7. a, b Osteochondrosis dissecans am dorsalen lateralen Femurkondylus, 9jähriger Junge. **c** Spontane Osteonekrose (Ahlbäck 1968) am Kniegelenk. 63jährige Patientin mit klassischer klinischer Symptomatik (s. Seite 34)

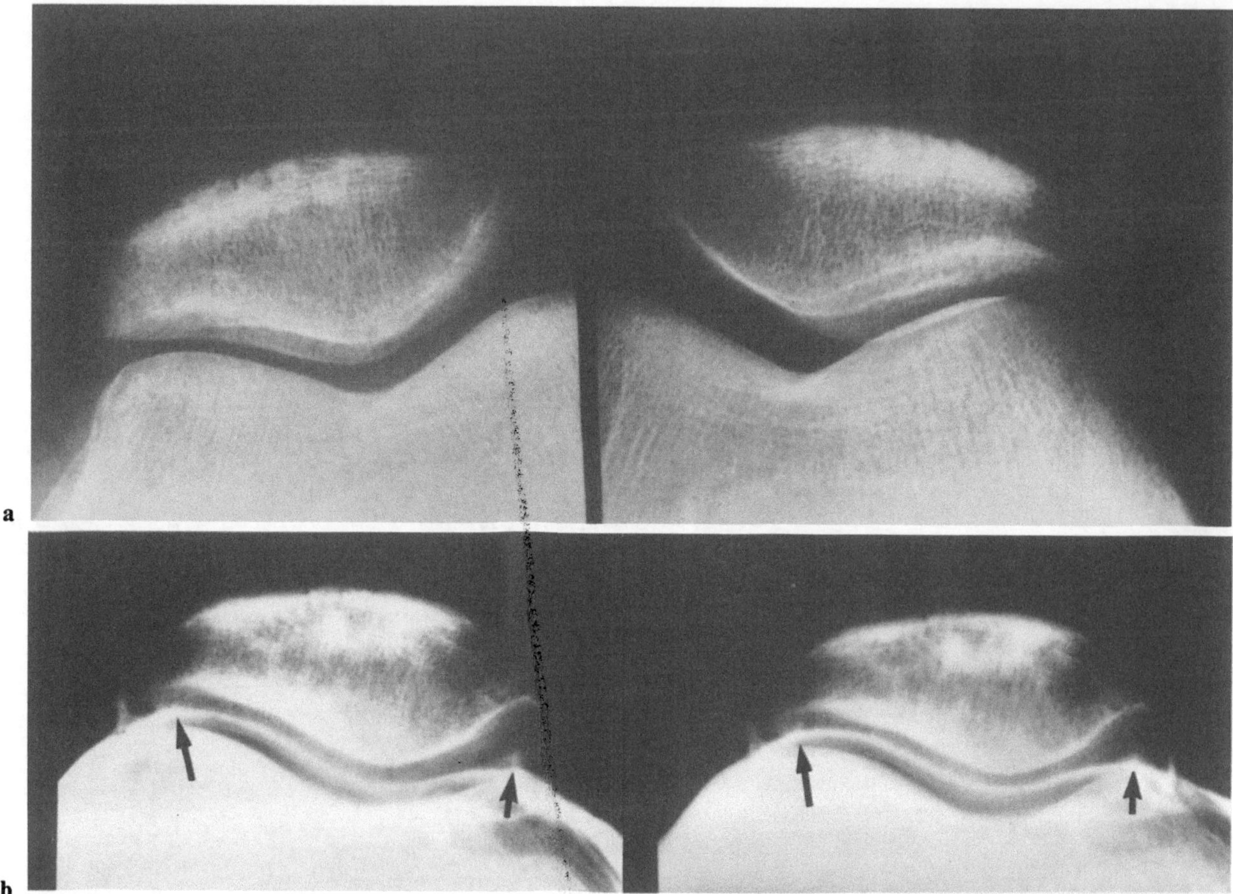

Abb. 4.8a, b. Typische Veränderungen bei Chondropathia patellae. Im Nativbild (**a**) *links* subchondrale Sklerose und feine eingestreute Aufhellungen. Im Kontrastbild (**b**, anderer Patient) feine Kontrastmittelimbibierungen (*Pfeile*), Ulzerationen entsprechend. (Die Abbildungen wurden freundlicherweise von Herrn Prof. Dr. med. G. Bargon, Direktor der Abteilung Röntgendiagnostik des Departements für Radiologie der Universität Ulm, zur Verfügung gestellt)

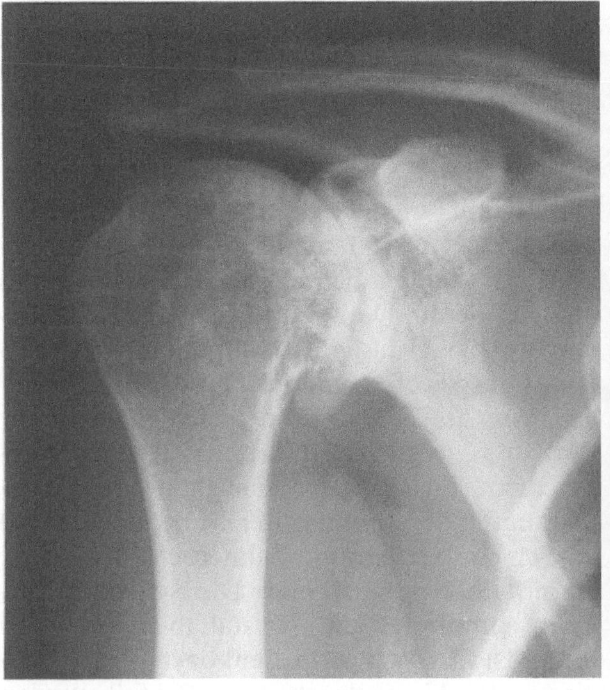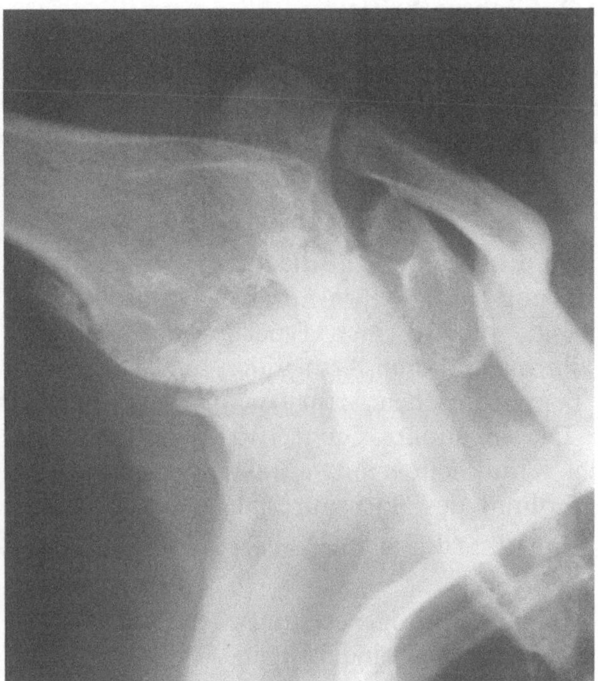

Abb. 4.9a, b. Typische Omarthrose mit Spaltverschmälerung, subchondraler Sklerose und Osteophytenbildungen, insbesondere am kaudalen Pfannenrand und kaudal am Humeruskopf. Nebenbefund: Arthrose im Akromioklavikulargelenk

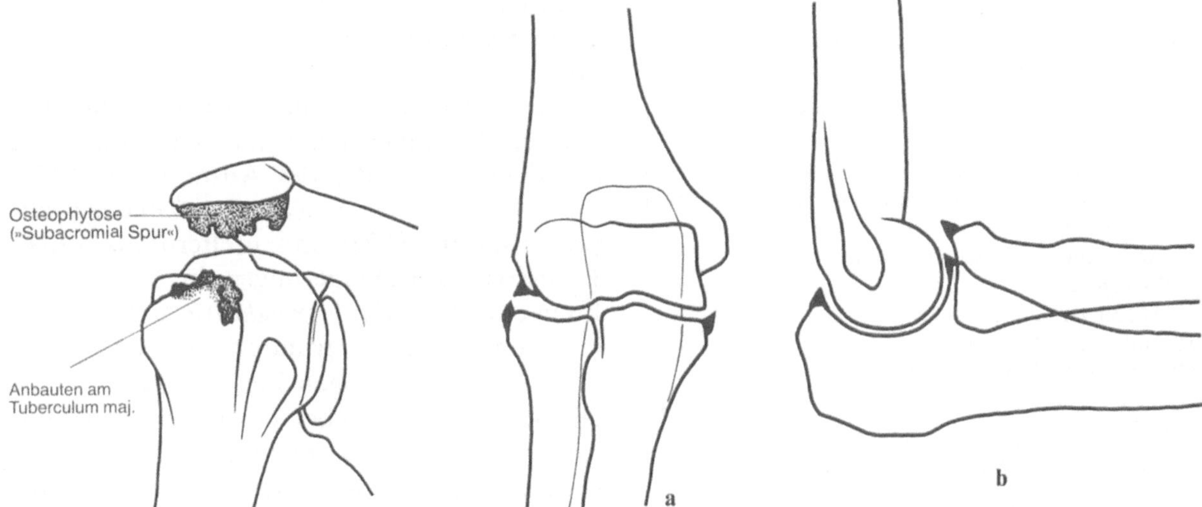

Abb. 4.10. Grobschematische Wiedergabe der Röntgenzeichen des sog. Impingementsyndroms. Neben der bezeichneten Osteophytose am Akromion Sklerosierung und irreguläre Anbauten am Tuberculum majus. Die Zeichnung entspricht der Aufnahme mit um 30° nach kaudal gekippter Röhre

Abb. 4.11a, b. Typische Lokalisation von degenerativen Osteophyten am Ellbogengelenk

4.2 Gichtarthritis

Synonyme:
- Arthritis urica
- Gichtarthropathie

Definition

Der primären Gicht liegt eine angeborene Störung des Harnsäurestoffwechsels zugrunde, die mit einer Hyperurikämie und anfallartigen akuten Arthritiden und später mit einer chronischen Arthritis einhergeht.

Die sekundäre Gicht tritt symptomatisch bei Krankheiten mit jahrelanger sekundärer Erhöhung des Harnsäurespiegels in den Körperflüssigkeiten auf.

Ätiologie, Pathogenese und pathologisch-anatomische Veränderungen

Eine Erhöhung der Harnsäurekonzentration im Serum kann durch eine verminderte Ausscheidungsfähigkeit der Nieren (genetisch bedingte Reduktion der renalen tubulären Harnsäuresekretion, Zöllner 1960, 1982), durch eine vermehrte Harnsäurebildung aus endogen gebildeten Purinen und durch eine vermehrte Zufuhr von Harnsäurevorstufen (Nahrungspurine) einzeln oder in Kombination entstehen (s. folgende Übersicht).

Sekundäre Hyperurikämien, die zu einer Gicht führen können (in Anlehnung an Zöllner 1982)

Vermehrte Harnsäurebildung
- Myeloproliferative Erkrankungen mit vermehrtem Zelluntergang
    chronische myeloische Leukämie
    Polyzythämie
    Osteomyelofibrose/-sklerose
- Hämolytische Anämien
- Glukose-6-Phosphatase-Mangel
- Exzessive, langanhaltende Zufuhr von Nahrungspurinen

Verminderte renale Harnsäureausscheidung
- Nierenerkrankungen
- Hyperlaktacidämie
    hohe Alkoholspiegel
    Glukose-6-Phosphatase-Mangel
- Ketoazidosen
    Fasten, Diabetes mellitus
- Arzneimittel
    Pyrazinamid, Saluretika

Erhöht sich die Harnsäurekonzentration in den extrazellulären Flüssigkeiten über die Löslichkeit des Natriumurats (im Plasma 6,4 mg/100 ml) hinaus, so kommt es zu einer Ablagerung von Uraten (Mononatriumurat-monohydrat) z.B. in der Synovialflüssigkeit und damit an der Oberfläche des Knorpels oder der Synovialmembran, in den Sehnenscheiden, Schleimbeuteln, in der Subkutis und in den Nieren. Die fokal stärkere (büschelförmige) Ablagerung mit Ausbildung eines Granulationsgewebes mit Fremdkörperriesenzellen wird als *Tophus* (von griechisch Tophos, Tuffstein, wegen der Härte des Knotens) bezeichnet. Tophi finden sich palpatorisch bevorzugt in der Subkutis der Ohrmuscheln und in Schleimbeuteln und Sehnenscheiden sowie unmittelbar periartikulär. Die Synovialmembran empfindet die Kristallablagerung als Fremdstoff. Aktivierte Leukozyten phagozytieren das Urat, durch ihren Zerfall werden entzündungserregende Kinine frei. Es resultiert eine *Synovitis*. Gleichzeitig oder häufiger schon vorher scheint eine direkte Schädigung des Gelenkknorpels durch die Kristalle einzutreten, woraus sich eine *Arthrose* entwickeln kann.

Im subchondralen Knochen abgelagerte Uratdepots führen zu einem fokalen Knochenabbau in Form von Osteolysen (*Marktophi*).

Die pathologisch-anatomischen und klinischen Veränderungen sind eine Funktion der Dauer und/oder des Ausmaßes der Hyperurikämie (*Mengen-Zeit-Quotient* der Uratpräzipitation, Dihlmann u. Fernholz 1969). Exzessive Uratablagerungen in kurzer Zeit lösen eine *hoch akute exsudative Gichtarthritis* (z.B. am Großzehengrundgelenk, „Podagra") aus (großer Mengen-Zeit-Quotient), eine leichtere und sich über einen längeren Zeitraum hinziehende Präzipitation des Urats (kleinerer Mengen-Zeit-Quotient) zieht eine *primär chronische, proliferative Arthritis* bzw. Arthropathie nach sich, die praktisch immer von einer Arthrose begleitet wird.

Eine protrahierte Präzipitation mit kleinen Mengen-Zeit-Quotienten führt schließlich nicht mehr zu entzündlichen Reaktionen der

Synovialmembran, schädigt aber den Gelenkknorpel, woraus eine *Arthrose* resultiert. In den Tabellen 2.1 und 2.2 wurde die Gicht je nach Akuität eingereiht, die Abhandlung der Erkrankung erfolgt jedoch hier unter den Chondroarthropathien, da ein Knorpelschaden praktisch bei allen Formen der Gicht mehr oder weniger frühzeitig beobachtet wird und durch die heutigen Behandlungsmöglichkeiten die synovitische Komponente eher in den Hintergrund tritt.

Inzidenz

Nach allgemeinen Literaturangaben ist für die Gicht mit einer Morbidität von 0,1–0,5% zu rechnen, wobei eine extreme *Androtropie* mit 95% der Männer gegenüber 5% der Frauen auffällt.

In der Jahresstatistik 1981 des Bundesverbands der Ortskrankenkassen (5 679 181 männliche und 3 124 379 weibliche Pflichtmitglieder, alle Altersgruppen) werden unter der Rubrik „Gicht" 54,25 Arbeitsunfähigkeitsfälle auf 10 000 männliche Pflichtmitglieder und 6,57 auf 10 000 weibliche Pflichtmitglieder angegeben.

Die durchschnittliche Arbeitsunfähigkeitszeit betrug bei Männern 13,98 Tage/Fall und bei Frauen 17,7 Tage/Fall. Für eine Hospitalisierung werden bei Männern 1,3 Fälle/ 10 000 Pflichtmitglieder (19,49 Tage/Fall) und bei Frauen 0,3/10 000 (18,45 Tage/Fall) genannt.

Eine *familiäre Prädisposition,* an einer primären Gicht zu erkranken, ist eindeutig vorhanden, v.a. unter dem Aspekt vergleichbarer Ernährungsverhältnisse. Die *Ernährung* ist für das Auftreten einer Gicht von wesentlicher Bedeutung:

Reichliche Zufuhr von Harnsäurevorläufern mit der Nahrung löst bei genetischer Prädisposition in Abhängigkeit vom Harnsäurespiegel eine mehr oder weniger akute Gicht aus. Ein Harnsäurespiegel > 8 mg% führt bei 36% der Betroffenen zu einer Gicht, liegt der Harnsäurespiegel > 9 mg%, so ist bei nahezu allen Betroffenen mit einer Gicht zu rechnen (Mertz 1973). Die Gicht tritt bei Be-

völkerungen oder bei Bevölkerungsschichten mit eiweißarmer (purinarmer) Nahrung selten auf, sie wurde beispielsweise in der Nachkriegszeit in Deutschland kaum beobachtet.

Zusätzliche prädisponierende Faktoren der Gicht sind das *Alter* und die *körperliche Konstitution* (Mertz 1973).

Die Wahrscheinlichkeit des Manifestwerdens einer Gicht wächst mit dem Alter, mehr als $^2/_3$ der Gichtkranken sind Pykniker.

Klinische Symptomatik

Klinisch lassen sich 4 Stadien der Gicht unterscheiden:
1. Asymptomatische Gichtanlage im Sinne der familiären, d.h. genetisch bedingten Hyperurikämie,
2. akuter Gichtanfall,
3. interkritische Gicht (symptomloses Intervall zwischen den Gichtanfällen),
4. polyartikuläre chronische Gicht.

Die Zeitspanne des interkritischen Gichtstadiums wird im Verlauf der unbehandelten Erkrankung immer kürzer, es stellt sich allmählich eine chronische Gicht ein. Dabei läßt die Schwere der akuten Gichtattacken nach, die Intervalle sind aber nicht mehr symptomfrei, da sich inzwischen chronische Schäden an den betreffenden Gelenken eingestellt haben. Das Intervall zwischen dem 1. und 2. Gichtanfall kann Jahre betragen, in denen der Patient (unbehandelt) völlig beschwerdefrei ist. Überhaupt muß nicht jede akute Gicht, wie oben beschrieben, gesetzmäßig in ein chronisches Stadium einmünden. Nach beispielsweise 2–3 Attacken an einem oder 2 Gelenken mit jahrelangen Intervallen kann die Erkrankung spontan zum Stillstand kommen. Andererseits können die Patienten je nach Zeitpunkt und Suffizienz einer den Harnsäurespiegel senkenden Behandlung – mit konsekutiv negativer Harnsäurebilanz im Urin – klinisch völlig beschwerdefrei werden.

Der *akute Gichtanfall* tritt in der Regel aus voller Gesundheit heraus mit Rötung, Schwellung (Abb. 4.12a, b), Überwärmung und enormer Berührungs- und Erschütterungsschmerzhaftigkeit des betroffenen Ge-

Tabelle 4.1. Unterscheidung zwischen Kalziumpyrophosphat- und Uratkristallen. (Nach Keitel 1979)

Physikalische und chemische Eigenschaften	Kalziumpyrophosphatkristalle	Uratkristalle
Morphologie	a) Stäbchen mit rechteckigen Rändern, b) wie Uratkristalle	a) Angespitzte, spitz zulaufende oder abgerundete Stäbchen, b) fadenförmige, unregelmäßige Reste (Fragmente)
Größe	Meist $< 5\ \mu m$	Meist $> 10\ \mu m$
Polarisation	Schwache positive Doppelbrechung	Stark negative Doppelbrechung
Spezifischer Abbau	Durch EDTA (Äthylendiamintetraessigsäure)	Durch Urikase

lenks auf. Als allgemeine Begleitreaktion kann Fieber bestehen. In etwa $^3/_4$ der Fälle ist das *Großzehengrundgelenk („Podagra")* betroffen, an anderen Gelenken sind primäre Manifestationen seltener (Sprunggelenk und Fußwurzel 5–30%, Kniegelenk bis 10%, Fingergelenke 3–7%, Handgelenke 2–6%, Gelenke der kleinen Zehen bis 5%, Ellbogen bis 3%, nach Zöllner 1982).

Ein *primär polyartikulärer,* zumeist asymmetrischer Befall ist seltener (Hadler et al. 1974). Später können grundsätzlich alle Gelenke betroffen sein, wobei die Häufigkeitsverteilung der oben angegebenen weitgehend entspricht (Ausnahme: Kniegelenk, das später häufiger befallen wird). Manifestationen an den Schulter-, Hüft-, Sternoklavicular- und Kiefergelenken sind selten, über einen Befall der Wirbelsäule und der Sakroiliakalgelenke wird sporadisch berichtet (Alarcón-Segovia et al. 1973; Jajič 1982).

Die *chronische Gicht* äußert sich klinisch wie eine chronisch-destruktive Arthritis. Begleitet wird sie oft von klinisch tastbaren gelenknahen (Abb. 4.12c) sowie in der Subkutis der Ohrmuschel („*Gichtperle*", Abb. 4.12d) und in den Akren gelegenen *Weichteiltophi.* Wenn größere akrale Tophi, z.B. der Finger

und der Fersen, nach außen durchbrechen, entleert sich eine weiße Masse (Natriumurat). Die physikalischen Eigenschaften der enthaltenen Kristalle sind in Tabelle 4.1 aufgezeigt.

Die akuteren Gichtformen werden heute seltener beobachtet (frühzeitige Aufdeckung einer Hyperurikämie durch Vorsorgeuntersuchungen, rechtzeitige Behandlung)!

Eine weitere Begleiterscheinung der Gicht ist die *Nephrolithiasis,* die den Gelenkerscheinungen vorausgehen kann. Bei der sog. *Gichtniere* handelt es sich um eine interstitielle Nephropathie. Die Prognose der unbehandelten Gicht wird durch die möglichen Nierenveränderungen und durch eine zumeist begleitende Hypertonie getrübt.

Beim *Lesch-Nyhan*-Syndrom kommt es zu einer exzessiven Harnsäuresynthese durch einen nahezu vollständigen (X-chromosomalrezessiv erblich bedingten) Verlust der Hypoxanthinguaninphosphoribosyltransferase, HGPRTase. Klinisch fallen die frühkindlich zumeist unauffälligen Jungen durch eine Nephrolithiasis und Gicht sowie durch charakteristische neurologische Zeichen, Selbstverstümmelung durch Beißen, Choreoathetose, Spastik und Entwicklungsstörungen auf.

Röntgensymptomatik

Vom Pathologisch-Anatomischen her sind grundsätzlich *Zeichen der Entzündung* mit Weichteilschwellung, Gelenkspalterweiterung bzw. -verschmälerung, Schwund der subchondralen Grenzlamelle, Erosionen usw. sowie *Zeichen der Arthrose* zu erwarten. Eine nennenswerte gelenknahe Osteoporose wie bei der chronischen Polyarthritis wird vermißt. Die periartikuläre Weichteilschwellung wirkt in der Regel röntgenologisch sehr dicht (durch hohen Natriumgehalt) und weist oft pleomorphe Kalzifikationen durch Kalziumuratablagerungen auf. Für die Gicht typische Veränderungen ergeben sich aus der Anwesenheit der subchondral und im periartikulären Gleit- und Stützgewebe gelegenen Tophi:

Die *subchondralen Tophi* (Abb. 4.13, 4.14, 4.18) führen zu einem fokalen Knochenabbau und stellen sich röntgenologisch in Form langsam sich vergrößernder rundlicher oder ovaler, scharf begrenzter Osteolysen mit einem Durchmesser von zumeist > 5 mm (Lochdefekte, Stanzdefekte) dar. Initial imponieren sie lediglich als umschriebene Dichteminderung und Spongiosararefizierung im Subchondrium und bedürfen erhöhter Aufmerksamkeit insbesondere durch Lupenbetrachtung.

Die subchondralen Osteolysen sind für die Gicht um so symptomatischer, je unregelmäßiger rund und je mehr von der Epiphyse der kleinen Röhrenknochen in Richtung Diaphyse sie entwickelt sind (Abb. 4.16, 4.18). Brechen die im Subchondrium gelegenen Tophi ein, so entstehen zunehmende Verstümmelungen der artikulierenden Knochenabschnitte, die schließlich besonders an den kleinen Röhrenknochen eine *Becherform* (Abb. 4.16) bekommen. Gelenkrandständige Marktophi können einbrechen und so zu *randständigen Defekten* führen, wodurch z.B. der 1. Metatarsuskopf eine *Helebardenform* (Abb. 4.15c, d) annehmen kann. Tophi in den periartikulären Geweben können *Druckerosionen* an den angrenzenden Knochenabschnitten verursachen und stachelförmige reaktive Periostverkalkungen auslösen (sog. *Tophusstacheln*, Abb. 4.15a, Dihlmann u. Fernholz 1974). Weitere Besonderheiten der Gichtarthritis sind der *überhängende Knochenrand* (Martel 1968), bedingt durch subperiostale Uratpräzipitation mit bogenförmiger Abdrängung des reaktiv verkalkenden Periosts (Abb. 4.17). Durch reaktive Periostverknöcherungen, die sich mit der Kompakta vereinigen, verdickt letztere appositionell, die Taillierung eines kleinen Röhrenknochens geht schließlich verloren, es entsteht die sog. *Kolbenphalanx* (Dihlmann u. Fernholz 1974).

Osteoplastische Veränderungen können den 1. Metatarsuskopf zu einer Pilzform umwandeln (Dihlmann u. Fernholz 1974).

Über die genannten Veränderungen hinaus sind weitere, morphologisch *vielfältige osteoplastische Reaktionen* bei der Gicht möglich, ein Merkmal, das Gicht- und Psoriasisarthritis gemein haben (s. auch unter Fibroostosen, S. 227).

Constantz u. Bluestone (1983) beschreiben eine Kombination von Gicht mit dem sog. DISH-Syndrom (diffuse idiopathische Skeletthyperostose), das der Forestier-Erkrankung im europäischen Sprachraum entspricht. Sie fanden neben Gichtzeichen ankylosierende Veränderungen am Fußskelett und erhebliche Hyperostosen am Stammskelett.

Knöcherne oder bindegewebige Ankylosen sind bei der Gicht allein seltener.

Das Ausmaß von ossären Destruktionen kann insbesondere im Hand- und Fußbereich mitunter erheblich sein, so daß die differentialdiagnostische Abgrenzung Schwierigkeiten z.B. gegenüber Metastasen oder der „Vanishing-bone-disease" bereiten kann.

Korrespondierend mit der klinischen Symptomatik können die röntgenologischen Veränderungen sich über Jahre und Jahrzehnte entwickeln, wobei langfristige Phasen der Befundkonstanz möglich sind.

Bloch et al. (1980) benutzen in ihrer Studie folgende röntgenologische Stadieneinteilung, wobei sie auf eine *Latenzperiode von 5–10 Jahren* zwischen den ersten klinischen Symptomen und dem Auftreten spezifischer radiologischer Veränderungen hinweisen.

Im *Frühstadium* kann eine leichte periartikuläre Weichteilschwellung das einzige positive Röntgenzeichen sein.

Wenn die Erkrankung fortschreitet, können die Uratdepots in den periartikulären Weichteilen gelenknahe Periostveränderungen hervorrufen, die röntgenologisch bürsten- oder spikulaartig anmuten. Die Autoren fanden diese Veränderungen besonders an der Medialseite des 1. Metatarsophalangealgelenks, u.U. auch nur auf einer zusätzlichen Aufnahme in Schrägposition.

Im *Zwischenstadium* kommt es zu deutlicheren Kalzifikationen im periartikulären Weichgewebe. Zusätzlich können sich intrakortikale Erosionen und Irregularitäten einstellen. Wenn der Prozeß fortschreitet, stellen sich intraossäre subkortikale Osteolysen ein. Als wesentliches Röntgenzeichen betrachten die Autoren eine Becherung, insbesondere der distalen Gelenkkontur der Großzehenphalanx (s. Abb. 4.16), bedingt durch pathologische subchondrale Frakturen im Bereich der subartikulär gelegenen Tophi. Der entsprechende Gelenkspalt beginnt sich zu verschmälern.

Im *Spätstadium* der Gicht vergröbern sich die Weichgewebsverkalkungen. Die subartikulären Tophi können konfluieren und sind gewöhnlich durch einen Sklerosesaum gut abgrenzbar. Zunehmende Verstümmelungen der Röhrenknochenschäfte mit bleistiftartiger Zuspitzung der Enden können vorkommen, ein Zeichen, wie man es auch bei der chronischen Polyarthritis findet.

Die Gelenkspalten verschmälern sich zunehmend, es treten im folgenden degenerative Veränderungen stärker in den Vordergrund.

Ankylosierungen und Subluxationen sind nach Angaben der Autoren sehr späte Phänomene.

Bloch et al. (1980) fanden bei 466 Patienten mit einer primären Gicht (Hyperurikämie) in 41% der Fälle weder klinische noch röntgenologische Veränderungen, in 4% fragliche radiologische, aber eindeutige klinische Veränderungen, in 18% eindeutige radiologische, aber fragliche klinische Veränderungen und in 37% sowohl eindeutige radiologische als auch klinische Veränderungen. Sie heben in ihrer Studie an 2000 Gichtpatienten den Befund hervor, daß sich unter adäquater urikosurischer Gichttherapie Weichteilschwellungen, Erosionen und Osteolysen zurückbilden, bessern oder stationär bleiben können. Eine Verschmälerung des Gelenkspalts war jedoch irreversibel, denn sie ist offensichtlich Ausdruck der arthrotischen Komponente der Gicht.

In der Studie von Alarcón-Segovia et al. (1973) fanden sich bei 24 (16,8%) der untersuchten 143 Patienten pathologische Veränderungen an den *Sakroiliakalgelenken:*

Konturunregelmäßigkeiten, subchondrale zystenartige Aufhellungen mit feiner Randverdichtung, subchondrale fokale Entkalkungen oder Verdichtungen. Es können sich Pseudoerweiterungen der Gelenkspalten und auch Ankylosen einstellen. Bei 15 Patienten war der Befall doppelseitig, der Harnsäurespiegel lag bei Patienten mit Sakroiliakalge-

lenkbefall im Durchschnitt höher als bei anderen Gichtpatienten. Zwei Patienten gaben attackenartige Schmerzen in der Sakroiliakalgegend an.

Differentialdiagnose

Die Gichtarthritis ist eine erosiv-destruktive Arthropathie bzw. akute Arthritis mit dadurch vorgegebenem differentialdiagnostischem Spektrum. Hauptunterscheidungsmerkmale der polyartikulären Gicht gegenüber der *chronischen Polyarthritis* sind der asymmetrische Gelenkbefall und die zumeist fehlende gelenknahe Osteoporose. Während bei der Gicht z.B. am Fuß zunächst der erste Strahl befallen wird, beginnen die Veränderungen bei der chronischen Polyarthritis zumeist am Kleinzeh und schreiten nach medial fort. Subchondrale rundliche Osteolysen in Form von Signal- oder Begleitzysten kommen bei der chronischen Polyarthritis vor, sie sind jedoch überwiegend streng gelenknah orientiert und dehnen sich nicht in Richtung Diaphyse aus wie bei der Gicht. Osteoplastische Veränderungen sind im Gegensatz zur Gicht bei der chronischen Polyarthritis nicht obligat. Unabhängig von den röntgenologischen Veränderungen sind bei der Gicht die Rheumafaktoren negativ.

Die *Psoriasisarthritis* weist in ca. 30–40% der Fälle das für sie typische axiale oder transversale Befallsmuster an Händen und Füßen auf. Der manuale Befall dominiert! Das Ausmaß der Destruktionen kann bei Psoriasis- und Gichtarthritis gleich sein, seltener sind aber bei der Psoriasis die für die Gicht so typischen – tophusbedingten – Osteolysen bzw. zystenartige Strukturauslöschungen ausgeprägt. Bei der *Reiter-Arthritis* imponieren ähnlich wie bei der Gicht osteoplastische Veränderungen, aber auch hier können Größe und Ausbreitung der subchondralen zystenartigen Osteolysen als Unterscheidungskriterien gelten. Zusätzliche Differenzierungskriterien sind der sakroiliakale und der Wirbelsäulengelenkbefall bei M. Reiter sowie die klinischen Veränderungen mit abakterieller Urethritis und Konjunktivitis.

Zur Bedeutung der HLA-B27-Typisierung s. unter M. Reiter, S. 172.

Als schwierig kann sich die Differentialdiagnose gegenüber der *Herberden-Arthrose* gestalten, da diese Erkrankung ebenfalls mit produktiven Knochenveränderungen und subchondralen zystischen Aufhellungen einhergeht. Das Patientenalter ist zumeist identisch; erschwert wird die Unterscheidung darüber hinaus, wenn die arthrotische Komponente einer Gicht – wie so häufig – dominiert. *Aktivierte bzw. destruktive oder erosive Arthrosen* und die sog. *Pfropfarthritis,* bei der sich auf eine Polyarthrose eine rheumatoide Arthritis „aufpfropft", komplizieren des weiteren die Differentialdiagnose. Eine klare Differentialdiagnose kann hier eigentlich nur die Bestimmung des Harnsäurespiegels schaffen.

Bis in die Diaphysen hineinreichende Osteolysen werden auch bei der *Sarkoidose* beobachtet, nur fehlen hier in der Regel die bei der Gicht vorhandenen Arthritiszeichen. Einzelne große Marktophi können differentialdiagnostisch Abgrenzungsprobleme gegenüber der *Enchondromatose* aufwerfen. Bei letzterer sind aber die Verkalkungen der meist expansiven intraossären Osteolysen der kleinen Röhrenknochen bizarrer und dichter. Außerdem fehlen bei der Enchondromatose in der Regel jegliche Zeichen eines entzündlichen Gelenkprozesses.

Literatur

Alarcón-Segovia et al. (1973) Sacroiliac joints in primary gout. Radium Ther Nucl Med 118:438

Bloch C, Hermann G, Ts'ai-Fan Y (1980) A radiological reevaluation of gout: A study of 2000 patients. AJR 134:781

Constantz R, Bluestone R (1983) Gout associated with diffuse idiopathic skeletal hyperostosis (DISH). Case report 237. Skeletal Radiol 10:117

Dihlmann W, Fernholz HJ (1969) Gibt es charakteristische Röntgenbefunde bei der Gicht? Dtsch Med Wochenschr 94:1909

Dihlmann W, Fernholz HJ (1974) Osteoplastische Reaktionen bei chronischer Gicht. ROEFO 120:216

Hadler NM, Franck WA, Bress NM, Robinson DR (1974) Acute polyarticular gout. Am J Med 56:715

Jajić J (1982) Gout in the spine and sacro-iliac joints: Radiological manifestations. Skeletal Radiol 8:209

Martel W (1968) The overhanging margin of bone: A roentgenologic manifestation of gout. Radiology 91:755

Mertz DP (1973) Gicht. Grundlagen, Klinik und Therapie, 2. Aufl. Thieme, Stuttgart

Resnick D (1977) The radiologic manifestations of gouty arthritis. Clin Rev Diagn Imaging 9:265

Zöllner N (1960) Moderne Gichtprobleme, Ätiologie, Pathogenese, Klinik. Ergeb Inn Med 14:321

Zöllner N (1982) Gicht. In: Gross R, Schölmerich (Hrsg) Lehrbuch der Inneren Medizin, 6. Aufl. Schattauer, Stuttgart

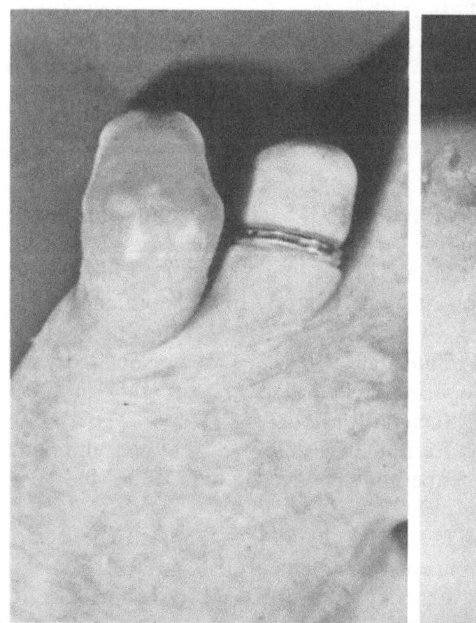
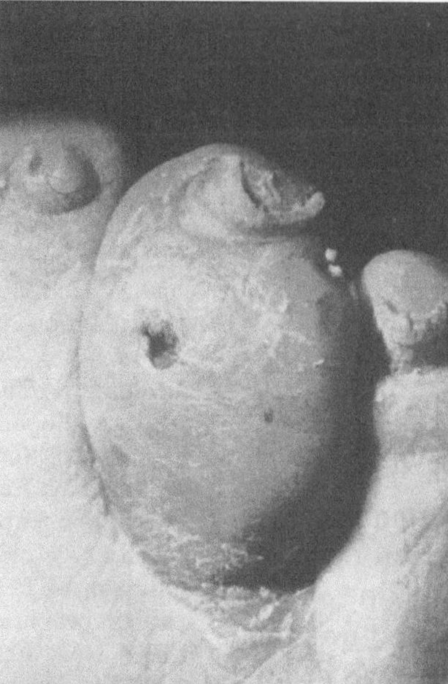
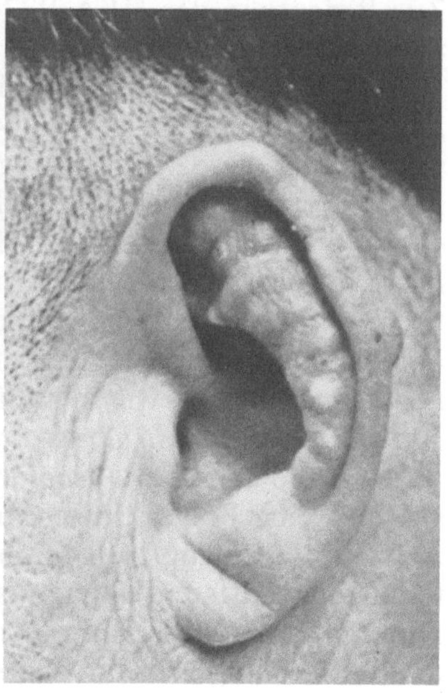

a, b   **d**

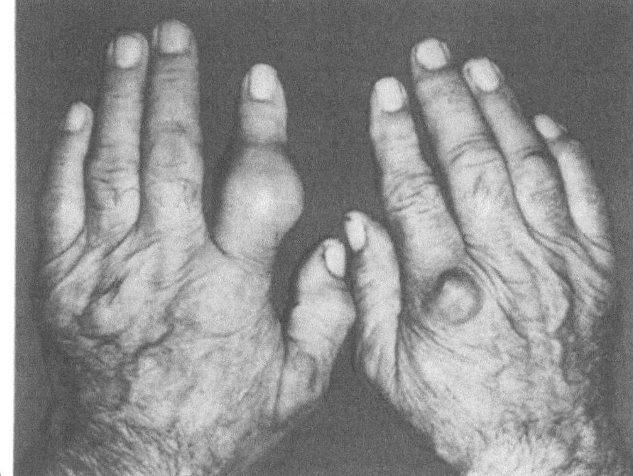

c

Abb. 4.12. a Akuter Gichtanfall mit grober, hochroter Schwellung des Kleinfingers; **b** chronische Gicht mit akutem Arthritisanfall; grobe, hochrote Schwellung des 2. Zehen; Ulzeration der Haut mit Entleerung von weißlichen Tophusmassen. Schwerste trophische Störungen an den Nägeln; **c** Chronische Gicht mit groben Tophi; **d** „Gichtperlen"

Abb. 4.14a, b. Gichtarthritis polyartikulär, 42jährige Pa- ▷ tientin (!) ausgeprägte familiäre Gichtanamnese. Verlaufsbeobachtung über 11 Monate. Beachte die an den Fingern überwiegend zentrale Anordnung der Gelenkzerstörungen und die groben Druckerosionen am lateralen und medialen Handwurzelbereich. Keine Osteoporose. Grobe, in den Schaft hineinreichende Osteolysen (Tophi) an den distalen Grundphalangen III und V. Zwischen **a** and **b** 1 Jahr Zeitintervall. Differentialdiagnose: Sarkoidose

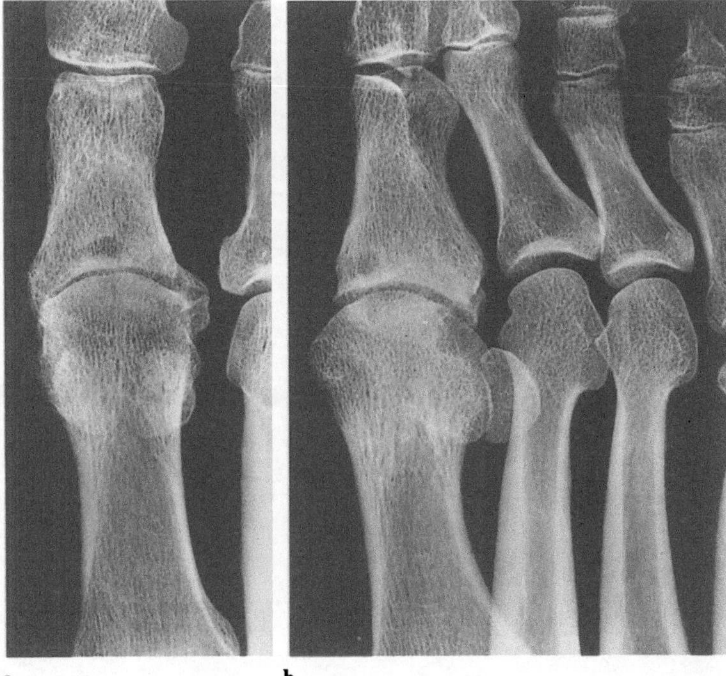

Abb. 4.13a, b. Beginnende Gichtarthritis am Großzehengrundgelenk, 44jähriger Patient. Weichteilschwellung, Gelenkspaltverschmälerung, subchondrale Aufhellung (Tophus), Köpfchenerosionen, Randanbauten. Das Arthrosebild dominiert

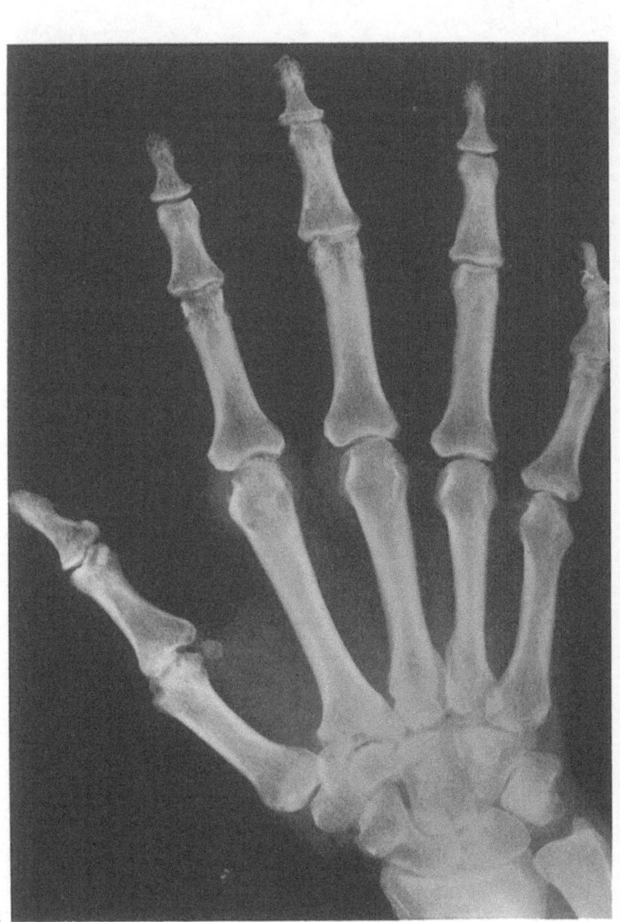

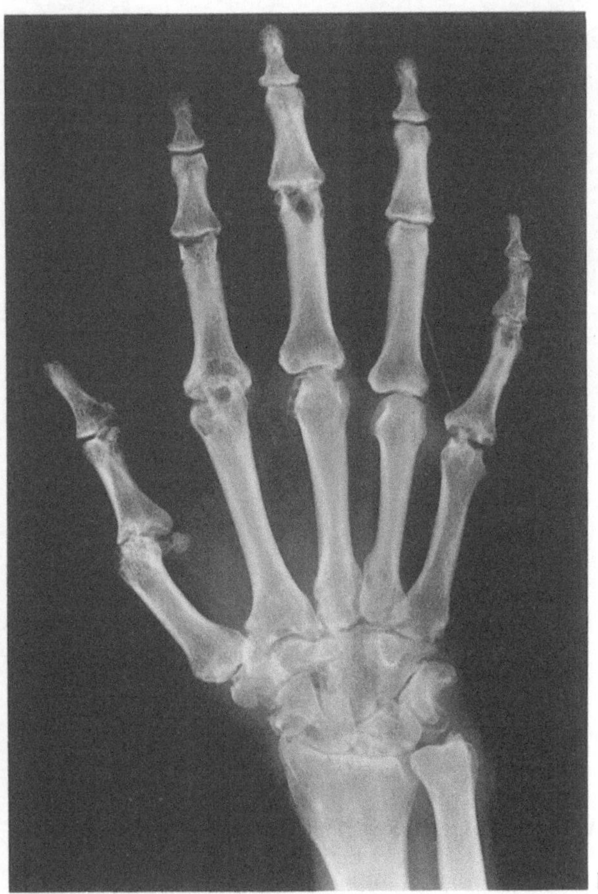

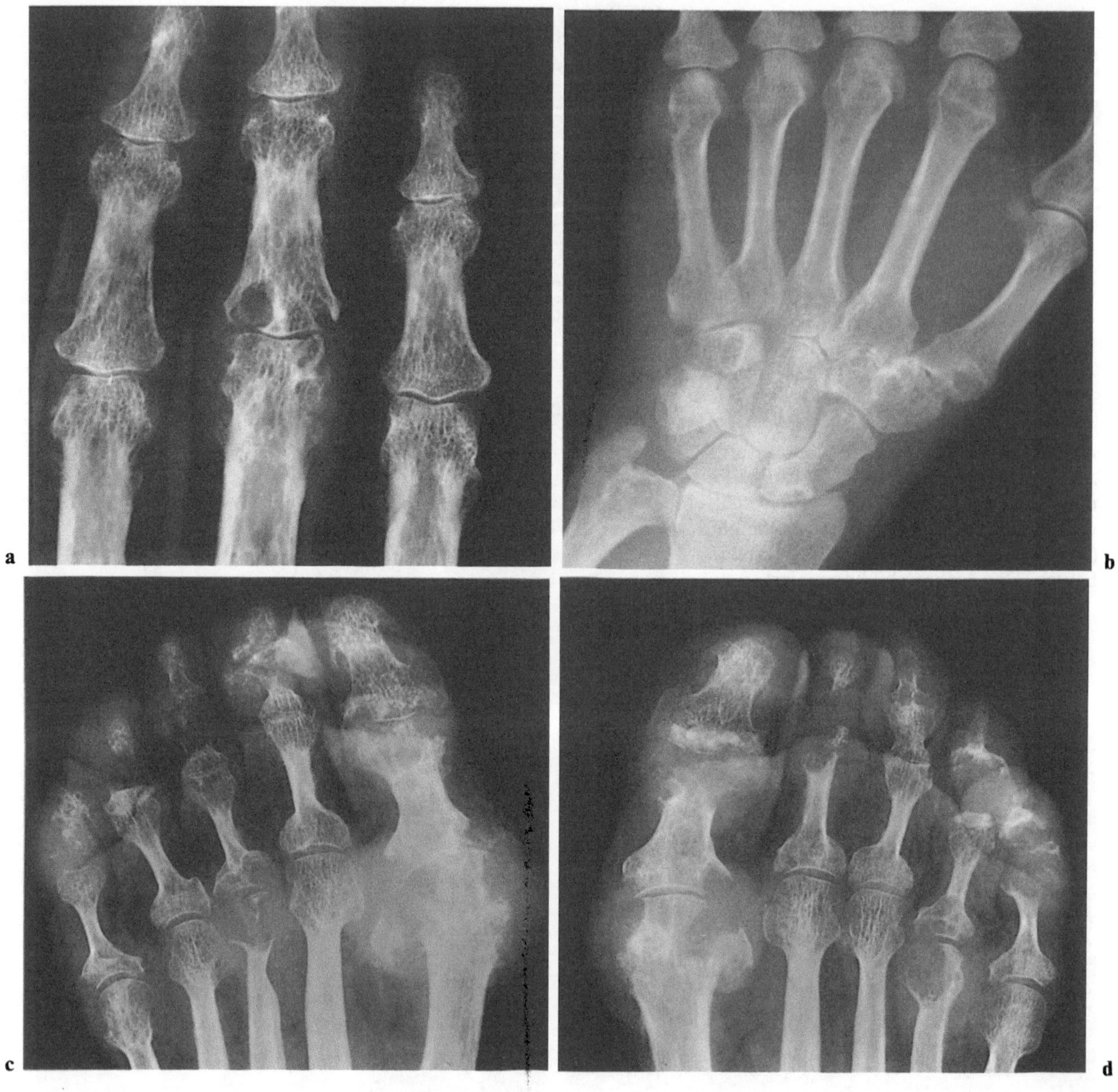

Abb. 4.15a–d. Schwerste mutilierende Gicht an Händen und Füßen, 76jähriger Patient. *Beachte*: Tophusstacheln an den distalen Grundphalangen, periostale Kompakta-appositionen an den Metatarsalia, Helebardenform des Metatarsuskopfs I

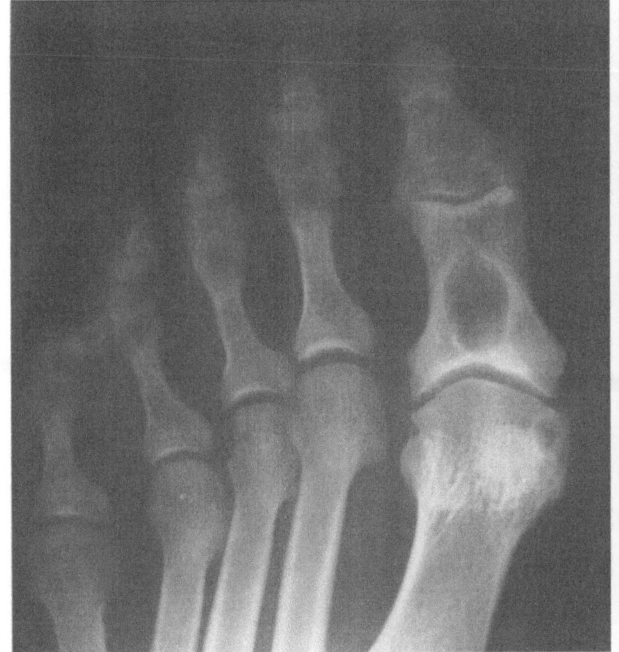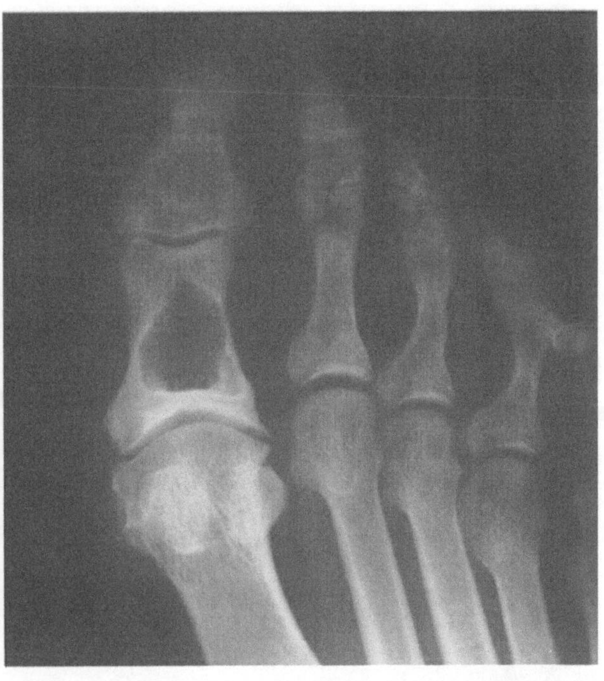

Abb. 4.16a, b. Gichtarthritis, 60jähriger Patient. Große Marktophi in beiden Großzehengrundphalangen und „Becherungen" der distalen und proximalen Gelenkkonturen

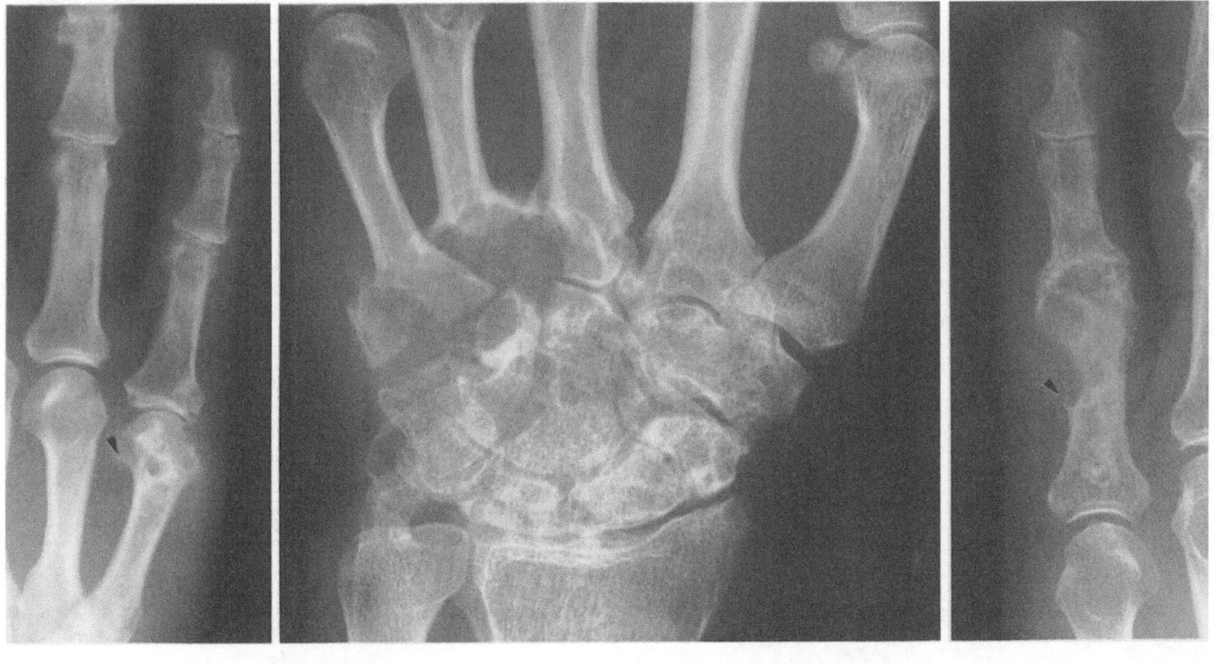

Abb. 4.17a–c. Schwerste, z.T. multilierende Gichtarthritis. 54jähriger Mann. Überhängender Knochenrand (**a**, **c**, *Pfeile*). Knocheninfarkte in den Schäften von Meta- karpale IV und der Grundphalanx V links (**b**, **c**). Im medialen Handwurzelbereich (**b**) und radiokarpal dominiert das Arthrosebild

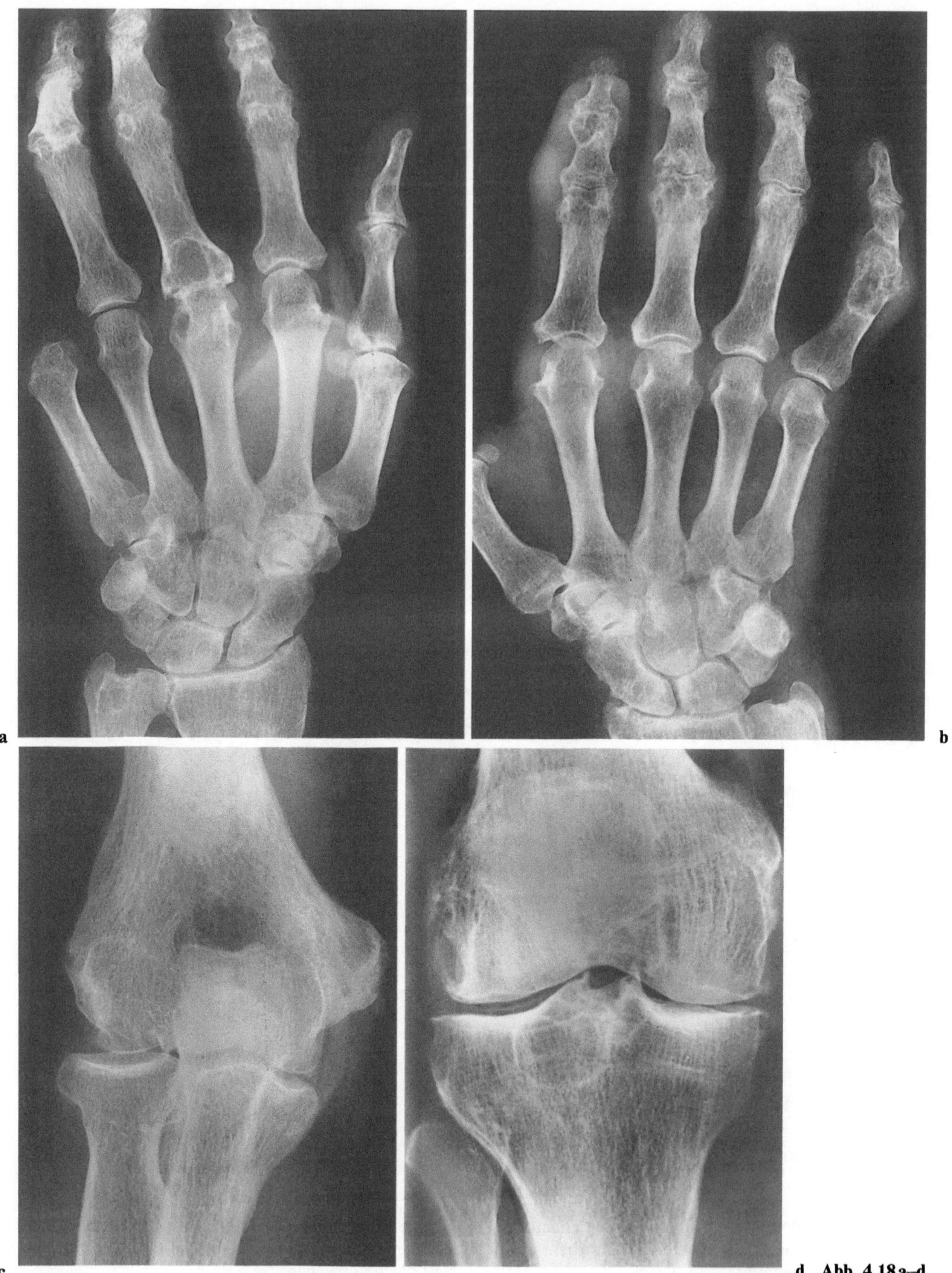

d Abb. 4.18 a–d

4.3 Chondrokalzinose

Synonyme:
- Pseudogicht
- „Kristallsynovitis"
- Chondrokalsynovitis
- Pyrophosphatarthropathie
- Calciumpyrophosphate dihydrate deposition disease (CPPD)

Definition

Die *primäre* Chondrokalzinose ist eine zumeist chronische, familiär gehäuft und sporadisch auftretende systemische Gelenkerkrankung, bei der sich Kalziumpyrophosphatkristalle aufgrund einer ungeklärten Stoffwechselerkrankung im Hyalin- *und* Faserknorpel ablagern und klinische/röntgenologische Erscheinungen im Sinne einer Arthrose und/ oder Arthritis (Pseudogicht!) hervorrufen können. Die Ablagerungen im Gelenkknorpel sind röntgenologisch in der Regel nachweisbar. Die *sekundäre* oder *symptomatische* Chondrokalzinose tritt als Begleitbefund bei verschiedenen endokrinen oder metabolischen Erkrankungen auf (z.B. primärer und sekundärer Hyperparathyreoidismus, Hämochromatose, Hämosiderose, M. Wilson, Ochronose, Akromegalie, Hypophosphatasie, Gicht, Vitamin-D-Intoxikation; s. auch folgende Übersicht).

Mögliche Ursachen einer sekundären (symptomatischen) Chondrokalzinose

1. Gicht
2. Hämochromatose, Hämosiderose
3. Primärer und sekundärer Hyperparathyreoidismus (s. S. 215)
4. Alter
5. Ochronose
6. Wilson-Erkrankung
7. Akromegalie
8. Hypophosphatasie
9. Vitamin-D-Intoxikation
10. Myxödem

Abzugrenzen von der Chondrokalzinose sind Faserknorpelverkalkungen, z.B. der Menisken, wie sie im Verlauf von degenerativen Gelenkerkrankungen v.a. bei alten Menschen häufig beobachtet werden. Sie entsprechen mehr einer lokalen Verschleißerscheinung.

4.3.1 Primäre Chondrokalzinose

Pathogenese

Kalziumpyrophosphat, aber auch andere Kalziumkristallverbindungen wie Hydroxylapatit (s. dort) im Gelenkkavum können eine „Kristallsynovitis" auslösen, die mit akuten klinischen Erscheinungen im Sinne einer Arthritis einhergeht.
Das konnte von McCarty (1970) im Tierversuch und beim Menschen durch Injektion von Kristallen nachgewiesen werden. Die Kristalle werden dabei offensichtlich von Granulozyten und monozytären Zellelementen phagozytiert, was zur Freisetzung lysosomaler Enzyme und anderer chemischer Mediatoren, z.B. Kinine, führt, die eine Entzündungsreaktion der Synovialmembran („Kristallsynovitis") hervorrufen.

Ablagerungen im hyalinen und faserigen Knorpel scheinen konsekutiv oder im Zusammenhang mit einer generellen Knorpelstoffwechselstörung, deren vordergründige Ausdrucksform die Kristallablagerung ist, eine

Pathogenese der Chondrokalzinose

Ablagerung von Kal- → Resistenz- → Arthrose
ziumpyrophosphat   minderung
oder Hydroxylapatit   des Knorpels

↓

Phagozytose durch Ganulozyten und monozytäre Zellelemente

↓

Freisetzung lysosomaler Enzyme und anderer Mediatoren

↓

Synovitis („Kristallsynovitis")

◁ **Abb. 4.18a–d.** Chronische Gichtarthritis polyartikulär, 64jähriger Mann. Beachte die Erosionen an den Epikondylen (**c**) und Kondylen (**d**); große subchondrale Marktophi an der Basis der Grundphalanx III links, an der distalen Mittelphalanx II rechts, um das PIP-Gelenk III und V rechts und im Tibiakopf. Tophusbedingte Usuren auch am Karpometakarpalgelenk V links und radial vom Processus styloideus ulnae. Symptomatische Chondrokalzinose im Kniegelenk mit deutlichen Arthrosezeichen. An den Fingern, bes. in **b**, Bild einer destruktiven Polyarthrose

Resistenzminderung des betreffenden Knorpels nach sich zu ziehen, die schließlich in einer Arthrose endet. Es liegt, global gesehen, primär bzw. überwiegend eine *Chondroarthropathie* vor, die, offensichtlich in Abhängigkeit von der Kalziumpyrophosphatmenge, mit einer Arthritis einhergehen kann.

Pathologisch-anatomische Veränderungen

Wie aus dem oben Gesagten hervorgeht, stehen pathologisch-anatomisch bei der akuten arthritischen Form der Chondrokalzinose synovitische Veränderungen mit Gelenkergußbildung im Vordergrund, daneben finden sich degenerative Veränderungen im Gelenkknorpel und in den angrenzenden Knochenabschnitten. Bei asymptomatischen Patienten oder Patienten mit gelegentlichen Arthralgien sind überwiegend degenerative Gelenkknorpel- und Knochenveränderungen anzutreffen.

Inzidenz

Bei der älteren Bevölkerung (> 60 Jahre) kommt die Chondrokalzinose in ca. 5% vor (Helms et al. 1981). Frauen erkranken häufiger (Menkes et al. 1973). Konkrete Zahlenangaben über die Inzidenz der Chondrokalzinose im Vergleich zu anderen Gelenkerkrankungen entzündlicher oder degenerativer Genese sind im Schrifttum nicht zu finden. Das liegt wahrscheinlich daran, daß diesem Krankheitsbild zu wenig Beachtung geschenkt wird. Prädilektionsort der Chondrokalzinose ist das Kniegelenk, befallen sein können aber auch die Hand-, Finger-, Hüft-, Ellbogen-, Akromioklavikular- und Schultergelenke sowie die Symphyse und die Anuli fibrosi der Wirbelsäule (besonders Hals- und Lendenwirbelsäule). Reine Faserknorpelverkalkungen z.B. der Menisken des Kniegelenks im Rahmen und Verlauf einer Arthrose werden in der täglichen radiologischen Praxis sicherlich häufiger beobachtet.

Klinische Symptomatik

Das Krankheitsbild der primären Chondrokalzinose kann bei röntgenologisch nachweis-baren Knorpelablagerungen klinisch stumm sein, andererseits mit akuten, oft rezidivierenden Entzündungszeichen wie bei einem Gichtanfall, z.B. am Knie- oder Handgelenk, auftreten. Dabei findet sich eine schmerzhafte Gelenkschwellung mit Ergußbildung und eine Funktionseinschränkung. Andere – die meisten – Fälle gehen lediglich mit Arthralgien ohne objektive Entzündungszeichen einher, andere verlaufen primär-chronisch mit Schwellung, Schmerzen, chronischem Gelenkerguß, auch Hämarthros.

Der Beweis für das Vorliegen einer Chondrokalzinose wird durch den polarisationsmikroskopischen Nachweis von Kalziumpyrophosphatkristallen im Gelenkpunktat erbracht (s. auch Tabelle 4.1). Die BSG kann beschleunigt sein, die Rheumafaktoren sind negativ. Klinisch und laborchemisch sollten vor der Annahme einer primären Chondrokalzinose alle symptomatischen Chondrokalzinosen (s.S. 57) z.B. durch Bestimmung des Serumkalziumspiegels, der alkalischen Serumphosphatase, des Eisens im Serum und der Eisenbindungskapazität, des Serumkupferspiegels, der Harnsäure und des Blutzuckers ausgeschlossen werden.

Röntgensymptomatik

Röntgenzeichen bei Chondrokalzinose
- Arthrose *und* Verkalkungen des Hyalin- *und* Faserknorpels,
- feine subchondrale „zystische" Strukturaufhellungen, seltener Zeichen der Destruktion mit großen subchondralen Zysten, selten ähnliche Veränderungen wie beim Charcot-Gelenk.
- *Testgelenke:* Knie, Hand, Ellbogen

Die Kalziumpyrophosphatablagerungen im Hyalingelenkknorpel imponieren als strichförmige oder punktierte Schatten parallel, aber in einigem Abstand zur subchondralen Grenzlamelle (Abb. 4.20a). Ablagerungen im Faserknorpel (z.B. Meniskus, Discus articularis ulnae) sehen punktförmig, grobschollig, plattenförmig oder linear aus, sie lassen im fortgeschrittenen Stadium die Form des befallenen Meniskus oder Diskus erkennen (Abb. 4.19, 4.20b). Insbesondere bei degenerativ veränderten Gelenken mit Spaltverschmälerung ist die für die Diagnose „Chondrokalzinose" so wichtige Erkennung von Verkalkungen im hyalinen *und* bindegewebigen Knorpel oft schwierig (Knorpelschwund, Überlagerung). Lassen sich die Verkalkungen über die anatomischen Grenzen des Bindegewebsknorpels hinaus verfolgen, so beweist das allerdings ihre Zugehörigkeit zum hyalinen Knorpel. Begleitende oder im Zusammenhang mit der Grunderkrankung stehende Kapsel- oder Bandverkalkungen imponieren als diffuse breite Kalkdepots oder – wie im Kniegelenk – als dezente Kalkschatten im vorderen oder hinteren Kapselrand.

Verkalkungen des Bindegewebsknorpels sind am häufigsten in den Menisken der Kniegelenke, ferner in den Disci articulares ulnae, auch im Discus interpubicus, seltener kommen sie im Labrum glenoidale der Hüft- und Schultergelenke, im Anulus fibrosus der Zwischenwirbelscheibe und den Disci der Sternoklavikular- und der Sakroiliakalgelenke vor.

Verkalkungen des Hyalinknorpels werden am häufigsten in den Kniegelenken, aber auch in den Hüft-, Schulter-, Ellbogen-, Handgelenken, seltener in den Finger- und Fußgelenken angetroffen. Das von der Gicht bevorzugte Großzehengrundgelenk scheint von der Chondrokalzinose nicht betroffen zu werden.

Neben den Knorpelverkalkungen finden sich an den betroffenen Gelenken fast immer mehr oder weniger ausgeprägte Zeichen der Arthrose. Martel et al. (1970, 1981) beschreiben als Besonderheit der Chondrokalzinose diskrete subchondrale Entkalkungen, bzw. subchondrale „zystische" Strukturaufhellungen, die in manchen Fällen als Geröllzysten bei Arthrose zu deuten sind, in anderen Fällen aber ohne Arthrosezeichen auftreten (direkter Kalziumpyrophosphatniederschlag?). Seltener entwickelt sich durch die Chondrokalzinose eine destruktive Osteoarthropathie (Abb. 4.21 b) mit regelrechten osteonekrotischen Veränderungen und schweren Fehlstellungen bis hin zur Subluxation, wodurch sich ähnliche Röntgenbilder wie bei der neurogenen Arthropathie (Charcot-Gelenk) ergeben. In diesen Fällen ist die ursprüngliche Chondrokalzinose nur noch schwer zu erkennen, da der Knorpel weitgehend zerstört ist.

Luska et al. (1974) fanden überraschenderweise in 2 Fällen eine partielle oder vollständige Rückbildung der Knorpelverkalkungen bei anhaltender klinischer Krankheitsaktivität mit Ergußbildung in den Kniegelenken.

Besonderheiten der Chondrokalzinose an einigen Gelenken:

Kniegelenk

Sehr feine, strichförmige Verschattungen entlang der Knorpeloberfläche können mitunter übersehen werden. Wie oben bereits erwähnt, können schwerste arthrotische Veränderungen mit starker, meist asymmetrischer Gelenkspaltverschmälerung und Gelenkfehlstellung bis hin zur Subluxation auftreten; darüber hinaus schwerste Knochendestruktionen wie bei der neurogenen Arthropathie (Menkes et al. 1973; Helms et al. 1981).

Schulter- und Hüftgelenk

Wenn der Faserknorpel der Gelenkpfannenlippe verkalkt ist, kann dies leicht mit osteophytären Randanbauten verwechselt werden.

Hand- und Fingergelenke

Die Verkalkungen finden sich gewöhnlich im Discus articularis ulnae (ca. 50% der Fälle), manchmal auch im hyalinen Knorpel des distalen Radius- und Ulnaendes und an der proximalen Seite der Handwurzelknochen sowie im Gelenkknorpel zwischen Os lunatum und Os triquetrum (Abb. 4.21).

Resnik u. Utsinger (1974) und Resnik et al. (1977) beschreiben die Pseudogicht am Handgelenk folgendermaßen: Verschmälerung des radionavikularen Gelenksspalts (oft symmetrisch), subchondrale Sklerose, multiple subchondrale Aufhellungen oder Zysten, besonders von Os naviculare oder Os lunatum, Verkalkungen am häufigsten im Discus articularis ulnae, Fehlen von eindeutigen Erosionen und Nichtbeteiligung des distalen radioulnaren Gelenks sowie des 1. Metakarpophalangealgelenks (also keine Rhizarthrose).

Eine Arthrose zwischen Os scaphoideum und Os trapezium ist bei Chondrokalzinosepatienten häufiger als bei der Normalbevölkerung, so daß eine isolierte Arthrose in diesem Gelenk (ohne Rhizarthrose!) den Verdacht auf eine Chondrokalzinose wecken und Anlaß zu einer gezielten Suche nach anderen Chondrokalzinosemanifestationen sein sollte.

Bei der *destruktiven Form* der Chondrokalzinose am Handgelenk finden sich folgende Charakteristika (Smathers et al. 1982): Nekrose und Kollaps von Os scaphoideum und Os lunatum, „Einbettung" des Os scaphoideum in die Gelenkfläche des Radius; Umbau des radiokarpalen Gelenks mit Osteophytenbildungen, Verkalkungen des radiokarpalen Gelenkknorpels sowie des Discus articularis ulnae, multiple, z.T. große subchondrale Zysten und Fehlen von Demineralisation oder nennenswerten Erosionen (Abgrenzung gegenüber der chronischen Polyarthritis!).

Bei etwa 20% der Patienten sieht man Verkalkungen an den Metakarpophalangealgelenken (s. auch unter „Hämochromatose", S. 64). Wenn sich dabei neben Gelenkspaltverschmälerungen, usurenähnlichen Knochendestruktionen auch Deviationen der Finger nachweisen lassen, so kann das leicht, bzw. bei vordergründiger Betrachtung, zu Verwechslungen mit dem Bild einer chronischen Polyarthritis führen (Abb. 4.21).

Manchmal äußert sich eine Kristallsynovitis nur in einer klinisch und auch röntgenologisch nachweisbaren schmerzhaften Gelenkschwellung z.B. eines PIP-Gelenks ohne direkten Nachweis von Knorpelverkalkungen. Hinweise auf das Vorliegen einer Chondrokalzinose werden dann u.U. durch den röntgenologischen Nachweis von Knorpelverkalkungen in 2 oder 3 – klinisch asymptomatischen – MCP-Gelenken geliefert. Diese Befundkonstellation wird auch als Distanztyp bezeichnet.

Wirbelsäule

Initial finden sich bei Wirbelsäulenbefall multiple Verkalkungen des Anulus fibrosus, besonders der Hals- und Lendenwirbelsäule (insbesondere L 2/3). Dabei liegen die Verkalkungen entweder diffus oder streifenförmig an der äußeren Begrenzung der Zwischenwirbelscheiben oder parallel zu den Grund- und Deckplatten. Später kommt es dann zu Sklerosierungen der angrenzenden Wirbelkörper und zu Spondylophytenbildungen.

4.3.2 Arthropathie bei Ablagerung von Hydroxylapatit

Typischerweise finden sich Hydroxylapatitablagerungen in der Nachbarschaft von Gelenken, z.B. in Sehnen, Bursen oder in der Gelenkkapsel (s. auch unter „Fibroostose", S. 227). Klinische Entzündungserscheinungen werden als Periarthritis bezeichnet, der röntgenologische Nachweis von Kalkdepots in Gelenknähe wird „Periarthropathia calcificans" genannt. Die periartikulären Verkalkungen können – wenn auch selten – generalisiert auftreten, Prädilektionsorte sind Schulter- und Hüftgelenk (Periarthropathia calcificans humeroscapularis bzw. coxae), selten betroffen sind Wirbelsäule, Finger-, Ellbogen-, Handwurzel-, Knie- und Sprunggelenke. Periartikuläre Kalkdepots werden idiopathisch, bei schwerer Arthrose und sekundär bei Kollagenosen sowie dem sekundären Hyperparathyreoidismus (s. S. 215) beobachtet. Neuerdings wurden auch *intraartikuläre* Hydroxylapatitkristallablagerungen nachgewiesen (Schumacher et al. 1977; Bonavita et al. 1980), z.T. gemeinsam mit Kalziumpyrophosphatkristallen. Klinisch und röntgenologisch können sich ähnliche Bilder wie bei der klassischen Chondrokalzinose ergeben, weil offensichtlich der Pathomechanismus identisch ist. Akute Entzündungszeichen werden von Milazzo (1978) mit Rupturen von kalzifizierten Depots vom Knorpel, der Synovialis oder der Sehnen in das Gelenkkavum oder in die Sehnenscheiden erklärt.

Als röntgendiagnostisch bedeutungsvoll für die Annahme einer Hydroxylapatitablagerung scheint die mehr amorphe intraartikuläre Kalzifikation zu sein, weitere Hinweise geben periartikuläre Ablagerungen (Bonavita et al. 1980), besonders in Kombination mit röntgenologischen Entzündungszeichen (Erosionen, Destruktionen usw.) der Gelenke.

Differentialdiagnose der Chondrokalzinose

Beim Vorliegen einer Faserknorpelverkalkung z.B. der Menisken ist immer zu fragen, ob diese Verkalkung Begleiterscheinung einer mehr oder weniger stark ausgeprägten Arthrose, v.a. bei älteren Menschen, ist oder ob hier tatsächlich eine primäre Chondrokalzinose besteht. Besondere Zurückhaltung in der Diagnose einer Chondrokalzinose sollte dann gewahrt werden, wenn nur der Faserknorpel und nicht der hyaline Knorpel verkalkt ist. In Zweifelsfällen können zusätzliche Aufnahmen der für die Chondrokalzinose typischen Testgelenke (s. o.) weiterhelfen. Die Differentialdiagnose bei der schweren destruktiven chondrokalzinotischen Osteoarthropathie hat die neurogene Arthropathie zu berücksichtigen. Letzteres Krankheitsbild ist aber relativ leicht durch den Nachweis von neurogenen Störungen zu erkennen, außerdem verläuft es, im Gegensatz zur Pseudogicht, ohne Schmerzen. Zur Abgrenzung gegenüber der c.P. s. auch S. 18 ff.

Literatur

Asshoff H, Böhm P, Schürholz A (1967) Klinik der hereditären Chondrocalcinosis articularis. Dtsch Med Wochenschr 92:349

Bensasson M, Dorfman H, Peres-Busqueer M, Solnica J, Mery C, Kahn MF, des Sèzes S (1975) Étude radiographique de la main dans 50 cas de chondrocalcinose articulaire primitive. Comparison avec une série des 100 temoins. Rev Rheum 42:3

Bonavita JA, Dalinka MK, Schumacher R (1980) Hydroxylapatite deposition disease. Radiology 134:621

Helms CA, Chapman GS, Wild J (1981) Charcot-like joints in calciumpyrophosphatedihydrate deposition disease. Skeletal Radiol 7:55

Keitel W (1979) Differentialdiagnose der Gelenkerkrankungen. Fischer, Jena

Luska G, Zeidler H, Stender H-S (1974) Chondrocalcinose (Pseudogicht). ROEFO 121:574

Martel M, Champion CK, Thomson GR, Carter TL (1970) A roentgenologically distinctive arthropathy in some patients with pseudogout-syndrome. AJR 109:587

Martel W, McCarter DK, Solsky MA, Good AE, Hart WR, Braunstein EM, Brady TM (1981) Further observations on the arthropathy of calcium pyrophosphate crystal deposition disease. Radiology 141:1

McCarty DJ (1970) Crystal-induced inflammation of the joints. Annu Rev Med 21:357

McCarty DJ, Kohn NN, Faires JS (1962) The significance of calcium-phosphate crystals in the synovial fluid of arthritic patients: The pseudogout syndrome. Ann Intern Med 56:711

Menkes CJ, Simon F, Chouraki M, Ecoffét M, Amor B, Delbarre F (1973) Les arthropathies déstructives de la chondrocalcinose. Rev Rhum 40:115

Milazzo FC (1978) Chondrocalcinosis and other crystal induced arthropathies. Aust NZ J Med [Suppl 1] 8:152

Resnick D, Utsinger PD (1974) The wrist arthropathy of "pseudogout" occuring with and without chondrocalcinosis. Radiology 113:633

Resnick D, Niwayama G, Georgen TC (1977) Clinical, radiographic and pathological abnormalities in calcium pyrophosphate deposition disease (CPPD): Pseudogout. Radiology 122:1

Schumacher HR, Smolyo AT, Tse RL (1977) Arthritis associated with apatite crystals. Ann Intern Med 87:411

Smathers RL, Stelling CB, Keats TE (1982) The destructive wrist arthropathy of pseudogout. Skeletal Radiol 7:255

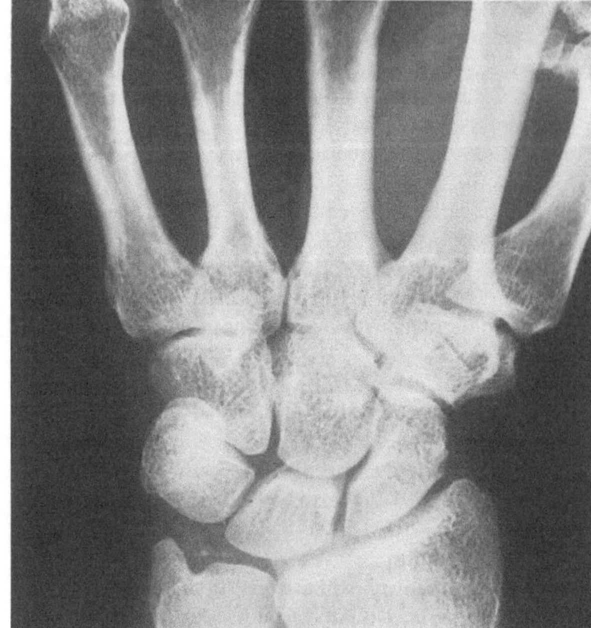

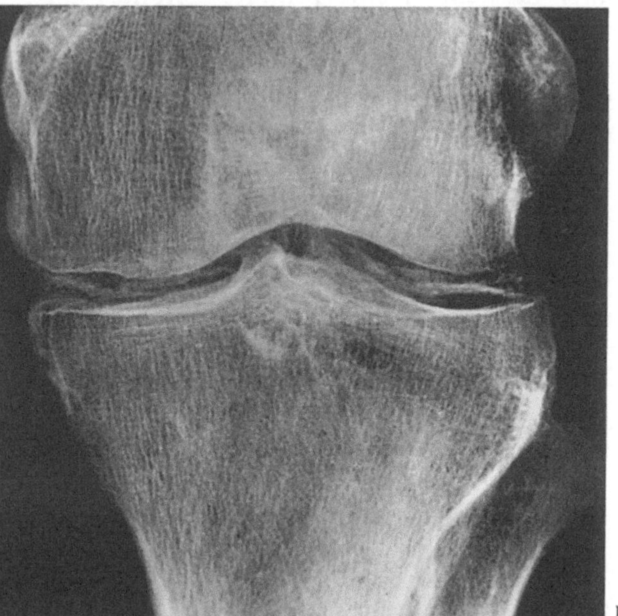

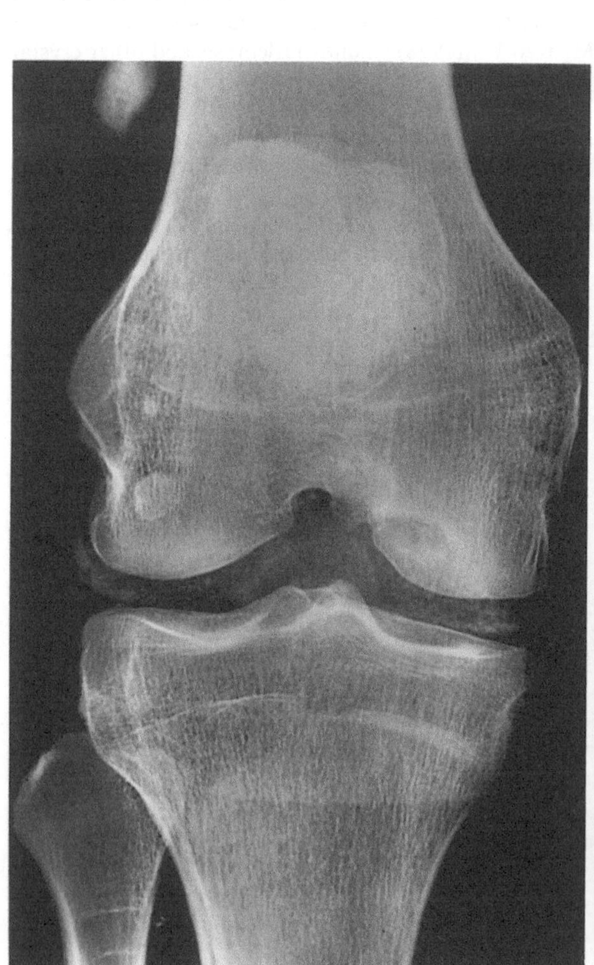

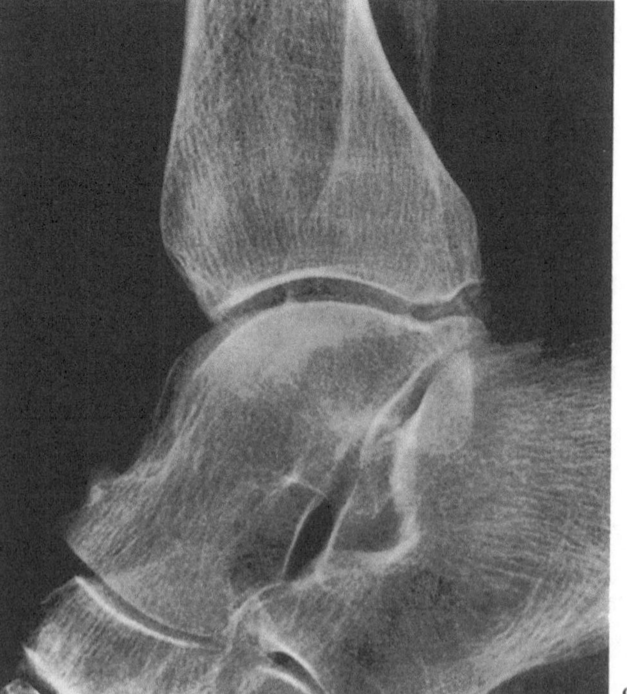

Abb. 4.19. Chondrokalzinose, 36jähriger symptomatischer Patient. Schlierig-schollige Verkalkungen im Discus articularis ulnae, dessen Form erkennen lassend

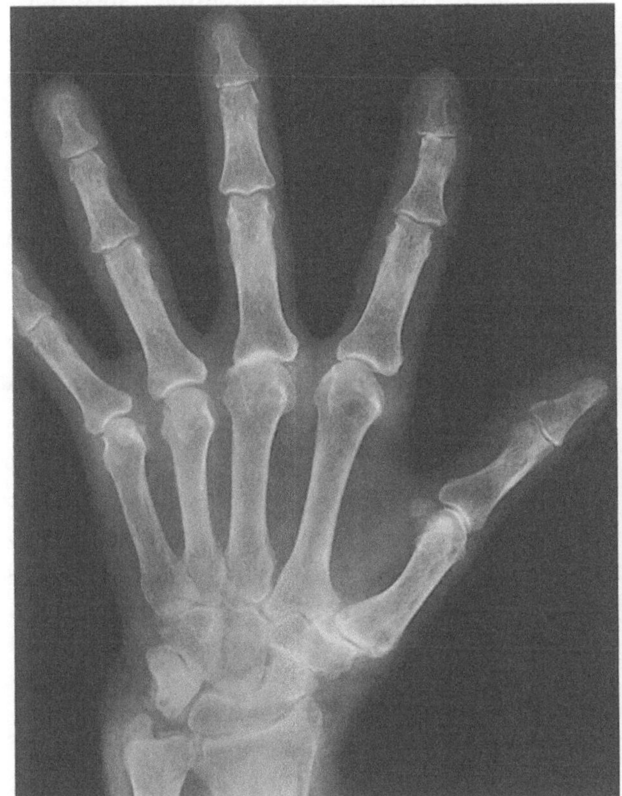

a

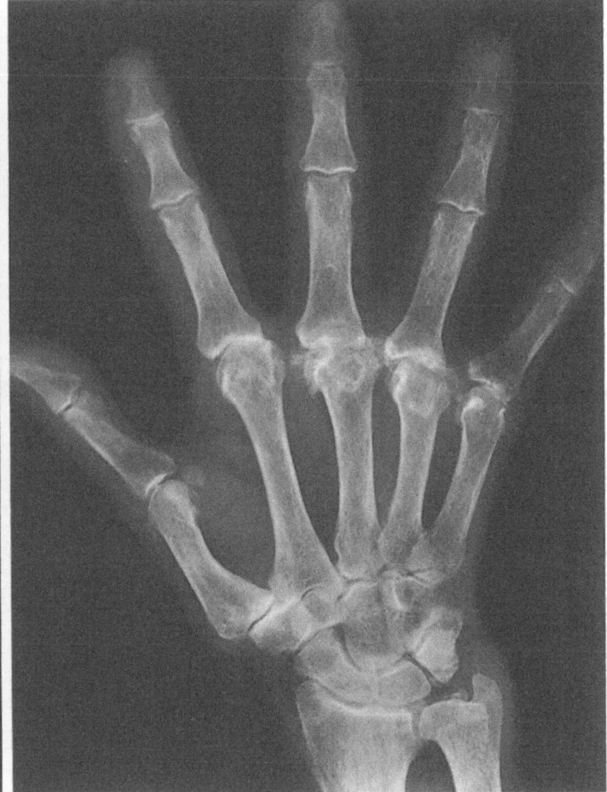

b

Abb. 4.21a, b. Chondrokalzinose, 76jährige Patientin. Befall beider Hände. Verkalkungen des Discus articularis ulnae, des hyalinen Knorpels zwischen Os lunatum und Os triquetrum. *Rechts* überwiegend destruierende

Arthropathie im Metakarpophalangealbereich II–V mit Gelenkspaltverschmälerung, Ulnardeviation, subchondralen Aufhellungen, Randanbauten, paraartikulären Verkalkungen

◁ **Abb. 4.20a–c.** Verschiedene Ausdrucksformen der Chondrokalzinose am Kniegelenk: überwiegend punktförmige und schollige Verkalkungen des hyalinen Gelenkknorpels (**a**), plattenförmige und schollige Verkalkungen des Faserknorpels der Menisken (**b**) bei stärker degenerativ verändertem Gelenk. In **b** aber auch Verkalkungen des Hyalinknorpels (!). In beiden Fällen paraartikuläre Verkalkungen. **c** Verkalkungen des hyalinen Knorpels am oberen Sprunggelenk bei derselben Patientin wie in **b**

4.3.3 Hämochromatose

Definition

Die Arthropathie bei Hämochromatose ist eine relativ seltene systemische, chronische Gelenkerkrankung, die mit Gelenkschwellung, schmerzhafter Bewegungseinschränkung und auch akuten Entzündungserscheinungen sowie mit röntgenologischen Veränderungen einhergehen kann. Sie entsteht auf dem Boden einer Eisenablagerung in der Synovialis und im Gelenkknorpel und ist überhäufig von einer sekundären Chondrokalzinose begleitet.

Ätiologie und Pathogenese

Der *primären Hämochromatose* liegt eine progrediente Zunahme der Eisenspeicher und von Eisenablagerungen in den Parenchymzellen von Leber, Myokard, Pankreas und anderen Organen zugrunde, wobei es zu einer morphologischen und funktionellen Schädigung der Parenchymzellen kommt. Ätiologisch werden eine Störung des intestinalen Aufnahmemechanismus für Eisen, eine erhöhte Affinität der Leber für an Transferrin gebundenes Eisen oder ein Defekt im Stoffwechsel des RES diskutiert.

Sekundäre Hämochromatosen treten im Verlauf der sideroblastischen Anämie und Thalassämie, seltener bei der Porphyria cutanea tarda, im Spätstadium einer alkoholischen Leberzirrhose und bei exzessiver Eisenzufuhr (jahrelange Einnahme von eisenhaltigen Medikamenten, zahlreiche Bluttransfusionen) insbesondere bei heterozygoten Merkmalsträgern auf.

Der *Pathomechanismus* der Gelenkveränderungen ist nicht geklärt. Möglicherweise wird durch eine hohe lokale Eisenkonzentration in der Gelenkflüssigkeit das Ionengleichgewicht des Kalziums gestört, so daß es zu Ablagerungen von Kalziumverbindungen (z.B. Kalziumpyrophosphat) kommt, die eine sekundäre Chondrokalzinose auslösen. Für einen solchen Mechanismus spricht die hohe Koinzidenz von hämochromatösen Arthropathien und sekundären Chondrokalzinosen (Dymock et al. 1970). Eine alleinige Direktwirkung von intraartikulären Eisen- bzw. Hämosiderinablagerungen auf die Synovialis und den Gelenkknorpel ist eher unwahrscheinlich.

Pathologisch-anatomische Veränderungen

Pathologisch-anatomisch stehen arthrotische Veränderungen im Vordergrund. Histologisch imponieren eine Hyperplasie der synovialen Deckzellen und eine pathologische Zottenbildung (Walker et al. 1972).

Inzidenz

Die idiopathische Hämochromatose (autosomal-rezessiv vererblich) wird klinisch manifest in der Gesamtbevölkerung mit einer Häufigkeit von etwa 1:4000–1:10000, nach Untersuchungen von Cartwright et al. (1979) sogar mit einer Häufigkeit von 1:500 gefunden. Die Inzidenz der heterozygoten Merkmalsträger wird von denselben Autoren auf 1:20 geschätzt. Das männliche Geschlecht ist etwa 5mal häufiger als das weibliche (physiologische Eisenverluste durch die Menstruation) betroffen.

Gelenkveränderungen im Sinne einer Arthropathie werden bei etwa 50–60% der Erkrankten gefunden (Dymock et al. 1970; Harrison 1977), sie können damit, insbesondere aus röntgenologischer Sicht, durchaus als Leitsymptom aufgefaßt werden.

Klinische Symptomatik

Homozygote Merkmalsträger erkranken immer an Hämochromatose, heterozygote erst bei übermäßigem Eisenangebot in der Nahrung und/oder Eisenresorptionsstörungen z.B. bei chronischem Alkoholabusus. Die Kardinalsymptome der primären Hämochromatose sind Leberstoffwechselstörungen (fast 100%) mit Leberzirrhose (ca. 70–90%), Diabetes mellitus (ca. 70%) und eine dunkle Hautpigmentierung (durch Melanin, ca. 75–90%). Auf die Diagnose weisen pathologisch erhöhte Serumeisenspiegel und veränderte Werte der freien und gesättigten Eisenbindungskapazität sowie des Ferritins und des Ferrioxamintests hin; die Diagnose wird gesichert durch Leberbiopsie.

Arthropathische Veränderungen äußern sich in Polyarthralgien und Gelenkschwellungen. Dymock et al. (1970) fanden bei 9 von 32 Patienten mit hämochromatöser Arthropathie einen generalisierten Befall großer Gelenke und eine schmerzhafte Bewegungseinschränkung v.a. im Hüftgelenk. Bei 12 Patienten kam es zu akuten entzündlichen Schüben von unterschiedlicher Dauer (besonders Kniegelenke). Die Beschwerden können mit den Kardinalsymptomen der Erkrankung gleichzeitig auftreten, ihnen folgen, selten auch vorauseilen. Das Durchschnittsalter der männlichen Patienten in der Serie von Dymock et al. (1970) betrug 56 Jahre, kein Patient mit Arthropathie war jünger als 50 Jahre.

Röntgensymptomatik

Die hervorstechendsten Merkmale der hämochromatösen Arthropathie sind eine Kombination von Arthrose und Chondrokalzinose, ähnlich wie bei der primären Chondrokalzinose. Bevorzugt betroffen sind das 2. und 3. MCP-Gelenk, es folgen in der Häufigkeit die Knie-, Hand- und Hüftgelenke, auch die Interphalangealgelenke können befallen sein.

An den Händen (s. Abb. 4.22) fallen Spaltverschmälerungen der *MCP-Gelenke II und III* (die übrigen können auch, aber seltener beteiligt sein), subchondrale „Zysten" (1–6 mm Durchmesser) und randständige Defekte (Wandeinbrüche der marginalen Zysten) auf, die subchondrale Grenzlamelle kann abgebaut werden, und im weiteren Verlauf erscheint die subchondrale Spongiosa wie angeknabbert (Dymock et al. 1970). Diese Befunde sind als relative Frühveränderungen (krankheitsspezifisch, weniger im Sinne einer Früharthrose) aufzufassen, später dominiert mehr das Bild der Arthrose mit subchondraler Sklerose und Osteophytenbildung („dropping osteophyts"). Der Discus articularis ulnae ist häufig in Kombination mit den beschriebenen MCP-Gelenkveränderungen verkalkt und signalisiert eine symptomatische Chondrokalzinose, die sich dann nicht selten auch an den Kniegelenken nachweisen läßt. An der Wirbelsäule kann sich ebenfalls das Bild einer Chondrokalzinose finden mit Verkalkungen im Discus intervertebralis und im Lig. flavum (Bywaters et al. 1971).

Differentialdiagnose

Die Kombination von Veränderungen an den MCP-Gelenken II und III mit den Zeichen einer Chondrokalzinose am Discus articularis ulnae und/oder an den Kniegelenken kann als typisch für die hämochromatöse Arthropathie angesehen werden und sollte, wenn die klinische Diagnose noch nicht bekannt ist, zu entsprechender Abklärung führen.

Von der *chronischen Polyarthritis* kann die hämochromatöse Arthropathie bei ähnlichem Befallsmuster der MCP-Gelenke durch das Fehlen von gelenknaher Osteoporose und marginalen Erosionen sowie von nennenswerten Weichgewebsschwellungen der Gelenke abgegrenzt werden. Bei der hämochromatösen Arthropathie ist die Rheumaserologie negativ.

Die Abgrenzung von der *reinen Arthrose,* insbesondere der Kniegelenke, ist nicht möglich, wenn nicht gleichzeitig eine Chondrokalzinose und das manuale Befallsmuster nachgewiesen werden.

Gegenüber der *primären Chondrokalzinose* kann die Abgrenzung der hämochromatösen Arthropathie sehr schwierig sein, doch findet sich bei ersterer mehr ein Befall der Handgelenke und weniger hervorstechend der MCP-Gelenke II und III, außerdem werden bei der Hämochromatose seltener Pseudogichtattacken beobachtet.

Literatur

Bywaters EGL, Hamilton EBD, Williams R (1971) The spine in idiopathic haemochromatosis. Ann Rheum Dis 30:453

Cartwright GE, Edwards CQ, Krawitz K, Skolnick M, Amos DB (1979) Hereditary haemochromatosis: Phenotypic expression of the disease. N Engl J Med 301:175

Dorfmann H, Solnica J, Mitrovic D, Dreyfuß P (1969)
Veränderungen an Knochen und Gelenken bei der
Hämochromatose. MMW 111:1396
Dymock JW, Hamilton EB, Laws JW, Williams R
(1970) Arthropathy of haemochromatosis. Clinical
and radiological analysis of 63 patients with iron over-
load. Ann Rheum Dis 29:469
Harrison TR (1977) Principles of internal medicine.
McGraw-Hill, New York Toronto Sydney London

Mall H, Zander W (1980) Arthropathie bei Hämochro-
matose. ROEFO 132:442
Strohmeyer G (1973) Hämochromatose. In: Hornbostel
H, Kaufmann W, Siegenthaler W (Hrsg) Innere Medi-
zin in Klinik und Praxis, Bd 4. Thieme, Stuttgart
Walker RJ, Dymock JW, Ansell JP, Hamilton EBD,
Williams R (1972) Synovial biopsy in haemochroma-
tosis. Ann Rheum Dis 31:98

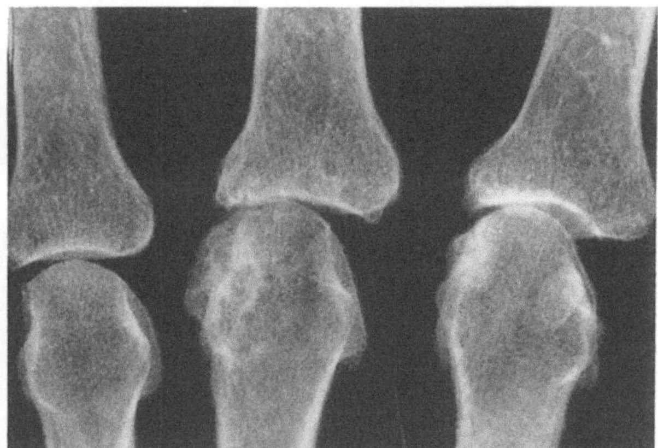

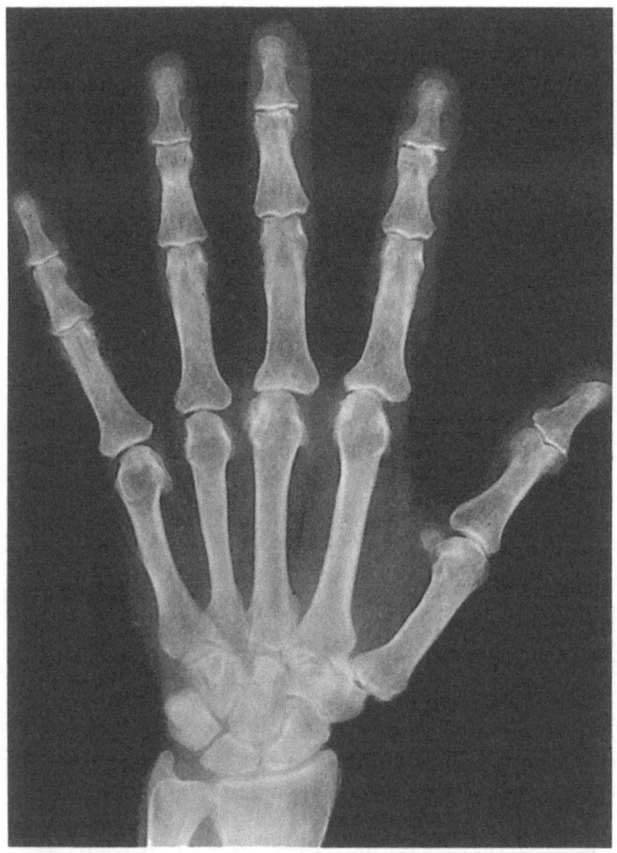

Abb. 4.22. a Hämochromatöse Arthropathie der linken Hand, **b** Ausschnittsvergrößerung. 78jährige Patientin(!). Beachte die subchondralen „zystischen" Strukturaufhellungen, insbesondere am 3. Matakarpalköpfchen und an der gegenüberliegenden Phalangealbasis. Partielle Zerstörungen der subchondralen Grenzlamelle, die daruntergelegene Spongiosa mutet in den lateralen Köpfchenpartien und in der gegenüberliegenden Phalangenbasis wie angeknabbert an. (Die Abbildungen entstammen der Sammlung von Herrn Chefarzt Dr. W. Zander, Städtische Krankenanstalten Aschaffenburg)

4.4 Ochronose

Synonym:
● Osteoarthrosis deformans alcaptonurica

Definition

Die Ochronose ist eine Begleiterscheinung der Alkaptonurie und geht mit charakteristischen Röntgenveränderungen an der Wirbelsäule und an den großen Gelenken einher. Ätiologisch liegt ein autosomal-rezessiv vererbter Mangel an Homogentisinsäureoxydase zugrunde, der Knorpelstoffwechselstörungen nach sich ziehen kann.

Der Name leitet sich – auf Virchow zurückgehend – von dem mikroskopisch ockerfarbenen Pigment im Knorpel ab (griechisch ochros, gelblich; nosos, Krankheit).

Ätiologie und Pathogenese

Durch das erblich bedingte Fehlen der Homogentisinsäureoxydase kommt es beim Abbau der aromatischen Aminosäuren Phenylalanin und Tyrosin nach der p-Hydroxyphenylbrenztraubensäureoxydation zu einem Abbaustop und damit zu einem Homogentisinsäureaufstau. Da die renale Ausscheidung diesen Aufstau nicht kompensieren kann, wird das polymerisierte Oxidationsprodukt der Homogentisinsäure in Form eines bräunlich bis braunschwarzen Pigments in den bradytrophen Anteilen der mesenchymalen Gewebe abgespeichert. Warum bradytrophe Gewebe für die Abspeicherung bevorzugt werden, ist bei Greiling (1957) nachzulesen.

Im Knorpel abgelagert führt es über einen komplizierten biochemischen Mechanismus (nachzulesen in einer Übersicht von Lanzer et al. 1977) zu einem reduzierten Energiestoffwechsel – durch mangelnde ATP-Bildung –, aus dem sich schließlich eine Knorpeldegeneration entwickelt. Betroffen sind sowohl der hyaline wie der bindegewebige Knorpel und andere bradytrophe Gewebe des Bewegungsapparats wie z.B. Sehnen und Bänder. Der durch die Pigmentablagerung makroskopisch schwarz verfärbte Knorpel ist verhärtet und damit leicht brüchig. Diese Fragilität unterscheidet die ochronotische von der primär degenerativen Chondropathie, bei der sich Fissuren unter gleichzeitiger Knorpelzellproliferation entwickeln. Im Rahmen der Knorpeldegeneration kann sich eine sekundäre Chondrokalzinose entwickeln, da degeneriertes und nekrotisches Gewebe als „Kalziumfänger" wirkt. Die Knorpelfragmente wirken im Gelenk als Fremdkörper und lösen damit eine Detritussynovitis aus. Stoffwechselstörungen im Kapselband- und Sehnenapparat äußern sich in einer kalzifizierenden Fibroostose.

Inzidenz

Die Angaben über die Inzidenz der Ochronose schwanken zwischen 1:10 Millionen und 1:1 Million (Übersicht bei Lanzer et al. 1977). Etwa 50% der Betroffenen bekommen eine ochronotische Arthropathie. Der Anteil heterozygoter Merkmalsträger an der Bevölkerung wird mit 0,2% angegeben. Die Zahl der bisher publizierten Fälle mit einer Ochronose beträgt 800, eine auffällige Geschlechtsprädisposition ist nicht bekannt.

Klinische Symptomatik

Bis auf Urin- und Wäscheverfärbungen (durch eine polymerisierende Homogentisinsäureautooxydation nach langer Luftexposition resp. Alkalizusatz mit braunschwarzer Urinverfärbung, Alkapton) sind die meisten Patienten bis in das Erwachsenenalter hinein symptomlos. Erst nach der 3. Lebensdekade treten in der Regel klinisch nachweisbare Pigmentationen auf, die als Ochronose bezeichnet werden. Dazu gehören: Skleraverfärbungen, bläuliche Verfärbung des Ohrknorpels mit steifer und schon bei leichter Manipulation schmerzhafter Ohrmuschel, schwarzes Zerumen. Durch Pigmentablagerungen in der Gehörknöchelchenkette (Tieftonschwerhörigkeit), im Larynx- und Trachealknorpel, in der Gefäßintima und im Endokard können entsprechende Symptome entstehen (Übersicht bei Lanzer et al. 1977).

Da sich die pathologisch-anatomischen Veränderungen in der Regel zuerst und in der überwiegenden Zahl der Fälle an der Wirbelsäule abspielen, dominieren initial mit schleichendem Beginn Steifigkeit und Schmerzen in der Kreuz-Lenden-Region (Beginn bei Männern zwischen dem 37. und 41. Lebensjahr, bei Frauen zwischen dem 49. und 53. Lebensjahr), besonders nach Belastung und weniger in Form eines Ruhe- oder Nachtschmerzes wie beim M. Bechterew. Es folgen dann Beschwerden, die von einer progredienten Fehlstellung und Versteifung oder oberen Lendenwirbelsäule und später der unteren Brustwirbelsäule, schließlich der gesamten Wirbelsäule herrühren.

Die degenerativen Bandscheibenveränderungen können zu Diskusprolapsen mit Lumbalgien und radikulären Symptomen führen. Etwa 10 Jahre nach dieser vertebralen Symptomatik setzen Beschwerden auch an peripheren Gelenken im Sinne von Schmerzen und funktionellen Störungen wie bei einer Arthrose ein.

Röntgensymptomatik

Nach Untersuchungen von O'Brien et al. (1963) ergibt sich folgende Häufigkeitsverteilung der Gelenkveränderungen:

    Wirbelsäule 97% (159/163),
    Kniegelenke 38% (62/163),
    Schultergelenke 23% (37/163),
    Hüftgelenke 20% (33/163).

Röntgenologische Beispiele zeigt Abb. 4.23.

An der *Wirbelsäule* findet sich global gesehen das Bild einer ankylosierenden Spondylopathie mit Chondrose bzw. Osteochondrose. Im Verlauf des Wirbelsäulenbefalls entwickeln sich zunehmende *Intervertebralraumverschmälerungen,* zunächst im oberen Lenden- und unteren Brustwirbelsäulenbereich, später auf die gesamte Wirbelsäule übergreifend. Die *Grund- und Deckplatten* zeigen eine zunehmende *Sklerosierung* und *Randwulstbildung.* Die Sklerosierungen sind z.T. fransig und unscharf begrenzt und greifen einige Millimeter auf die Spongiosa des angrenzenden Wirbels über. In den *Intervertebralräumen* kommt es zu *band-, fleck- und strichförmigen irregulären Verkalkungen.* Bei Fortschreiten des Prozes-

ses verschmälern sich zunehmend die Intervertebralräume, die Verkalkungen werden homogener. In den Randpartien quellen gelegentlich die verkalkten Anulusanteile bogenförmig nach lateral und ventral vor und muten dann – bei allerdings wesentlich höherer Dichte – wie ein Syndesmophyt an. Gleichzeitig entwickeln sich aber *zunehmende Spangenbildungen,* die zu einer *progredienten Ankylosierung* der Wirbelsäule führen. Die *Wirbelbogengelenke* werden ebenfalls befallen und verknöchern zunehmend. Die Lendenwirbelsäule bekommt eine zunehmende Streckstellung, die obere Brustwirbelsäule kann hyperkyphosieren. An der Lendenwirbelsäule finden sich gelegentlich *Längsbandverknöcherungen,* ähnlich wie bei M. Bechterew. Als charakteristisches Röntgenzeichen kann die Ausbildung sog. *Vakuumphänomene* angesehen werden, bei denen es sich um luftdichte Aufhellungen im verknöcherten bzw. kalzifizierten Intervertebralraum handelt. Sie entstehen auf dem Boden dehiszenter Fissuren in der Bandscheibe, die mit Gas gefüllt sind[1]. Die Gaszusammensetzung entspricht der des Bluts. Neben den oben erwähnten Verdichtungen im Bereich der Grund- und Deckplatten sind noch subdiskale, irreguläre feine Aufhellungen und Verdichtungen zu nennen, die intraspongiösen Diskusprolapsen im Sinne von Schmorl-Knorpelknötchen entsprechen. Im Verlauf der beschriebenen Veränderungen tritt allmählich eine *Immobilisationsosteoporose ein.*

An den *großen Gliedmaßengelenken* treten – in der Regel 10 Jahre nach Beginn der Wirbelsäulenveränderungen – gemischtförmige

---

1 Vakuumphänomene werden auch bei banalen degenerativen Veränderungen der Zwischenwirbelscheibe und – seltener – in degenerativ verändertem hyalinem und Bindegewebsknorpel der Gliedmaßengelenke und anderer gelenkiger Verbindungen (z.B. Symphyse) beobachtet. Besonders im Schulter- und Hüftgelenksknorpel kann es – im Übersichtsbild selten, im CT häufiger – bei Überstreckung bzw. Abduktion physiologischerweise gesehen werden. Durch freien Stickstoff bedingte Luftblasen in Gelenken (besonders Schultergelenk) sieht man bei plötzlicher Dekompression (Caissonkrankheit, weiteres dazu s. bei Freyschmidt, Knochenerkrankungen im Erwachsenenalter, Springer 1980).

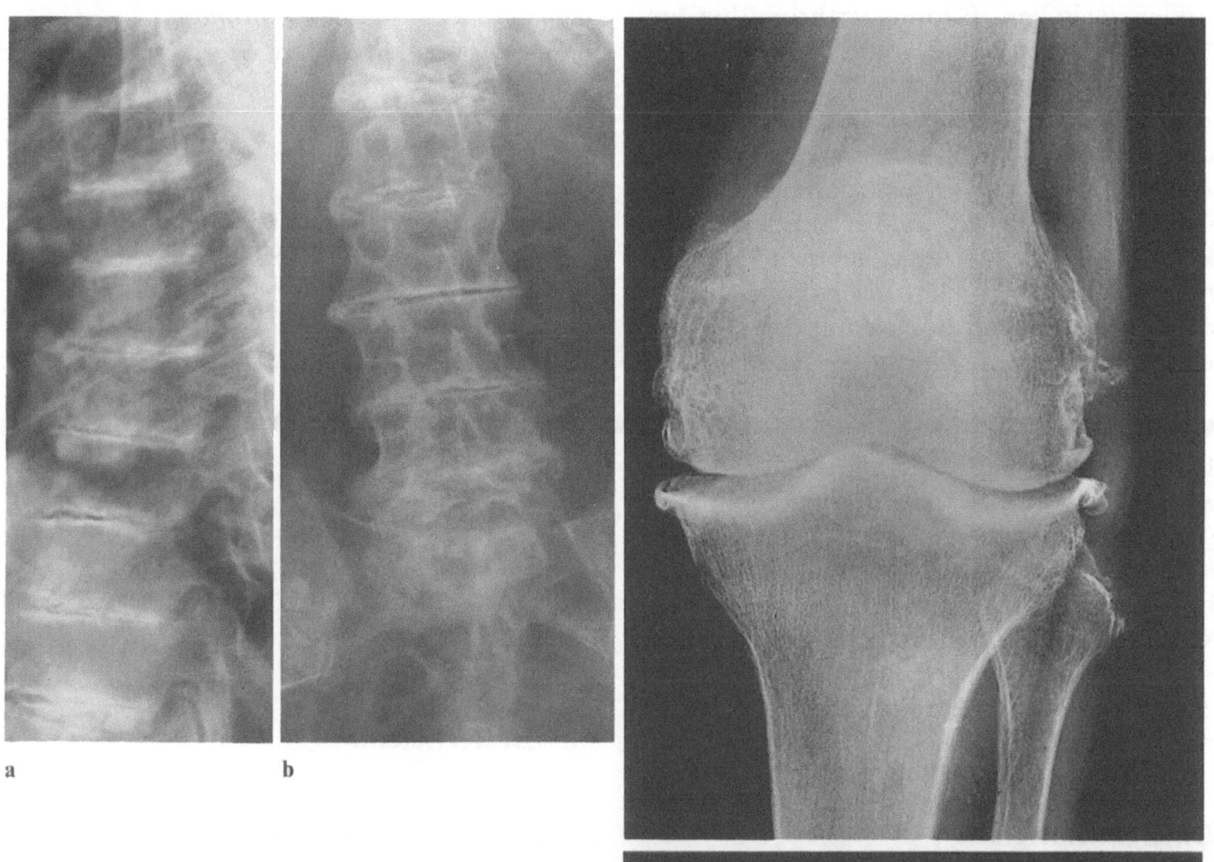

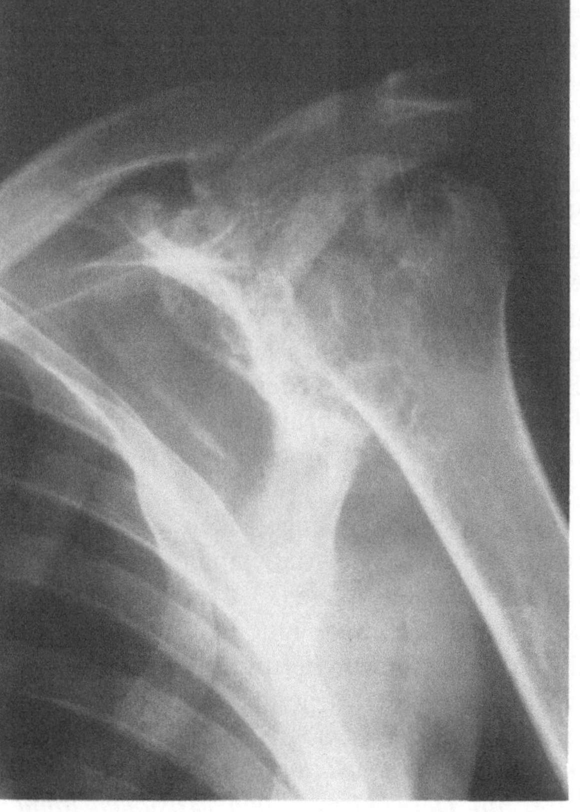

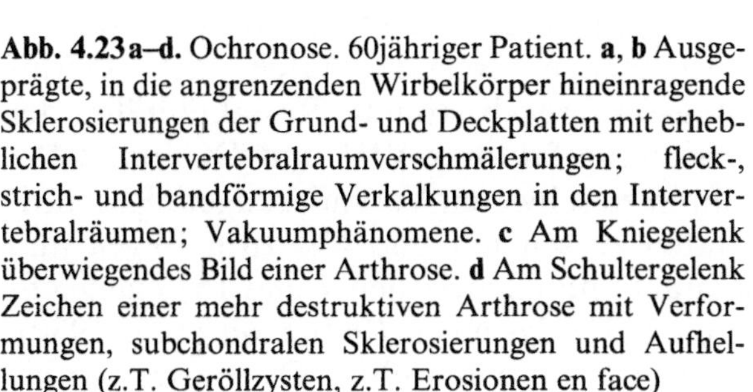

Abb. 4.23a–d. Ochronose. 60jähriger Patient. **a, b** Ausgeprägte, in die angrenzenden Wirbelkörper hineinragende Sklerosierungen der Grund- und Deckplatten mit erheblichen Intervertebralraumverschmälerungen; fleck-, strich- und bandförmige Verkalkungen in den Intervertebralräumen; Vakuumphänomene. **c** Am Kniegelenk überwiegendes Bild einer Arthrose. **d** Am Schultergelenk Zeichen einer mehr destruktiven Arthrose mit Verformungen, subchondralen Sklerosierungen und Aufhellungen (z.T. Geröllzysten, z.T. Erosionen en face)

Bilder zwischen Chondroarthropathie und Synovialisarthropathie auf. Die Gelenkkonturen sind irregulär und wellig, es finden sich z.T. deutliche subchondrale Sklerosen und unterschiedlich große, irregulär begrenzte Aufhellungen. Die Gelenkspalten verschmälern sich zunehmend, im Verlauf der Erkrankung kommt es auch zu zunehmenden Deformierungen, insbesondere der Femurkondylen, des Humerus- und des Femurkopfs. Neben unterschiedlich ausgeprägten Randwulstbildungen sind auch erosive Veränderungen erkennbar, bedingt durch die synovialitische Komponente des Prozesses. In den Gelenken können gelegentlich freie Gelenkkörper nachgewiesen werden. Im Kapsel- und Bandansatzbereich sowie auch im Bereich anderer fibroossärer Übergänge, wie z.B. an den Bekkenkämmen, an den Sitzbeinen, den großen und kleinen Rollhügeln und am Fersenbein, entwickeln sich metaplastische Verknöcherungen.

Differentialdiagnose

Die Differentialdiagnose, insbesondere der Wirbelsäulenveränderungen, hat in erster Linie den M. Bechterew zu berücksichtigen. Im Gegensatz zum M. Bechterew finden sich bei der Ochronose keine sakroiliitischen Veränderungen, nur sehr spät kann es einmal zu Spaltverschmälerungen und Verknöcherungen der Sakroiliakalgelenke kommen. Beim M. Bechterew sind Bandscheibenverkalkungen nur selten in dem Maß ausgeprägt wie bei der Ochronose, auch fehlen beim M. Bechterew die ausgedehnten Grund- und Deckplattensklerosierungen. Typische Syndesmophyten werden bei der Ochronose nicht gesehen.

An den Gliedmaßengelenken hat die Differentialdiagnose v.a. die banale Arthrose zu berücksichtigen. Die Differentialdiagnose wird erleichtert, wenn eine Röntgenaufnahme der Wirbelsäule zur Befundung hinzugezogen wird. Insgesamt betrachtet sollte eine *vorzeitige Arthrose der Knie-, Schulter- und Hüftgelenke mit ausgedehnter subchondraler Sklerose, mit Deformierung und Erosionen immer*

den Verdacht auf eine Ochronose oder eine andere stoffwechselbedingte Störung wie z.B. die Chondrokalzinose aufkommen lassen.

Literatur

Greiling H (1957) Beitrag zur Entstehung der Ochronose bei Alkaptonurie. Klin Wochenschr 35:889

Lagier R, Steiger U (1980) Hip arthropathy in ochronosis: Anatomical and radiological study. Skeletal Radiol 5:91

Lanzer G, Hofmann H, Rainer F, Klein G (1977) Arthropathie, Spondylopathie und extraartikuläre Manifestation der alkaptonurischen Ochronose. Therapiewoche 29:6807

O'Brien WM, La Du BN, Bunim JJ (1963) Biochemical, pathologic and clinical aspects of alcaptonuria, ochronosis and ochronotic arthropathy. Review of world literature (1584–1962). Am J Med 34:813

Sitaj R, Lagier R (1973) Arthropathia ochronotica. Acta Rheum Balneo Pistiniana 7

4.5 Blutergelenk

Synonym:
● Hämophile Osteoarthropathie

Definition

Beim Blutergelenk oder der hämophilen Osteoarthropathie handelt es sich um eine chronische Gelenkerkrankung, die durch wiederholte Gelenkblutungen ausgelöst und unterhalten wird. Am häufigsten liegt ein Mangel an Gerinnungsfaktor VIII (Hämophilie A) oder IX (Hämophilie B) zugrunde, seltener von XI (Hämophilie C) und sehr selten kongenital oder erworben von VII (Hypoprokonvertinämie, Antikoagulantientherapie mit Cumarin, Leberparenchymschädigung).

Das Krankheitsbild wird unbehandelt im Hinblick auf den Schweregrad der klinischen und röntgenologischen Symptomatik von den vorhandenen Restaktivitäten der Gerinnungsfaktoren bestimmt. Restaktivitäten der Gerinnungsfaktoren VIII und IX von $<1\%$ führen zu schweren Veränderungen, Restaktivitäten zwischen 1 und 4% zu mäßigen und Restaktivitäten zwischen 4 und 15% zu leichteren Veränderungen (Petterson et al. 1980). Während die hämophile Osteoarthropathie vor der Ära der Substitutionstherapie in der Regel zu progredienten Gelenkveränderungen bis hin zu Ankylose und Demobilisierung der Patienten führte, sind die Verläufe heute z.T. wesentlich benigner und protrahierter.

Pathogenese

Der pathogenetische Ablauf der Gelenkveränderungen bei wiederholten synovialen Gelenkblutungen ist heute noch nicht restlos und beweisend geklärt. Der primäre Schaden scheint am Gelenkknorpel zu entstehen *(Chondroarthropathie)*, woraus sich Folgeerscheinungen an der Synovialis, an der Gelenkkapsel, am Knochen und an der das Gelenk beherrschenden Muskulatur entwickeln. Darüber hinaus wird eine direkte blutungsbedingte Schädigung der Synovialmembran diskutiert (s. auch folgende Übersicht).

Zur Pathogenese der hämophilen Arthropathie

Hämoglobin im Gelenk
↓
Chondrozytenschaden
↓
Reduzierte Proteoglykansynthese
↓
Knorpelerweichung mit Minderung der mechanischen Resistenz → Arthrose
↓←
Knorpeltrümmer und Blut → Synoviale Reaktion
↓
Pannus

Erhöhung des intraartikulären Drucks durch Blutung
↓ → Wachstumsstörungen
Druckerosionen, sonstiger Knochenabbau
↓
Erweiterung der Fossa intercondylaris,
Erweiterung der Fossa olecrani

Das durch die intrasynoviale Blutung im Gelenk befindliche und in den Knorpel diffundierende Hämoglobin scheint einen direkten *Chondrozytenschaden* herbeizuführen, wobei die Proteoglykansynthese reduziert wird (Mohr 1984; Mohr et al. 1982). Daneben gibt es Hinweise auf einen enzymatischen Abbau des Gelenkknorpels. Die mit erhöhter Aktivität in der Synovialflüssigkeit nachweisbaren hydrolytischen Enzyme können entweder aus Leukozyten des Synovialergusses oder aus den Zellen der Synovialmembran stammen (Handelsman 1979; Arnold u. Hilgartner 1977). Es kommt jedenfalls zu einer Knorpelerweichung und damit zu einer Herabsetzung seiner mechanischen Resistenz.

Dadurch wird der Knorpel zunehmend zerstört, Knorpeltrümmer und Blut lösen eine *synoviale Reaktion* bis hin zur Pannusbildung aus, die wiederum Knorpel- und Knochenzerstörungen unterhält. Es entstehen Kapselverdickungen und schließlich Kapselschrumpfungen; das Gelenk kann bei vollständiger Zerstörung des Knorpels ankylosieren, oder die Veränderungen münden ein in das Bild einer Sekundärarthrose. Die Gelenkbeweglichkeit ist in der Regel durch rezidivierende Muskelhämatome und schmerzreflektorische Muskelatrophie beeinträchtigt. Die destruktiven Gelenkveränderungen werden nicht unwesentlich durch die *blutungsbedingte intraartikuläre Druckerhöhung* mit konsekutiver Druckerosion und sonstigem Knochenabbau unterhalten, besonders im knorpelfreien Gelenkbereich, wie z.B. der Fossa intercondylaris des Kniegelenks und der Fossa olecrani des Ellbogengelenks sowie auch im Ansatzbereich der Gelenkkapsel. Da bei Blutern mit Faktormangel VIII und IX intraartikuläre Blutungen schon in früher Kindheit eintreten können, sind infolge von druckbedingten Durchblutungsstörungen der Wachstumszonen *Wachstumsstörungen* (unharmonisches, beschleunigtes oder protrahiertes epi- und apophysäres Wachstum, vorzeitiger Epiphysenfugenschluß) zu erwarten. Die druckbedingten epiphysären Durchblutungsstörungen können sogar zu Knorpel-Knochen-Nekrosen führen. Die gelenknahe *Osteoporose* mit zumeist strähniger Verstärkung der Resttrabekel wird durch häufige Immobilisation der Patienten und durch druckbedingte zirkulatorische Störungen erklärt.

Pathologisch-anatomische Veränderungen

Pathologisch-anatomisch imponieren neben *Formveränderungen* und Zeichen einer *Knor-*

pel-Knochen-Destruktion eine *Verdickung und zottige Umwandlung der Synovialmembran.* Besonders in den zottigen Arealen ist sie schokoladenbraun verfärbt (durch Siderinpigmentablagerungen sowohl in den Zellen der Synovialzellschicht als auch besonders in den Makrophagen des Stratum synoviale). Eine große Anzahl neugebildeter, oft ektatischer Blutgefäße in den areolaren Anteilen der Synovialmembran stellt möglicherweise die Quelle für rezidivierende Blutungen dar (Mohr et al. 1982). In fortgeschrittenen Fällen der Gelenkzerstörung können in die Synovialmembran *Knorpel- und Knochentrümmer* eingeschlossen sein (Detritussynovitis); nach Angaben von Mohr et al. (1982) liegt allerdings weniger das Bild einer Synovitis als vielmehr das einer *Synovialose* vor. Der Gelenkknorpel ist granulär umgestaltet wie bei einer Arthrose, er zeigt tiefe Fissuren und Einlagerungen von Siderin in den Chondrozyten.

Inzidenz

Die Hämophilie kann bei allen Rassen beobachtet werden. In Deutschland sollen etwa 6000 Hämophile leben. Bei der Hämophilie A (sog. klassische Hämophilie) ist mit einer Inzidenz von 7 pro 100000 Einwohner zu rechnen. Die Hämophilie B gibt es etwa 5mal seltener als die Hämophilie A. Hämophile Arthropathien unterschiedlicher Ausprägung werden trotz Substitutionstherapie bei praktisch allen Hämophilen gefunden. Das Willebrand-Syndrom (Faktor VIII: C und VIII R: Ag, das bedeutet eine Verminderung der Faktor-VIII-Aktivität unter 50%, kombiniert mit einer Thrombozytenfunktionsstörung) ist mit 10 pro 100000 Einwohner etwas häufiger als die Hämophilie A, Gelenkblutungen werden aber etwa 5- bis 6mal seltener gefunden. Die anderen oben erwähnten Blutungskrankheiten sind wesentlich seltener und führen im Vergleich zur Hämophilie A in noch selteneren Fällen zu arthropathischen Veränderungen. Genaue Zahlenangaben darüber gibt es allerdings nicht.

Der Erbgang der Hämophilien A und B ist X-chromosomal, rezessiv-geschlechtsgebun-

Tabelle 4.2. Stadieneinteilung der Gelenkveränderungen bei Hämophilie (nach Arnold u. Hilgartner 1977)

Stadium		Klinischer Befund
Akuter Hämarthros	I	Schmerzhafte Gelenkschwellung, Bewegungseinschränkung
Subakuter Hämarthros	II	Bewegungseinschränkung, meist nur gering schmerzhaft, gelenknahe Osteoporose, Verbreiterung der Epiphysenfuge
Chronischer Hämarthros	III	Wie Stadium II + Röntgenschatten der Synovialmembran durch Eisen, subchondrale Knochenzysten
Chronischer Hämarthros	IV	Wie Stadium III + Verschmälerung des röntgenologischen „Gelenkspalts": Knorpeldestruktion
Chronischer Hämarthros	V	Wie Stadium IV + Gelenkkontrakturen durch Fibrose; starke Verbreiterung der Epiphysenfuge; Desorganisation des Gelenks

den, ein spontanes Auftreten ist selten. Fast ausschließlich erkranken Männer.

Klinische Symptomatik

In der Reihenfolge der Häufigkeit sind im wesentlichen folgende – von einem dünnen Weichteilmantel umgebene! – Gelenke betroffen: Knie (ca. 70%), Sprung- und Ellbogengelenk. In anderen Gelenken, wie z.B. dem Hüft- oder Schultergelenk, werden Gelenkblutungen mit osteoarthropathischen Veränderungen selten beobachtet. Die erste Blutung ist zumeist durch ein Trauma ausgelöst, während die Rezidive im gleichen Gelenk oft ohne merkliche Traumen auftreten. Auch unter Substitutionstherapie können bis zu 15–17 Blutungsepisoden/Jahr/Patient vorkommen; bei alleinigem Kniegelenkbefall werden 3–4 Episoden/Jahr/Patient gefunden (Barthels 1983). Durch die häufig atrophische Muskulatur mutet das betroffene Gelenk plump hervorstehend an. Weiteres zur klinischen Symptomatik s. Tabelle 4.2.

Röntgensymptomatik

Wie oben erwähnt, gehen die Gelenkveränderungen mit dem Schweregrad der Hämophilie bzw. mit der Höhe der Restaktivität des Gerinnungsfaktors einher. Röntgenologische Unterschiede zwischen Hämophilie A und B werden nicht beobachtet (Petterson et al. 1980). Die ersten röntgenologischen Befunde können sich bei unbehandelten Patienten mit schwerer Hämophilie ab dem 4. Lebensjahr in einer Vergrößerung der Epiphysen und einer Osteoporose (Petterson et al. 1980) manifestieren, ab dem 6. Lebensjahr haben alle Patienten röntgenologisch nachweisbare Veränderungen. Neben Epiphysenveränderungen und der zumeist strähnigen Osteoporose (sog. hypertrophische Atrophie) sind in unterschiedlicher Ausprägung folgende *allgemeine Röntgenzeichen* wesentlich:

- Zeichen des intraartikulären Ergusses mit Verlagerung der periartikulären Fettlinien und evtl. Gelenkspalterweiterung,
- Verdichtung und Verdickung des periartikulären Weichgewebes,
- periartikuläre Weichteilverkalkungen,
- Verdickung und Verdichtung der Synovialis,
- Verschmälerung des Gelenkspalts,
- Irregularitäten der subchondralen Knochenkontur und -struktur (Arthrosezeichen!),
- subchondrale Sklerose (Arthrosezeichen!),
- subchondrale Zysten (Arthrosezeichen oder intraossäre Blutungen im Sinne eines Pseudotumors),
- Inkongruenzen mit Abflachung der Artikulationsflächen,
- Randanbauten (Arthrosezeichen!),
- Erosion der Gelenkränder,
- betonte Wachstumslinien (sog. Harris-Linien),
- Verbiegung und Dislokation der artikulierenden Knochen,
- Ankylose.

Die Röntgenzeichen repräsentieren also ein komplexes oder buntes Bild von Gelenkerguß, Weichteilveränderungen, erosiver Arthrose und trophischen Störungen. Die Weichteilverdickungen sind häufig sehr dicht, wahrscheinlich bedingt durch Hämosiderinablagerungen.

Am *Kniegelenk* (s. Abb. 4.24 und 4.28) werden darüber hinaus eine Exkavation der Fossa intercondylaris und eine Rechteckform der Patella beobachtet, am *oberen Sprunggelenk* (s. Abb. 4.25 und 4.26) eine Tibiasubluxation nach dorsal und eine stärkere Neigung der Talusgelenkkonturen im tibiotalaren Gelenk nach lateral, am *Ellbogengelenk* (s. Abb. 4.27) eine Exkavation der Fossa olecrani und am *Schultergelenk* ein Humerus varus.

Subperiostale und intraossäre Blutungen können zur Knochenresorption führen, die schließlich das Bild eines *hämophilen Pseudotumors* (besonders an den kleinen Hand- und Fußknochen, im Becken, in der Mandibula und an den großen Röhrenknochen) hervorrufen. Solche Tumoren muten oft blasig und septiert oder trabekuliert an wie Riesenzelltumoren, aneurysmatische Knochenzysten und die fibröse Dysplasie; Spontanfrakturen kommen vor.

Bei etwa jedem 10. Bluter lassen sich auf dem Boden intramuskulärer oder periostaler Blutungen metaplastische Verknöcherungen im Sinne einer Myositis ossificans nachweisen. Solche Verknöcherungen finden sich bevorzugt im Becken- und Oberschenkelbereich (Vas et al. 1981).

Die heute neben der Substitution begangenen therapeutischen Wege sind different (z.B. Synovektomie, Immobilisation oder Belastung nach Blutungsepisode usw.) und erfordern zur vergleichenden Beurteilung ihres Erfolgs objektive Parameter. Ein in der Praxis gut anwendbares Befundungschema wurde von Petterson et al. (1980) angegeben und am Beispiel von 54 unbehandelten Patienten mit Hämophilie A und B in einer retrospektiven Studie vergleichend mit klinischen Befunden (z.B. Gelenkfunktion) erfolgreich getestet. Die einzelnen Veränderungen (s. Tabelle 4.3) werden entsprechend ihrer Ausprägung mit 0–2 Punkten benotet. Die Summe der Punkte eines Gelenks und/oder aller untersuchten

Tabelle 4.3. Befundungsschema bei Patienten mit Hämophilie A und B (Nach Petterson et al. 1980)

Radiologische Veränderungen	Befund	Punktzahl
Osteoporose	nicht vorhanden	0
	vorhanden	1
Vergrößerung der Epiphysen	nicht vorhanden	0
	vorhanden	1
Irregularitäten der subchondralen Knochenkonturen	nicht vorhanden	0
	leicht	1
	deutlich	2
Verschmälerung des Gelenkspalts	nicht vorhanden	0
	$< 50\%$	1
	$> 50\%$	2
Subchondrale Aufhellungen („zystische Formationen")	nicht vorhanden	0
	1 Zyste	1
	> 1 Zyste	2
Erosion der Gelenkränder	nicht vorhanden	0
	vorhanden	1
Inkongruenzen der Gelenkflächen	nicht vorhanden	0
	leicht	1
	deutlich	2
Deformitäten (Verbiegung und/oder Dislokation der artikulierenden Knochen)	nicht vorhanden	0
	leicht	1
	deutlich	2
Maximale Punktzahl pro Gelenk:		13

Gelenke gibt einen Überblick über ihren augenblicklichen Zustand wieder und kann hervorragend zu Vergleichsbeobachtungen, v.a. im Rahmen vergleichender therapeutischer Studien an einem Gelenk, bei einem Patienten oder von Patientengruppen herangezogen werden. Das Befundungsschema ermöglicht eine anschauliche graphische Darstellung der röntgenologischen Veränderungen über einen Beobachtungszeitraum.

Aus den Untersuchungen von Petterson et al. (1980) geht hervor, daß unbehandelt immer das Ausmaß arthropathischer Veränderungen mit der Schwere der Gerinnungsstörung und mit dem Alter der Patienten (schon in 2-Jahres-Abständen!) zunimmt. Sie fanden eine gute Korrelation mit der klinischen Funktion der Gelenke, obwohl in einigen Fällen die röntgenologische Symptomatik einer Reduzierung der Mobilität und/oder der Funktion vorausging.

Differentialdiagnose

Die Diagnose einer hämophilen Arthropathie läßt sich in der Regel schon aus der Anamnese stellen. Allein vom röntgenologischen her kommen differentialdiagnostisch eine Arthrose, die Chondrokalzinose und die Osteochondrosis dissecans in Frage. Bei schon im Wachstumsalter beginnender hämophiler Arthropathie dürften unter Beachtung aller Röntgenzeichen keine ernsthaften differentialdiagnostischen Schwierigkeiten auftreten.

Literatur

Arnold WD, Hilgartner MW (1977) Hemophilic arthropathy. Current concepts of pathogenesis and management. J Bone Joint Surg 59:287

Barthels M (1983) Substitutionstherapie der schweren Hämophilie A und B. Analyse des Behandlungserfolges und Kriterien der Erfolgsbeurteilung. Auswertungsergebnisse einer multizentrischen kooperativen Studie. 14. Hämophiliesymposium, Hamburg

Deutsch E (1982) Hämorrhagische Diathesen. In: Gross R, Schölmerich P (Hrsg) Lehrbuch der Inneren Medizin. Schattauer, Stuttgart New York

Handelsman JE (1979) The knee joint in hemophilia. Orthop Clin North Am 10:139

Mohr W (1984) Gelenkkrankheiten. Thieme, Stuttgart

Mohr W, Kirkpatrick CJ, Köhler G (1982) Arthropathie bei Hämophilie. Aktuel Rheumatol 7:179

Petterson HA, Ahlberg J, Nilsson M (1980) A radiologic classification of hemophilic arthropathy. Clin Orthop 149:153

Vas W, Cockshott WP, Martin RF, Pai MK, Walter J (1981) Myositis ossificans in hemophilia. Skeletal Radiol 7:27

Vignon E, Sabeh-Ayoun S, Patriot LM, Favre-Gilly J, Arlot M (1979) Les arthropathies de l'hypoconvertinémie. À propos d'une observation. Rev Rhum Mal Osteoartic 46:141

Wood K, Omer A, Shaw MT (1969) Haemophilic arthropathy. A combined radiological and clinical study. Br J Radiol 42:498

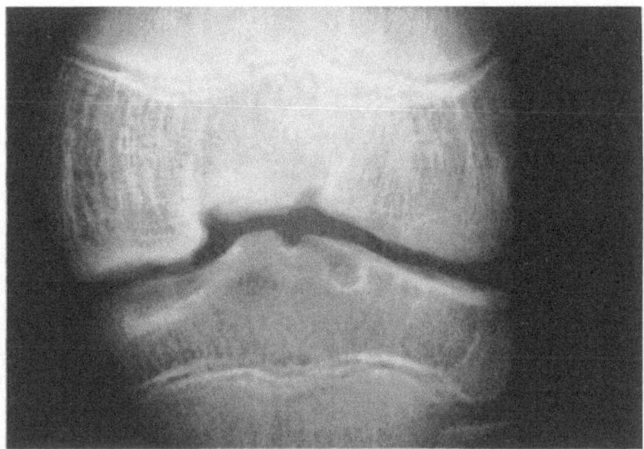

Abb. 4.24. Klassische Zeichen der hämophilen Osteoarthropathie: Vergrößerung der Epiphyse, strähnige Osteoporose, Inkongruenzen, Irregularitäten und Abflachung der Gelenkkonturen, Verbreiterung der Fossa intercondylaris, subchondrale Aufhellungen

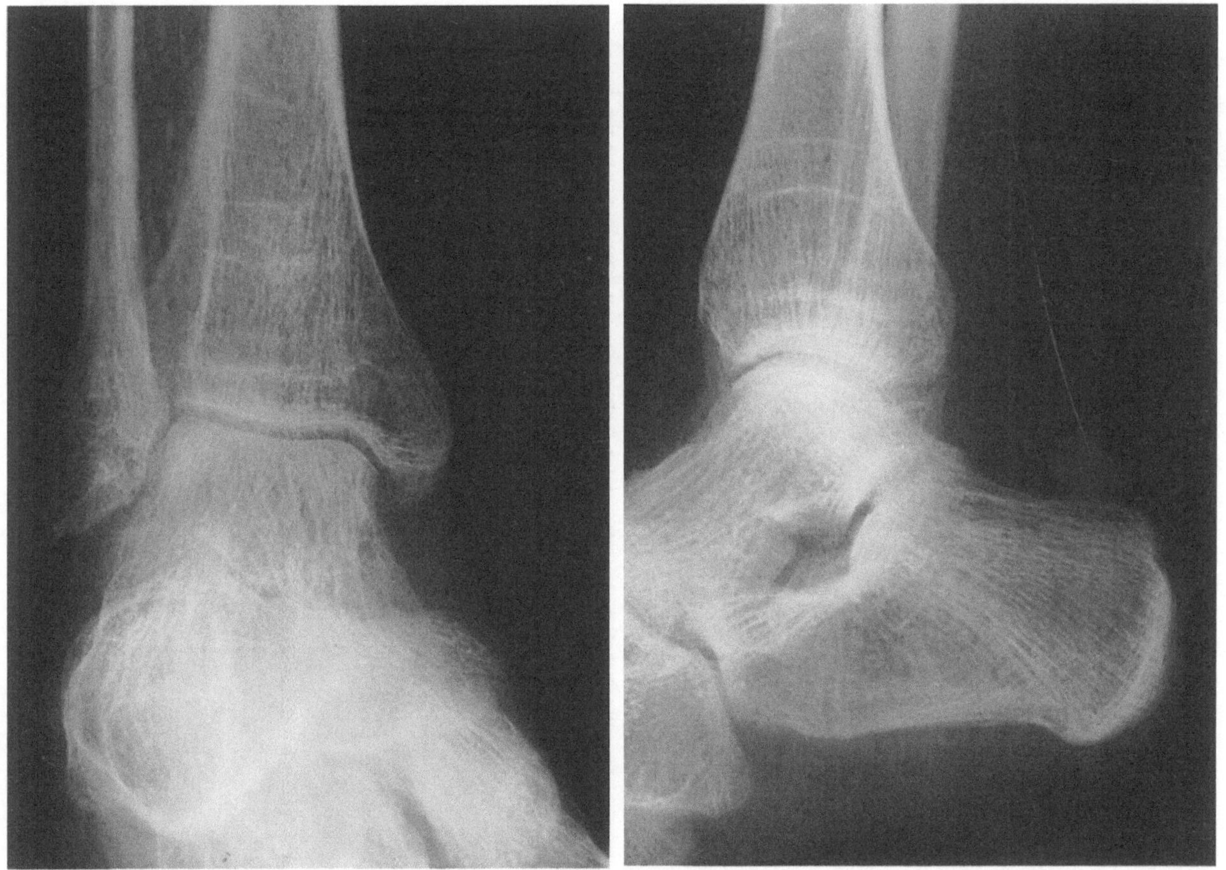

a   b

Abb. 4.25 a, b. Strähnige Osteoporose, Harris-Linien und Gelenkspaltverschmälerung bei Hämophilie A

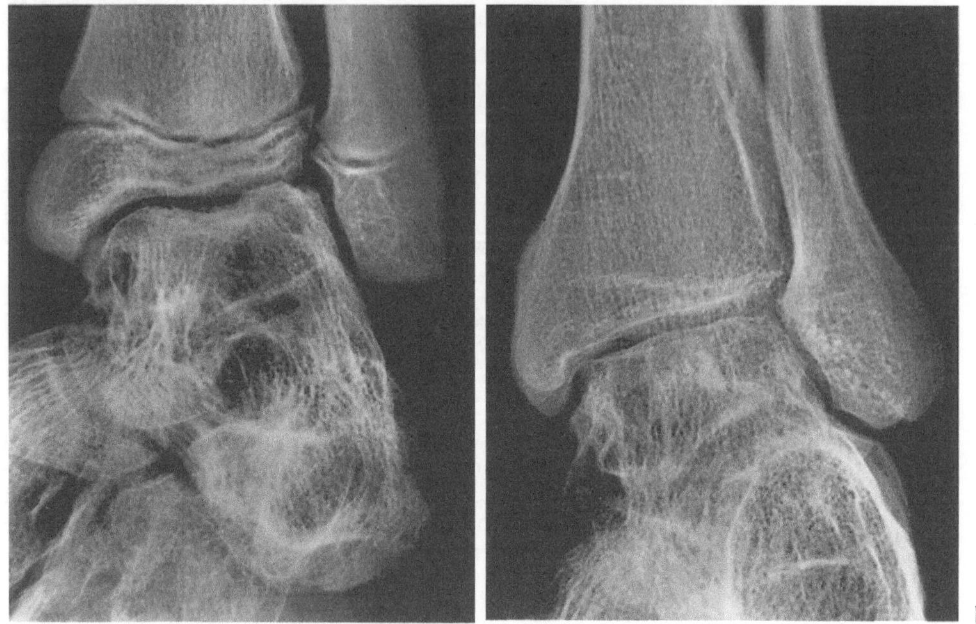

a

b

Abb. 4.26a, b. 13jähriger Hämophilie-A-Patient. **a** Vergrößerung und Deformierung der Tibiaepiphyse, Osteoporose, subchondrale Irregularitäten der Knochenstruktur, Eindellung der Talusgelenkkontur (osteochondraler Defekt durch Nekrose? Einbruch?) Erosionen der Gelenkränder. **b** Deutliche Fehlstellung des Talus („tibiotalar tilt") bei Hämophilie

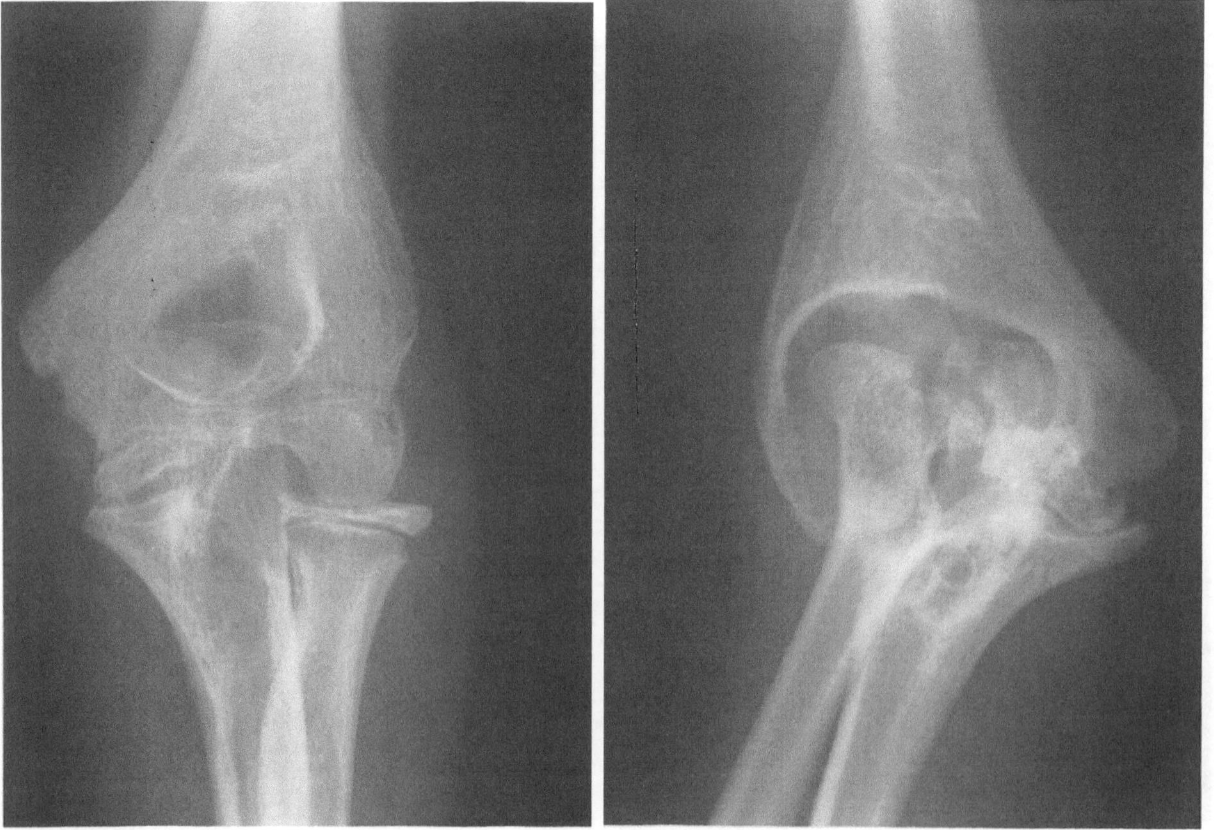

a

b

Abb. 4.27a, b

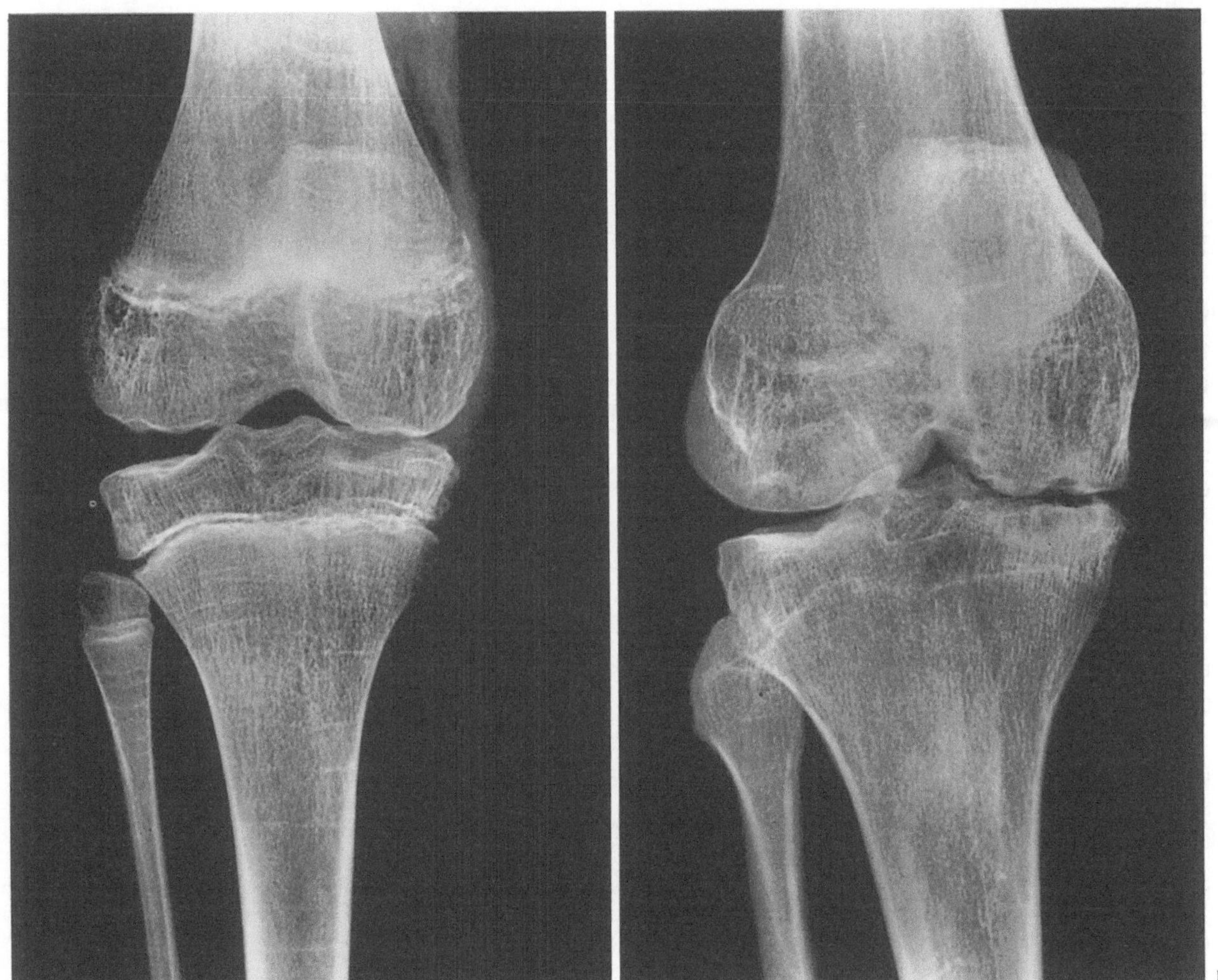

Abb. 4.28a, b. Verlaufsbeobachtung einer hämophilen Osteoarthropathie über 12 Jahre (beachte die Rechteckform der Patella)

◁ **Abb. 4.27. a** Hämophilie B, 13jähriger Patient. Große Epiphysendeformierungen mit Gelenkinkongruenzen. Erweiterung der Fossa olecrani. Osteoporose, Gelenkspaltverschmälerung, Verdichtung und Verdickung des artikulären und periartikulären Weichgewebes. **b** Schwerste Gelenkdestruktion bei Hämophilie A mit grotesker Exkavation der fossa olecrani

4.6 Neurogene Arthropathie

Synonyme:
- Arthropathia neuropathica
- Charcot-Gelenk

Definition

Bei der neurogenen Arthropathie handelt es sich um einen destruktiven oder auch destruktiv-hypertrophischen Gelenkprozeß, dem initial eine neurotrophische Störung des befallenen Gelenks zugrunde liegt. Die neurogene Arthropathie ist röntgenologisch durch resorptive und/oder produktive Knochenveränderungen charakterisiert.

Ätiologie und Pathogenese

Die häufigsten bekannten angeborenen, erworbenen und iatrogenen Ursachen der neurogenen Arthropathie sind in Tabelle 4.4 zusammengestellt.

Die Vorstellungen über den Pathomechanismus der neurogenen Arthropathie haben sich in den letzten Jahren gewandelt (s. dazu auch folgende Übersicht).

Neurogene Arthropathie

Neurotraumatische Theorie	*Neurovaskuläre Theorie*
Protektive Sensibilität herabgesetzt	Neurovaskulärer Reflex
↓	↓
Ständige Mikrotraumatisierung	Hyperämie, Osteoklastenstimulation
↓	↓
Fragmentation des Knochens	Resorption des Knochens
↓	↓
Sekundäre synoviale Reaktion	Reduzierung der Belastbarkeit
	↓
	Mechanische Faktoren
	↓
	Zerstörung des Gelenks

Während früher – bis zurück zu Virchow – die Theorie favorisiert wurde, daß die neuropathische Zerstörung bzw. Desintegration eines Gelenks durch das Fehlen der protektiven Sensibilität des Gelenks mit konsekutiver Fehlbelastung und ständiger Traumatisierung von Knorpel und subchondralem Knochen bedingt sei (neurotraumatische oder mechani-

Tabelle 4.4. Ursachen und entsprechendes Befallsmuster von neurogenen Arthropathien

Erkrankung	Am häufigsten befallene Gelenke
Tabes dorsalis	Knie-, Hüft-, Sprunggelenke
Syringomyelie	Schulter-, Ellbogengelenke, Halswirbelsäule
Diabetes mellitus	Fußwurzel-, Fußwurzel-Mittelfuß-, Mittel-Vorfuß-Gelenke
Verletzungen des Rückenmarks oder peripherer Nerven	Höhenabhängig
Spina bifida	Höhenabhängig
Lepra	Inkonstante Bevorzugung des Gliedmaßenskeletts
Multiple Sklerose	Inkonstante Bevorzugung des Gliedmaßenskeletts
Kongenitale Schmerzunempfindlichkeit	Sprung-, Fuß-, Kniegelenke
Iatrogen – Systemische Steroidbehandlung, insbesondere nach Nierentransplantation – intraartikuläre Steroidinjektionen – Langzeiteinnahme von Analgetika und Antiphlogistika	Hüft-, Knie-, Schultergelenke
Myelomeningozele	Sprung-, Fußgelenke
Amyloidose	Sprung-, Fußgelenke
Idiopathisches Charcot-Gelenk	Keine Gelenkbevorzugung bekannt

sche Theorie), setzt sich heute zunehmend die vaskuläre Theorie (Brower u. Allman 1981) durch. Sie entsprang u.a. der Beobachtung, daß neurogene Arthropathien auch bei gelähmten Patienten auftreten, bei denen eine mechanische Traumatisierung des betroffenen Gelenks ausgeschlossen werden konnte, daß neurogene Arthropathien auch bei Patienten mit noch erhaltener Schmerzsensibilität gefunden wurden und daß einige neurogene Arthropathien foudroyant in wenigen Wochen verlaufen, ein Befund, der durch eine mechanische Destruktion allein nicht zu erklären ist. Die neurovaskuläre Theorie beschreibt den pathogenetischen Ablauf einer neurogenen Arthropathie folgendermaßen:

Die zugrunde liegende neurogene Störung löst einen vaskulären Reflex aus, der zu einer vermehrten Durchblutung und einer aktiven – subchondralen – Knochenresorption durch Osteoklasten führt. Die dadurch verminderte Stabilität des Knochens läßt ihn anfällig werden gegenüber geringfügigen – schon durch die normale Gelenkbewegung ausgelösten – Traumen, wodurch subchondrale Frakturen eintreten. Die mechanischen Veränderungen sind also als Sekundärphänomen aufzufassen, das nun permanent den weiteren Zerstörungsmechanismus des betroffenen Gelenks im Zusammenhang mit der fehlenden protektiven Sensibilität von selbst unterhält.

Auch die späteren produktiven Knochenveränderungen werden von Brower u. Allman (1981) als Sekundärphänomene im Rahmen der fortgesetzten Belastung des ständig und intensiv traumatisierten Gelenks angesehen. Bei den Gelenkveränderungen im Zusammenhang mit langzeitiger systemischer (z.B. nach Nierentransplantation, Levine et al. 1977) oder lokaler Steroidapplikation stellt die durch Steroide reduzierte protektive Gelenksensibilität nur einen pathogenetischen Faktor dar, diskutiert werden darüber hinaus epiphysäre Knochennekrosen durch Gefäßverschlüsse infolge von Fettembolien (durch Steroide gestörter Leberstoffwechsel) oder Veränderungen der Haftfähigkeit von Erythrozyten. Da primäre neurologische Störungen beim kortisoninduzierten Charcot-Gelenk in den Hintergrund treten, spricht man auch von einem *Pseudo-Charcot-Gelenk*.

Bei nierentransplantierten Patienten spielt sicherlich auch eine Vorschädigung des Knochens im Sinne einer renalen Osteopathie bei terminaler Niereninsuffizienz eine Rolle.

Sehr selten können Charcot-Gelenke ohne erkennbare neurologische Symptomatik bzw. Ursache auftreten (sog. *idiopathisches Charcot-Gelenk*, Blanford et al. 1978).

Pathologisch-anatomische Veränderungen

Die pathologisch-anatomischen Veränderungen bei der neurogenen Arthropathie unterstützen die neurovaskuläre Theorie. Der sub-chondrale Knochen zeigt um die Trabekel erweiterte Gefäße und zahlreiche Osteoklasten. Eigene Beobachtungen weisen auf eine erhebliche Hypervaskularisierung des Gelenks im Angiogramm hin (Abb. 4.29 und 4.30). Die weiteren pathologisch-anatomischen Veränderungen der neurogenen Arthropathie entsprechen reaktiven Veränderungen der Synovialis mit synovialer Proliferation (offensichtlich durch Knorpel- und Knochentrümmer induziert), Ergußbildung und Kapselverdickung. Insbesondere bei der hypertrophischen Form oder im hypertrophischen Stadium der neurogenen Arthropathie sind enchondrale und periostale Knochenneubildungen und paraartikuläre unreife Knorpel- und Knochenelemente im Rahmen wahrscheinlich reparativer Vorgänge obligat (s. Abb. 4.31).

Inzidenz

Die neurogene Arthropathie ist als seltene Gelenkerkrankung aufzufassen. Bei der Syringomyelie wird sie in etwa 60–70% aller Fälle (eigene Schätzung) beobachtet. Für die diabetische Osteoarthropathie wird eine Inzidenz von etwa 2–4% der Diabetiker angegeben (Thumb et al. 1977).

Klinische Symptomatik

Die klinische Symptomatik der neurogenen Arthropathie ist bei den einzelnen ätiologisch in Frage kommenden Krankheitsbildern sehr unterschiedlich.

Bei der *Syringomyelie* imponiert eine schmerzlose Schwellung des befallenen Gelenks, das in fortgeschrittenen Stadien oft eine kuriose Überbeweglichkeit (Hampelmanngelenk) erkennen läßt. Wie in Tabelle 4.4 angeführt, dominieren in der Befallstopik die oberen Extremitäten, insbesondere Schulter- und Ellbogengelenk.

Bei der *Tabes dorsalis* bzw. *Neurolues* sind überwiegend die Hüft- und Kniegelenke sowie die thorakolumbalen Wirbelsäulenabschnitte betroffen.

Die *diabetische (neurogene) Arthropathie* tritt überwiegend bei schon länger bestehen-

Tabelle 4.5. Befallstopik der diabetischen Osteoarthropathie am Beispiel von 101 Patienten aus dem Krankengut von Sinha et al. (1972)

Lokalisation	n	[%]
Tarsi	47	37
Tarsometatarsal	34	27
Metatarsophalangeal	34	27
Sprunggelenk	12	9

Tabelle 4.6. Häufigkeit der verschiedenen Röntgenzeichen bei diabetischer Arthropathie am Beispiel von 101 Fällen aus dem Krankengut von Sinha et al. (1972)

Veränderungen	*n*
Zerstörung der Gelenkoberfläche	88
Gelenkderangement	18
Fragmentation	52
Frakturen	28
Periostale Knochenauflagerungen	62
Knochenresorption	30
„Ablutschen"	21
Subluxation	27
Gefäßverkalkungen	90

dem Diabetes mellitus auf. Klinisch imponiert an den betroffenen Gelenken des Fußes eine in der Regel allmählich zunehmende schmerzlose Schwellung. Bei gröberen Osteolysen und Destruktionen stellen sich Deformierungen ein, auch eine Krepitation kann palpatorisch spürbar werden. Gelegentlich tritt das Krankheitsbild aber auch gichtähnlich mit einer plötzlich beginnenden, mit Rötung einhergehenden schmerzhaften Schwellung auf. In diesen Fällen ist die Abgrenzung einer bei Diabetikern ja nicht selten zu beobachtenden infektiösen Arthritis – auch im Rahmen von trophischen Störungen der Haut und Unterhaut (z.B. diabetische Fußgangrän) – schwierig. Zur Befallstopik einer diabetischen Osteoarthropathie s. auch Tabelle 4.5).

Röntgensymptomatik

Die röntgenologischen Kardinalsymptome der neurogenen Arthropathie sind entweder eine weitgehend reaktionslose Zerstörung eines oder beider Gelenkenden *oder* Gelenkzerstörungen mit Verdichtungen und Frag-

mentationen der befallenen Knochenabschnitte in Kombination mit heterotopen Ossifikationen des paraartikulären Gewebes. Bei beiden Formen können z.T. bizarre und groteske Fehlstellungen auftreten.

Die erste Form der neurogenen Arthropathie wird auch als *atrophische Arthropathie,* die zweite als *hypertrophische Arthropathie* bezeichnet. Verlaufsbeobachtungen (auch im eigenen Krankengut) sprechen dafür, daß in der Mehrzahl der Fälle die erste in die zweite Form übergeht, die zweite Form also eine Spätmanifestation einer neurogenen Arthropathie darstellt. Es sei aber hervorgehoben, daß die atrophische Form durchaus auch in diesem Stadium stehenbleiben kann. Sie wird überwiegend an den oberen Extremitäten gefunden, die hypertrophische Form beobachtet man häufiger an den gewichtstragenden unteren Extremitäten.

Bei der atrophischen Form oder besser im atrophischen Stadium der neurogenen Arthropathie (Abb. 4.29 und 4.30) imponieren zunächst Weichgewebsverdickungen durch Ergußbildung und Synovialisverdickung und eine Gelenkspaltverschmälerung durch Knorpelzerstörung; es folgen diskrete Verdichtungen des subchondralen Knochens und geringere Fragmentationen. Eine begleitende gelenknahe Osteoporose ist höchstens geringfügig ausgeprägt, da das betroffene Gelenk infolge fehlender Schmerzen nicht immobilisiert wird. Auch Osteophyten werden in diesem Stadium vermißt. An den Röhrenknochen der Finger und Füße, aber auch am proximalen und distalen Radius spitzen sich die konvexen Gelenkenden zu, während sich die konkaven aufweiten.

Im Folgestadium der Erkrankung bzw. bei der *hypertrophischen Form* der neurogenen Arthropathie (Abb. 4.31) bilden sich gröbere Knochenfragmente und heterotope Verknöcherungen aus, es stellen sich gröbere Fehlstellungen (Subluxation, Luxation) ein. Die heterotopen Ossifikationen können mit Hilfe periostaler Knochenneubildungen auch mit den zerstörten Gelenkenden fusionieren und nach adaptiven Ummodellierungsvorgängen ein „neues" Gelenk bilden.

Ummodellierungen mit Ausbildung eines die ursprüngliche Form imitierenden Knochenendes werden allerdings auch im Rahmen der mehr atrophischen Form beobachtet.

Bei *Kindern* können sich neuropathische Veränderungen in Frakturen der langen Röhrenknochen und in Epiphysenlösungen äußern.

Wie aus Tabelle 4.4 hervorgeht, werden neurogene Arthropathien der oberen Extremitäten, insbesondere des Schulter-, Ellbogen- und Handgelenks, bei der Syringomyelie gefunden, während Hüft-, Knie- und Wirbelsäulenveränderungen (thorakolumbal) häufiger auf eine Neurolues hinweisen.

Steroidinduzierte Arthropathien stellen sich röntgenologisch oft nur in Form einer Osteochondrosis dissecans oder einer epiphysären Osteonekrose dar (s.S. 219). Die bei der diabetischen Arthro- bzw. Osteoarthropathie zu findenden Röntgenzeichen sind in Tabelle 4.6 in ihrer Häufigkeit wiedergegeben.

Auf einige röntgenmorphologische Besonderheiten der diabetischen Arthropathie in bestimmten Regionen des Fußes sei hier noch näher eingegangen (s. auch Abb. 4.32 und 4.33).

An den Röhrenknochen des Fußskeletts, insbesondere an der distalen Hälfte der Metatarsalia II–V, führen die destruktiven Veränderungen zu einem Schwund der Metatarsalköpfchen bei gleichzeitiger Abnahme des Schaftdurchmessers, so daß diese wie abgelutscht aussehen.

Im Bereich der Fußwurzel, insbesondere an den Ossa cuneiformia intermedium et laterale, äußern sich die destruktiven Veränderungen überwiegend an der distalen Gelenkfläche, sie greifen auch auf die Metatarsalbasen über. Begleitet sind diese Veränderungen häufig von einer Osteoporose. Es werden auch Spontanfrakturen der Metatarsalia im Basisbereich oder subkapital beobachtet. Wenn sie knöchern nicht durchbauen, bilden sich hypertrophe Pseudarthrosen aus. Hypertrophe Veränderungen mit periostaler Kompaktaverdickung finden sich besonders an den Schäften der Metatarsalia.

Der Befall von Gelenken außerhalb des Fußbereichs ist relativ selten. Es wurden aber auch schon Veränderungen am Kniegelenk gemeinsam mit arthropathischen Veränderungen am Sprunggelenk gefunden, darüber hinaus gibt es Fallberichte von diabetischen Arthropathien, insbesondere im Karpalbereich sowie auch am Schulter- und Ellbogengelenk (Campbell u. Feldman 1975).

Die diabetische Arthropathie tritt selten als alleinige Skelettveränderung auf, sie wird vielmehr von weiteren Skelettveränderungen z.B. im Sinne eines sog. DISH-Syndroms (diffuse idiopathische Skeletthyperostose) bzw. der hyperostotischen Spondylosis deformans und/oder Fibroostosen begleitet.

Differentialdiagnose

Die Differentialdiagnose hat Geschwulstprozesse (s. Abb. 4.29), aseptische Knochennekrosen anderer Ursache und – besonders bei der diabetischen Osteoarthropathie – entzündliche Gelenkprozesse zu berücksichtigen. Bei nichtdiabetischen neurogenen Arthropathien deckt die klinisch-neurologische Untersuchung schnell die Ursache auf.

Literatur

Blanford AT, Keane SP, McCarty DJ, Albers JW (1978) Idiopathic Charcot joint of the elbow. Arthritis Rheum 21:723

Brower AC, Allman RM (1981) Pathogenesis of the neurotrophic joint: Neurotraumatic vs. neurovascular. Radiology 139:349

Campbell WL, Feldman F (1975) Bone and soft tissue abnormalities of the upper extremity in diabetes mellitus. AJR 24:7

Johnson JTH (1967) Neuropathic fractures and joint injuries: Pathogenesis and rationale of prevention and treatment. J Bone Joint Surg [Am] 49:1

Levine E et al. (1977) Osteonecrosis following renal transplantation. AJR 128:985

Norman A, Robbins H, Milgram JE (1968) The acute neuropathic arthropathy: A rapid, severely disorganizing form of arthritis. Radiology 90:1159

Reinhardt U (1974) Arthropathia diabetica. Dtsch Med Wochenschr 99:98

Sinha S, Munichoodappa S, Kocak GT (1972) Neuropathy (Charcot joints) in diabetes mellitus. Clinical study of 101 cases. Medicine (Baltimore) 51:191

Thumb N, Mayrhofer F, Rosna J (1977) Diabetische Osteoarthropathie. Therapiewoche 29:6840

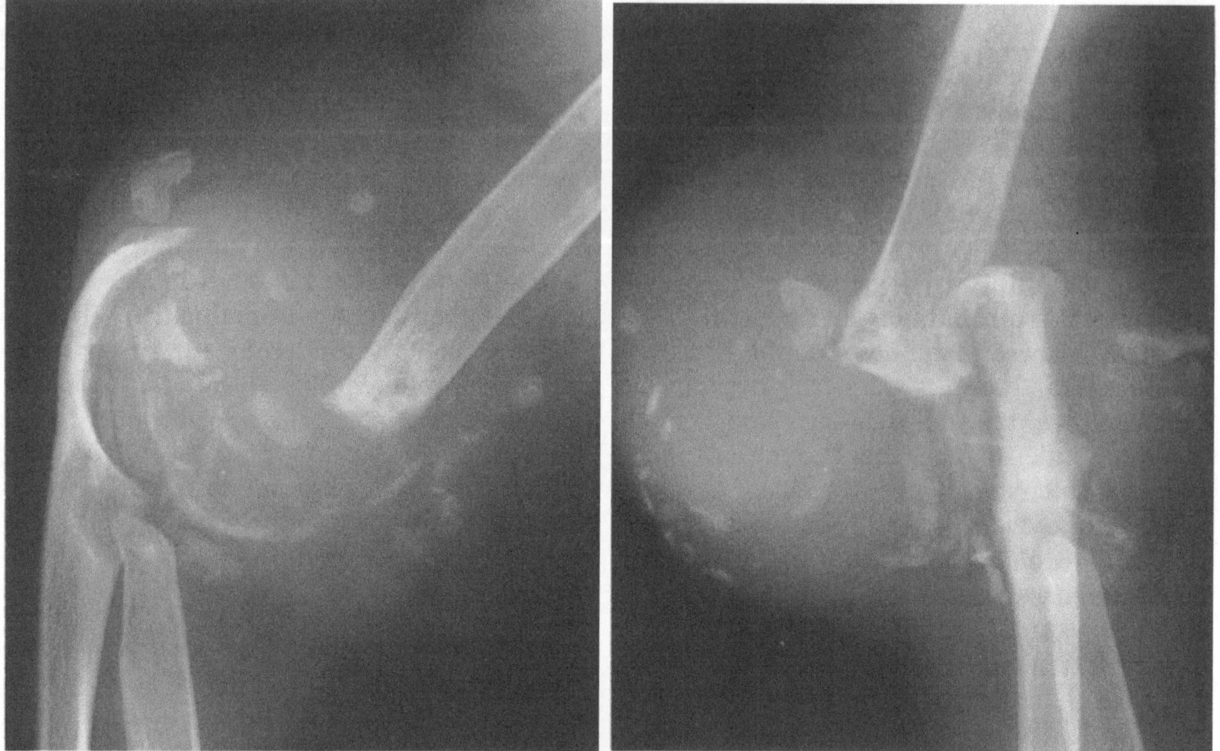

a   b

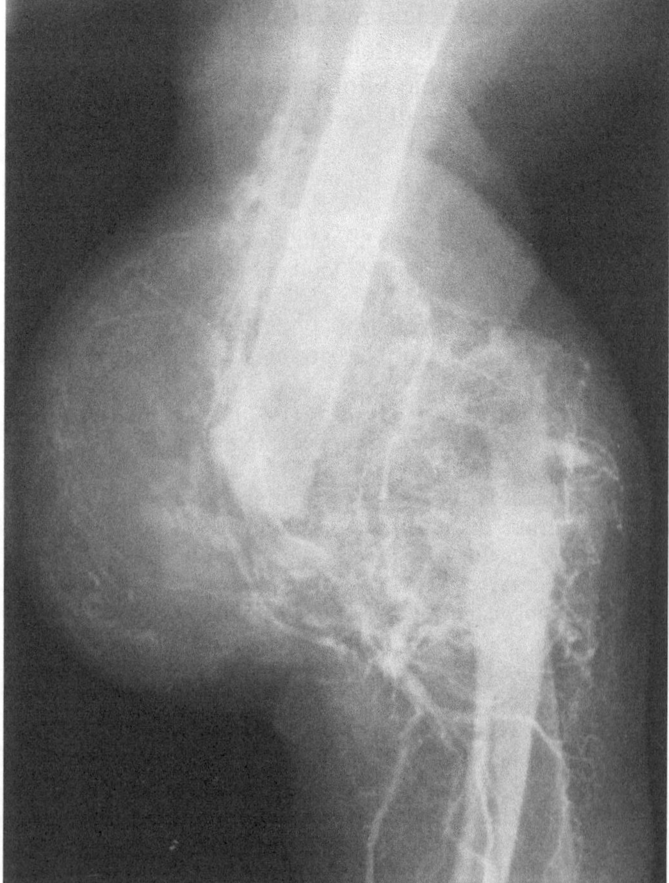

c

Abb. 4.29 a–c. Neurogene Arthropathie bei Syringomyelie, 61jährige Patientin. Reaktionslose Zerstörung aller Gelenkenden, in der groben Weichteilschwellung Knochenfragmente und heterotope Ossifikationen (**a, b**). Im Angiogramm (**c**) massive Hypervaskularisation. Klinisch schmerzfreie, abnorme Beweglichkeit (Hampelmanngelenk), Krepitation

Abb. 4.31 a, b. Neurogene Arthropathie bei Syringomyelie, 58jährige Patientin. Völlige Destruktion des Humeruskopfs und der Gelenkpfanne. Ausgeprägte Sklerose der verbliebenen Knochenabschnitte mit periostalen Knochenneubildungen; rundliche, tumorartige heterotope paraartikuläre Verknöcherungen, die weit nach distal reichen (hypertrophische Form der Arthropathie). Klinisch völlig beschwerdefrei

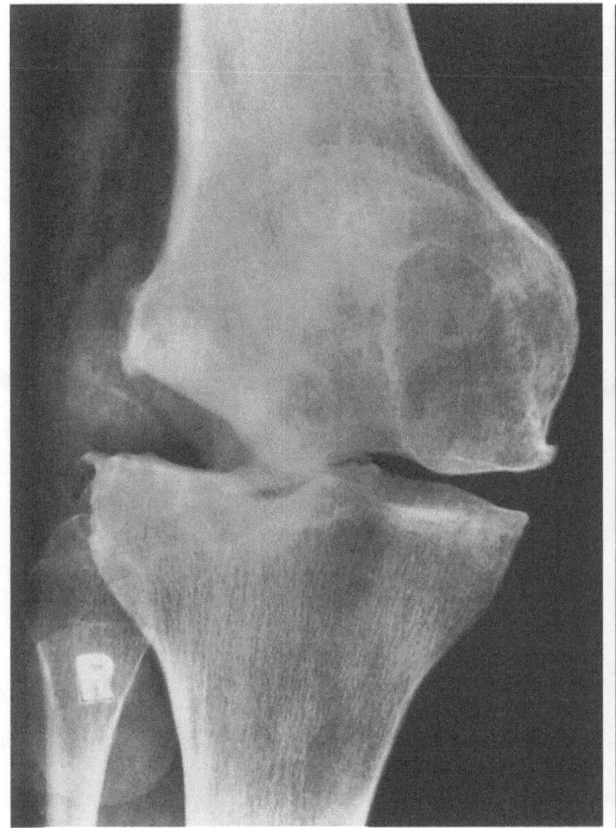

a

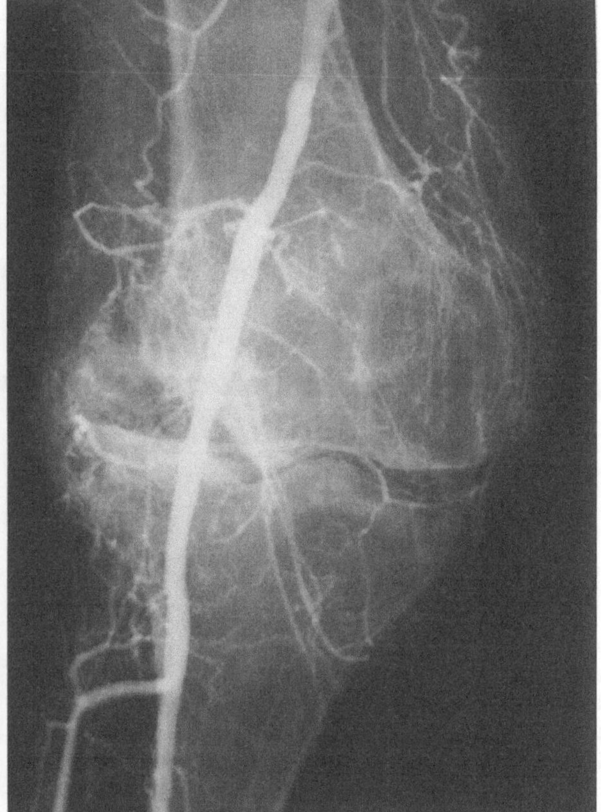

b

Abb. 4.30a, b. Neurogene Arthropathie bei Tabes dorsalis, 56jährige Patientin. Eine Röntgenaufnahme des Kniegelenks 5 Wochen (!!) zuvor zeigte nur eine Gonarthrose. Jetzt reaktionslose Zerstörung des Condylus lateralis femoris (überwiegend atrophische Form der neurogenen Arthropathie (**a**). Mäßige subartikuläre Sklerose des verbliebenen lateralen Femur, erhebliche Weichteilschwellung mit beginnenden heterotopen Ossifikationen. Im Angiogramm (**b**) massive Hypervaskularisation im Destruktionsgebiet

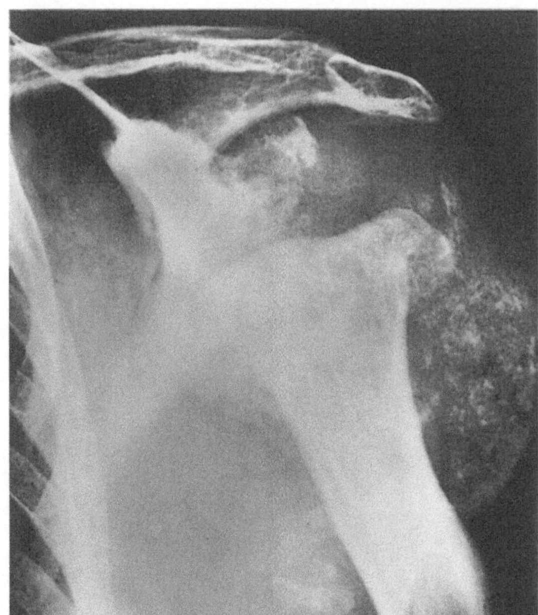

a

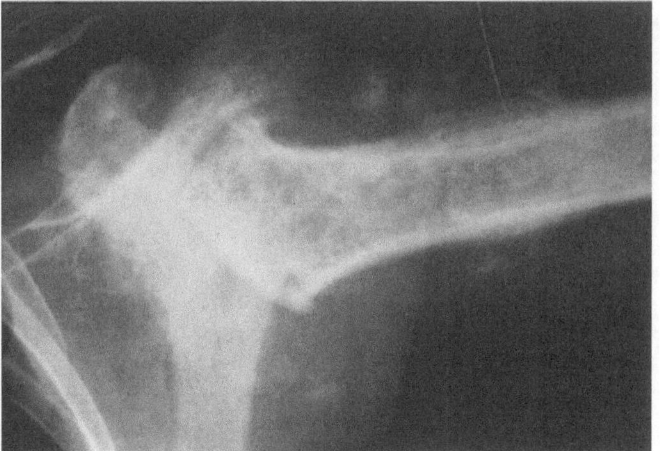

b

Abb. 4.31a, b

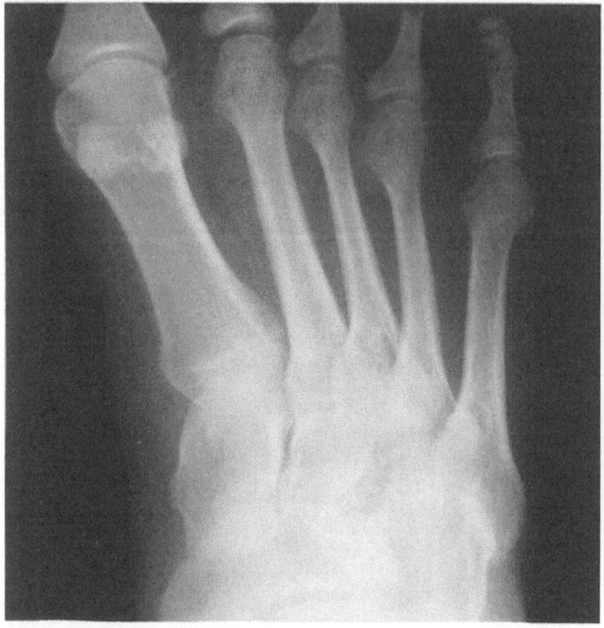

a

Abb. 4.32a, b. Typische diabetische Osteoarthropathie am Fußskelett eines 28jährigen Mannes (juveniler Diabetes mellitus). b Zerstörungen der Ossa cuneiformia und der angrenzenden Metatarsalbasen I–III mit erheblichen Fragmentationen und paraartikulären heteroto-

b

pen Ossifikationen sowie periostalen Knochenneubildungen; Subluxationen. Reaktionslose Zerstörung des Metatarsophalangealgelenks V. Gefäßverkalkungen. Eine Röntgenaufnahme 3 Monate (!) zuvor (a) ließ noch keine ossären Veränderungen erkennen

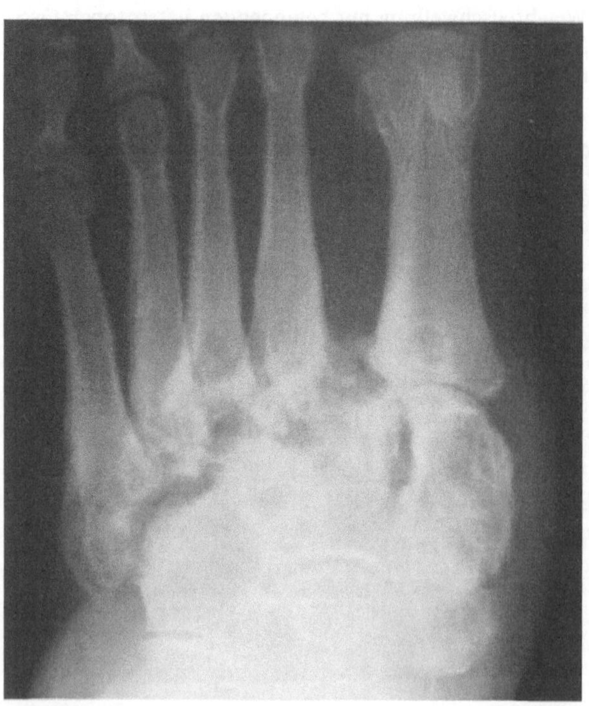

Abb. 4.33. Typische neurogene Arthropathie bei Diabetes mellitus, 68jährige Patientin

4.7 Polychondritis

Definition

Der Polychondritis liegt ein zumeist generalisierter entzündlicher Prozeß knorpeliger Strukturen zugrunde.

Wesentliche Manifestationsorte sind der Ohrknorpel, der Knorpel des Tracheobronchialsystems und der Gelenkknorpel.

Ätiologie, pathologische Anatomie

Die Ätiologie des Krankheitsbildes ist unbekannt. Da ein Drittel der Patienten gleichzeitig an einer Autoimmunkrankheit oder an einer rheumatischen Erkrankung leidet, ist es nicht abwegig anzunehmen, daß das Krankheitsbild immunpathologisch bedingt ist. Pathologisch-anatomisch lassen sich regressive Knorpelveränderungen mit asbestartiger Degeneration, Verquellung und Hyalinisierung sowie auch Knorpelnekrosen nachweisen.

Der zerstörte Knorpel kann durch ein fibroblastisches Granulationsgewebe ersetzt werden.

Inzidenz

Das Krankheitsbild ist als sehr selten zu betrachten, genaue Angaben über die Inzidenz liegen nicht vor.

Klinische Symptomatik

Im Vordergrund der klinischen Symptomatik stehen Entzündungen der Ohrmuscheln, die sehr schmerzhaft sein können. Durch die destruktiven Knorpelveränderungen entstehen klinische Bilder wie die sog. ,,Waschlappenohren" oder auch ,,Blumenkohlohren". Röntgenologisch lassen sich die Knorpelnekrosen oft an regressiven Verkalkungen erkennen. Auch der Nasenknorpel kann destruiert werden, so daß sich klinisch eine Sattelnase ausbildet. Bei einem Befall des Knorpels der Trachea und der Bronchien kommt es zu Heiserkeit, auch zu Luftnot. Bei einer Beteiligung der Gliedmaßengelenke finden sich Arthralgien, aber auch regelrecht entzündliche Zustände im Sinne von oligo- und polyartikulären (seronegativen) Arthritiden. Diese Arthritiden dauern einige Tage bis Wochen, um nach einem Intervall erneut aufzutreten. Begleitet werden die in Schüben auftretenden beschriebenen klinischen Zeichen häufig von Fieber. Sind auch die Zwischenwirbelscheiben betroffen, klagen die Patienten über Rückenschmerzen.

Zu erwähnen ist noch, daß sich am Krankheitsgeschehen auch nichtknorpelige Gewebe wie z.B. Augen und Innenohr sowie das Herz beteiligen können.

Röntgensymptomatik

Wie oben bereits erwähnt, lassen sich im Bereich nekrotischer Knorpelveränderungen z.B. am Ohr regressive Verkalkungen nachweisen. Differentialdiagnostisch ist zu berücksichtigen, daß sich solche Kalzifikationen auch nach Erfrierungen, bei Dauertraumen, z.B. bei Boxern, sowie bei Gicht, Chondrokalzinose, Ochronose und Akromegalie darstellen lassen.

An den Gelenken finden sich Weichteilschwellungen und auch eine gelenknahe Osteoporose sowie Verschmälerungen des Gelenkspalts. Seltener können auch Erosionen auftreten.

Zusammenfassend betrachtet liegen also röntgenologisch und auch klinisch eher die Zeichen eines entzündlichen Prozesses im Sinne einer Synovialisarthropathie als die Zeichen einer Chondroarthropathie vor. Da pathologisch-anatomisch die Läsion aber primär im Knorpelbereich liegt, wurde das Krankheitsbild den Chondroarthropathien zugeordnet. *Die Diagnose einer Polychondritis kann eigentlich erst dann mit einer gewissen Wahrscheinlichkeit angenommen werden, wenn Ohrknorpelveränderungen und in der Regel auch Veränderungen am Respirationstrakt mit Heiserkeit und/oder asthmaartigen Zuständen vorliegen.*

Literatur

Bachman F, Foroutan R, Hartl PW (1976) Der informative Fall: Rezidivierende Polychondritis. Therapiewoche 26:6306

Johnson TN, Mital N, Rodnan GP, Wilson RJ (1973)
Relapsing polychondritis. Radiology 106:313
Spritzer HW, Weaver AL, Diamond HS, Overholt EL
(1969) Relapsing polychondritis. Report of a case with
vertebral column involvement. JAMA 208:355

4.8 Gelenkveränderungen bei Akromegalie

Synonym:
- Akromegale Osteoarthropathie

Adenome des Hypophysenvorderlappens können zu einer vermehrten Produktion von somatotropem Hormon führen. Nach Abschluß des Knochenwachstums kommt es an Knochen und Knorpel sowie an den Weichteilen zu An- und Umbauprozessen, die mit einer Volumenzunahme einhergehen. Eine Überproduktion von somatotropem Hormon vor Abschluß des Knochenwachstums führt zum sog. Gigantismus. Durch periostale und enchondrale Anbauvorgänge wird die Form des Knochens vergröbert, er nimmt insgesamt an Volumen zu.

Die durch Somatotropin stimulierte enchondrale Ossifikation spielt sich dabei in der faserknorpeligen Ansatzzone von Sehnen und Bändern ab. Auch der Gelenkknorpel proliferiert, dadurch wird der röntgenologische Gelenkspalt erweitert. Da das subkutane Fettgewebe durch „wasseräquivalentes" Bindegewebe ersetzt wird, nehmen die Weichteile an Masse zu, der periartikuläre Bereich ist aufgetrieben bei insgesamt verdickten Fingern.

Klinisch klagen etwa die Hälfte der Akromegaliepatienten über unterschiedlich ausgeprägte Schmerzen an den Extremitäten und an der unteren Wirbelsäule. Fernerhin werden *Arthralgien,* begleitet von schmerzhaften Anschwellungen der betroffenen Gelenke, angegeben. Von einer *akromegalen Osteoarthropathie* spricht man, wenn die artikulierenden Knochen *arthroseähnliche Anbauten ohne Gelenkspaltverschmälerung* zeigen.

An Hand- und Fußskelett finden sich in der Regel die prägnantesten Veränderungen (Abb. 4.34). Es fällt eine Verbreiterung der Metakarpalia und der Phalangen auf, die

Muskelinsertionen sind vergröbert und unregelmäßig begrenzt, besonders im Subkapitalbereich der Metatarsalia und Metakarpalia. Die Fingerweichteile erscheinen bei geeigneter Röntgenaufnahmetechnik „homogenisiert" und sind obligat verdickt. Die Processus unguiculares weisen eine Ankerform auf. An den MCP- und MTP- sowie an den Interphalangealgelenken bestehen in der Regel Randosteophyten. Zumeist sind alle Gelenkspalten deutlich erweitert infolge der Verdickung des Gelenkknorpels. *An anderen Gelenken,* wie z.B. dem Kniegelenk (Abb. 4.35), imponieren deutliche Randanbauten und Hyperostosen an den Sehnen-, Band- und Kapselansätzen bei vergrößertem und normal weitem Gelenkspalt.

Der proliferierte Gelenkknorpel neigt zum vorzeitigen Verschleiß, so daß sich nach jahrelang bestehender Akromegalie eine Arthrose einstellen kann. Durch die dann reduzierte Gelenkspaltweite wird die Differentialdiagnose erheblich erschwert.

Eine weitere radiologische Besonderheit findet sich in Form von vergrößerten *Sesambeinen.* Dieser Befund läßt sich mit dem sog. Sesambeinindex für die Sesambeine um das MCP-Gelenk I objektivieren:

Unter Standardbedingungen mit einem Fokus-Film-Abstand von 1,10 m beträgt das Produkt aus den beiden größten senkrecht aufeinander stehenden Durchmessern (in mm) 12– maximal 29, wobei die obere Grenze für das männliche Geschlecht gilt. Bei Akromegalen liegt der Index jenseits von 30 und kann in exzessiven Fällen 45 erreichen.

Weitere Testregionen für die radiologische Untersuchung bei Verdacht auf Akromegalie sind:

- der *Schädel* (Aufweitung der Sella turcica, evtl. mit Zerstörung der Klinoidfortsätze, Dickenzunahme der Schädelkalotte, betonter Okzipitalsporn, breite Supraorbitalwülste, Vergrößerung der Mandibula, Vergrößerung v.a. des Sinus frontalis),
- die *Wirbelsäule* (Vergrößerung des Tiefendurchmessers der Wirbel und Zunahme des Intervertebralabstands, Betonung der dorsalen Konvexität),

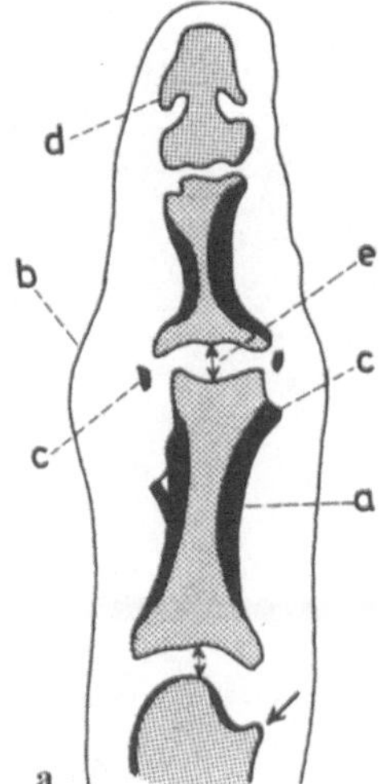

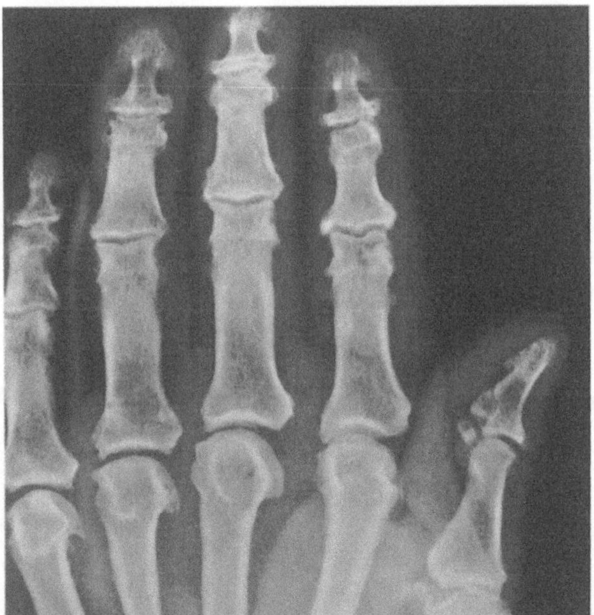

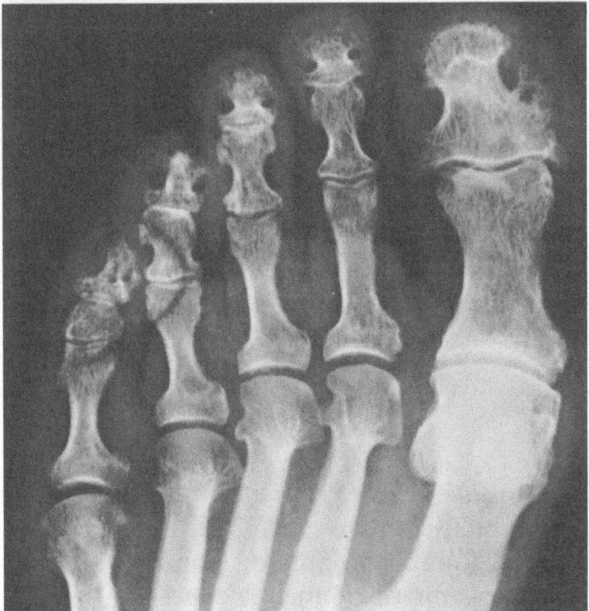

Abb. 4.34a–c. Röntgenologische Veränderungen am Hand- und Fußskelett bei Akromegalie **a** schematisch, **b**, **c** röntgenologische Beispiele. **a** Die Phalangenschäfte erscheinen mäßig verdickt (*a*), die Muskelansätze sind sehr prominent, besonders am Zeigefinger. Die Weichteilkonturen sind verbreitert (*b*). Randosteophyten bestehen sowohl an den Metakarpo- und Metatarsophalangeal- wie an den Interphalangealgelenken (*c*). Die Endphalangen weisen eine Ankerform auf (*d*). Erweiterung der Gelenkspalten (*e*). Besonders an den Metakarpalköpfchen IV und V durch Hyperostose bedingtes sog. Nasenzeichen. Die relativ grobe Spongiosazeichnung an den Händen spiegelt die vorhandene Osteoporose wider.

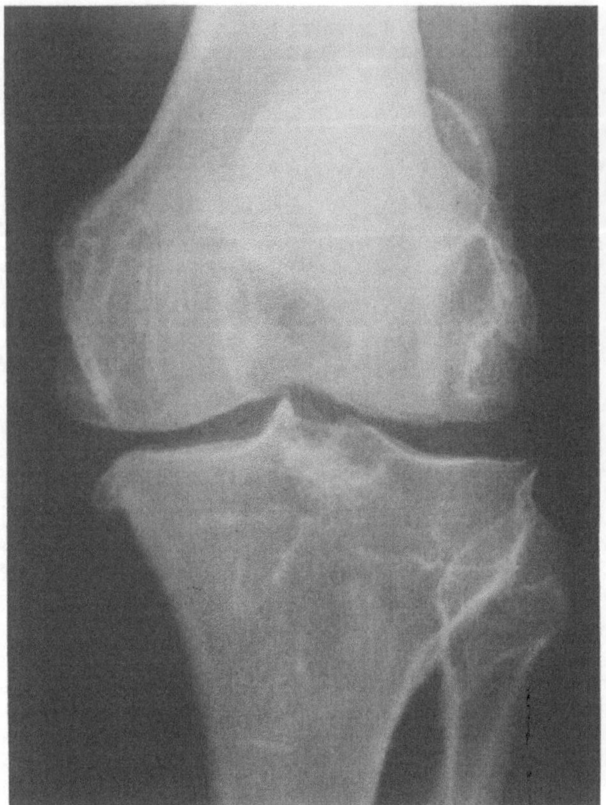

a

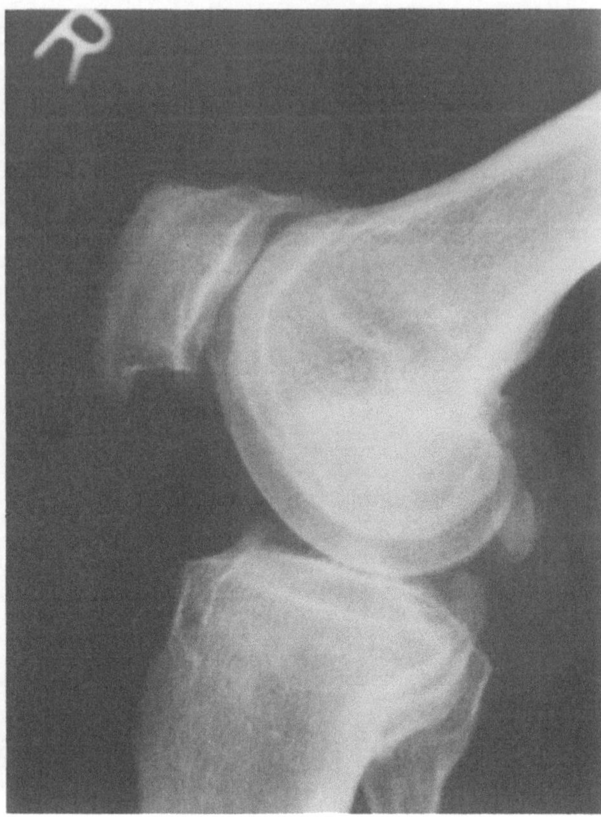

b

Abb. 4.35 a, b. Akromegale Osteoarthropathie am Kniegelenk. Deutliche Gelenkrandosteophyten, auch an den Patellakanten, bei normalweiten Gelenkspalten; auffallende Ausziehungen der Eminentiae intercondylares.

Starke Hyperostose um den dargestellten proximalen Fibulaschaft. Die Patientin klagte über rezidivierende Kreuz-, Hüftgelenk- und Kniegelenkschmerzen

– der *Kalkaneus* (Verbreiterung des Fersenweichteilschattens über 23 mm bei Frauen und 25 mm bei Männern, gemessen von der Unterkante des Tuber calcanei).

Differentialdiagnose

Die Differentialdiagnose hat bei deutlichen proliferativen Knochenveränderungen die Arthrose zu berücksichtigen. Ein wesentliches Unterscheidungsmerkmal ist aber der bei der Akromegalie normal weite oder erweiterte Gelenkspalt. Problematisch kann vom radiologischen her die Differentialdiagnose bei länger bestehender Akromegalie werden, wenn der proliferierte Gelenkknorpel degeneriert und sich tatsächlich eine Arthrose einstellt!

Weiterhin sind differentialdiagnostisch produktive Fibroostosen, z.B. bei Fluorose, Ochronose und beim sog. DISH-Syndrom zu berücksichtigen, fernerhin bei chronischer Überbeanspruchung bestimmter Muskelgruppen und damit ihrer Sehnenansätze (Fußballer, Bodenturner).

Literatur

Kho KM, Wright AD, Doyle FH (1970) Heel pad thickness in acromegaly. Br J Radiol 43:119
Kleinberg DL et al. (1966) The sesamoid index: An aid in the diagnosis of acromegaly. Ann Intern Med 64:1075
Lange EK, Bressler WT (1961) Roentgenologic features of acromegaly. AJR 86:321
Steinbach HL, Feldman R, Goldberg MB (1959) Acromegaly. Radiology 72:535

5 Synovialisarthropathien

5.1 Bakterielle Arthritis

Synonym:
- Pyogene Arthritis

Definition

Bei der bakteriellen Arthritis handelt es sich um eine überwiegend monoartikuläre entzündliche Gelenkerkrankung, die durch hämatogenen, direkten oder fortgeleiteten Bakterieneintritt in das Gelenk hervorgerufen wird.

Pathogenese, pathologisch-anatomische Veränderungen

Bakterienansammlungen in einem Gelenk lösen eine entzündliche Reaktion der Synovialmembran aus, die sich mit Hyperämie, Exsudation und Proliferation ausdrückt. Der Knorpel wird überwiegend enzymatisch abgebaut. Die Erreger (z.B. Staphylokokken[1], Gonokokken, Kolibakterien) können in das Gelenk hämatogen, durch direkte Eröffnung (traumatisch, durch Injektion) oder fortgeleitet aus dem umgebenden Weichteilmantel oder Knochen (Osteomyelitis, besonders bei Säuglingen und Erwachsenen) gelangen. Der weitere Ablauf des entzündlichen Prozesses mit all seinen Folgeerscheinungen bis hin zur bindegewebigen oder knöchernen Ankylose ist im Übersichtskapitel (Seite 7f.) dargestellt.

Klinische Symptomatik

Nichttuberkulöse bakterielle Arthritiden treten in der Regel mit akuten lokalen Symptomen (Schwellung, Rötung, schmerzhafte Bewegungseinschränkung) und Allgemeinreaktionen (Fieber, Leukozytose, Blutsenkungsbeschleunigung) auf. Der klinische Beweis für eine bakterielle Arthritis wird durch den Erregernachweis im Gelenkpunktat erbracht. Dadurch ist auch eine Abgrenzung gegenüber einer symptomatischen Arthritis möglich.

Röntgensymptomatik

Die allgemeine Röntgensymptomatik einer Arthritis ist im einleitenden Übersichtskapitel (S. 7f.) dargestellt. Hier soll auf die Besonderheit der pyogenen Arthritis an einigen Gelenken eingegangen werden. Für alle bakteriellen – nichttuberkulösen – Arthritiden gilt, daß die Röntgensymptomatik in relativ kurzer Zeit (Tage bis Wochen!) abläuft und unbehandelt in grober Destruktion oder Ankylose endet. Bakterielle Arthritiden gehen nicht selten mit Periostverknöcherungen der angrenzenden Knochen einher. Für die Verlaufsbeobachtung ist es wichtig zu wissen, daß die röntgenologischen Veränderungen mit Ausbildung von Erosionen, auch Dissektionen usw. der abklingenden klinischen Symptomatik „nachhinken". Das gilt besonders für die heute gewöhnliche Situation der Beherrschung einer pyogenen Arthritis durch eine Antibiotikatherapie.

Handgelenke (Abb. 5.1 und 5.2)

Bevorzugter Sitz einer hämatogenen pyogenen Arthritis sind die Karpalgelenke, während bakterielle Arthritiden an den Fingerge-

---

1 Circa 60–70% aller nichtgonorrhoischen bakteriellen Mono- und Oligoarthritiden sind durch Staphylokokken bedingt.

lenken im wesentlichen durch Direktinfektion (z.B. traumatisch) verursacht werden. Die Arthritis breitet sich röntgenologisch im Karpalbereich vom Primärsitz der Infektion (z.B. laterale Region) rasch über die anderen Gelenke, die ja unterschiedlich miteinander kommunizieren, aus. Dieser Ausbreitungsmodus unterscheidet die bakterielle Arthritis von nicht bakteriell bedingten, entzündlich-rheumatischen Arthritiden, die primär alle Karpalgelenke mehr oder weniger gleichzeitig erfassen können. Nach oder neben einer Weichteilschwellung imponiert bei der bakteriellen Karpalarthritis eine mehr oder weniger grobe Entkalkung, die die Karpalia, aber auch die distalen metaphysären Ulna- und Radiusabschnitte sowie die proximalen Metakarpalanteile miteinbezieht. Die Gelenkspalten verschmälern sich, die subchondrale Grenzlamelle der Karpalia ist unscharf oder verschwunden. Es folgen Erosionen und Destruktionen der Karpalknochen und – bei Fortschreiten des Prozesses – Ankylosen.

Ellbogengelenk

Ein röntgenologisches Frühzeichen der Ellbogengelenkarthritis ist die ergußbedingte Abdrängung der sog. Fettpolster vor und hinter den distalen (epiphysären) Humerus (s. Abb. 3.1). Kommt zu den genannten Frühzeichen noch eine gelenknahe, oft fleckige Osteoporose hinzu und fehlen – auch klinisch – entzündliche Veränderungen an anderen Gliedmaßengelenken, so ist die Annahme einer bakteriellen Arthritis des Ellbogengelenks gerechtfertigt. Durch den Bakteriennachweis im Gelenkpunktat wird die Diagnose bewiesen. Im späteren Verlauf imponieren – wie auch bei der rheumatoiden Arthritis – gelenknahe rundliche Osteolysen (Signalsystem) in den artikulierenden Knochen, während Spaltverschmälerungen und Erosionen zunächst in den Hintergrund treten.

Schultergelenk (Abb. 5.3)

Die akute Arthritis (Omarthritis) drückt sich röntgenologisch in einer Verbreiterung und Homogenisierung der periartikulären Weichteilgewebe aus, ca. 14 Tage nach Infektionsbeginn setzt eine zumeist fleckige Osteoporose, insbesondere des Humeruskopfes ein. Bei Kleinkindern und Säuglingen (zumeist von einer gelenknahen Osteomyelitis fortgeleitete Arthritis) tritt durch das Gelenkempyem eine Subluxation und Lateraldislokation der proximalen Humerusabschnitte ein.

Hüftgelenk (Abb. 5.4)

Die ersten röntgenologischen Veränderungen geben sich an den Gelenkweichteilzeichen zu erkennen (s. Abb. 3.2).

Bei Jugendlichen und Kleinkindern kommt es bei stärkerer Erguß- oder Empyembildung zu einer Lateralabdrängung der proximalen Femurabschnitte. Die folgende Osteoporose bezieht in der Regel Femurkopf und -hals sowie die supraazetabuläre Region mit ein. In diesem Stadium der Arthritis sollte die Differentialdiagnose die transitorische Hüftosteoporose (s.S. 242) einbeziehen. Bei Zerstörung des Gelenkknorpels verschmälert sich der Gelenkspalt *konzentrisch* im Gegensatz zur arthrotisch bedingten exzentrischen Spaltverschmälerung im Bereich der Druckaufnahmezone oder im inferomedialen Bereich.

Folgezustände einer unbehandelt bzw. insuffizient behandelten oder foudroyant ablaufenden Koxarthritis können eine weitgehende Destruktion der artikulierenden Knochen mit Dissektion und Osteonekrose oder eine bindegewebige oder knöcherne Ankylose sein. *Bei Koxarthritiden im Säuglings- oder Kleinkindalter* können sich Wachstumsstörungen, insbesondere am Hüftkopf mit dem Bild einer angeborenen Hüftluxation, einer Coxa valga mit früh einsetzender Sekundärarthrose einstellen. Die Osteoporose bleibt oft lebenslang bestehen und mutet strähnig (hypertrophische Atrophie) an. Bei Koxarthritiden, die nach dem 10.–12. und vor dem 17.–20. Lebensjahr ausbrechen, bildet sich häufig eine sog. Glockendeformität des Femurkopfs (Dihlmann u. Peter 1965) aus, wobei sich an den Kopfrändern Wulstungen nachweisen lassen.

Im Alter von 1–14 Jahren kann die *Coxitis*

fugax (*irritable Hüfte*) ein der bakteriellen Arthritis initial ähnliches Bild verursachen. Dabei handelt es sich um eine ätiologisch unklare (allergische Reaktion der Synovialmembran?, Trauma?, Durchblutungsstörungen wie beim M. Perthes?, wenig virulente Keime bei guter Abwehrlage?), zumeist einseitige, akute oder subakute, mit Schmerzen auftretende Koxitis, die nach Wochen spontan abklingt, gelegentlich aber klinisch und röntgenologisch in einen M. Perthes einmünden kann oder durch die entzündungsbedingten Wachstumsstörungen (beschleunigtes und verstärktes Wachstum) eine Vergrößerung des Femurkopfs hinterläßt.

Kniegelenk (Abb. 5.5a)

Eine Gonarthritis mit Ergußbildung oder Synovialisproliferation gibt sich im Frühstadium an den umgebenden Weichteilen zu erkennen, wobei sich physiologische Fettlinien verlagern oder unscharf werden. Eine Distanzverlagerung zwischen Patella und den Femurkondylen über > 5 mm und ein dichter ovaler Weichteilschatten in der Region des Recessus suprapatellaris weisen ebenfalls auf eine Ergußbildung hin. Die folgende Osteoporose zeigt sich zuerst an einer fleckigen Dichteabnahme der Patella und an einer feinen bandförmigen Entkalkung unter der femoralen Gelenkkontur, die sich dann später metaphysenwärts ausbreitet. Schließlich werden die epi- und metaphysären Spongiosaabschnitte von Femur und Tibia unscharf, bis sich nach einigen Wochen durch Knorpeldestruktion eine Gelenkspaltverschmälerung und Erosionen sowie Destruktionen einstellen.

Das Kniegelenk ist neben den Karpalgelenken bevorzugter Ort der pyogenen Gonokokkenarthritis, aber auch einer symptomatischen (post- oder parainfektiösen) sterilen Arthritis bei Gonorrhö.

Oberes Sprunggelenk und Fußgelenke
(s. Abb. 5.5b, c)

Wie an anderen Gelenken manifestiert sich auch hier eine pyogene Arthritis röntgenolo-

gisch zuerst in Form einer Verbreiterung des Weichteilschattens: Am oberen Sprunggelenk erkennt man am häufigsten eine halbkugelförmige bis ovale weichteildichte Verschattung zwischen Talus und Tibia ventral, weniger häufig dorsal. Die Demineralisation wird schon nach 14 Tagen bis 3 Wochen am Fußskelett sichtbar.

Allgemeine Differentialdiagnose der pyogenen, nichttuberkulösen Arthritis

Die nichttuberkulöse pyogene Arthritis zeichnet sich in der Regel durch einen sehr raschen, nur wenige Wochen dauernden Verlauf gegenüber sterilen rheumatischen und anderen Arthritiden aus. Die tuberkulöse Arthritis verläuft immer langsamer. Fernerhin ist eine monoartikuläre Arthritis mit entsprechender klinischer Symptomatik eher suspekt auf einen pyogenen Prozeß als eine rheumatoide Arthritis, die ja überwiegend oligo- oder auch polyartikulär auftritt.

Sonderformen der bakteriellen Arthritis

Tuberkulöse Arthritis (Abb. 5.6–5.11)

Die tuberkulöse Arthritis ist eine der möglichen Formen der extrapulmonalen Tuberkulose. Sie entsteht in der überwiegenden Zahl der Fälle als postprimäre Tuberkulose durch Reaktivierung einer pulmonalen oder extrapulmonalen Manifestation, der Infektionsweg ist hämatogen.

Pathogenetisch wird eine *primäre synoviale bzw. Gelenktuberkulose* von einer *primären Knochentuberkulose* mit Fortleitung in die angrenzenden Gelenke unterschieden. Bei der primären bzw. reinen Gelenktuberkulose liegt eine z.T. verkäsende granulomatöse Synovitis vor. Die primäre Knochentuberkulose ist im Bereich des Gliedmaßenskeletts wegen der günstigen Durchblutungsverhältnisse überwiegend metaepiphysär angesiedelt, dadurch wird eine mögliche Fortleitung in das angrenzende Gelenk verständlich. Sowohl pathologisch-anatomisch wie auch klinisch-radiologisch ist es oft kaum zu unterscheiden, ob eine vorhandene Gelenktuberkulose dort primär oder fortgeleitet entstanden ist. In diesem Zusammenhang sei darauf hingewiesen, daß eine primär synoviale Gelenktuberkulose fast ausschließlich im Erwachsenenalter beobachtet wird, während die primär ossären Tuberkulosen mit Einbruch oder Fortleitung in ein Gelenk eher bei Kindern, heute aber auch zunehmend im Erwachsenenalter gefunden werden.

Die tuberkulöse Arthritis tritt überwiegend *monoartikulär* auf. Sie beginnt in der Regel schleichend und geht *klinisch* mit Schmerzen, Bewegungseinschränkung und einer teigigen Schwellung, seltener mit einer Rötung der das Gelenk umgebenden Weichgewebsstrukturen einher.

Selten ist eine Knochen- oder Gelenktuberkulose mit einer aktiven Lungentuberkulose vergesellschaftet. Zeichen einer früher durchgemachten Lungentuberkulose finden sich allerdings bei mehr als der Hälfte der Patienten. Etwa 1% aller Patienten mit einer Tuberkulose bekommen eine tuberkulöse Arthritis!

Bei etwa 20% der Patienten geht der tuberkulösen Arthritis oder Ostitis eine tuberkulöse Pleuritis voraus. Höheres Alter und/oder die allgemeine Abwehrlage schwächende Faktoren wie z.B. ein Diabetes mellitus fördern die Bereitschaft zu einer Reaktivierung eines älteren tuberkulösen Prozesses und erhöhen damit die Chance, an einer Gelenktuberkulose zu erkranken.

Weitere fördernde Faktoren sind langfristige Kortisonmedikationen und Drogenmißbrauch. Nicht selten werden in der jüngeren Anamnese Gelenktraumen angegeben (Blacklock u. Williams 1957; Berney et al. 1972).

Die *Befallstopik* einer Gelenktuberkulose weist auf eine gewisse Bevorzugung der gewichtstragenden Gelenke wie Hüft-, Knie-, Sprunggelenke (etwa 55–60%) hin, die Hand- und Fußgelenke werden relativ häufig (ca. 30–35%), Ellbogen- und Schultergelenke seltener befallen. In diesem Zusammenhang sei erwähnt, daß etwa 50% aller Skelettuberkulosen an der Wirbelsäule lokalisiert sind.

Die *Röntgensymptomatik* ist durch die granulomatöse Synovitis vorgegeben: Osteoporose, Gelenkspaltverschmälerung durch Knorpelabbau, marginale und subchondrale Erosionen, „zystoide" Aufhellungen. Insgesamt „hinkt" die röntgenologische Symptomatik dem klinischen Erscheinungsbild um etwa 2–4 Monate hinterher. Das mag auch dazu beitragen, daß Gelenktuberkulosen häufig verkannt werden.

Das erste Röntgensymptom ist eine *gelenknahe Osteoporose*, die auch fleckförmig anmuten kann. Diese Osteoporose kann insbesondere im Karpal- und Tarsalbereich so exzessiv sein, daß die einzelnen Hand- bzw. Fußwurzelknochen kaum noch erkennbar sind. Nicht selten ist eine solche Osteoporose für etwa 2–3 Monate das einzige Röntgensymptom. Es folgen dann *partielle Unschärfen* und auch ein *Schwund der subchondralen Grenzlamelle*, der *Gelenkspalt verschmälert sich*. Im Gegensatz zu anderen bakteriellen Arthritiden erfolgt diese Verschmälerung aber in der Regel sehr langsam.

Namentlich vor der Ära der modernen Tuberkulostatika führte die tuberkulöse Arthritis – ob primär synovial oder von einer Knochentuberkulose fortgeleitet – oft zu groben destruktiven, auch dissezierenden Veränderungen an den gelenkbildenden Knochen und zu einer Ankylose.

Auf einige Besonderheiten der Gelenktuberkulose im Karpal- und Tarsalbereich wird im folgenden eingegangen (Abb. 5.6–5.8, 5.11 c).

Bevorzugter Sitz einer *Karpaltuberkulose* ist die Radialseite (distaler Radius, Os scaphoideum, Os trapezium und Os capitatum, Ossa metacarpalia II und III).

Treten im Karpalbereich zystoide Aufhellungen stärker in den Vordergrund, so spricht man auch von einer *zystischen (zystoiden) Handwurzeltuberkulose*. Die „Zysten" rekrutieren sich aus erosiven synovialen Veränderungen en face, wie auch aus der sich intraossär abspielenden produktiven (sekundären oder primären) Knochentuberkulose mit Zerstörung des Spongiosagerüsts durch das tuberkulöse Granulationsgewebe.

Bei der *Spina ventosa* handelt es sich um eine, besonders bei Kindern auftretende, expansive Destruktion von Spongiosa und Kompakta der Hand- und Fußknochen, wodurch diese wie ein Ballon aufgetrieben werden und Periostverkalkungen und Weichteilschwellungen zeigen. Differentialdiagnostisch ist dabei u.a. an eine aneurysmatische Knochenzyste zu denken.

Die Befallstopik im *Fußskelett* wird in der Literatur sehr unterschiedlich und uneinheitlich beurteilt. Die Differentialdiagnose hat besonders protrahiert verlaufende bakterielle Arthritiden bei Durchblutungsstörungen mit Malum perforans pedis sowie auch eine diabetische Osteoarthropathie zu berücksichtigen.

Bei der *allgemeinen Differentialdiagnose* der tuberkulösen Arthritis gegenüber *anderen bakteriellen Arthritiden* helfen folgende Kriterien: Schleichender Beginn, relativ geringe klinische Symptomatik, stärkere gelenknahe Osteoporose zunächst ohne gröbere erosive oder destruktive Veränderungen und das relativ langsame Fortschreiten der Röntgensymptomatik. Eine stärkere „Zystenbildung" mit stanzlochartigen Defekten in den gelenknahen Knochenabschnitten spricht immer für das Vorliegen eines granulomatösen tuberkulösen Prozesses. Der Tuberkulintest ist in der Regel positiv.

Bei der *Gelenk- und Knochensarkoidose* am Handskelett mit überwiegend „zystischem" Aspekt fehlt in der Regel die bei der Tuberkulose ausgeprägte Osteoporose, fernerhin ist die Befallstopik (Metakarpalia, Phalangen) anders als bei der Tuberkulose (überwiegend Karpalia).

Idiopathische, posttraumatische oder sonstige *Osteonekrosen* im Karpal- und Tarsalbereich beschränken sich in der Regel auf den befallenen Knochen und führen durch Volumenminderung zu einer Erweiterung der angrenzenden Gelenkspalten, später auch zu sekundär-arthrotischen Veränderungen. Durch diese Symptomatik lassen sie sich von der zumeist mehrere Hand- oder Fußwurzelknochen erfassenden Tuberkulose unterscheiden. Auch gehen Osteonekrosen fast immer mit einer Dichtezunahme des Knochens einher, ein Befund, der höchstens einmal bei einer sequestrierenden Knochentuberkulose beobachtet wird.

Die *endgültige Diagnose* einer tuberkulösen Arthritis wird erbracht durch den mikroskopischen oder kulturellen Nachweis des Erregers oder auch im Tierversuch. Eine zweite – oft raschere – Möglichkeit der Diagnosesicherung besteht in der *Biopsie* mit dem mikroskopischen Nachweis einer granulomatösen, z.T. verkäsenden Synovitis.

Seltene mikrobielle Arthritiden

Lues

Im Rahmen einer Tertiärlues kann es – sehr selten – zu einer primär synovialen gummösen Arthritis kommen. Andererseits vermögen primär ossäre gummöse Osteomyelitiden in ein Gelenk einzubrechen und eine sekundäre Arthritis auszulösen. Die röntgenologischen Veränderungen ähneln denen der Tuberkulose.

Lyme-Krankheit

Der erst in den letzten Jahren entdeckten Erkrankung liegt ätiologisch eine Borrelieninfektion, übertragen durch Zecken, möglicherweise auch durch Stechfliegen, zugrunde. Der Name der Erkrankung rührt von dem Ort Lyme im amerikanischen Bundesstaat Connecticut her, wo im Jahre 1975 erstmals bei Kindern Arthritiden auf der oben genannten ätiologischen Basis auftraten. Eine deutschsprachige Übersicht über das Krankheitsbild findet sich bei Herzer u. Zöllner (1984). Die Erkrankung kann in jedem Lebensalter nach einem Zeckenbiß auftreten, eine besondere Geschlechtsprädilektion ist nicht bekannt. Über die Inzidenz der Erkrankung bestehen z.Z. noch keine genauen Erkenntnisse. Es ist aber anzunehmen, daß sie überwiegend regional auftritt und daß in solchen endemischen Gebieten nur etwa jeder 100. Zeckenbiß zu einer Infektion führt. Der Erkrankungsbeginn liegt nahezu ausnahmslos zwischen Mai und November. Das zuerst in Erscheinung tretende Hauptsymptom ist ein Erythema chronicum migrans, das sich einige Tage bis zu einigen Wochen nach einem Zeckenbiß einstellt. Dieser Hautveränderung folgt nach Wochen bis Monaten ein relativ vielschichtiges Krankheitsbild mit neurologischen, kardialen und Gelenksymptomen, wobei im frühen Krankheitsstadium die wesentlichen subjektiven Beschwerden in schnell intermittierenden und in ihrem Charakter wechselnden Symptomen wie allgemeinem Krankheitsgefühl, Abgeschlagenheit, Kopfschmerzen, Fieber, Nackensteifigkeit, Arthralgien, Myalgien sowie Lymphadenopathien bestehen. Die Arthralgien und Myalgien haben oft nur eine Dauer von Stunden und wandern schnell.

Die kardiologischen Symptome treten zumeist vor dem Abklingen des Erythema chronicum migrans auf und dauern wenige Tage bis einige Wochen. Sie bestehen im wesentlichen aus atrioventrikulären Überleitungsstörungen bis zum kompletten AV-Block. Es kann zu Vorhofflimmern und ventrikulären Extrasystolen sowie zu bestimmten elektrokardiographischen Veränderungen kommen. Die neurologischen Symptome können sich äußern in Meningitis, Enzephalitis, kranialer Neuritis, motorischer und sensorischer Retikuloneuritis, Mononeuritis multiplex, Myelitis und möglicherweise auch in Hemiparesen. Sie vermögen über viele Monate intermittierend aufzutreten. Diese Symptome sind zu unterscheiden von der Frühsommermeningoenzephalitis, die ebenfalls durch Zecken übertragen wird, der aber eine Viruserkrankung zugrunde liegt.

Die *Lyme-Arthritis* beginnt akut und zeigt einen intermittierenden Verlauf. Die einzelnen Attacken dauern oft nur einige Tage, ihnen folgen wochenlange Remissionen. Die Arthritis tritt monoartikulär oder oligoartikulär auf und bevorzugt die großen Gelenke. Nach Angaben von Herzer u. Zöllner (1984) kommt es am häufigsten zu Kniegelenkarthritiden mit massiver Schwellung und Überwärmung, z.T. mit Baker-Zysten, die rupturieren können. Der Krankheitsverlauf hält Monate und Jahre an und kann in eine chronische erosive Arthritis mit entsprechender Röntgensymptomatologie einmünden. Andererseits hinterlassen schnell wandernde Arthralgien verständlicherweise keine Röntgensymptomatik.

Pilzinfektionen

Durch Pilze ausgelöste primäre oder sekundäre (aus dem Knochen fortgeleitete) Arthritiden sind äußerst selten. Daher gibt es auch keine verbindlichen Angaben über eine eventuelle spezifische Röntgensymptomatik.

Global kann aber gesagt werden, daß solche Arthritiden zumeist chronisch und damit über einen längeren Zeitraum und in der Röntgensymptomatik protrahiert verlaufen. Beobachtet wurden bisher pilzbedingte Arthritiden im wesentlichen durch Candida albicans, Kryptokokken, Histoplasmen, Kokzidioidomyzeten, Aspergillen und Sporotrichumarten.

Virusinfektionen

Bei echten virusbedingten Arthritiden kann der Erreger im Gelenkpunktat nachgewiesen werden. Davon abzugrenzen sind die sog. symptomatischen Arthritiden bei Virusinfektionen (s.S. 103).

Als wesentlich zu nennen sind:

Mumpsarthritis. Befallen sind vorwiegend große Gelenke. Die Röntgensymptomatik dieser zumeist flüchtigen Arthritis ist sehr spärlich, in der Regel heilt sie spontan aus.

Rötelnarthritis. Sie kann im Rahmen einer Rötelnerkrankung, aber auch nach einer Vakzination (mit Verläufen bis zu 2 Jahren) auftreten. Bevorzugter Sitz der Arthritis sind die Handgelenke. Die Röntgensymptomatik ist relativ spärlich, in der Regel kommt es zu einer Spontanausheilung. In 25% der Fälle sind die Rheumafaktoren positiv.

Pockenarthritis. In der Regel entsteht sie durch Fortleitung aus einer Osteomyelitis variolosa im Rahmen einer Pockenerkrankung oder nach Vakzination. Nicht selten führt sie zu vorzeitigem Epiphysenfugenschluß und Epiphysendestruktion.

Superinfektionen können zu groben Gelenkdestruktionen führen.

Wurminfektionen. Der *Medinawurm* (Synonyme: Guineawurm, Dracunculus medinensis) vermag bei direkter Invasion in das Gelenkkavum eine akute Arthritis auszulösen. Sind die abgestorbenen Würmer in Gelenknähe lokalisiert (z.B. Knie- oder Sprunggelenk), so können sie durch Induzierung von Entzündungsreaktionen oder sterilen Abszessen zu Fibrosierungen, Myositiden, chronischen Arthritiden und Ankylosen führen. Der Medinawurm, dessen Weibchen eine Länge von bis zu 1,20 m erreichen kann, siedelt sich am häufigsten im Subkutangewebe (Beine, Füße, Abdominal- und Beckenregion) an, wo er nach seinem Absterben zu charakteristischen Verkalkungen (linear gestreckt, flekkig-perlschnurartig nach Fragmentation, konvolutartig aufgerollt) im Röntgenbild führt. Eine deutschsprachige Übersicht über die Biologie des Medinawurms, über Klinik und Röntgenologie des überwiegend im tropischen und subtropischen Afrika (ca. 50 Millionen Parasitenträger), in Arabien, Indien und der südlichen UDSSR vorkommenden, durch den Tourismus auch bei Europäern Krankheitserscheinungen auslösenden Parasiten findet sich bei Koischwitz u. Distelmaier (1984).

Literatur

Ackermann R (1983) Erythema chronicum migrans und durch Zecken übertragene Meningopolyneuritis (Garin-Bojadoux-Bannwarth): Borrelien-Infektionen? Dtsch Med Wochenschr 108:577

Andrews NC (1963) The present status of skeletal tuberculosis. Am Rev Respir Dis 88:272

Berney S., Goldstein M, Bishkot F (1972) Clinical and diagnostic features of tuberculous arthritis. Am J Med 53:36

Blacklock JWS, Williams JRB (1957) The localisation of tuberculous infection at the site of injury. J Pathol Bacteriol 74:1119

Dihlmann W, Peter E (1965) Die diagnostische Bedeutung des glockenförmigen Femurkopfes. ROEFO 102:306

Herzer P, Zöllner N (1984) Durch Zecken übertragen: Die Lyme-Krankheit. Dtsch Ärztebl 81:1859

Koischwitz D, Distelmaier W (1984) Radiologischer Nachweis des Medinawurms (Dracunculus medinensis). ROEFO 140:325

Legal HR, Pfeiffer R (1971) Die Knochen- und Gelenktuberkulose der Hand. Handchirurgie 3:28

Reinhard W (1966) Die Tuberkulose der Knochen und Gelenke. Springer, Berlin Heidelberg New York

Schlegel KF (1977) Die Knochen- und Gelenktuberkulose. Prax Klin Pneumol 31:724

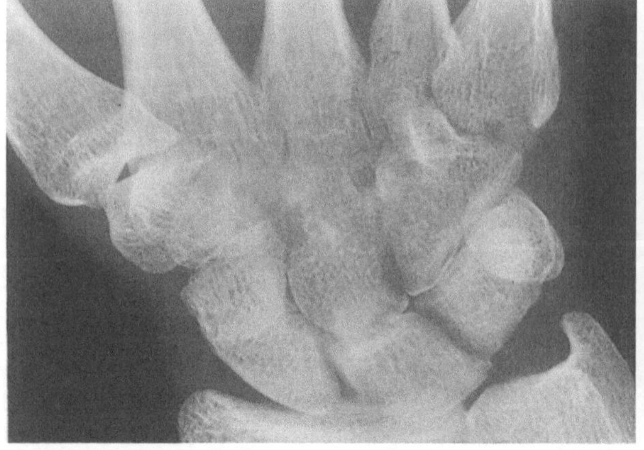

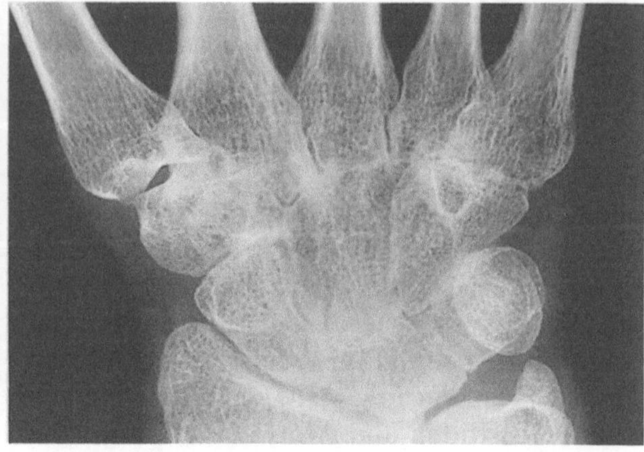

a   b

Abb. 5.1. a Floride Gonokokkenarthritis im rechten Karpalgelenkbereich, ca. 4 Wochen nach Primärinfektion. Klinisch akute Schwellung und Rötung im Karpalbereich. Bakteriologischer Nachweis von Gonokokken im Gelenkpunktat. Zum Teil ist die subchondrale Grenzlamelle völlig verschwunden, z.T. (Os capitatum medial,

Os lunatum proximal) tritt sie infolge einer groben subchondralen Osteoporose besonders deutlich hervor. **b** 2 Monate später. Klinisch beschwerdefrei nach hochdosierter Penicillinbehandlung. Die radiokarpalen, interkarpalen und karpometakarpalen Gelenkspalten sind z.T. hochgradig verschmälert. An den Gelenkkonturen, insbesondere von Os lunatum und Os triquetrum, Erosionen; die Osteoporose hat sich deutlich zurückgebildet. Die Karpalgelenke sind bevorzugter Sitz einer Gonokokkenarthritis. Differentialdiagnostisch von einer solchen Gonokokkenarthritis abzugrenzen sind die nichteitrige symptomatische Arthritis bei Gonorrhö und die postgonorrhoische oder postenteritische Arthritis im Rahmen eines Reiter-Syndroms oder einer anderen seronegativen Spondarthritis

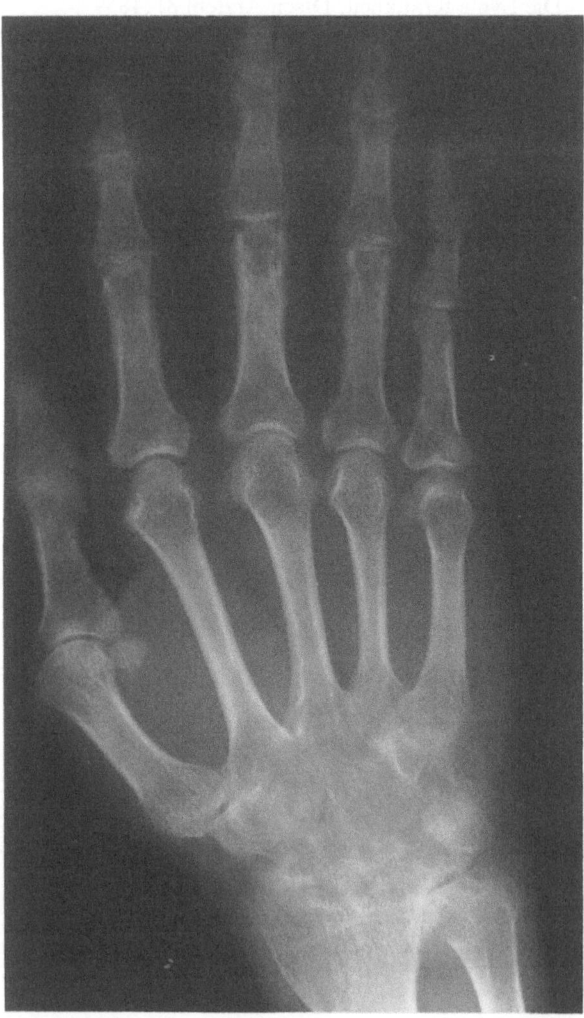

Abb. 5.2. „Ausgebrannte" pyogene Karpalarthritis mit vollständiger Ankylosierung aller Karpal-, Radiokarpal- und Karpometakarpalgelenke

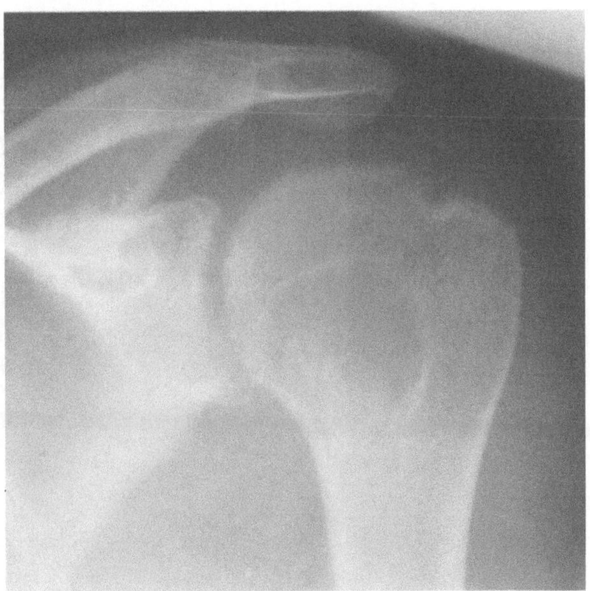

Abb. 5.3. Pyogene Omarthritis (Staphylokokken). Osteoporose in Pfanne und Kopf, Spaltverschmälerung, subchondrale und marginale Erosionen (oberhalb des Tuberculum majus). Aufnahme 4 Wochen nach klinischem Arthritisbeginn

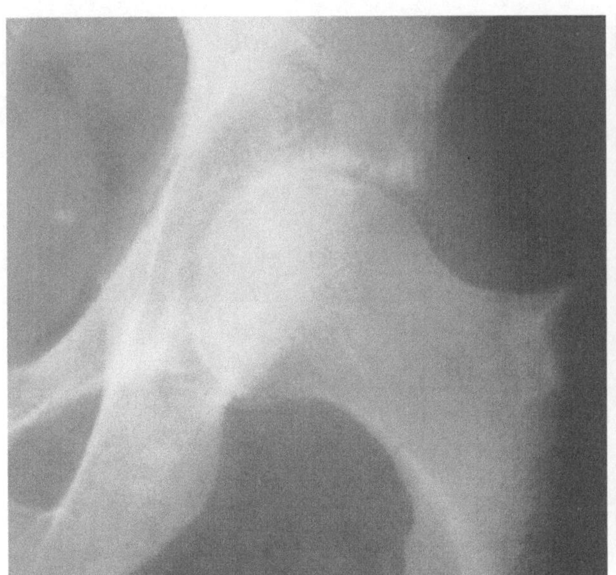

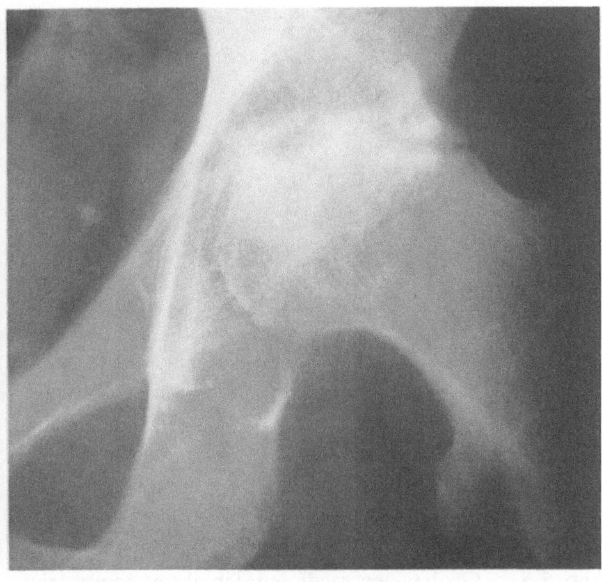

Abb. 5.4a, b. Grob destruktive Koxarthritis (Staphylokokken). **a** Konzentrische Spaltverschmälerung, Schwund der subchondralen Grenzlamelle. 8 Wochen später (**b**) grobe Zerstörung der kranialen Kopfabschnitte. Die Weichteilschwellung mit Verlagerung der periartikulären Fettlinien geht von **a** nach **b** zurück

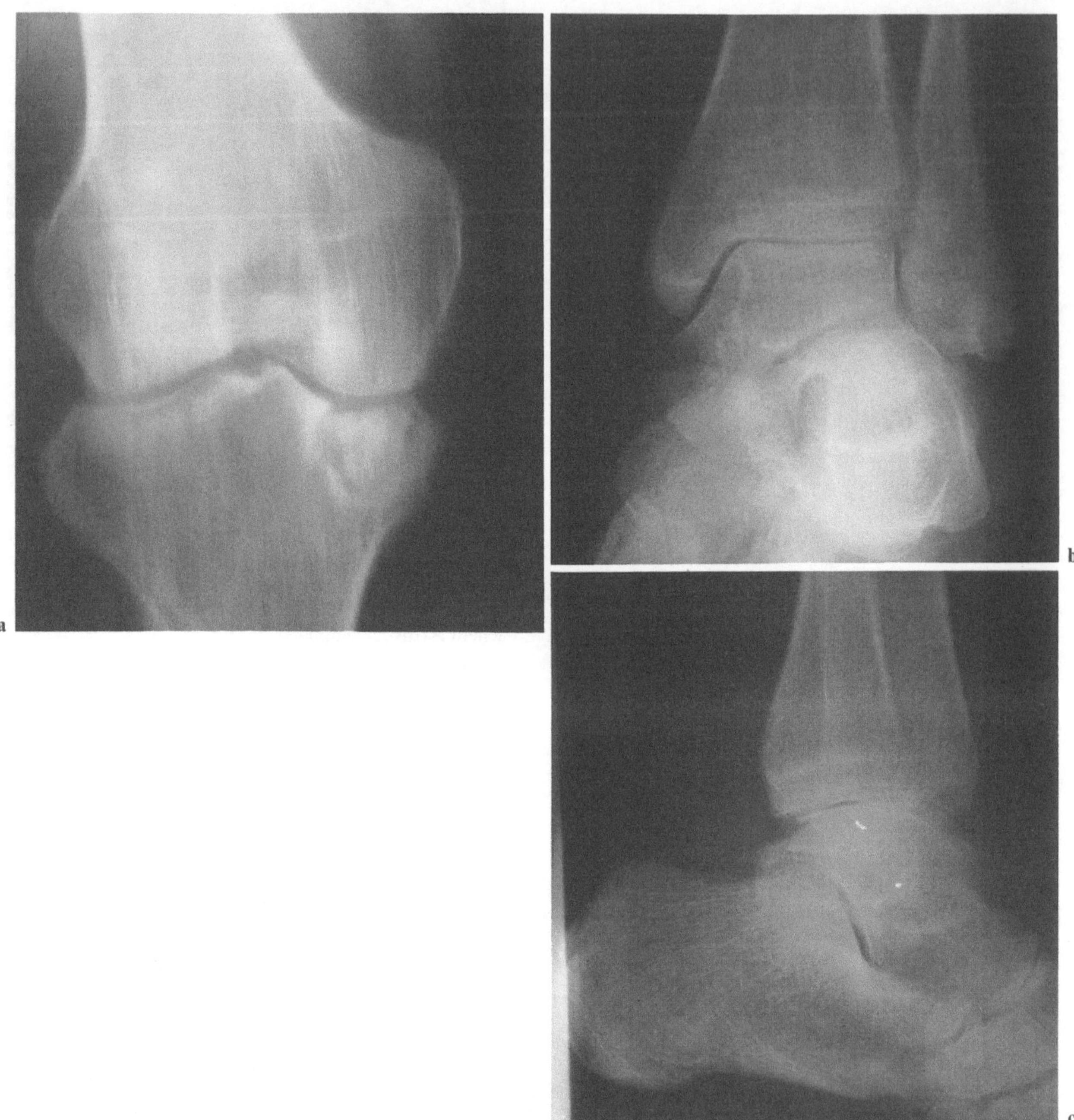

Abb. 5.5. a Grobe, den medialen Tibiakopf sequestrierende pyogene Gonarthritis. **b, c** Bakterielle Arthritis im oberen Sprunggelenk 4 Wochen nach akutem klinischem Bild. Mäßige Osteoporose, aber erhebliche Spaltverschmälerung und Erosionen, insbesondere tibiofibular, ventral und dorsal an der Tibia und am dorsalen Talus. Beachte die Weichteilzeichen im Seitbild

Abb. 5.6. Typische Handgelenktuberkulose mit grober Zerstörung sämtlicher Handwurzelknochen, die infolge ausgeprägter Ankylosierungen nicht mehr voneinander abzugrenzen sind. Auch distaler Radius und distale Ulna sowie die proximalen gelenkbildenden Abschnitte der Metakarpalia sind grob zerstört. Im Radiokarpometakarpalbereich imponieren jetzt im wesentlichen unregelmäßige Verdichtungen neben polygonal begrenzten Aufhellungen („zystisches Bild"). Erhebliche Osteoporose sämtlicher Metakarpalia. Der Prozeß ist anamnestisch seit etwa 4 Jahren bekannt. Die dargestellten Veränderungen entsprechen der Endphase einer Handwurzeltuberkulose, die sich innerhalb der miteinander kommunizierenden Handwurzelgelenke mit grober Destruktion der angrenzenden Knochen ausgebreitet hat und jetzt neben massiven Knochensinterungen weitgehende Synostosierungen zeigt

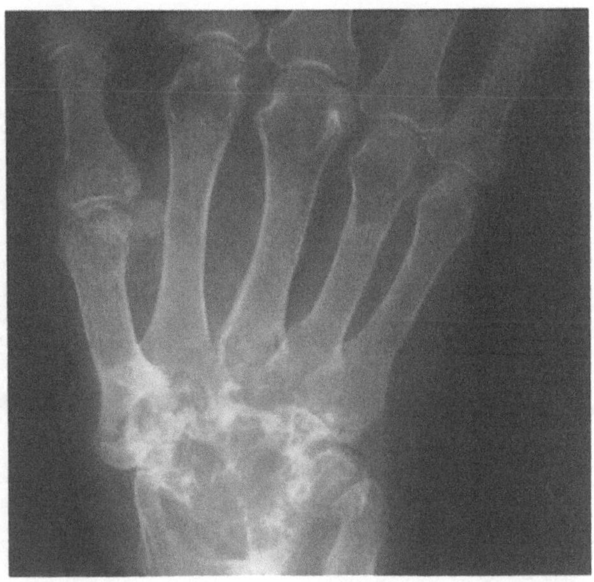

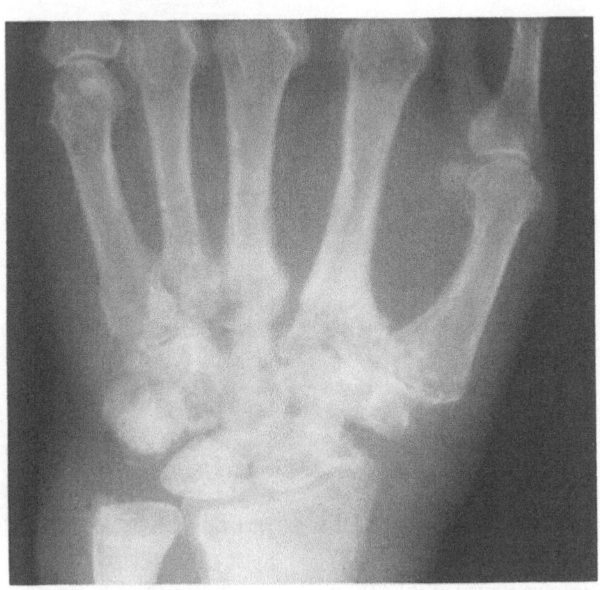

Abb. 5.7. Relativ akute tuberkulöse Karpalarthritis. Die Art der Knochendestruktion spiegelt die granulomatöse Natur des Prozesses wider

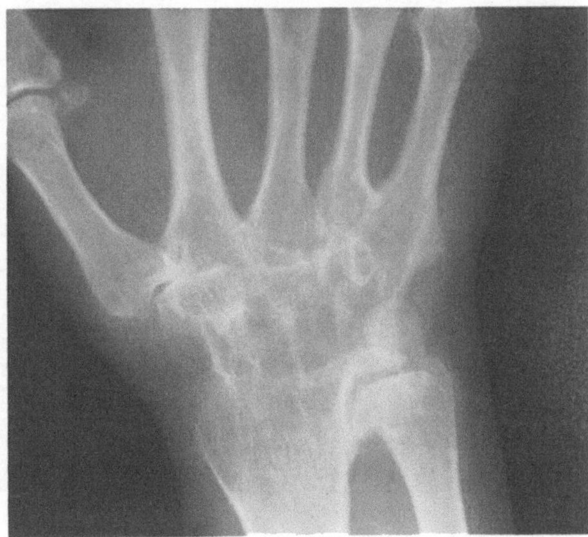

Abb. 5.8. Endzustand einer langjährigen tuberkulösen Karpalarthritis mit vollständiger Ankylosierung

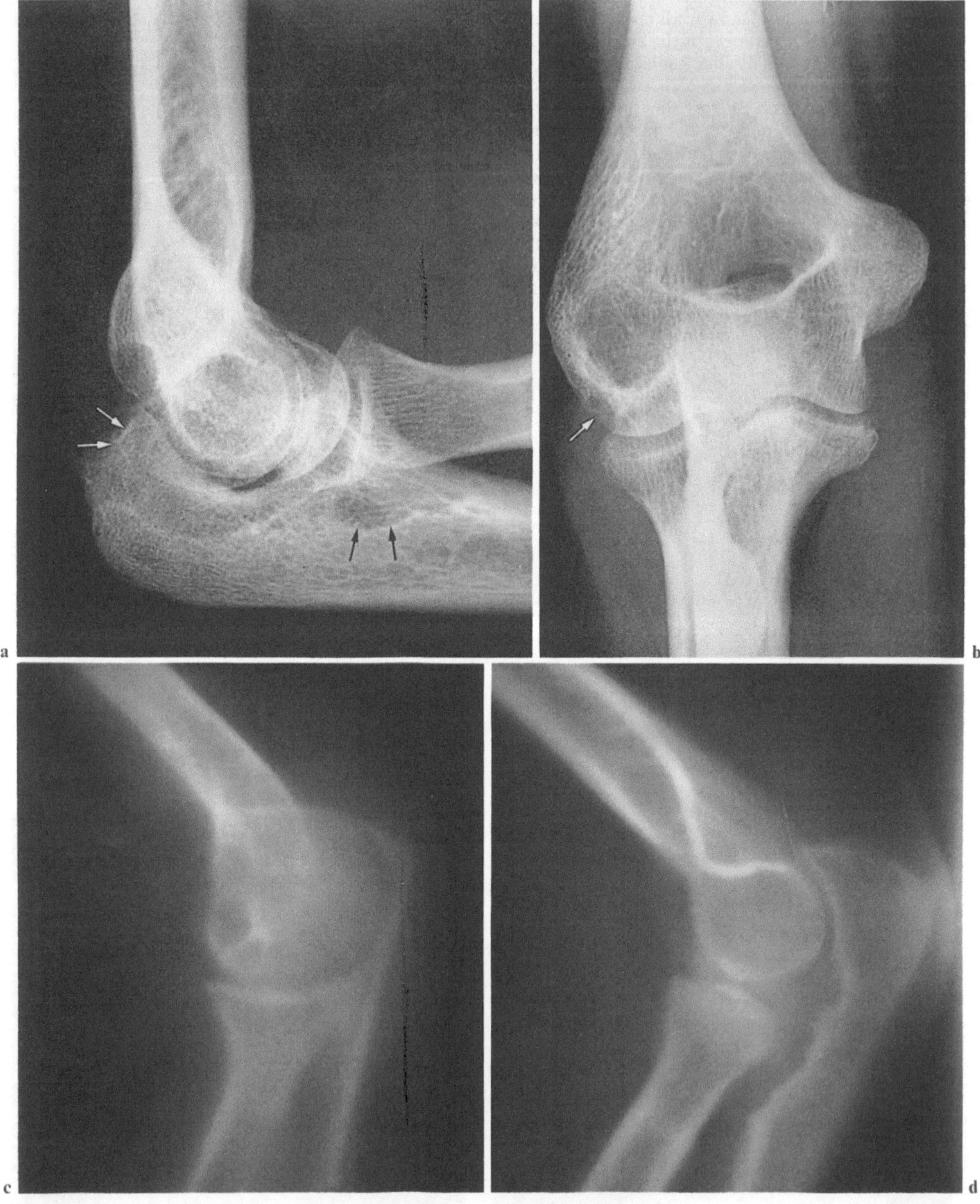

Abb. 5.9 a–d. Tuberkulöse Ellbogengelenkarthritis. Marginale und zentrale (s. Tomogramm in **d**) subchondrale Erosionen bzw. Destruktionen, Spaltverschmälerung. Destruktion an der Spitze des Olekranon (**a**) und im Epicondylus radialis (**b, c**). 1 Jahr später (hier nicht dargestellt) Zunahme der Osteoporose, zunehmende Spaltverschmälerung. Klinisch praktisch völlige Bewegungseinschränkung

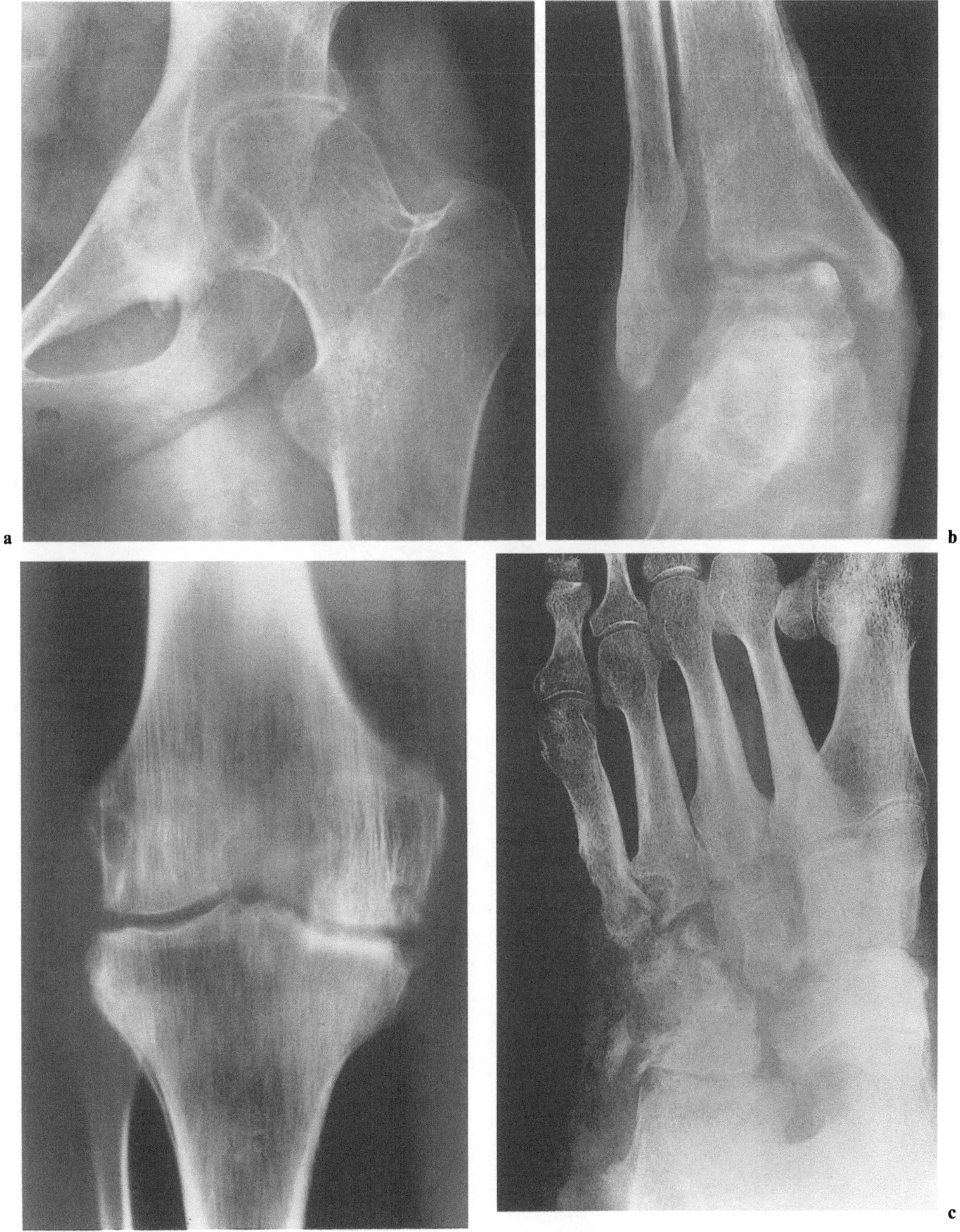

Abb. 5.10

Abb. 5.11 a–c

Legenden s. Seite 102

Abb. 5.10 u. 5.11 s. Seite 101

Abb. 5.10. Tuberkulöse Gonarthritis (Schichtbild). Grobe gelenknahe Entkalkung, marginale und subchondrale Erosionen, beginnende Sequestrierung der medialen subchondralen Femuranteile. Periostreaktion am lateralen Tibiakopf. Das Röntgenbild korrespondiert mit der granulomatösen Natur des Prozesses

Abb. 5.11. a Tuberkulöse Koxarthritis, wahrscheinlich von einem tuberkulös-osteomyelitischen Herd im Schambein fortgeleitet. Konzentrische Spaltverschmälerung, Osteoporose, am Kopf kleinere „zystoide" Aufhellungen kranial und eine grobe „Zyste" (durch granulomatöse intraossäre Entzündung) kaudal. **b** Tuberkulöse Arthritis im oberen Sprunggelenk mit groben Destruktionen und schwerer Osteoporose. **c** Tuberkulöse Tarsalarthritis. [Die Aufnahmen **b** und **c** entstammen der Sammlung der Radiologischen Abteilung des Ev. Krankenhauses Göttingen-Weende (Chefarzt Prof. Dr. H. Eckel)]

5.2 Symptomatische Arthritis

Synonyme:
- sog. Rheumatoid (heute ungebräuchlich)
- Reaktive Arthritis (heute zunehmend ungebräuchlich)
- Parainfektiöse oder toxisch-allergische Arthritis

Definition

Bei der symptomatischen Arthritis handelt es sich um eine mono-, oligo- oder polyartikulär auftretende, meist nur flüchtige Arthritis in Begleitung einer Infektionserkrankung durch Viren, Bakterien, Parasiten oder Protozoen (parainfektiöse oder toxisch-allergische Arthritis).

Früher und auch heute noch wurde die symptomatische Arthritis auch als *reaktive Arthritis* (s.S. 178) bezeichnet. Dieser Name wird aber heute von vielen Autoren den *HLA-B27-assoziierten Arthritiden* (Yersinien, Salmonellen, Shigellen, Campylobacter jejuni), die häufig mit einer Sakroiliitis, später auch mit einer Sp.a. einhergehen können, vorbehalten. Andererseits wird diese Gruppe der reaktiven Arthritiden zu den seronegativen Spondarthritiden gerechnet (s. S. 150 und S. 178).

Pathogenetisch wird eine allergische oder toxische Reaktion der Synovialmembran auf die oben erwähnten Erreger angenommen. Die Erreger sind deshalb auch nicht im Gelenk nachweisbar. Im einzelnen werden symptomatische Arthritiden besonders bei folgenden Infektionskrankheiten beobachtet:

Hepatitis, Masern, Windpocken, Röteln, Coxsackievirus-Erkrankungen, Typhus, Brucellosen, Bakterienruhr, Scharlach (nicht zu verwechseln mit dem rheumatischen Fieber nach Scharlach), Meningokokkenmeningitis, Pneumonie, Leptospirosen, Lues und auch Tuberkulose (früher Rheumatismus Poncet genannt).

Als Noxe kommen auch körpereigene Gewebe, z.B. von Neoplasien (*paraneoplastische Arthritis*), und antigen wirkende Fremdstoffe und Seren (Serumschock) in Frage.

Klinisch äußern sich symptomatische Arthritiden in engem zeitlichem Zusammenhang mit der Grunderkrankung in Arthralgien, Gelenkschwellungen und zumeist flüchtigen sterilen Gelenkergüssen.

Röntgenologisch sieht man demnach auch nur eine Verbreiterung des Gelenkweichteilschattens; eine Osteoporose oder gar arthritische Direktzeichen wie Erosionen sind nicht zu erwarten.

Literatur

Gundel E (1984) Symptomatische Arthritiden. In: Mathies H (Hrsg) Handbuch der Inneren Medizin, Rheumatologie B, Spez. Teil. Springer, Berlin Heidelberg New York Tokyo
Mathies H (1970) Symptomatische Arthritiden. Med Klin 65:1351

5.3 Sympathische Arthritis

Definition

Dabei handelt es sich um eine sterile, nichteitrige Monarthritis, die in Gesellschaft eines im subchondralen Knochen lokalisierten pathologischen Prozesses auftritt. Der Name „sympathisch" beschreibt das „Mitleiden" der Synovialmembran bei einem primär im Knochen gelegenen Prozeß.

Pathologisch-anatomisch liegt einer solchen sympathischen Arthritis eine chronische unspezifische Synovitis oder eine lymphofollikuläre Synovitis mit und ohne Keimzentren zugrunde (Dihlmann u. Fernholz 1978). Als auslösende Erkrankungen im benachbarten Knochen kommen im wesentlichen Osteomyelitiden spezifischer und unspezifischer Genese sowie auch Knochengeschwülste, v.a. das Osteoidosteom (s. Seite 214), aber auch der Riesenzelltumor und das Osteosarkom in Frage.

Klinisch geht die sympathische Arthritis mit Schmerzen und einer Gelenkergußbildung einher.

Röntgenologisch findet sich eine gelenknahe Entkalkung, seltener sieht man Erosionen und Destruktionen. Auf dem Boden einer sympathischen Arthritis kann sich eine Arthrose einstellen.

Literatur

Dihlmann W, Fernholz HJ (1978) Die sympathische Arthritis – Beitrag zur Plasmazellenosteomyelitis. ROEFO 129:26

Snarr JW, Abell MR, Martel W (1973) Lymphofollicular synovitis with osteoid osteoma. Radiology 106:557

5.4 Fremdstoffinduzierte Arthritis

Fremdstoff- bzw. fremdkörperinduzierte Arthritiden sind relativ selten. Normalerweise werden feine Fremdstoffpartikel in einem Gelenk durch eine klinisch oft nicht bemerkte Bindegewebsreaktion abgekapselt und lösen keine Synovitis aus.

Rosenthal et al. (1983) berichten über reaktive riesenzellhaltige papilläre Synovialishyperplasien bei 3 Patienten mit *Silasticimplantaten* bzw. Lunatumprothesen wegen einer Lunatummalazie. Die Synovialishyperplasie bzw. „reaktive" Synovitis führte zu feinen Osteolysen der angrenzenden Karpalknochen ähnlich wie bei einer villonodulären Synovitis. Während bei den 3 Patienten keine Zeichen einer Entzündung auftraten, berichten andere Autoren, wie z.B. Aptekar et al. (1974) und Worsing et al. (1982), über „reaktive" Riesenzellsynovitiden nach silikonhaltigen Implantaten mit klinischer Schmerzsymptomatik und dem Röntgenbild einer erosiv-destruktiven Arthritis. Die Symptomatik kann Monate oder Jahre nach Implantation auftreten. Da silikonhaltige Gelenkimplantate zunehmend in der Rheumachirurgie angewandt werden, sollte bei progredient erosiv-destruktiven Veränderungen am betroffenen Gelenk oder an benachbarten Gelenken, insbesondere im Karpalbereich, auch an eine fremdstoffinduzierte Synovitis und nicht nur an ein Fortschreiten der rheumatoiden Arthritis gedacht werden.

Southgate et al. (1982) berichten über eine „reaktive" Synovitis nach einer Dornverletzung im proximalen Interphalangealgelenk des rechten Mittelfingers bei einer 17 Jahre alten Studentin. Die Synovitis hatte klinisch eine schmerzhafte Schwellung des betroffenen Gelenks ausgelöst, röntgenologisch fanden sich paraartikuläre Erosionen neben einer deutlichen Weichteilschwellung. Der Gelenkspalt war verschmälert. Bei der operativen Eröffnung des Gelenks imponierte eine verdickte und lobulierte Synovialmembran, die eine 2 mm lange Dornspitze umschloß. Daneben fanden sich durch die Synovitis bedingte erosive Veränderungen am Knorpel und Knochen. Es ergaben sich keine histologischen und mikrobiologischen Zeichen einer bakteriell bedingten Synovitis.

Literatur

Aptekar RG, Davie JM, Cattell HS (1974) Foreign body reaction to silicone rubber. Complication of a finger joint implant. Clin Orthop 98:231

Rosenthal DJ, Rosenberg AE, Schiller AL, Smith RJ (1983) Destructive arthritis due to silicone: A foreign-body-reaction. Radiology 149:69

Southgate GW, Murray RO (1982) Thorn included synovitis. Skeletal Radiol 8:79

Worsing RA, Engler WE, Lange TA (1982) Reactive synovitis from particulate silastic. J Bone Joint Surg [Am] 64:581

Yousefzadeh DK, Jackson JH (1978) Organic foreign body reaction. Skeletal Radiol 3:167

5.5 Gelenkveränderungen bei Amyloidose

Synonym:
● Amyloidotische Arthropathie

Definition

Bei der amyloidotischen Arthropathie handelt es sich um eine sehr seltene Gelenkerkrankung, bei der es durch intra- und extraartikuläre Amyloidablagerungen zu erosiv-destruktiven Veränderungen an den artikulierenden Knochen kommt.

Ätiologie und Pathogenese

Amyloide sind Eiweißkörper, die sich charakteristischerweise mit Kongorot anfärben und im Polarisationsmikroskop zwischen gekreuzten Polarisatoren eine grüne anomale Polarisationsfarbe zeigen. Es gibt zahlreiche Amyloide, die sich in ihrer Aminosäurezusammensetzung und Aminosäuresequenz unterscheiden und aus unterschiedlichen Vorläuferproteinen im Körper gebildet werden.

So entsteht z.B. das Amyloid L aus dem variablen Teil der leichten Ketten der Immunglobuline (λ-Ketten-Amyloid, $\varkappa$-Ketten-Amyloid), das Amyloid A aus dem physiologisch vorkommenden Serumamyloid A, darüber hinaus gibt es familiäre Amyloide, Amyloide endokriner Organe und Altersamyloide. Die verschiedenen Amyloide, insbesondere A und L, können idiopathisch oder symptomatisch im Sinne einer Assoziation mit irgendeiner Grunderkrankung auftreten und sich ablagern.

Charakteristische Ablagerungsstätten für das Amyloid A sind die Wände der großen Blutgefäße und die Basalmembranen im Kapillarbereich sowie die Sinusoide von Leber und Milz. Diese Form der Ablagerung findet sich v.a. bei rheumatischen Erkrankungen, chronischen Entzündungen und Tumoren, sie kann allerdings auch idiopathisch, d.h. ohne erkennbare Grunderkrankung, auftreten. Die Amyloide L lagern sich vorwiegend im kollagenen Bindegewebe (perikollagene Amyloidablagerungen) ab. Sie treten bei allen Erkrankungen auf, die mit einer Mehrproduktion von leichten Immunglobulinen einhergehen (z.B. multiples Myelom, M. Waldenström), ein idiopathisches Auftreten ist jedoch genauso möglich. Die Skelettmanifestationen einer Amyloidose spielen sich ab

a) im Bereich der Synovialmembran intraartikulär oder auch im extraartikulären Gleit- und Stützgewebe,
b) diffus im Knochenmarkraum und
c) sehr selten im Knochen fokal destruktiv im Sinne eines Pseudotumors.

In der überwiegenden Zahl der Fälle kommen skelettäre Amyloidveränderungen gemeinsam mit Amyloidveränderungen z.B. im Bereich des Gastrointestinaltrakts, des Herzens, der Nieren und des Nervensystems vor.

Inzidenz

Durch Amyloidablagerungen bedingte Gelenk- und Skelettveränderungen sind äußerst selten, genauere statistische Angaben über die Inzidenz sind daher nicht zu erhalten.

Klinische Symptomatik

In der überwiegenden Zahl der bisher beschriebenen Fälle sind mehrere Gelenke, häufig bilateral, befallen. Dabei finden sich schmerzhafte Bewegungseinschränkungen. Um die Gelenke herum sind sehr häufig massive Weichteilschwellungen durch artikuläre und periartikuläre Amyloidablagerungen erkennbar. Bei einer Manifestation an den Schultern kann ein Bild ähnlich den Stoßpolstern bei Footballspielern entstehen. Am häufigsten betroffen sind die Handgelenke, Schultern, Ellbogen und Hüftgelenke. Handgelenkveränderungen werden häufig begleitet von einem Karpaltunnelsyndrom. Durch größere subchondrale Zystenbildungen können auch Spontanfrakturen entstehen.

Röntgensymptomatik

Die radiologischen Veränderungen (Abb. 5.12) der amyloidotischen Arthropathie haben eine gewisse Ähnlichkeit mit dem Bild einer villonodulären Synovitis. Es finden sich neben *ausgedehnten Weichteilschwellungen multiple subchondrale, scharf begrenzte, zystenartige Strukturauslöschungen*, der Gelenkspalt kann weitgehend normal sein, da der Gelenkknorpel offensichtlich unbeteiligt bleibt. Die durch die Amyloidablagerung hypertrophierte Synovialmembran kann zu *Erosionen*, insbesondere an den Gelenkrändern, führen. Häufig besteht eine gelenknahe Osteoporose. Eine Röntgenuntersuchung der angrenzenden Knochenabschnitte sowie der Wirbelsäule, des Beckens und des Schädels läßt gelegentlich – durch eine diffuse Markbeteiligung – ein dem Plasmozytom sehr ähnliches Bild erkennen. In solchen Fällen ist die differentialdiagnostische Abgrenzung gegenüber einem Plasmozytom auch von der klinischen Seite her sehr schwierig, denn nicht selten folgen einer idiopathischen (früher „primär" genannten) Amyloidose ein Plasmozytom oder ein M. Waldenström.

Andererseits kann die Amyloidose ja bekanntlich symptomatisch im Rahmen eines vorbestehenden Plasmozytoms oder eines M. Waldenström auftreten.

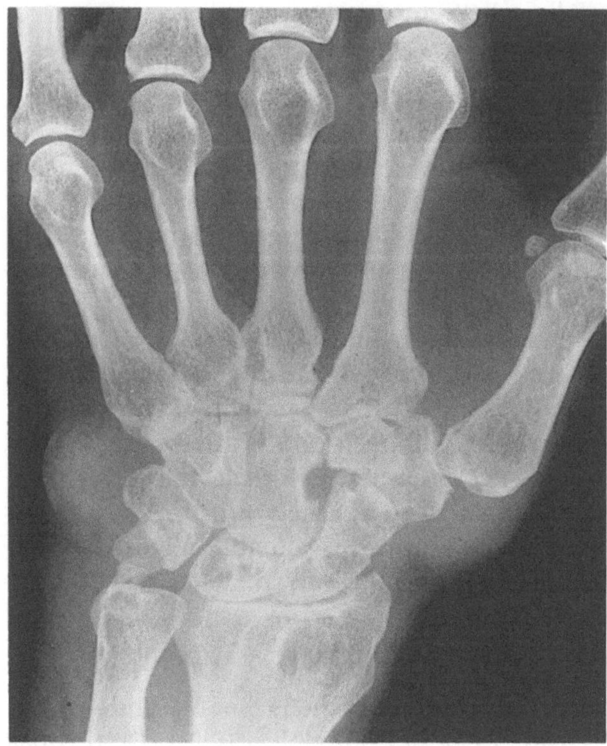

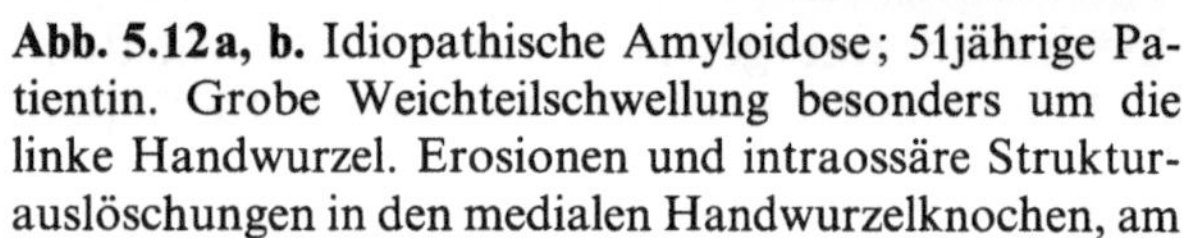

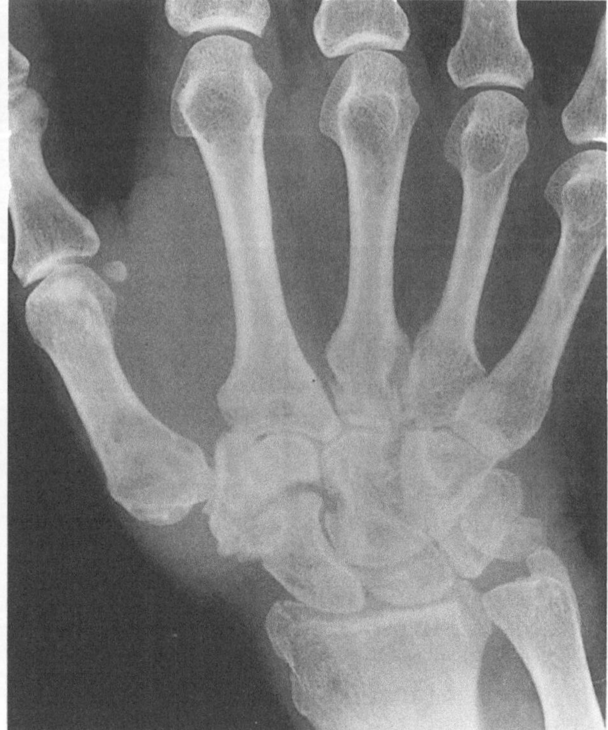

a   b

Abb. 5.12a, b. Idiopathische Amyloidose; 51jährige Patientin. Grobe Weichteilschwellung besonders um die linke Handwurzel. Erosionen und intraossäre Strukturauslöschungen in den medialen Handwurzelknochen, am linken distalen Radius und im proximalen Os metacarpale I rechts. Differentialdiagnostisch kommen eine Gichtarthritis und eine villonoduläre Synovitis in Frage, obwohl letztere fast nie bilokulär auftritt

Differentialdiagnose

Die Differentialdiagnose hat im wesentlichen die villonoduläre Synovitis zu berücksichtigen. Letztere tritt aber überwiegend monoartikulär auf, eine gelenknahe Osteoporose besteht zumeist nicht. Ähnlichkeiten kann es auch mit der Gichtarthritis geben.

Literatur

Axelsson U, Hallen A, Rausing A (1970) Amyloidosis of bone. Report of two cases. J Bone Joint Surg [B] 52:717

Glenner GG (1980) Amyloid deposits and amyloidosis. N Engl J Med 302:1283, 1333

Grossman RE, Hensley GT (1967) Bone lesions in primary amyloidosis. AJR 101:872

Langer BU, Missmahl HP (1980) Symptomatologie periretikulärer und perikollagener Amyloidosen. Fortschr Med 98:545, 585

Missmahl HP (1978) Amyloid. In: Hornbostel H, Kaufmann W, Siegenthaler WS (Hrsg) Innere Medizin in Praxis und Klinik, 2. Aufl., Bd IV. Thieme, Stuttgart, S 1737–1740

Weinfeld A, Stern MH, Lennart HM (1970) Amyloid lesions of bone. AJR 108:799

5.6 Chronische Polyarthritis (c.P.)

Synonyme:
- Rheumatoide Arthritis
- Primär-chronische Polyarthritis (PCP)
- Rheumatoidarthritis

Definition

Die chronische Polyarthritis (c.P.) ist eine immunpathologische systemische Erkrankung, die mit chronischen bzw. in Schüben verlaufenden Arthritiden überwiegend an peripheren Gelenken – zumeist in symmetrischer Anordnung – und in der überwiegenden Zahl der Fälle (ca. 75%) mit dem Auftreten von Rheumafaktoren (IgM-Anti-IgG-Autoantikörper) einhergeht. Bei der Erkrankung können in wechselndem Ausmaß systemische Beteiligungen mit pulmonalen, kardiovaskulären, neurologischen und hämatologischen Störungen auftreten. In 10–20% der Fälle führt die Erkrankung zu Invalidität und Hilflosigkeit, in ca. 4% zu einer Amyloidose.

Als *Sonderformen sind zu nennen:*

Die *juvenile rheumatoide Arthritis:* Sie tritt bei Kindern und Jugendlichen auf und zeigt im Vergleich zur klassischen chronischen Polyarthritis im Erwachsenenalter atypische Verläufe, die Rheumafaktoren sind in der Regel negativ (seronegative c.P.). Weiteres dazu s.S. 118. Das *Still-Syndrom*, eine Sonderform der juvenilen c.P., geht in unterschiedlicher Ausprägung mit Leber-, Milz- und Lymphknotenschwellungen, hohem Fieber, Leukozytose, Iridozyklitis, Serositis, Karditis, Polyarthralgien und Myalgien einher. Die Rheumafaktoren sind gleichfalls negativ. Die Gelenksymptome, insbesondere deren röntgenologischer Nachweis, treten erst mit fortschreitendem Verlauf in den Vordergrund, wobei sich eine meist symmetrische Polyarthritis mit destruktivem Verlauf wie bei der juvenilen chronischen, nichtsystemischen Arthritis einstellt. In seltenen Fällen tritt eine gleiche Symptomatik auch im Erwachsenenalter auf: das *Adult-Still-Syndrom.* Das *Felty-Syndrom* ist charakterisiert durch Arthritis, Splenomegalie, positive Rheumafaktoren und Leukopenie. Es tritt meist nach langem, hochaktivem Verlauf der c.P. auf. Durch die Granulopenie sind bakterielle Infektionen der Haut und Schleimhäute begünstigt.

Beim *Sjögren-Syndrom* stehen neben der c.P. entzündliche, später atrophische Veränderungen an Schleimhäuten und exkretorischen Drüsen im Vordergrund der Symptomatik (Dakryosialoadenopathia atrophicans). Es kommt zu Tränenlosigkeit mit Keratitis und Konjunktivitis, Parotisschwellung mit Trockenheit im Mund, Pharyngitis, Ösophagitis, Achylie, Erlöschen der Schweißsekretion und Lichtdermatosen. Beim *Caplan-Syndrom* findet sich eine Vergesellschaftung der c.P. mit einer Lungensilikose (vom Rundherdtyp).

Ätiologie und Pathogenese

Die Ursachen der chronischen Polyarthritis sind letztlich unbekannt. Vieles deutet darauf hin, daß es sich um eine Autoimmunkrankheit mit einer gewissen genetischen Disposition des Bindegewebes und der immunologischen Reaktionsweise handelt. Circa 70% der Patienten mit c.P. besitzen nämlich im Vergleich zu 28% der Normalpersonen das B-Lymphozytenalloantigen DRw4, was in Kombination mit einem Histokompatibilitätsantigen vom D-Typ, Dw4, die immungenetischen Zusammenhänge dieses Leidens vermuten läßt.

Bei Verwandten 1. Grades kommt die seropositive c.P. 3- bis 6mal häufiger vor, bei eineiigen Zwillingen ist die Wahrscheinlichkeit einer Erkrankung des Zwillings 33mal höher als in der Gesamtbevölkerung. Die im Serum und in der Gelenkflüssigkeit der meisten c.P.-Patienten nachweisbaren Rheumafaktoren gehören zu den Anti-IgG-Autoantikörpern (Gammaglobulin G) der Hauptimmunglobulinklassen IgM sowie – selten – IgG und IgA.

Zur Startreaktion der c.P. wird u.a. vermutet, daß infektiöse Antigene und Antikörper von der IgG-Klasse immunogen wirken und dann die chronische Produktion von Rheumafaktoren nach sich ziehen.

Da eine Produktion von Rheumafaktoren auch bei chronischen Infektionskrankheiten wie z.B. bei der chronischen Hepatitis oder der Tuberkulose beobachtet wird (s. Tabelle 3.4, S. 17), diese Erkrankungen aber kaum die von der c.P. bekannten Gelenkschäden hervorrufen, sind zusätzliche Mechanismen der Pathogenese der c.P. anzunehmen. Dazu gehört die Vorstellung, daß es infolge der Antikörperproduktion durch die an der Synovialmembran lokalisierten Plasmazellen zur Bildung von Immunkomplexen (Typ III der allergischen Reaktion) kommt, die z.B. über eine Komplementaktivierung die noch unten zu besprechenden Schäden an der Synovialmembran und im Knorpel verursachen. Neben den erwähnten Rheumafaktoren werden in der Gelenkflüssigkeit auch antinukleäre Antikörper und Degradationsprodukte von Komplement, besonders C3 und C4, gefunden.

Neutrophile Granulozyten, die Immunkomplexe (IgG + Rheumafaktoren + Komplement) phagozytiert haben, setzen lysosomale Enzyme frei, die den Knorpel abbauen.

Im Rahmen der ablaufenden Komplement-kaskade werden auch andere Stoffe wie Bradykinine, Prostaglandine, Serotonin und Histamin freigesetzt, die Entzündungsprozeß und Schmerz unterhalten. Der Nachweis von T-Lymphozyten und Makrophagen in der Synovialmembran deutet darauf hin, daß neben dem Typ III (immunkomplex-vermittelt) der immunologischen Reaktion auch der Typ IV (zellgebundene Immunreaktion vom verzögerten Typ, Bildung von Rheumaknoten) am Ablauf des Krankheitsgeschehens partizipiert.

Die extraartikulären Krankheitserscheinungen der c.P. sind sehr wahrscheinlich auch durch Immunkomplexe vermittelt und führen häufig zu Vaskulitiden.

Pathologisch-anatomische Veränderungen

Die morphologischen Folgen der sich an der Synovialmembran abspielenden, durch Immunkomplexe und sensibilisierte T-Lymphozyten vermittelten chronisch-entzündlichen Veränderungen sind eine entzündliche Wucherung des Synovialgewebes (chronische Synovitis) mit plump-zottigem Umbau (sog. Pannus) und Infiltration durch B- und T-Lymphozyten, Histiozyten, Makrophagen und Granulozyten. Hier und dort finden sich Fibrinauflagerungen und -einschlüsse. Das entzündliche Granulationsgewebe breitet sich, vom Synovialis-Knorpel-Winkel ausgehend, über den Gelenkknorpel aus oder schiebt sich zwischen die Knorpel-Knochen-Grenze (Zangenangriff). Die Knorpelzerstörung erfolgt im wesentlichen über lysosomale Enzyme aus Granulozyten.

Die sich im einzelnen an den Gelenken abspielenden pathologisch-anatomischen Veränderungen sind v.a. im Hinblick auf ihre Röntgenphänomenologie im Kapitel „Allgemeine Röntgensymptomatologie der Gelenkerkrankungen", Abschnitt 2.2, S. 7, beschrieben.

Die bei etwa 20% der Erkrankten auftretenden *Rheumaknoten* sind wahrscheinlich auf lokale vaskulitische Prozesse zurückzuführen. Sie zeichnen sich durch fibrinoide Verquellung und zentrale Nekrosen des Bindegewebes aus, umgeben von palisadenartig angeordneten epitheloidartigen Bindegewebszellen (Typ IV der allergischen Reaktion). Sie finden sich überwiegend gelenknah in Sehnen, im Periost, in der Gelenkkapsel und im Subkutanbereich, v.a. an Knochenvorsprüngen, wie am Ellbogen, dorsal an den Fingern, am Trochanter. Sie werden auch, seltener, z.B. in den Lungen, an der Pleura, in den Aorten- und Mitralklappen gefunden.

Andere extraskelettäre Krankheitsmanifestationen sind – wie erwähnt – *Vaskulitiden*, die von leichteren Veränderungen mit perivaskulären Lymphozyteninfiltraten bis zu schwersten, der Periarteriitis nodosa vergleichbaren nekrotisierenden Arteriitiden reichen können. Bei der Hälfte der schweren c.P.-Fälle werden Arteriitiden der Finger beobachtet. In der Lunge vermögen sie das Bild einer interstitiellen Fibrose zu bilden, am Herzen führen sie zu *Perikarditis und Myokarditis*. Die *Neuropathie* ist wahrscheinlich auch die Folge von vaskulitischen Veränderungen.

Inzidenz und Erkrankungsalter

Nach Angaben von Behrend u. Lawrence (1977) läßt sich in Westeuropa eine sichere, z.Z. der Untersuchung aktive c.P. nach den ARA-Kriterien („American Rheumatism Association", s.S. 111) bei 0,6% der Männer und 1,7% der Frauen feststellen.

Die klinischen NY-Kriterien (New-York-Kriterien, s.S. 112) erfüllen 2,2% der Männer und 3,4% der Frauen. Die klinische Diagnose wird bei 0,5% der Männer und 1,2% der Frauen durch pathologische Röntgenbefunde bestätigt (NY 1, 2 und 3). Alle Kriterien einer c.P. (NY 1, 2, 3 und 4) sind nur bei 0,4% der Männer und 0,5% der Frauen nachweisbar. Die Prävalenz nimmt mit dem Alter zu und ist bei Männern und Frauen nach dem 65. Lebensjahr am größten.

Aus den genannten Zahlen und auf der Basis klinischer Erfahrungen ergibt sich also eine eindeutige Gynäkotropie der c.P. (Männer: Frauen = 1 : 3).

In der Jahresstatistik von 1981 des Bundesverbands der Ortskrankenkassen finden sich – durch eine c.P. bedingt – bei Männern 36,43 Arbeitsunfähigkeitsfälle auf 10 000 Pflichtmitglieder und bei Frauen 33,64/10 000.

1,73/10 000 männliche und 1,59/10 000 weibliche Pflichtmitglieder wurden wegen einer c.P. hospitalisiert.

Die durchschnittliche Hospitalisierungsdauer betrug ca. 25 Tage für Männer oder Frauen. Bei Rentnern lag die Hospitalisierungsinzidenz bei 3,53/10 000 für Männer und bei 5,58/10 000 für Frauen.

Bei diesen Zahlen ist zu berücksichtigen, daß sie keineswegs alle Fälle einer c.P. erfassen, sondern sich nur auf die von ärztlicher Seite präzise gemachten Angaben einer c.P. beziehen. Weitaus höhere Zahlen finden sich in der Statistik des Bundesverbands der Ortskrankenkassen unter den Rubriken mit nicht präzisierter nosologischer Zuordnung wie z.B. „nicht näher bezeichnete Arthritis" usw. Daher entkräften diese Zahlen auch nicht die unzweifelhafte Gynäkotropie der c.P.

Klinische Symptomatik (Abb. 5.13)

Der Erkrankungsbeginn ist bei etwa 75% der Patienten *schleichend*, bei den übrigen Patienten beginnt die Erkrankung subfebril bis akut mit Fieber und Gelenkergüssen. Es werden häufig über Jahre andauernde allgemeine Prodromi wie körperliche und geistige Abgeschlagenheit (44% bzw. 43%), Gewichtsabnahme (31%), subfebrile Temperaturen (23%), Hyperhidrosis (54%), Parästhesien (74%), Durchblutungsstörungen einzelner Finger (30%), schmerzhafte Empfindungen in kaltem Wasser (44%) und Akrozyanose (21,5%) angegeben. Auf eine Gelenkerkrankung weist in 79% der Fälle eine *morgendliche Steifigkeit* der Finger hin. Pigmentverschiebungen der Haut an Stirn und Händen, glanzloses Haar, rissige und glanzlose Nägel sind, wie auch ein intermittierender Hydarthros in großen und kleinen Gelenken, gleichfalls zum Prodromalstadium zu zählen.

Vom *Rheumatismus palindromicus* spricht man, wenn in regelmäßigen Abständen vorwiegend an kleinen Gelenken überwiegend monoartikulär in wechselnder Lokalisation nur Stunden bis 2 Tage andauernde Gelenkergüsse auftreten. Dieses Krankheitsbild kann spontan zum Stillstand kommen, andererseits kann sich daraus eine echte c.P. mit positiver Rheumaserologie entwickeln. Daher wird der palindrome Rheumatismus an dieser Stelle im Zusammenhang mit den Prodromen angesprochen.

Bei mehr als der Hälfte (ca. 60–67%) der Patienten *beginnt* die *Arthritis symmetrisch* an mehreren kleinen *Finger- und Zehengelenken* (Abb. 5.13), zu ca. 60% sind Fingergrund- und Handgelenke beteiligt. Später erst werden die größeren Gliedmaßengelenke und auch die Wirbelsäule, insbesondere das atlantoaxiale Gelenk, befallen (zentripetales Fortschreiten der Erkrankung). Monarthritische oder asymmetrische Arthritiden an den Hand- und Fingergelenken, primärer Befall großer Gelenke, akuter Beginn bei negativen Rheumafaktoren sind atypisch, werden aber in ca. 33–40% der Fälle beobachtet. Bei mono- und oligoartikulärem Beginn werden das Kniegelenk sowie die Sprung- und Handgelenke bevorzugt, bei Beginn im höheren Lebensalter findet sich auffallend häufig (27%, Wagenhäuser u. Binzegger 1982) die Erstlokalisation am Schultergelenk (s. folgende Übersicht).

Zum klinischen Beginn der c.P.

Typischer c.P.-Beginn (ca. 60–67%[1] der Fälle)	– langsam, schleichend – polyartikulär – symmetrisch – kleine Gelenke – periphere Gelenke
Atypischer c.P.-Beginn (ca. 33[1]–40% der Fälle)	– akut – asymmetrisch – monoartikulär – oligoartikulär – stammnahe Gelenke

Der monoartikuläre Beginn, insbesondere am Kniegelenk, kann erhebliche klinische Abgrenzungsprobleme gegenüber traumatischen Läsionen ergeben.

Klinisch finden sich am Anfang einer c.P. ein *Bewegungsschmerz* und eine teigige *Schwellung überwiegend über den MCP-Gelen-*

---

1 Die Zahlen stammen aus der Universitätsrheumaklinik Zürich (680 Patienten, Wagenhäuser 1984).

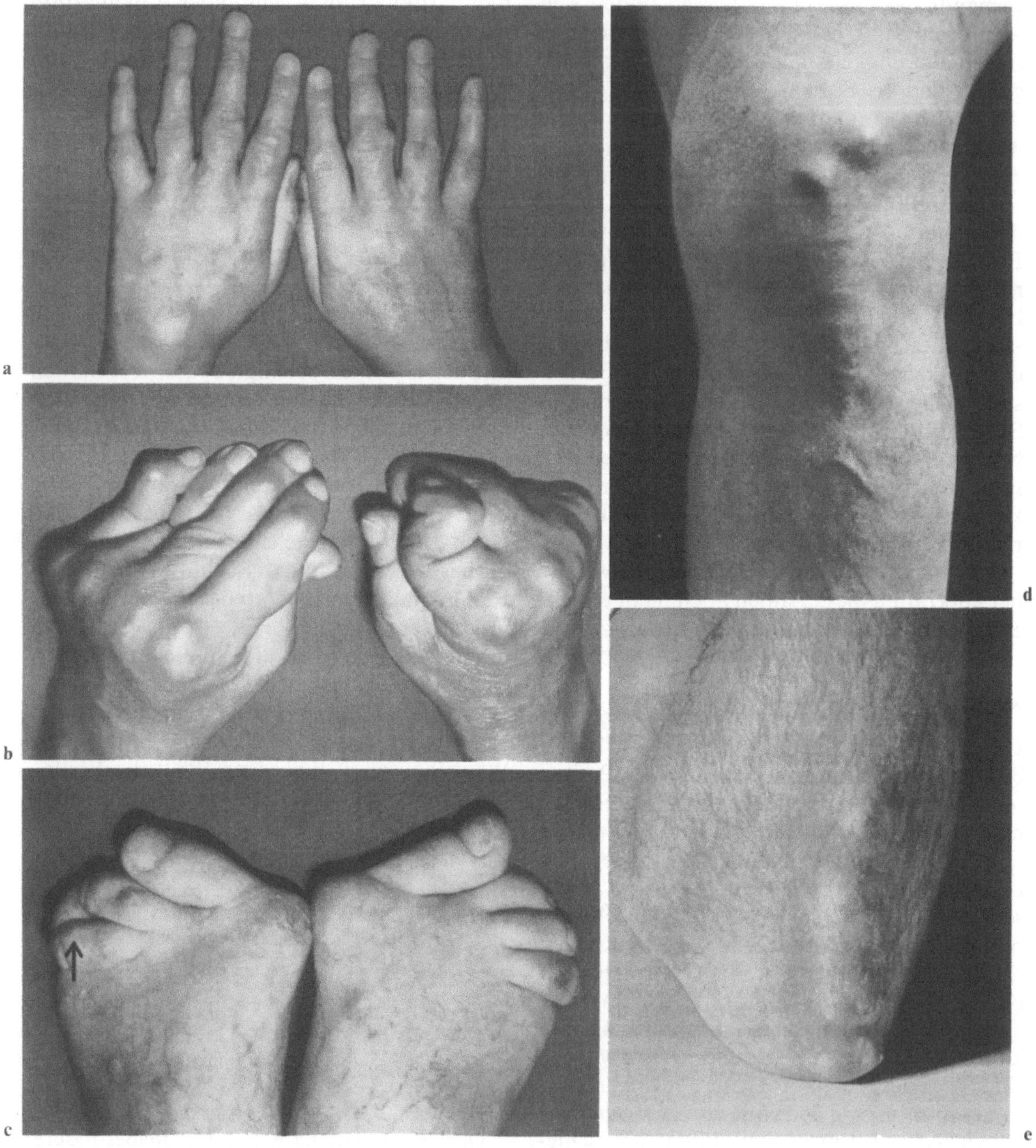

Abb. 5.13a–e. Klinische Bilder der c.P. **a** Grobe Weichteilschwellung im MCP- und PIP-Gelenkbereich, z.T. eingesunkene metakarpale Interossärregionen, spindelige Auftreibungen v.a. der Kleinfinger. Tendinitis über dem linken Handgelenk. **b** Fortgeschrittene c.P. mit groben Fehlstellungen. Schwanenhalsdeformitäten besonders II rechts und V links. **c** Grobe Fehlstellungen mit ausgeprägter Lateraldeviation im Metatarsophalangealbereich beidseitig. Beachte die Luxationsstellung des 3. über den 4. Zehen links **d**, **e**. Rheumaknoten am Knie ventral und streckseitig am proximalen Unterarm

ken sowie auch im Unterarm-Handgelenk-Bereich, besonders über den *Processus styloidei.* Da die *Interossärmuskulatur atrophiert,* imponiert die metakarpale Interossärregion eingesunken (Abb. 5.13a). Durch Schwellung an den PIP-Gelenken bekommen die Finger ein *spindelförmiges Aussehen.* Kommt es bei einer chronischen Synovitis im PIP-Gelenk zu einer Zerstörung des zentralen Streckzugs, können die seitlichen Streckzügel nach volar abgleiten. Es entsteht die *Knopflochdeformität*: Beugung im PIP-, Überstreckung im DIP-Gelenk. Umgekehrt, d.h. durch Überstreckung der PIP-Gelenke, entsteht die *Schwanenhalsdeformität* (Abb. 5.13b). Als weitere Fehlstellungen sind *volare Subluxationen und die ulnare Deviation* an den MCP-Gelenken zu nennen. Durch diese Veränderungen und zunehmende Versteifung in Beugestellung der Finger (Krallenhand) wird die Funktion der Hand bis zur Unbrauchbarkeit progredient eingeschränkt. Bei stärkerer Destruktion bzw. Mutilation der artikulierenden Fingerknochen können die Finger teleskopartig auseinandergezogen und ineinandergeschoben werden. Schrumpfungen der Sehnen und Gelenkkapseln und zunehmende Pannusbildung engen den Karpaltunnel ein (*symptomatisches Karpaltunnelsyndrom*).

Ein zumeist späterer Befall der großen Gliedmaßengelenke führt zu zunehmender Immobilisation und Hilflosigkeit. Eine gefährliche Komplikation stellt schließlich der *Befall der Atlantoaxialgelenke* mit *atlantoaxialer Dislokation* und *pseudobasilärer Impression* durch Einengung des Spinalkanals mit *Rückenmarkskompression* dar. Auch an der übrigen Halswirbelsäule kann es zu Veränderungen mit *Spondylodiszitiden, Spondylarthritiden, Bandlockerungen mit Fehlstellungen* (Subluxation) und *Abschmelzung der Dornfortsätze* kommen.

Durch c.P. befallene Gelenke sind gegenüber bakteriellen Infektionen infolge örtlicher und allgemeiner Resistenzminderung (z.B. auch durch systemische Steroidbehandlung) besonders empfindlich. Septisch-metastatisch oder durch lokale Injektionsbehandlung ausgelöste *bakterielle Arthritiden* breiten sich in den vorgeschädigten Gelenken rasch aus und können zu lebensbedrohlichen Allgemeininfektionen führen. Eine sich im Vergleich zu anderen Gelenken rasch entwickelnde und antiphlogistisch nicht beeinflußbare Arthritis ist immer suspekt auf eine bakterielle Infektion. Hier kommt dem Röntgenuntersucher eine besondere Verantwortung zu, denn er muß durch eine im Vergleich zu anderen Gelenken unverhältnismäßig starke Zerstörung auf einen solchen Befund aufmerksam werden!

Diagnostische Kriterien für die c.P.

Vor der Beschreibung der Röntgensymptomatologie der c.P. soll kurz auf diagnostische Kriterien zur exakten Erfassung dieser Erkrankung und Abgrenzung gegenüber anderen rheumatischen Erkrankungen eingegangen werden.

Vorwiegend aus epidemiologischen Gründen hat die „American Rheumatism Association" (ARA) Kriterien für die Diagnose der c.P. aufgestellt (s. auch die folgenden Übersichten), denen heute nach wie vor praktische Bedeutung zukommt (Literatur s. bei Mason et al. 1973; Ropes 1959). Zu den Ausschlußkriterien gehören rheumatisches Fieber, Gicht, Chondrokalzinose und andere stoffwechselbedingte Gelenkerkrankungen, Infektarthritiden, die Reiter-Erkrankung, Kollagenosen (LE, Dermatomyositis, Sklerodermie und Periarteriitis nodosa) sowie maligne systemische Erkrankungen wie das Plasmozytom oder die Leukämie.

Eine gekürzte Wiedergabe der New-York-(NY)-Kriterien für eine aktive und inaktive c.P. findet sich auf S. 112 unten.

ARA-Kriterien zur c.P. (in aufsteigender Wahrscheinlichkeit, die Kriterien 2–6 sind von einem Arzt festzustellen)

1. Morgensteifigkeit
2. Bewegungsschmerz oder Druckdolenz mindestens in einem Gelenk
3. Schwellung mindestens eines Gelenks
4. Schwellung mindestens eines weiteren Gelenks innerhalb von 3 Monaten
5. Symmetrische Gelenkschwellungen; bei Beteiligung von MCP- und PIP-Gelenken ist eine unvollständige Symmetrie genügend, selbst symmetrische Beteiligungen der DIP-Gelenke genügen nicht

6. Subkutane Knoten
7. Röntgenologische Veränderungen: mindestens gelenknahe Osteoporose
8. Rheumafaktornachweis (Latex, Waaler-Rose, Celognost)
9. Pathologisches Muzinpräparat der Synovialflüssigkeit (mit Flocken und wolkigen Trübungen)
10. Charakteristische Synovialhistologie: Proliferation, Palisadenformation, Lymphozyten- und Plasmazellen, Fibrin, Nekrosen
11. Charakteristische Rheumaknotenhistologie: zentrale Nekrose, Palisadenformation, perivaskuläre Rundzellinfiltrate, periphere Fibrose

Diagnostische Zusatzkriterien bei seronegativer c.P.

1. Befall von mehr als 1/4 aller Gelenke, dazu Erkrankung der kleinen Gelenke an Händen und Füßen
2. Typischer Befall der Hände mit Deformierung oder mindestens Schwellung des Handgelenks sowie Vertiefung der Zwischenräume im Bereich der Mm. interossei
3. Typische röntgenologische Veränderungen an mindestens einem Gelenk
4. Die Krankheitsdauer muß 2 Jahre betragen, da der Rheumafaktor innerhalb dieser Zeitspanne in >60% der Fälle positiv werden kann.

Charakterisierung der chronischen Polyarthritis aufgrund der ARA-Kriterien

1. Wahrscheinliche c.P.: 3 der Kriterien sind erfüllt, die Gelenksymptome müssen mindestens 6 Wochen bestehen.
2. Eindeutige c.P.: 5 der Kriterien sind erfüllt; Gelenksymptome wie unter 3.
3. Klassische c.P.: Mehr als 6 der Kriterien sind erfüllt; die Gelenksymptome müssen mindestens seit 6 Wochen bestehen.

New-York-Kriterien (NY-Kriterien) für eine aktive und inaktive chronische Polyarthritis. (Nach Bennett u. Busch 1967)

1. Gelenkschmerzen an mindestens 3 Gelenken während einer Attacke
2. Schwellung, Bewegungseinschränkung, Subluxation oder Ankylose an mindestens 3 Gelenken. Davon müssen 2 Gelenke symmetrisch sowie eine Hand, ein Handgelenk oder ein Fuß betroffen sein.
3. Röntgenologische Veränderungen Grad 2 und mehr an Händen, Handgelenken oder Füßen[1]
4. Nachweis eines Rheumafaktors im Serum

---

1 Graduierung der röntgenologischen Veränderungen nach dem *Atlas of Standard Radiographs of Arthritis*:
Grad 0 sicher keine pathologischen Veränderungen,
Grad 1 zweifelhafte pathologische Veränderungen,
Grad 2 geringe, aber sichere pathologische Veränderungen,
Grad 3 mittelschwere pathologische Veränderungen,
Grad 4 schwerste pathologische Veränderungen

Röntgensymptomatologie (Abb. 5.14–5.30)

Die röntgenmorphologischen Veränderungen an den von c.P. befallenen Gelenken entsprechen ganz allgemein den im Kapitel 2.2 (s.S. 7) dargestellten. Für die radiologische Erkennung einer c.P. entscheidend sind aber das Befallsmuster und der Verlauf.

In der überwiegenden Zahl der Fälle beginnt die Erkrankung *polyartikulär bilateralsymmetrisch* an den kleinen Gelenken der Hände, weniger häufiger der Füße (s. auch S. 16). Es ist daher selbstverständlich, daß bei klinischem Verdacht auf eine c.P. das Hand- und (Vor)Fußskelett röntgenologisch untersucht werden. In der Regel kommt man beim Handskelett mit einer Aufnahme beider Hände im dorsovolaren Strahlengang aus. Zur Darstellung von sog. Nørgaard-Erosionen (Erosionen an der dorsoradialen Seite der Grundphalangen II–V) und des Gelenks zwischen Os pisiforme und Os triquetrum eignet sich eine zusätzliche Projektion beider Hände in 45° Halbsupination mit stark gespreizten Fingern und volodorsalem Strahlengang (Ballfangstellung).[2]

Dorsoulnar und radiovolar gelegene Erosionen am Metakarpuskopf lassen sich durch die Aufnahme in Zitherspielerstellung (45° Halbsupination mit auf der Kassette aufliegenden Fingerspitzen in dorsovolarem Strahlengang) gut randständig bringen.

Die als röntgenologische Frühzeichen zu bewertenden Weichteilschwellungen manifestieren sich besonders an den *PIP-Gelenken sowie am 1. und 2. MCP-Gelenk radial und am 5. MCP-Gelenk ulnar.* Der Befall der übrigen MCP-Gelenke ist erfahrungsgemäß nur an einer Erweiterung der Intermetakarpaldistanz erkennbar (s. Abb. 5.14a). Typisch ist eine *Weichteilschwellung über der Konvexität des Processus styloideus ulnae,* einer im Rahmen der c.P. zumeist schmerzlosen Tendovaginitis des M. extensor carpi ulnaris zuzuordnen. An den Füßen beginnen die Weichteilschwel-

---

2 Der Wert dieser Zusatzprojektionen wird von Stelling et al. (1982) und De Smet et al. (1981) in Zweifel gezogen, da Konturdefekte und Unschärfen an den Stellen der Nørgaard-Erosionen schon physiologischerweise beobachtet werden können.

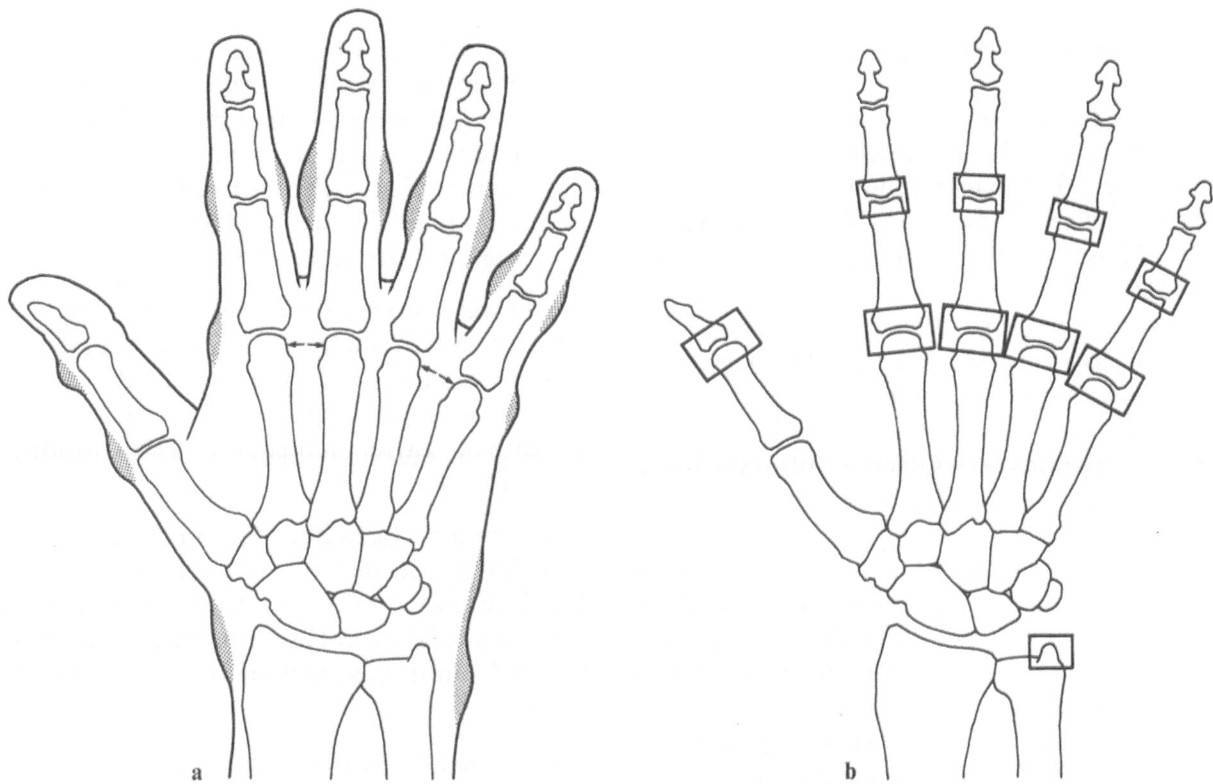

Abb. 5.14. a Prädilektionsorte für röntgenologisch erkennbare Weichteilschwellungen am Handskelett. Vergrößerung der Matakarpuskopfdistanz durch Erguß und/oder Synovialisproliferation. **b** Typische Befallstopik der c.P. am Handskelett

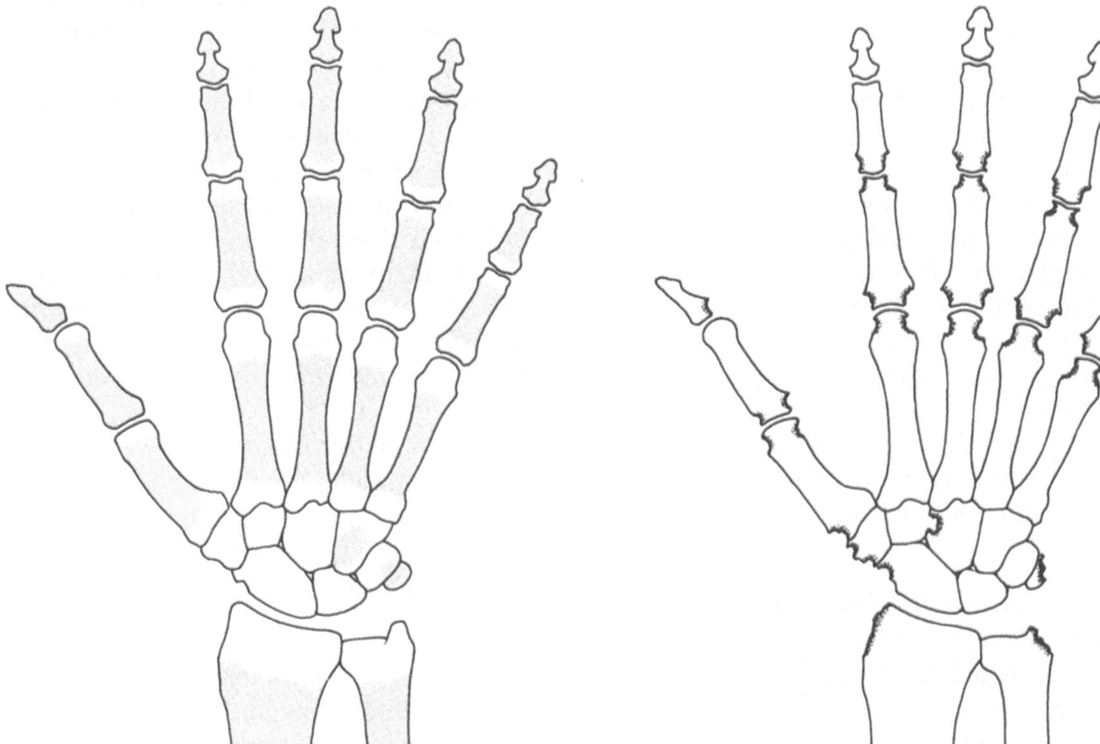

Abb. 5.15. Verteilungsmuster der gelenknahen Osteoporose bei c.P.

Abb. 5.16. Befallstopik für Erosionen bei c.P.

lungen in der Regel im MTP-Gelenkbereich lateral und schreiten nach medial fort.

Die nächste röntgenologisch faßbare Veränderung der c.P. ist die gelenknahe Osteoporose, die oft fleckförmig anmutet und besonders deutlich um die PIP-, MCP-Gelenke und im Handwurzelbereich hervortritt (Abb. 5.15).

Es folgen dann oder es bestehen schon gleichzeitig mit den bisher beschriebenen Veränderungen ein *Schwund der subchondralen Grenzlamelle*, der röntgenologisch besonders günstig an konvexen Gelenkkonturen – insbesondere der Metakarpalköpfchen II–V radial – erkennbar ist.

Dabei ist zu beachten, daß die subchondrale Grenzlamelle an den einzelnen Metakarpalköpfchen unterschiedlich dick und dicht sein kann, so daß Seitenvergleiche problematisch sind.

Der Nachweis des Schwund der subchondralen Grenzlamelle gelingt am ehesten aus der Verlaufsbeobachtung und der bei Lupenbetrachtung sich abzeichnenden fokalen Verdünnungen und Unschärfen.

Bei Patienten mit zentralen oder radikulären Extremitätenlähmungen sind die radiologischen Veränderungen bemerkenswerterweise kaum oder auch überhaupt nicht ausgebildet, was besonders bei einseitiger Lähmung aus Seitenvergleichen deutlich wird.

Die nächsten röntgenologisch erfaßbaren Veränderungen der c.P. sind mehr oder weniger bilateral-symmetrische *marginale oder – seltener – zentrale Erosionen*, besonders an den Metakarpal- und Metatarsalköpfchen radial bzw. fibular.

Im Profil geben sie sich als Konturdefekte, en face als umschriebene „Stukturaufhellungen" – zumeist halbmondförmig – zu erkennen.

Die Prädilektionsorte für Erosionen – in der Regel durch Pannus, seltener durch Druck von seiten der Rheumaknoten im Sinne von Druckusuren bedingt – sind am Handskelett in Abb. 5.16 schematisch wiedergegeben. Dabei ist zu beachten, daß physiologische Kerben und Mulden v.a. im Handwurzelbereich

(z.B. Konvexität von Os scaphoideum und Os capitatum) nicht mit pathologischen Erosionen verwechselt werden. Erstere sind in der Regel scharf begrenzt, ohne Unterbrechung der eigenen Kortikalis. Nur ältere Erosionen können einen ähnlichen Sklerosesaum bekommen (geglättete Erosionen).

Periostale Verknöcherungen werden bei der c.P. v.a. im Erwachsenenalter seltener beobachtet, sie sind dann meistens an den Metakarpal- oder Metatarsalschäften gelenknah in Form von zarten lamellären Verdichtungen zu erkennen.

Begleitzysten (Begleitgeoden) in der gelenknahen Spongiosa der Handknochen sind nach Castillo et al. (1965) um so ausgeprägter, je mehr die befallenen Hände gebraucht werden. Sie sind somit Ausdruck der motorischen Aktivität.

Im weiteren Verlauf einer aktiven Erkrankung kommt es zu zunehmenden Destruktionen der befallenen Gelenke der Hände und Füße bis hin zur *Mutilation*. Es resultieren die bereits oben beschriebenen mehr oder weniger *groben Fehlstellungen* und *Deformitäten* (Knopfloch- und Schwanenhalsdeformität, Krallenhand) durch zusätzliche Kapsel-Band-Schrumpfungen und Lockerungen, auch durch *bindegewebige oder knöcherne Ankylosen.* Die Erkrankung schreitet auch röntgenologisch verfolgbar und nach demselben – synovialisarthritischen – Prinzip ablaufend *zentripetal* über *die Ellbogen- zu den Schulter- und Akromioklavikulargelenken bzw. über die Sprung- und Kniegelenke zu den Hüft- und Sakroiliakalgelenken* fort.

Vorwiegend an der *Halswirbelsäule* manifestiert sich mit spondylarthritischen, spondylodiszitischen Veränderungen, einer atlantodentalen und -axialen Dislokation sowie mit Destruktion der Dornfortsätze das Bild der c.P. (Abb. 5.17).

Spondylarthritische Veränderungen geben sich an Spaltverschmälerungen, Unschärfen und Erosionen der Wirbelbogengelenkkonturen und späteren Ankylosierungen zu erkennen.

Bei der *Spondylodiszitis* (unspezifisch im

Abb. 5.17a, b. Befallstopik bei c.P. an den Kopfgelenken und der übrigen Halswirbelsäule (nach Zeidler u. Wittenborg 1974). Die tiefschwarzen Markierungen geben die Prädilektionsorte für Erosionen und Destruktionen an.
a *1* Atlantodentalgelenk, *2* Discus intervertebralis, *3* Unkovertebralgelenke, *4* Wirbelbogengelenke, *5* Dornfortsätze.
b *1* Atlantookzipitalgelenke, *2* laterale Atlantoaxialgelenke, *3* Atlantodentalgelenk

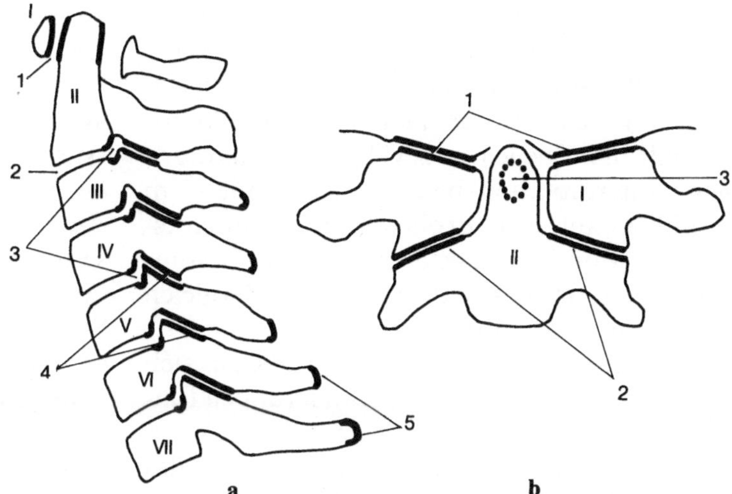

Rahmen der c.P.) verschmälern sich die Intervertebralgelenke, die Grund- und Deckplatten werden unscharf, z.T. sind sie gezähnelt (Schichtaufnahmen!). Randanbauten im Sinne von Reparationsspondylophyten und subchondrale Sklerosen werden erst später beobachtet und geben den Veränderungen ein ähnliches Bild wie bei der banalen Osteochondrose. Bemerkenswert ist der Befund, daß sich die zervikalen spondylodiszitischen Veränderungen überwiegend zwischen C2/3 und C3/4 abspielen, während Osteochondrosen überwiegend primär an der unteren Halswirbelsäule lokalisiert sind.

Arrosionen und Destruktionen kommen an den Dornfortsätzen, insbesondere des 7. Halswirbels, vor.

Die schwerwiegendsten Veränderungen an der Halswirbelsäule ergeben sich durch eine pannöse und destruierende Synovitis im *atlantoaxialen und subaxialen Gelenkbereich* (Abb. 5.29a, b):

Dens axis, vorderer Atlasbogen und Lig. transversum bilden ein Synovialgelenk. Die entzündlichen Veränderungen bei der c.P. führen neben einer Osteoporose und Erosionen ggf. auch zu einer völligen Zerstörung des Dens und zu einer Lockerung des transversalen Bandapparats, in seltenen Fällen auch zu einer Ruptur desselben. Ein alleiniger Befall des Lig. transversum ermöglicht nur eine maximale atlantoaxiale Dislokation von 4 mm,

eine weitere Subluxation wird durch einen Mitbefall des Lig. apicis dentis und des Lig. cruciforme atlantis, des Dens und der Gelenkkapsel der atlantodentalen und atlantoaxialen Gelenkverbindungen bewirkt. Röntgenologisch erkennt man eine vordere atlantoaxiale Dislokation, wenn die Hinterkante des vorderen Atlasbogens zur Vorderkante des Dens axis bei Kindern einen größeren Abstand als 5 mm, bei Erwachsenen von mehr als 3 mm bekommt. Darstellbar ist diese Distanzerweiterung initial nur auf Aufnahmen im seitlichen Strahlengang mit maximaler Anteflexion. Bei gröberer Dislokation mit Zerstörung des Dens und des Halteapparats bekommt die spinolaminäre Linie einen Knick. Atlantoaxiale Dislokationen nach dorsal sind im Rahmen der c.P. selten.

Durch Knochen-Knorpel-Destruktionen und Gelenkdislokationen im Atlantookzipital- und Atlantoaxialbereich mit Absenken des Schädels auf den Axis kann sich eine *pseudobasiläre Impression* ausbilden, die dann als gesichert anzunehmen ist, wenn die Densspitze mehr als 3 mm über die McGregor-Linie (Horizontale zwischen hartem Gaumen und Okzipitalschuppe) in das Foramen occipitale hineinreicht.

Eine *Dislokation im subaxialen Bereich* liegt vor, wenn die Wirbelsäulenverschiebung nach ventral oder dorsal mehr als 15% des Durchmessers der Deckplatte des unteren Wirbelkörpers beträgt.

Die Diagnostik der erwähnten Veränderungen, v.a. im Kopfgelenkbereich, erfordert *gezielte Röntgenaufnahmen* (Funktionsaufnahmen mit Ventral- und Dorsalflexion, Tomographie in 2 Ebenen, evtl. CT); die klinikbezogene Interpretation bedarf, insbesondere im Hinblick auf eine drohende Rückenmarkskompression, der exakten metrischen Bestimmung der Spinalkanalweite unter Vergleich mit bekannten Normwerten.

An den *Temporomandibulargelenken* sich abspielende entzündliche Veränderungen führen zur Kieferklemme, bei grober Destruktion und Mutilation entsteht durch Luxation des Unterkiefers nach dorsal das *Vogelgesicht* (s. auch unter „Juvenile rheumatoide Arthritis", S. 118).

Die *Sakroiliakalgelenke* können in bis zu 40–45% der Fälle beteiligt sein (Übersicht bei de Carvalho u. Graudal 1980). Die Veränderungen treten meistens erst ab dem 40. Lebensjahr bei Patienten mit Befall der meisten Gliedmaßengelenke und der Wirbelsäule auf. Diese Patienten haben meistens auch eine sehr hohe Blutsenkungsgeschwindigkeit als Ausdruck einer systemischen Aktivität. Röntgenologisch finden sich überwiegend kleinere Erosionen, seltener Ankylosen (besonders in den kaudalen Gelenkabschnitten). Die Erosionen sind oft unscharf begrenzt. Reaktive Sklerose und eine Pseudoerweiterung der Gelenkspalten sind seltener, häufiger tritt eine Spaltverschmälerung auf.

Auf einige Besonderheiten der c.P. sei noch im Folgenden eingegangen:

Nach Untersuchungen von Larsen (1976) *gehen Häufigkeit und Ausmaß des Befalls der Handwurzelgelenke und der MTP-Gelenke II–V mit der Aktivität bzw. Progredienzneigung der c.P. einher.* Die Verlaufsbeobachtung hat also diese Gelenke besonders zu beachten!

Wie in der täglichen rheumatologischen Sprechstunde immer wieder zu beobachten und von Berens u. Lin (1966) beschrieben, lassen sich besonders an den MTP-Gelenken arthritische Veränderungen (Schwellung, Osteoporose, Erosionen usw.) nachweisen, ohne daß die Patienten von dieser Seite her nennenswert symptomatisch sind. Andererseits lassen sie aber bei deutlicher klinischer Symptomatik keine oder nahezu keine Röntgensymptomatologie an den Händen erkennen! Aus dieser Beobachtung wird die *Forderung nach der routinemäßigen Röntgenuntersuchung des Fußskeletts neben dem Handskelett* und selbstverständlich von (symptomatischen) anderen Gelenken abgeleitet. Die radiologische Sicherung der Diagnose und die Verlaufsbeobachtung werden dadurch erleichtert!

Sogenannte *Baker-Zysten* (Synovialzysten, Arthrozelen, Poplitealzysten, Hygrome) auf dem Boden einer c.P. sind klinisch im medialen Kniekehlenbereich, ggf. auch weiter nach kaudal reichend, als mehr oder weniger prall elastische Tumoren zu tasten. Sie können asymptomatisch sein, aber auch eine Bewegungseinschränkung und Schmerzen verursachen, häufig wechseln sie ihre Größe. Rupturieren sie, so können sie das klinische Bild einer akuten Unterschenkelthrombose vortäuschen, denn die entleerte Flüssigkeit breitet sich zwischen den Wadenmuskeln aus und verursacht eine schmerzhafte Schwellung mit entzündlichem Ödem. Pathologisch-anatomisch entstehen sie auf dem Boden einer entzündlich-stenosierten Verbindung zwischen Gelenkraum und Bursa (insbesondere Bursa gastrocnemiosemimimembranacea), die zwar Gelenkflüssigkeit in die Bursa übertreten, jedoch nicht zurückfließen läßt (Ventilmechanismus). Baker-Zysten werden unabhängig von der c.P. auch idiopathisch (z.B. als synoviale Hernien durch die Gelenkkapsel), durch Fehlbildungen und bei anderen Erkrankungen mit chronischem Kniegelenkerguß beobachtet. Radiologisch imponieren sie als dichter, dorsal konvexbogiger Schatten in der Kniekehle, bewiesen werden sie arthrographisch und sonographisch. Die Differentialdiagnose hat Aneurysmen der A. poplitea, Varizen, Phlebothrombosen und echte Geschwülste (Fibrome, Lipome, Synovialome) sowie Ganglien zu berücksichtigen.

Differentialdiagnose

Die Differentialdiagnose der chronischen Polyarthritis wird erleichtert, wenn der Rönt-

Tabelle 5.1. Pathologisch-anatomische Stadieneinteilung der c.P. nach Steinbrocker et al. (1949)

Stadium	Röntgenbefund	Muskel-atrophie	Extraartikuläre Veränderungen (subkutane Knoten), Tendovaginitis	Gelenkdeformation	Ankylose
I	Osteoporose (keine destruktiven Veränderungen)	–	–	–	–
II	Osteoporose (evtl. geringe Destruktion des Knorpels oder subchondralen Knochens)	Umgebung	evtl. vorhanden	–	–
III	Osteoporose, Knorpel- und Knochendestruktion	ausgeprägt	evtl. vorhanden	Subluxation, ulnare Deviation, Hyperextension	–
IV	Wie III, mit knöcherner Ankylose	ausgeprägt	evtl. vorhanden	Wie III	fibrös oder knöchern

genuntersucher sich der ARA- oder auch der New-York-Kriterien bedient.

Differentialdiagnostische Probleme tauchen bei atypischem Beginn einer chronischen Polyarthritis mit mono- oder oligoartikulärem Gelenkbefall auf, insbesondere dann, wenn die Rheumaserologie negativ ist. Selbst bei positiver Rheumaserologie ist Vorsicht bei der Diagnose einer atypisch beginnenden chronischen Polyarthritis geboten (s.S. 17), denn nicht nur Kollagenosen, sondern auch chronische Infektionserkrankungen können einerseits einen positiven Rheumafaktor und zum anderen Gelenkveränderungen aufweisen. Das differentialdiagnostische Spektrum oligoartikulärer Erkrankungen ist in der Abbildung 3.5 dargestellt. Die spezielle röntgenologische Differentialdiagnose gegenüber anderen polyartikulären Erkrankungen wie z.B. der multizentrischen Retikulohistiozytose oder der destruktiven Polyarthrose findet sich dort abgehandelt.

Möglichkeiten der röntgenologischen Stadieneinteilung einer c.P.

Es wurden zahlreiche Stadieneinteilungen der chronischen Polyarthritis vorgeschlagen (z.B. Larsen 1973; Larsen et al. 1977; Steinbrocker et al. 1949), die aber entweder recht schwerfällig bzw. umständlich sind oder wegen ihrer zu groben Anlage eine nuanciertere Verlaufsbeobachtung kaum zulassen.

So setzt die Graduierung nach Larsen (1973) einen Vergleich mit Standardröntgenaufnahmen voraus, was einen erheblichen Zeitaufwand bedeutet. Beim Schema von Steinbrocker (s. Tabelle 5.1) wird der Übergang vom Stadium II in das Stadium III im wesentlichen durch den Nachweis einer „Subluxation, ulnaren Deviation, Hyperextension" und der Übergang vom Stadium III in das Stadium IV im wesentlichen durch den Nachweis einer fibrösen oder knöchernen Ankylose definiert. Bei einem langsamen oder mittelmäßig progredienten Verlauf wird dadurch z.B. bei jährlichen oder 2jährlichen Befundkontrollen das Fortschreiten rein destruktiver Prozesse nicht ausreichend erfaßt. Hier bietet ein neuerer Vorschlag von Siozos (1981) eine wesentlich flexiblere und feinere Möglichkeit der radiologischen Verlaufsbeobachtung. Dabei werden sowohl Anzahl wie Ausprägung der Skelettveränderungen semiquantitativ (mit Punktzahl) erfaßt. Erosive und destruktive Veränderungen können mit feiner Graduierung, Osteoporose, Gelenkspaltverschmälerung, Fehlstellung und Ankylose mit einem etwas gröberen Punktraster beschrieben werden. Der Vorteil dieses Befundungsschemas liegt in der Möglichkeit einer graphischen Darstellung der radiologischen Befundprogredienz, z.B. in Jahresabständen. Einzelheiten dieses Befundungsschemas können in der Originalarbeit nachgelesen werden, eine verständliche und genügend subtile Darstellung an dieser Stelle würde den Rahmen des Buches sprengen.

Juvenile rheumatoide Arthritis

Synonyme:
- Juvenile chronische Arthritis
- Juvenile Polyarthritis

Nomenklatur und Klassifikation der juvenilen rheumatoiden Arthritis sind im europäischen und amerikanischen Schrifttum sehr divergent. Stoeber u. Kölle (1984) benutzen die auf dem EULAR/WHO workshop on „The care of rheumatic children" in Oslo (1977) beschlossene Klassifikation (unter dem Oberbegriff „Juvenile chronische Arthritis", j.c.A.) mit 5 Verlaufsformen:
1. Systemische j.c.A. (Still-Syndrom, meist polyartikulär)
2. Nichtsystemische polyartikuläre seronegative j.c.A. (kein 19S-IgM-Rheumafaktor)
3. Nichtsystemische mono-, oligo(pauci)artikuläre j.c.A.:
   Typ I (Frühtyp, mädchenwendig, chronische Iridozyklitis +, ANA +),
   Typ II (Spättyp, knabenwendig, Sakroiliitis, HLA B27 +, evtl. späterer Übergang in Spondylitis ankylosans)
4. Polyartikuläre seropositive Arthritis (19S-IgM Rheumafaktor +): adulter Typ
   Das Still-Syndrom wurde in seiner wesentlichen Symptomatik bereits auf S. 107 kurz beschrieben.

Hier soll noch auf die juvenile rheumatoide Arthritis in engerem Sinne, entsprechend den Verlaufsformen 2 und 3 der Oslo-Klassifikation, eingegangen werden:

Die Angaben über die Inzidenz der Erkrankung schwanken in der Literatur, es kann im Schnitt ein Vorkommen von etwa 0,1% der Bevölkerung angenommen werden. In dieser Zahl sind aber auch die anderen Verlaufsformen wie z.B. das Still-Syndrom enthalten.

Das Hauptmanifestationsalter der juvenilen (nichtsystemischen) rheumatoiden Arthritis liegt zwischen dem 1. und 3. sowie zwischen dem 10. und 15. Lebensjahr. Beim Still-Syndrom liegt der Manifestationsgipfel hingegen um das 3. Lebensjahr, Erkrankungsfälle bereits im 1. Lebensjahr sind bekannt. Zum 12. Lebensjahr hin fällt die Erkrankungshäufigkeit ab.

Die nichtsystemische seronegative juvenile rheumatoide Arthritis beginnt in der Regel schleichend, erhöhte Temperaturen um 38 °C treten nur gelegentlich auf. Im Vergleich zum Still-Syndrom sind extraartikuläre und viszerale Manifestationen selten und dann meist nur monosymptomatisch. Von Stöber u. Kölle (1984) wurden Lymphknotenschwellungen in ca. 36%, eine Leukozytose in ca. 33% und eine Iridozyklitis in ca. 11% gefunden. Alle anderen vom Still-Syndrom her bekannten extraartikulären Symptome liegen um 5% oder deutlich darunter.

Diagnose- sowie Ausschlußkriterien für die nichtsystemische juvenile rheumatoide Arthritis zeigen die folgenden Übersichten.

Die Gelenkmanifestationen beginnen in der Regel an den großen Gelenken, zunächst asymmetrisch, wobei Knie- und obere Sprunggelenke, aber auch die Handgelenke bevorzugt werden (Abb. 5.31). Vergleichsweise dominieren beim Still-Syndrom primär die Hand- und Fingergelenke. Ein Krankheitsbeginn an der Halswirbelsäule im Sinne einer Spondylitis cervicalis ist nicht selten. Klinisch imponieren primär nicht unbedingt die klassischen Zeichen einer Arthritis, sondern es können zunächst nur Arthralgien, verbunden mit einer Schonung des Gelenks, bestehen. Auch kann zunächst nur ein Exsudat bei Schmerz- und Bewegungsfreiheit vorliegen. Erst bei weiterer Ausbreitung des Krankheitsprozesses kommt es zu Morgensteifigkeit. Die Verläufe sind sehr unterschiedlich, wobei sich die Erkrankung in Wochen, Monaten, vereinzelt auch in Jahren auf weitere Gelenke, vereinzelt auch auf nahezu alle Gelenke, ausbreiten kann. Stöber u. Kölle (1984)

Diagnosekriterien für die nichtsystemische juvenile rheumatoide Arthritis (Nach Stöber u. Kölle 1984)

Seronegativ

1. Polyarthritis bereits bei Beginn oder innerhalb von 3 Monaten auftretend, 12 Wochen anhaltend oder rezidivierend
2. Monarthritis und Oligoarthritis (1–4 Gelenke), 12 Wochen anhaltend oder rezidivierend (hier besonders auf Exklusionen achten!), „extended oligoarthritis"
3. Morgendliche Steifigkeit
4. Typische röntgenologische Veränderungen
5. Typische Befunde bei Synovialbiopsie (besonders bei Mon- und Oligoarthritis!)
6. Iridozyklitis/Uveitis rheumatica
7. Subkutane Rheumaknötchen
8. Familiäre Rheumabelastung

Seropositiv

9. 19S-IgM-Rheumafaktor nachweisbar (Waaler-Rose-Test)

Zusatzkriterien für die systemische juvenile chronische Arthritis (Still-Syndrom)

1. Akuter Beginn
2. Initial oder re- und intermittierend hohes (um 39 °C), evtl. septiformes Fieber
3. Milzschwellung
4. Lymphknotenschwellung
5. Leberschwellung
6. Erythema multiforme rheumaticum („rheumatic rash")
7. Myoperikarditis
8. Serositis (Pleura, Peritoneum)
9. Starke Leukozytose, initial und intermittierend

Die Symptome 1. und 2. zusammen mit Gelenkerscheinungen sind für die Diagnose Still-Syndrom obligat.

weisen darauf hin, daß bei der nichtsystemischen juvenilen rheumatoiden Arthritis im späteren Krankheitsverlauf prozentual weniger Gelenke als beim Still-Syndrom betroffen sind, obwohl letzteres – wie oben erwähnt – mit einer dezenteren Gelenksymptomatik beginnt. Insgesamt betrachtet stehen aber hinsichtlich der Befallstopik die Knie-, Hand- und oberen Sprunggelenke bei beiden Verlaufsformen im Vordergrund.

Der Befall der Sakroiliakalgelenke wird in der Literatur quantitativ sehr unterschiedlich angegeben. Dabei ist zu berücksichtigen, daß die Beurteilung kindlicher Sakroiliakalgelenke äußerst schwierig ist, da physiologischerweise die Spalten weiter sind und die

Ausschlußkriterien für die nichtsystemische juvenile rheumatoide Arthritis (nach Brewer et al. 1973)

A

I. Infektiöse Arthritiden, einschließlich Tuberkulose, sowie andere bakterielle, virale, fungale und mykoplasmale. Postinfektiöse Arthritiden
II. Arthropathien bei nicht spezifisch rheumatologisch-immunologischen Abnormalitäten, familiäres Mittelmeerfieber, chronisch-aktive Hepatitis, hypertrophische Osteoarthropathie, Sarkoidose, villonoduläre Synovitis
III. Arthropathien bei Blutkrankheiten (Hämophilie)
IV. Arthropathien bei Leukämie und Neuroblastom
V. Psychogene Arthralgien

B

Erkrankungen des Bindegewebes und Skelettmuskelsystems

I. Dermatomyositis, Polymyositis, steroider Pseudorheumatismus
II. Sklerodermie
III. Systemischer lupus erythematodes
IV. Mixed connective tissue disease (Sharp-Syndrom)
V. Keratokonjunktivitis sicca (Sjögren-Syndrom)
VI. Vaskulitiden: anaphylaktische Purpura Schoenlein-Henoch, Periarteriitis, Serumkrankheit und andere allergische Reaktionen, Kawasaki-Syndrom
VII. Behçet-Krankheit
VIII. Traumen, Epiphysenlösung, M. Perthes, Osteochondritis dissecans, Chondromalazie der Patella, gelenknahe Knochenzysten, M. Scheuermann, intermittierender Hydrops, Hypermobilitätssyndrom, Wachstumsschmerzen
IX. Progressive Pseudorheumatoid Arthropathy of Childhood

C

I. Postinfektiöse Arthritiden, einschließlich benigne Koxitis des Kleinkindes, Reiter-Syndrom
II. Rheumatisches Fieber, Palindromic Rheumatism

Auch eine nach Ausschluß obiger Erkrankungen als j.c.A. diagnostizierte Arthritis kann aber – was sich oft erst nach einer Intervallzeit feststellen läßt – eine andere, spezifische Erkrankung des weiteren rheumatischen Formenkreises darstellen, nämlich:

D

I. Spondylitis ankylosans
II. Arthritis psoriatica
III. Arthritiden bei intestinalen Erkrankungen (Enterocolitis Crohn, Colitis ulcerosa)

Konturen unregelmäßig und unscharf imponieren. Es scheint aber der Untertyp II des Typs 3 (Oslo-Klassifikation) besonders häufig mit einer Sakroiliitis und einer Sp. a. einherzugehen, wobei Jungen (90%) im späteren Schulalter dominieren.

Die klinischen und radiologischen Besonderheiten der juvenilen rheumatoiden Arthritis liegen in dem Befund, daß die Gelenkveränderungen vor Abschluß des Knochenwachstums einsetzen. Dadurch kann es zu *Wachstumsstörungen* mit vorzeitigem Epiphysenfugenschluß und *Minderwuchs* z.B. der Metakarpalia oder -tarsalia oder der Mandibeln (Vogelgesicht!) kommen. Andererseits sind *Wachstumsbeschleunigungen* mit einer Vergrößerung und Verplumpung der Epiphysen z.B. von Knie, Hüfte und Schulter möglich. *Ein genereller Minderwuchs* mit zartem und *osteoporotischem Skelett* (*cave*: Verwechslung mit der Tardaform der Osteogenesis imperfecta!), bedingt durch Immobilisation und Pharmaka, insbesondere Kortison (Hypophysenhemmung), wird ebenfalls häufig gefunden.

Frühe Ankylosierungen führen zu *Fehlstellungen* in den betroffenen Gelenken. Dabei ist besonders die *zervikale Synostose* zu erwähnen (Dihlmann u. Friedmann 1977). Infolge der Ankylosierung der Wirbelbogengelenke kommt es zu Wachstums- und Entwicklungsstörungen der Disci intervertebrales, der Wirbelkörper, -bögen und -dornfortsätze. Dadurch finden sich auf dem Röntgenbild der Halswirbelsäule im Erwachsenenalter neben *ankylosierten Wirbelbogengelenken Wirbelkörperhypoplasien und partielle Blockwirbel, Wirbelbogensynostosen und hypoplastische, stummelförmige Dornfortsätze* (Abb. 5.29c). Der Sagittaldurchmesser des Spinalkanals ist erweitert, die Foramina intervertebralia erscheinen erweitert. Das Befallsmuster ist oligo- bis polysegmental. *Differentialdiagnostisch* ist an *angeborene dysontogenetische Blockwirbel* (dabei aber meist Synostose der Dornfortsätze) und *an zervikale Segmentierungsstörungen im Rahmen des Klippel-Feil-Syndroms* zu denken (beachte den manchmal dazugehörigen Schulterblatthochstand, die

Halsrippen und knöcherne Verbindungen zwischen Skapula und Bogen-, Quer- oder Dornfortsatz einer oder mehrerer unterer Halswirbel – den sog. Omovertebralknochen).

Differentialdiagnostische Probleme genereller Art können sich bei der juvenilen rheumatoiden Arthritis in der akuten Krankheitsphase ergeben. Dabei ist in erster Linie an die *akute Leukämie* zu denken, denn leukämische Infiltrate im Gelenk und am gelenknahen Periost imitieren entzündliche Veränderungen rheumatischer Genese. In beiden Fällen sind Weichteilschwellungen und eine Osteoporose zu sehen. Bei der Leukämie finden sich darüber hinaus periostale Verkalkungen (durch Infiltration), die mit Schwellung z.B. der Oberschenkel einhergehen und horizontale metaphysäre Aufhellungsbänder sowie multiple kleine, scharf begrenzte Defekte der Spongiosa zeigen. Zweitens ist differentialdiagnostisch an die *Purpura Schoenlein-Henoch* zu denken, die durch Manifestationen an der Haut (Differentialdiagnose: rheumatisches Exanthem) und in großen Gelenken v.a. das klinische Bild einer Polyarthritis vortäuschen kann.

Literatur

Behrend T, Lawrence JS (1977) Epidemiologie der rheumatischen Erkrankungen. In: Blohme M et al. (Hrsg) Handbuch der Sozialmedizin. Enke, Stuttgart

Bennett PH, Burch TA (1967) New diagnostic criteria. New York symposion on population studies in the rheumatic diseases. Bull on the Rheum Dis 17:453

Bennett PH, Wood PHN (1968) Proceedings of the third international symposium on population studies of the rheumatic diseases. Excepta Medica, Amsterdam

Berens DL, Lin R (1966) Roentgen changes in asymptomatic joints in rheumatoid arthritis. Arthritis Rheum 9:491

Bland JH, Eddy WM (1968) Hemiplegia and rheumatoid hemiarthritis. Arthritis Rheum 11:72

Brewer EJ, Bass JC, Cassidy JT et al. (1973) Criteria for the classification of juvenile rheumatoid arthritis. Bull Rheum Dis 23:712

Carvalho A. de, Graudal H (1980) Sacroiliac joints involvement in classical or definite rheumatoid arthritis. Acta Radiol Diagn 21:417

Castillo BA, El Sallab RA, Scott JT (1965) Physical activity, cystic erosions, and osteoporosis in rheumatoid arthritis. Ann rheum Dis 24:522

De Smet AA, Martin NL, Fritz SL, et al. (1981) Radiographic projections for diagnosis of arthritis of the hands and wrists. Radiology 139:557

Dihlmann W (1982) Gelenke – Wirbelverbindungen, 2. Aufl. Thieme, Stuttgart New York

Dihlmann W, Friedmann G (1977) Die Röntgenkriterien der juvenil-rheumatischen Zervikalsynostose im Erwachsenenalter. ROEFO 126:536

El-Khoury GY, Wener MN, Menezes AH, et al. (1980) Cranial settling in rheumatoid arthritis. Radiology 137:637

Fassbender HG (1975) Pathologie rheumatischer Erkrankungen. Springer, Berlin Heidelberg New York

Hartmann F (1982) Erkrankungen der Gelenke. In: Gross R, Schölmerich P (Hrsg) Lehrbuch der Inneren Medizin. Schattauer, Stuttgart New York

Larsen A (1973) Radiological grading of rheumatoid arthritis. Scand J Rheumatol 2:136

Larsen A (1976) The value of individual joints for radiologic assessment of rheumatoid arthritis. Scand J Rheumatol 5:119

Larsen A, Dale E, Eek M (1977) Radiographic evaluation of rheumatoid arthritis and related conditions by standard reference films. Acta Radiol [Diagn] (Stockh) 18:481

Mason RM, Currey HLF, Zinn WM (1973) Einführung in die klinische Rheumatologie. Huber, Bern Stuttgart Wien

Moldofsky PJ, Dalinka MK (1979) Multiple loose bodies in rheumatoid arthritis. Skeletal Radiol 4:219

Müller W, Schilling F (1977) Differentialdiagnose rheumatischer Erkrankungen. Aesopus, München Lugano

Muirden K (1970) Giant cells, cartilage, and bone fragments within rheumatoid synovial membrane: Clinico-pathological correlations. Aust Ann Med 19:105

Ropes MW (1959) Diagnostic criteria for rheumatoid arthritis. 1958. Revision by a committee of the American Rheumatism Association. Ann Rheum Dis 18:49

Siozos CD (1981) Zur Erfassung der röntgenologischen Progredienz bei chronischer Polyarthritis. Aktuel Rheumatol 6:124

Stellung CB, Klats MM, Klats ThE (1982) Irregularities at the base of the proximal phalanges: False indicator of early rheumatoid arthritis. AJR 138:695

Steinbrocker O, Traeger CH, Battermann RC (1949) Therapeutic criteria in rheumatoid arthritis. JAMA 140/8:659

Stoeber E, Kölle G (1984) Juvenile chronische Arthritis. In: Mathies H (Hrsg) Handbuch der Inneren Medizin, Rheumatologie B, Spezieller Teil I. Springer, Berlin Heidelberg New York Tokyo

Wagenhäuser FJ (1977) Polyarthritiden. Huber, Bern Stuttgart Wien

Wagenhäuser FJ (1984) Frühformen der chronischen Polyarthritis. Therapiewoche 34:1067

Wagenhäuser FJ, Binzegger K (1982) Die Besonderheiten der chronischen Polyarthritis mit Krankheitsbeginn im höheren Lebensalter. Aktuel Rheumatol 7:154

Zeidler H, Wittenborg A (1974) Die Wirbelsäule bei chronischer Polyarthritis. Internist (Berlin) 15:297

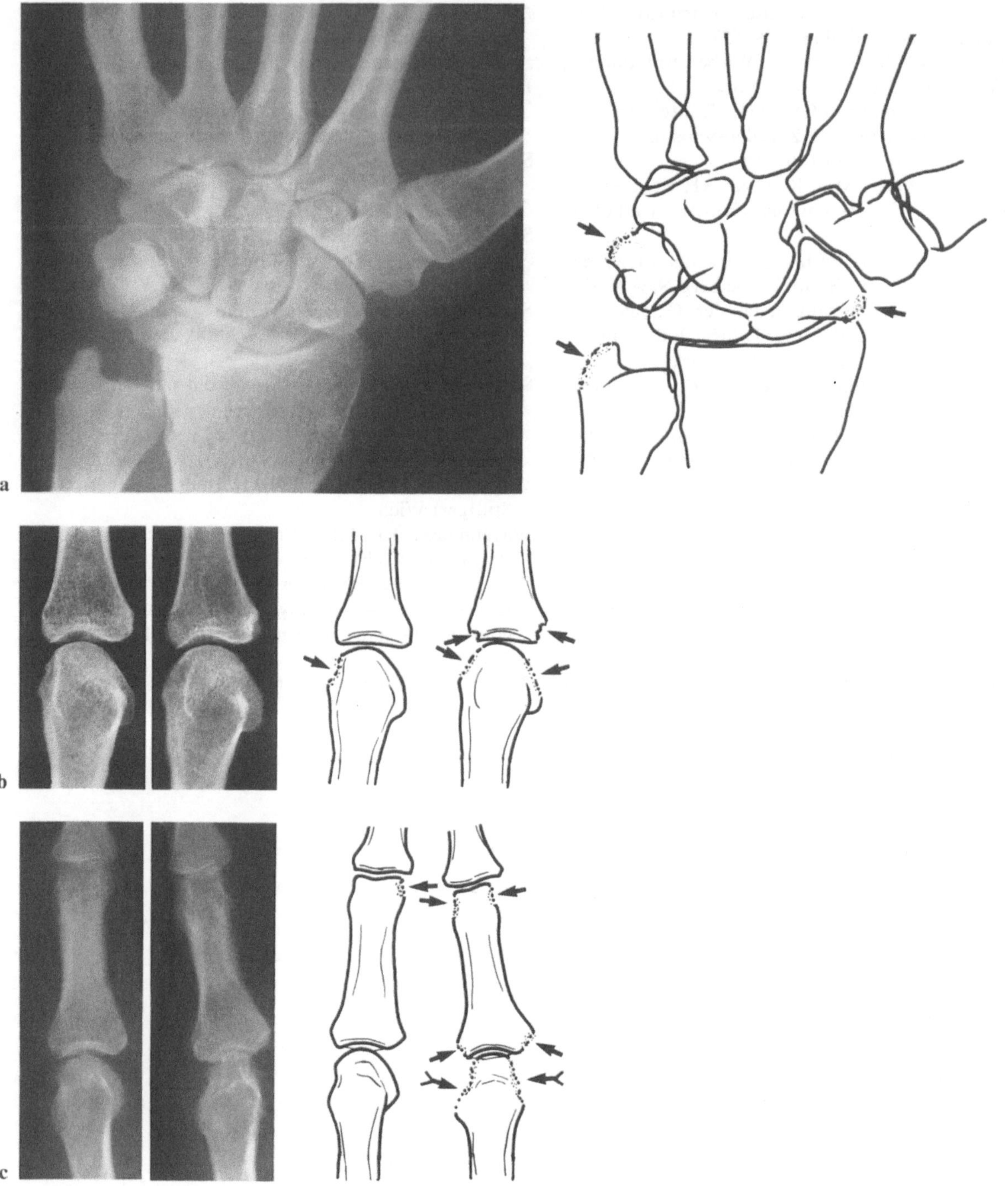

Abb. 5.18a–c. Beginnende c.P. **a** Weichteilschwellungen medial und lateral am Karpus. Leichte Osteoporose. Zarte Erosionen (*Pfeile*) am Processus styloideus ulnae, am Os triquetrum und am Os scaphoideum. **b** Erosionen am Metakarpuskopf und an den lateralen Basiskonturen der Grundphalanx, Verlaufsbeobachtung über 8 Monate. **c** Verlaufsbeobachtung über 2 Jahre. Zunehmend grobe gelenknahe Osteoporose. *Links* Unschärfen der subchondralen Grenzlamelle am Metakarpuskopf, *rechts* grobe Erosionen und beginnende Destruktionen (*doppelt geschwänzte Pfeile*). Gelenkspaltverschmälerung

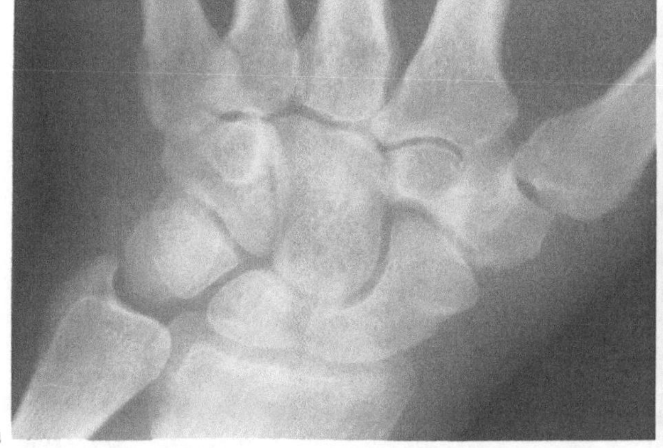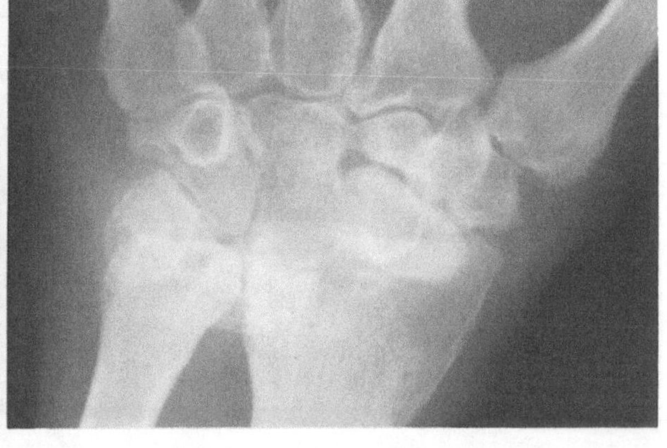

Abb. 5.19a, b. Verlauf einer c.P. im Handwurzelbereich über 3 Jahre. **a** Erhebliche Weichteilschwellungen, partielle Unschärfen der subchondralen Grenzlamelle, beginnende Erosionen am Multangulum majus und am Hamatum. **b** Fast alle Handwurzelknochen zeigen Erosionen, der Processus styloideus ulnae ist vollständig zerstört. Subluxationsstellung im Unterarm-Handwurzel-Gelenk, wodurch sich die proximalen Handwurzelknochen stark über Radius und Ulna projizieren

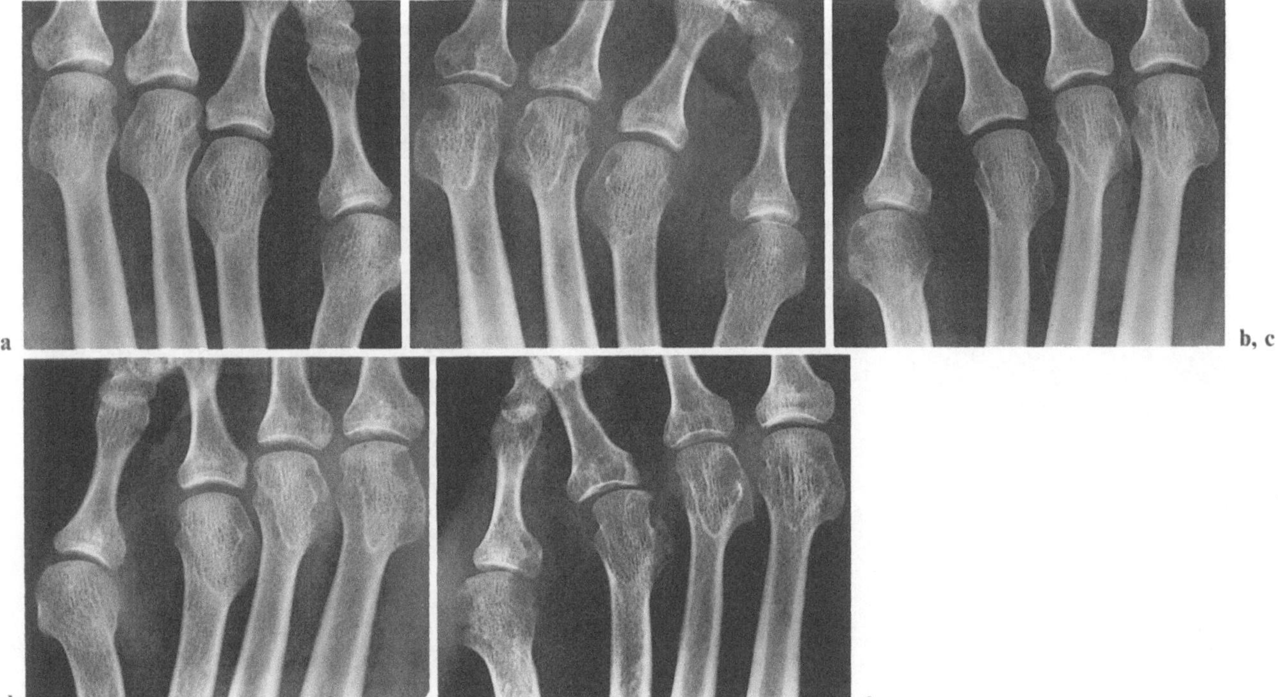

Abb. 5.20a–e. c.P.-Verläufe am Fußskelett desselben Patienten (**a** und **b** rechts, **c–e** links). **a, c** Partielle Unschärfen der subchondralen Grenzlamellen, besonders medial an den Metatarsusköpfchen, mit deutlicher Progredienz in **b**, wo sie teils verschwunden oder wo bereits deutliche Erosionen (besonders II) aufgetreten sind. Gelenknahe Osteoporose, deutliche Begleitzysten subchondral (**b, d, e**). Der Beobachtungszeitraum zwischen **a** und **b** bzw. zwischen **c** und **e** beträgt 3 Jahre. Beachte auch die zunehmende Gelenkspaltverschmälerung und die zunehmende Fehlstellung, besonders im MTP-Gelenk IV (**e**)

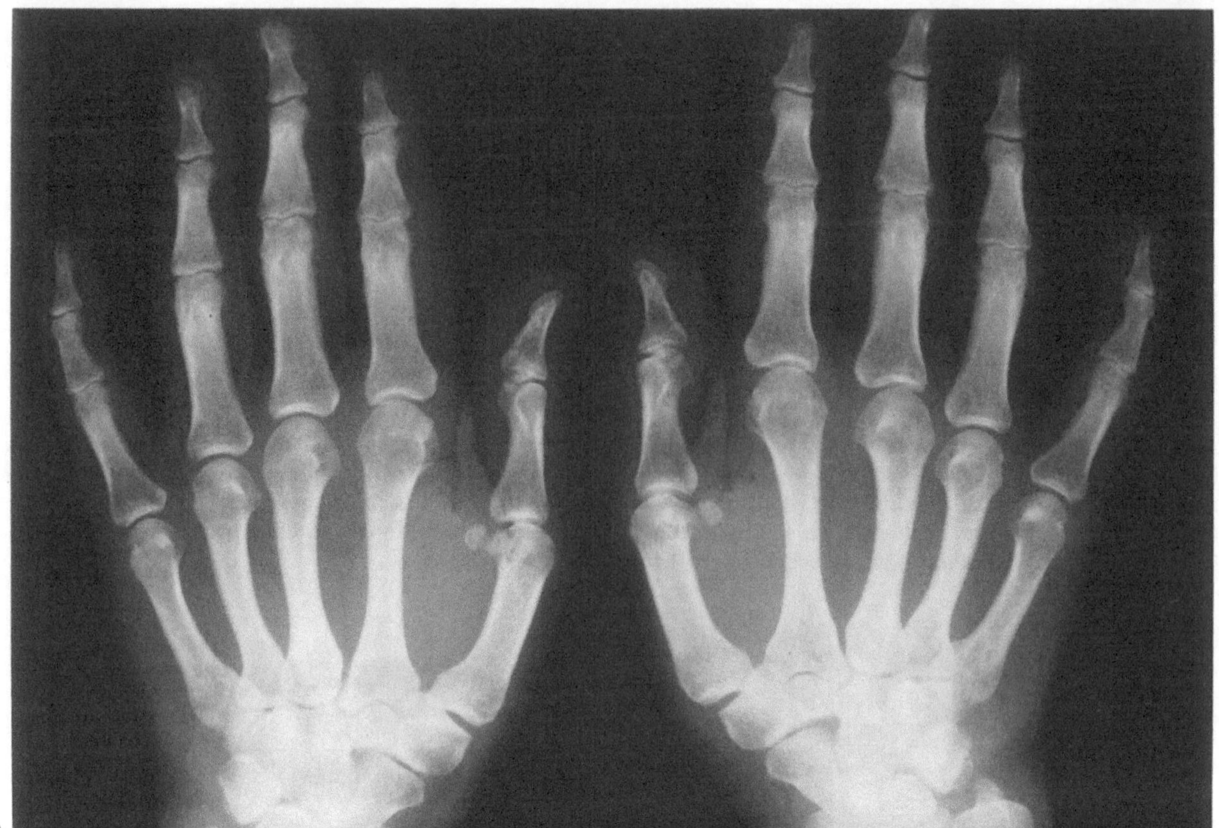

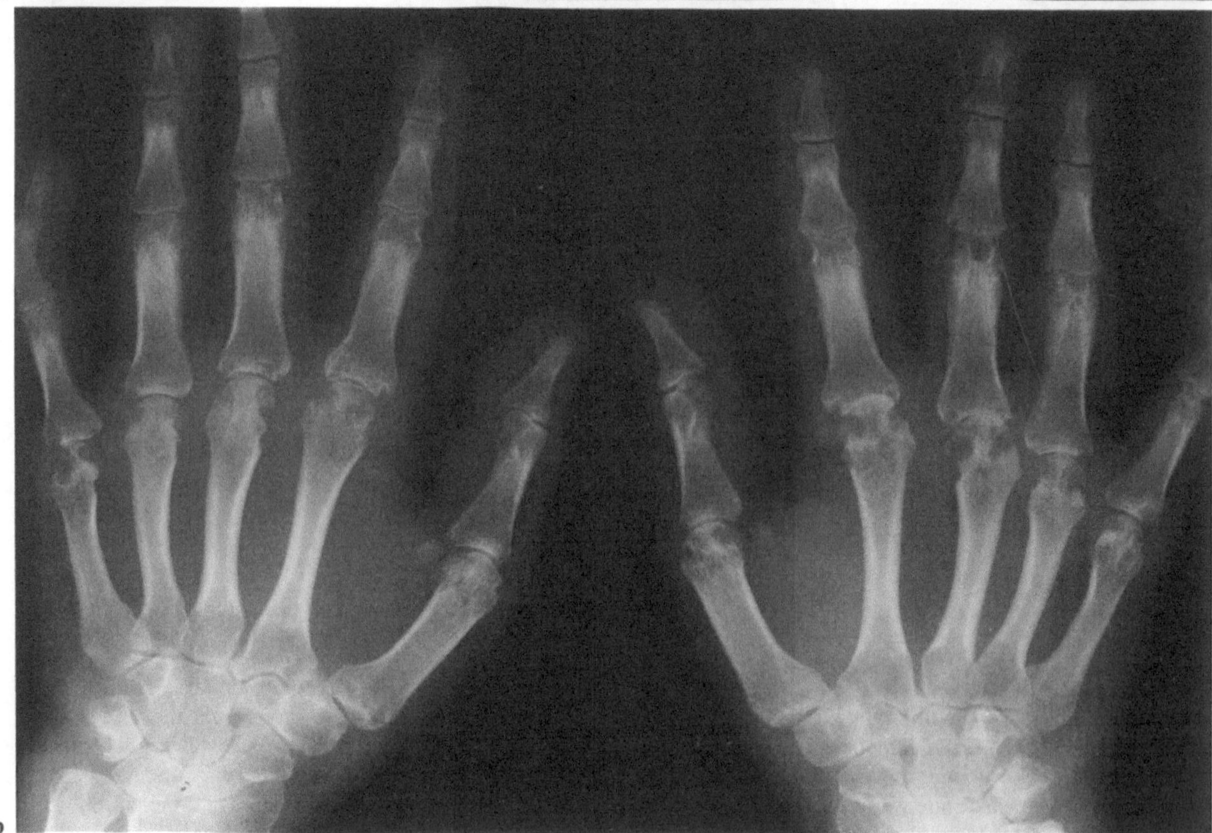

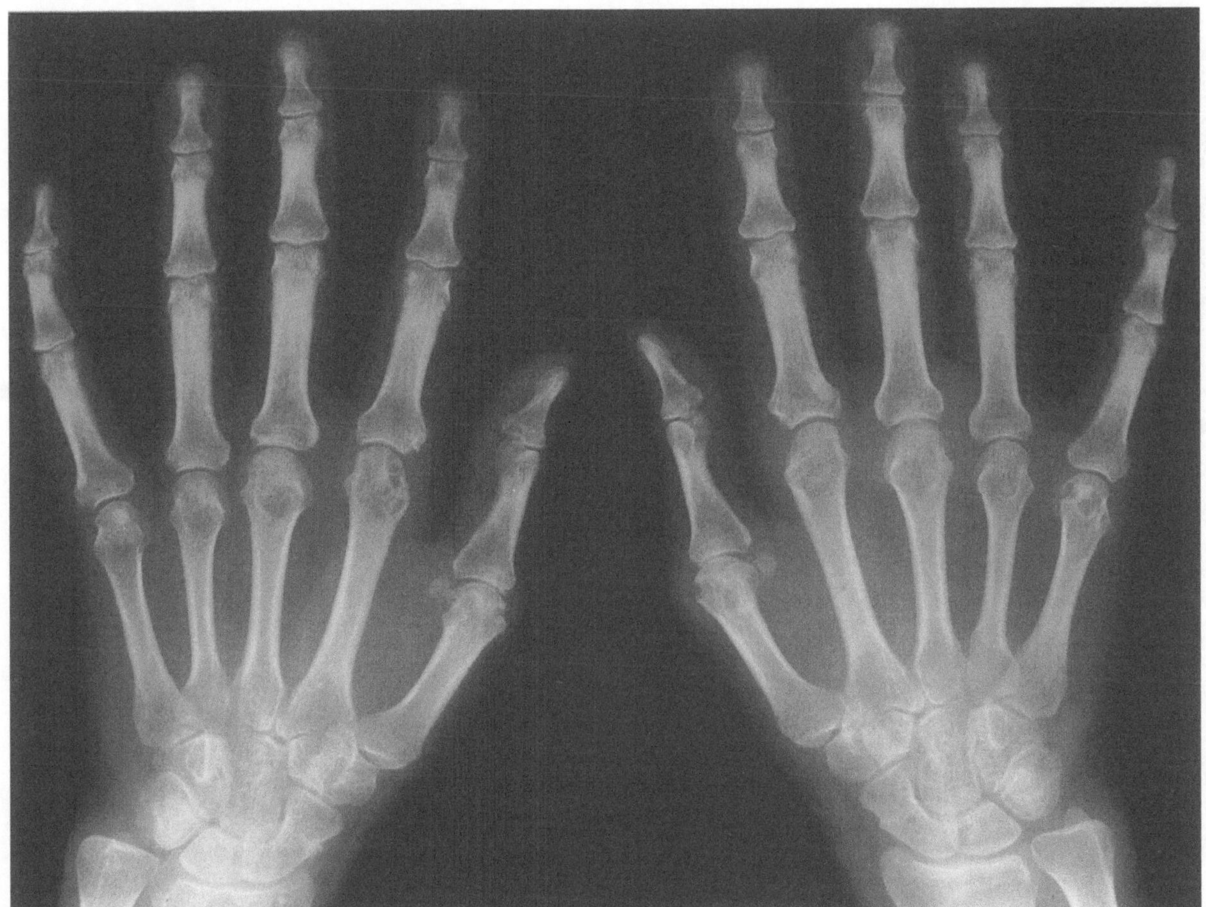

Abb. 5.22a. Legende s. Seite 126

◁ **Abb. 5.21a, b.** Verlaufsbeobachtung einer c.P. am Handskelett über 3 Jahre. Auf den Ausgangsbildern (**a**) erhebliche Weichteilschwellungen, besonders um die PIP-Gelenke, mit schon deutlichen Erosionen an III–V rechts. Asymmetrische Vergrößerung der Metakarpuskopfdistanz zwischen II und III rechts mit deutlich sichtbarer Gelenkweichteilschwellung von II lateral. Unschärfen und partieller Schwund der subchondralen Grenzlamelle an einigen Metakarpusköpfen (Lupenbetrachtung!). Gelenknahe Osteoporose. Auf den Folgebildern (**b**) grobe Zunahme der Osteoporose. Ausgeprägte marginale und auch zentrale (besonders PIP-Gelenke III und IV rechts) Destruktionen. Beachte die Symmetrie des Befallsmusters mit Rechtsbetonung der Destruktionen (Rechtshänder!)

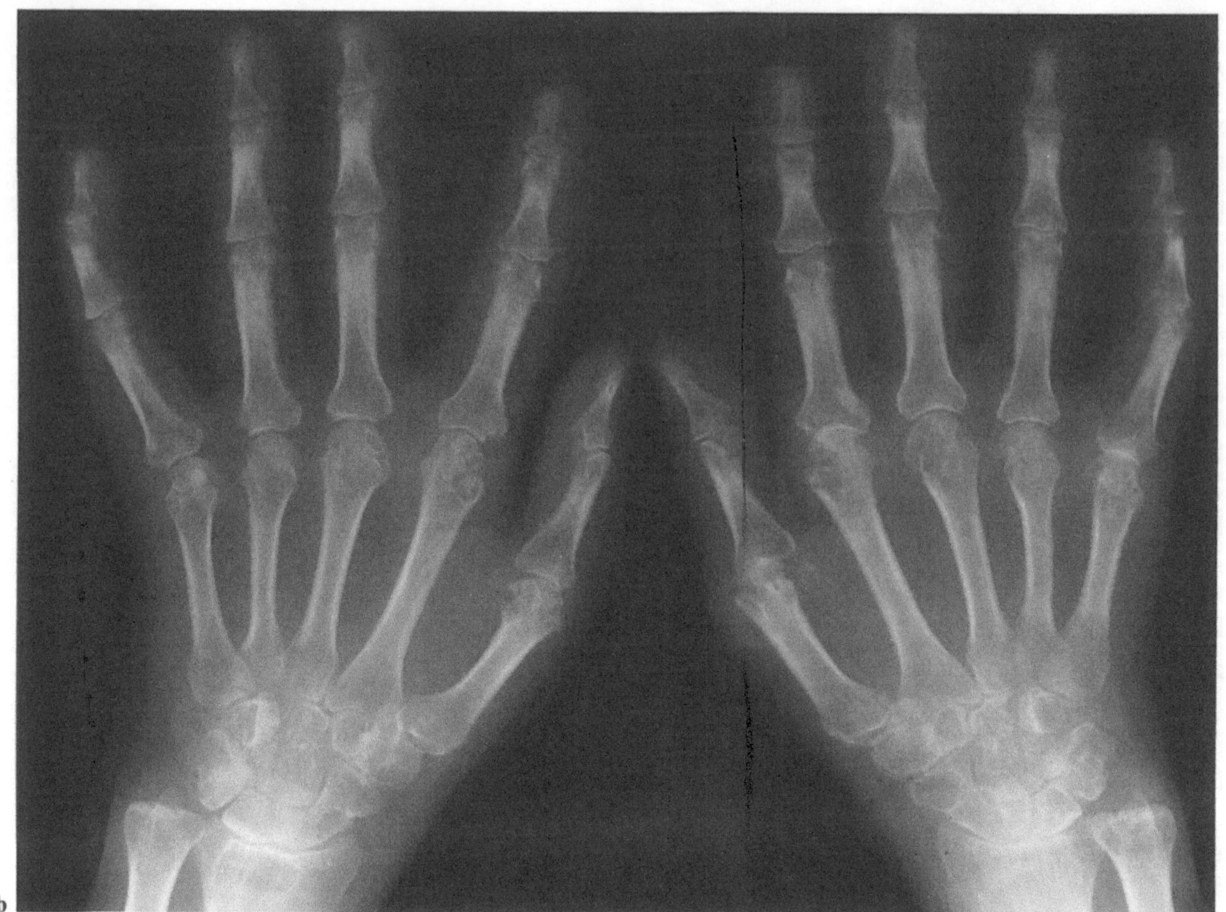

Abb. 5.22a siehe Seite 125

Abb. 5.22a–d. Verlaufsbeobachtung einer c.P. von 1972 (**a**), 1977 (**b**), 1982 (**c**). Beachte die symmetrische Befallstopik und die zunehmenden Fehlstellungen mit Ulnardeviation in den MCP-Gelenken rechts. **d** Fußskelett desselben Patienten 1980, ebenfalls mit symmetrischem Befall der MTP-Gelenke

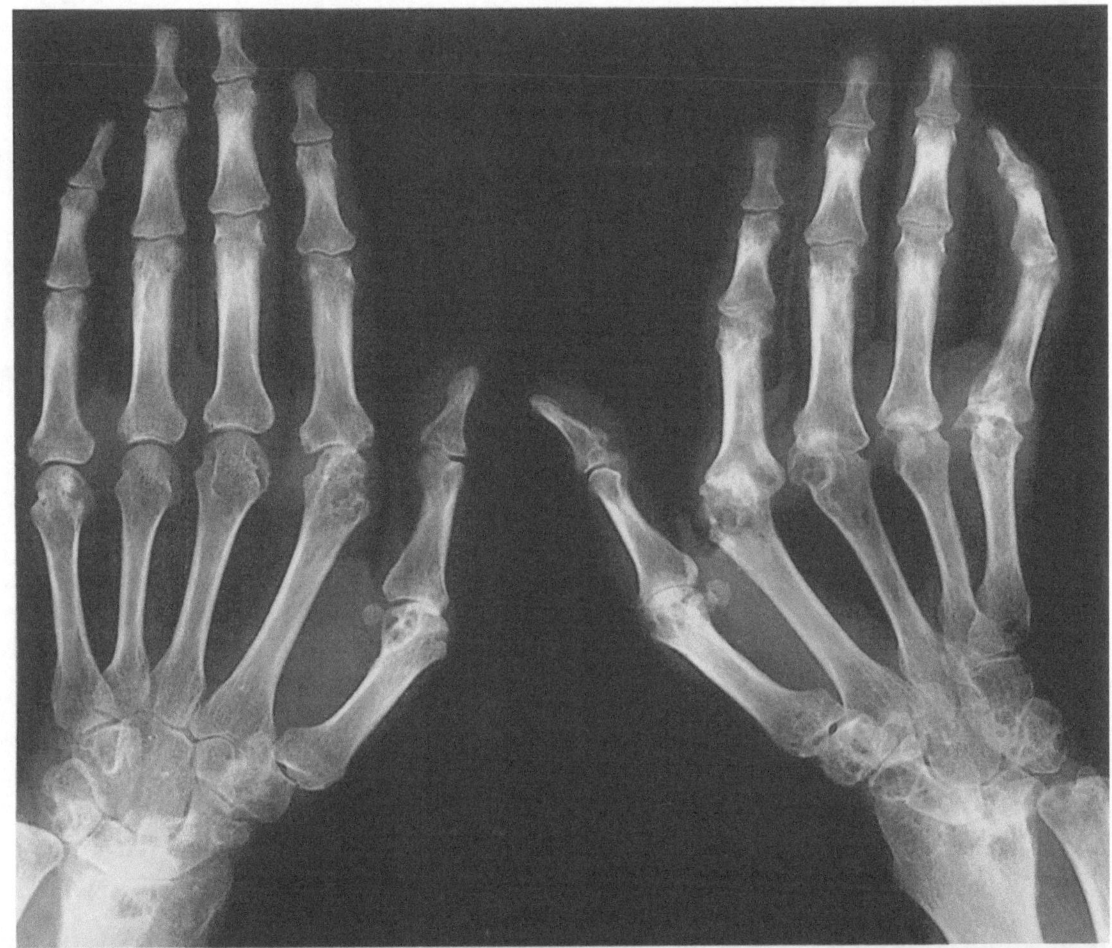

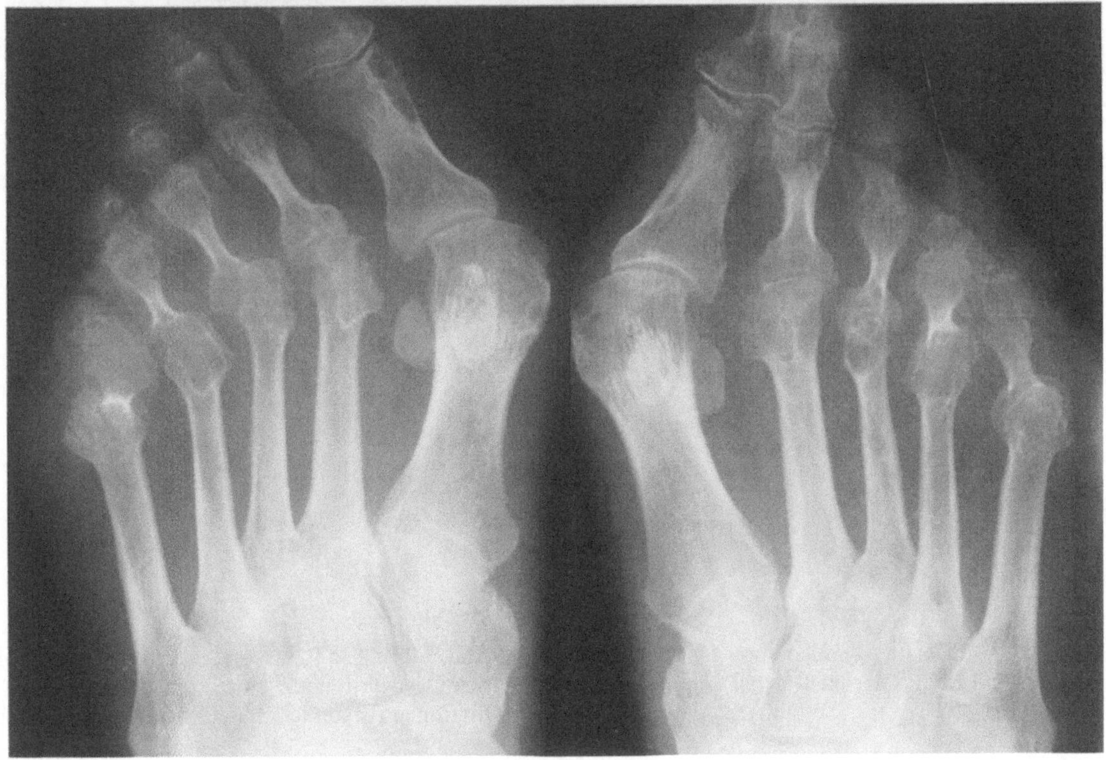

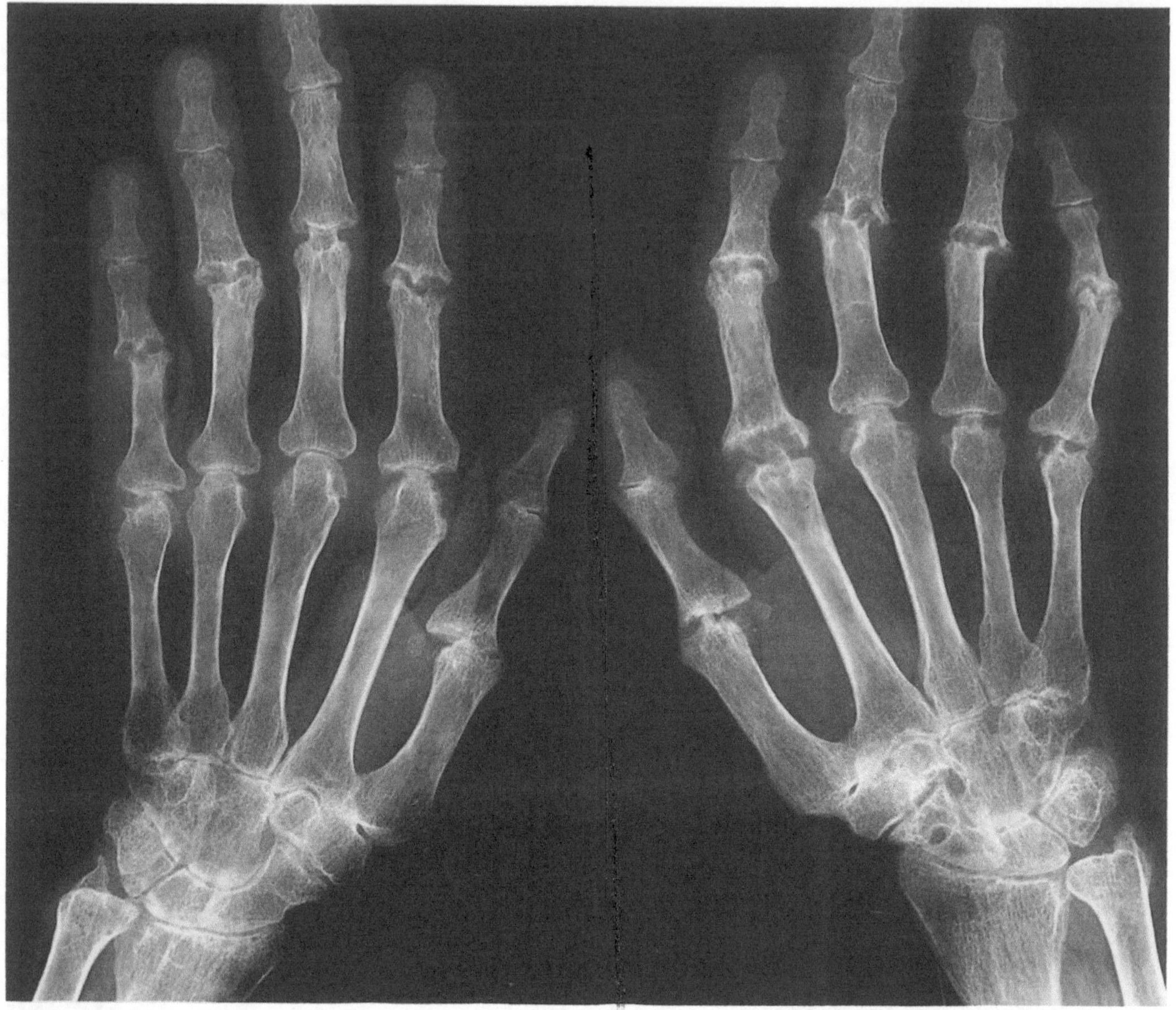

Abb. 5.23

Abb. 5.23. Schwerste symmetrische Destruktionen an den PIP- und MCP-Gelenken bei c.P.

Abb. 5.24a, b. c.P. im fortgeschrittenen Stadium mit gro- ▷ ben Destruktionen, schwersten Fehlstellungen und Mutilationen (besonders Ulna, Handwurzelbereich rechts)

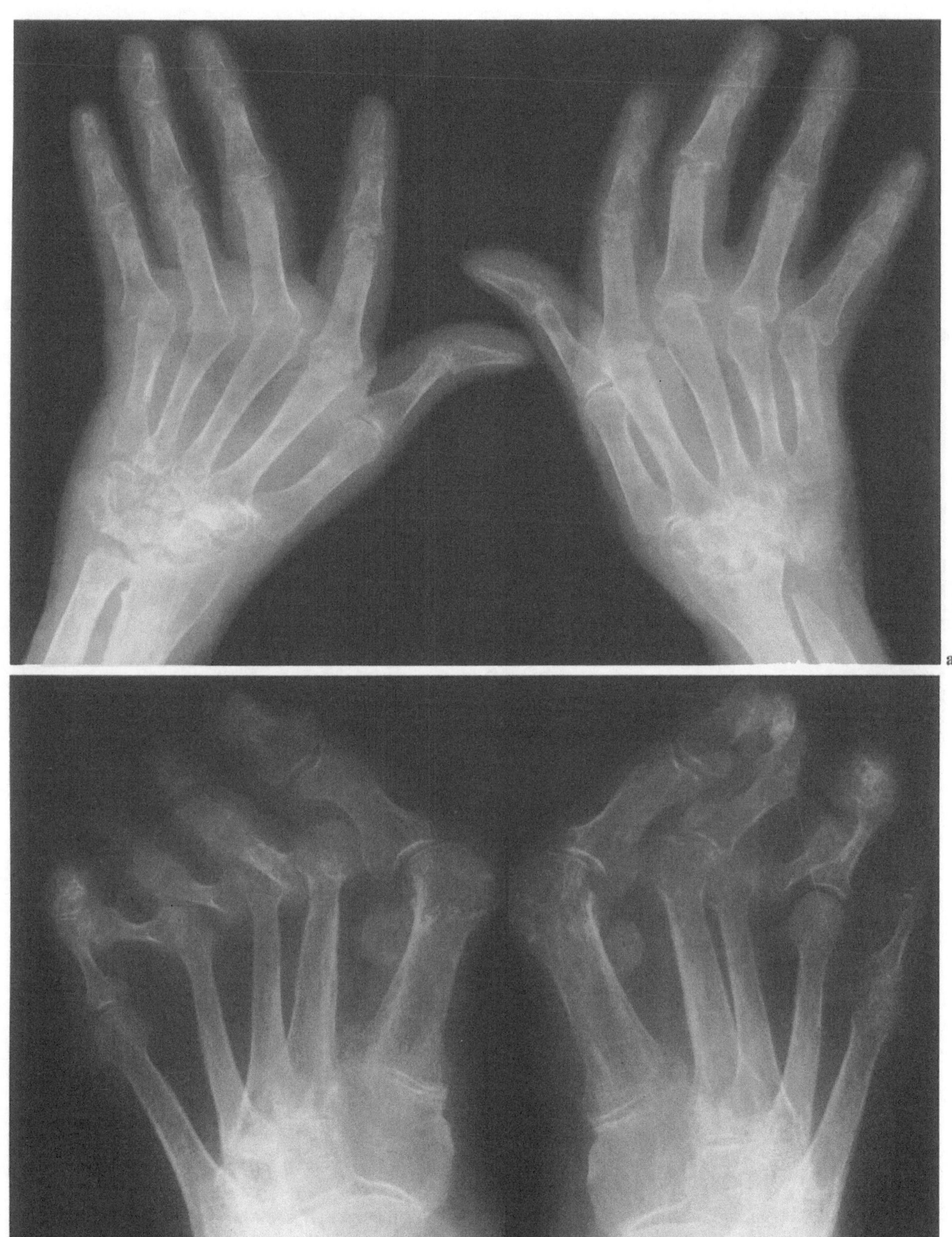

Abb. 5.24a, b

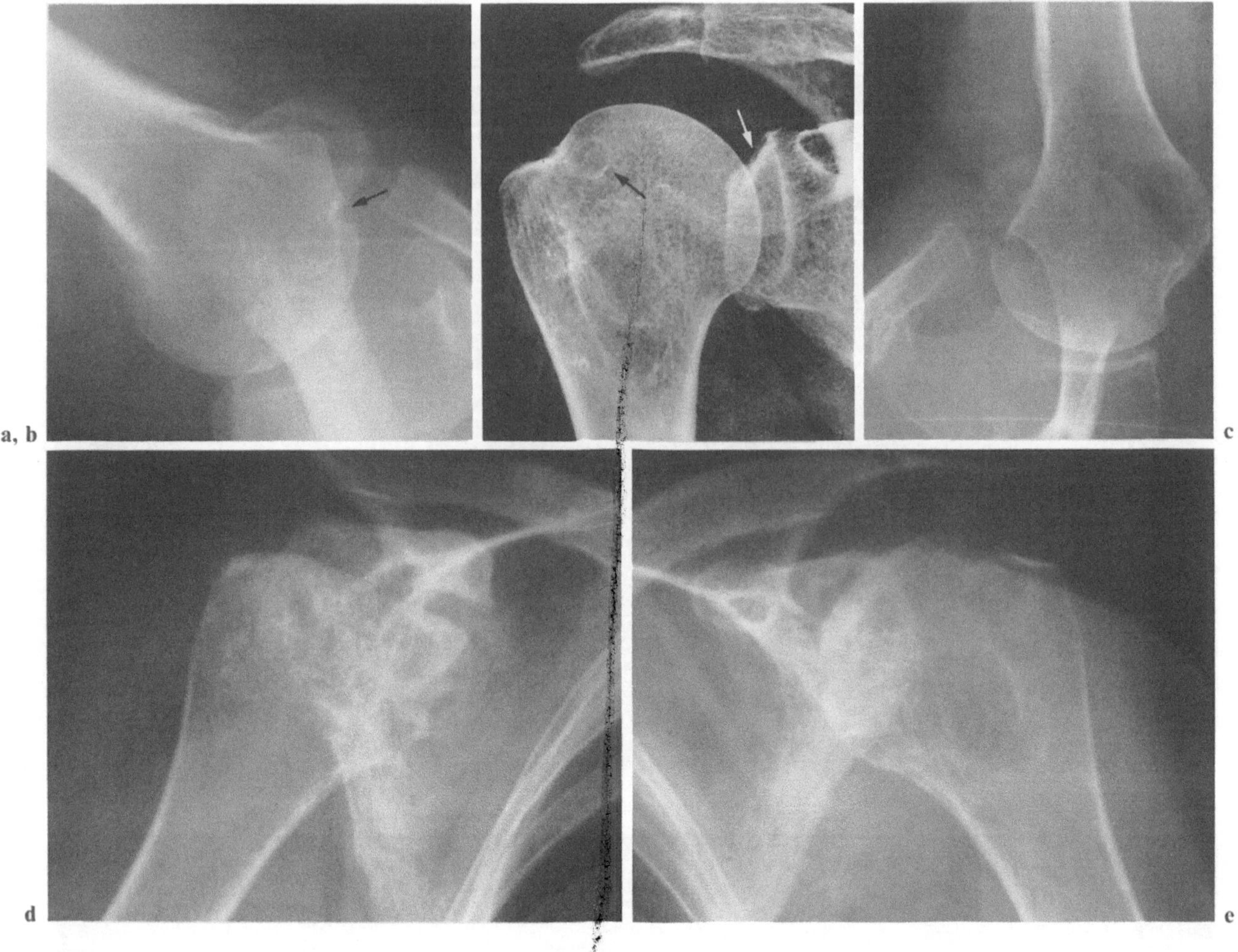

Abb. 5.25a–e. c.P.-Manifestationen am Schultergelenk. **a** Erosion und gelenknahe Osteoporose. **b** Erosionen der kranialen skapulären Gelenkkontur, „en face" getroffene Erosion (Halbmond) im Humeruskopf neben dem Tuberculum majus und Erosion an der Lateralkontur des Tuberculum majus. **c** Marginale Erosionen und Destruktionen am Humeruskopf. **d** und **e** Grobe Destruktionen an beiden Schultergelenken desselben Patienten mit Luxation rechts

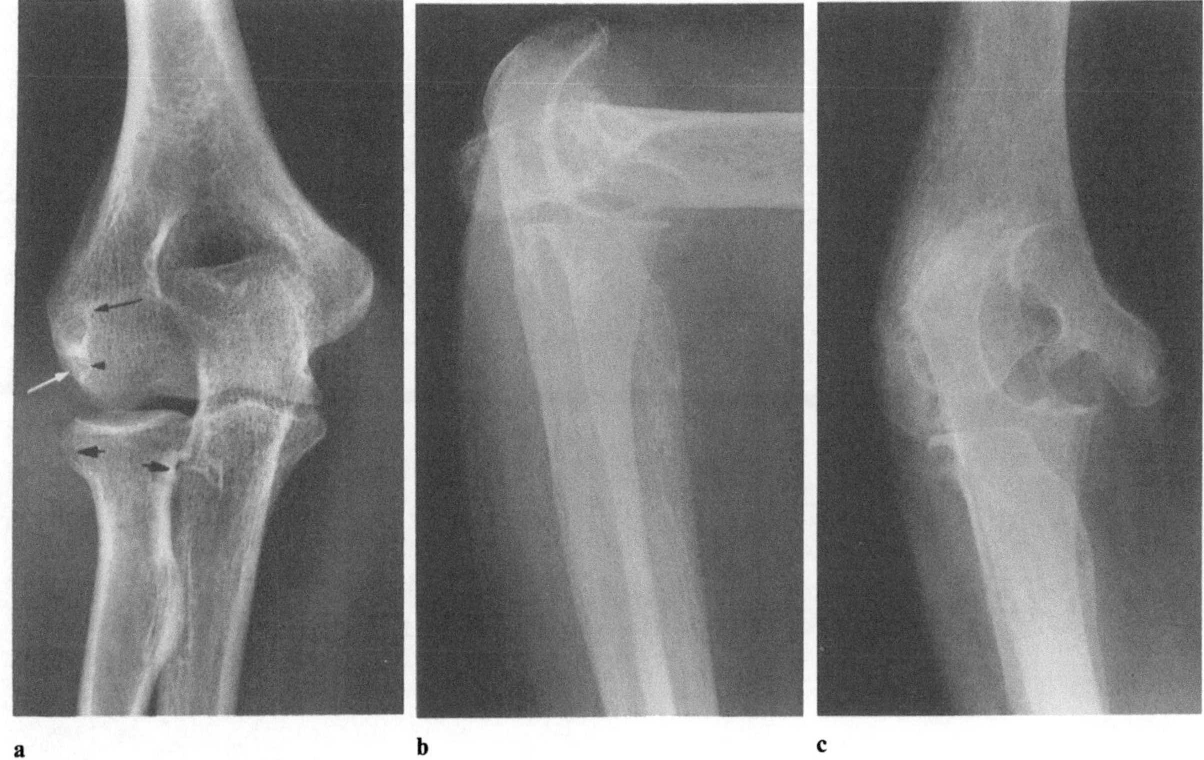

Abb. 5.26a–c. c.P.-Manifestationen am Ellbogengelenk. **a** Erosionen am Epicondylus humeri radialis und am Radiusköpfchen mit erheblicher begleitender Weichteilschwellung. **b** und **c** Mutilationsstadium mit Luxationsstellung. Beachte die groben Exkavationen der ulnaren und humeralen Gelenkflächen (durch Granulationsgewebe)

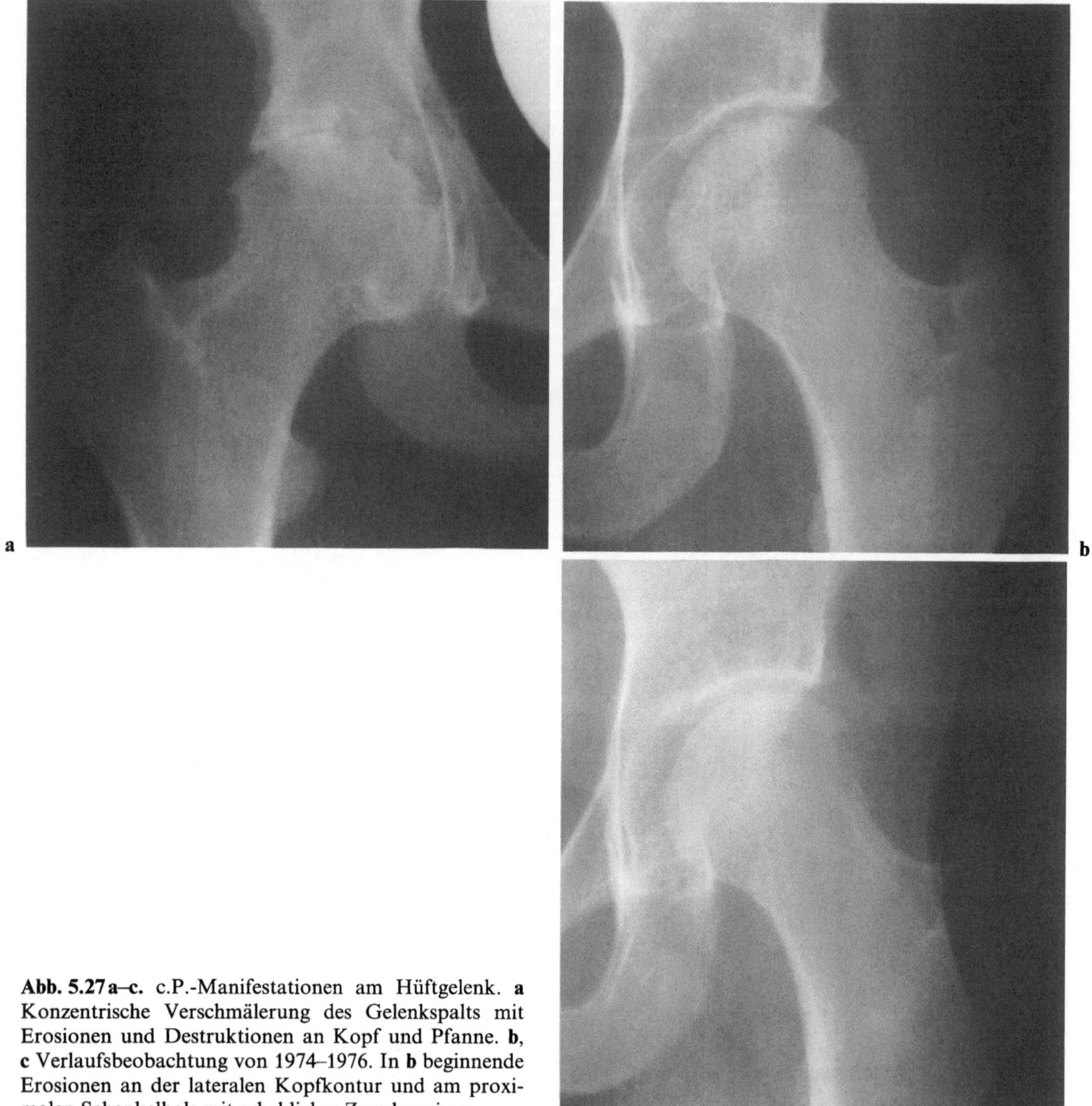

Abb. 5.27a–c. c.P.-Manifestationen am Hüftgelenk. **a** Konzentrische Verschmälerung des Gelenkspalts mit Erosionen und Destruktionen an Kopf und Pfanne. **b**, **c** Verlaufsbeobachtung von 1974–1976. In **b** beginnende Erosionen an der lateralen Kopfkontur und am proximalen Schenkelhals mit erheblicher Zunahme in **c**

Abb. 5.28a–e. c.P.-Manifestationen an Knie- und oberem Sprunggelenk. **a** Beachte die marginalen Erosionen, sogar am Fibulaköpfchen, und die Weichteilschwellung, besonders dorsal. Grobe halbmondförmige Destruktion des unteren Patellapols mit Erosion und Abflachung einer der gegenüberliegenden Femurkondylen. **b** Deutliche reaktive Sklerose von Tibia und Femur mit Gelenkspaltverschmälerung, aber keine Randanbauten ▷ oder Schliffflächen. Grobe Begleitzyste im lateralen Tibiakopf. **c** Baker-Zyste bei c.P. **d** und **e** Konzentrische Verschmälerung des oberen Sprunggelenkspalts, Erosionen an den Malleolenspitzen und an der dorsokaudalen Kontur der Tibia

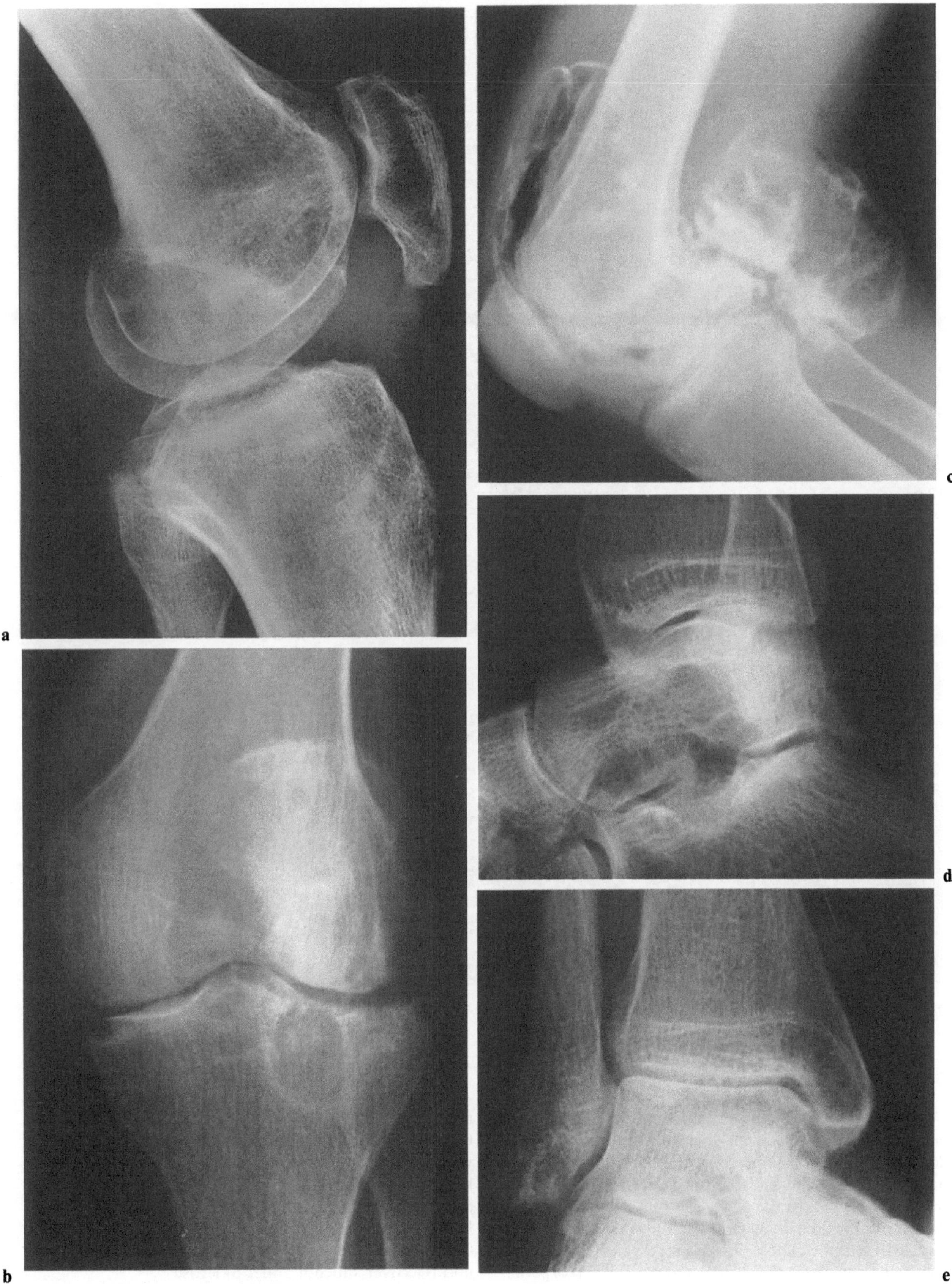

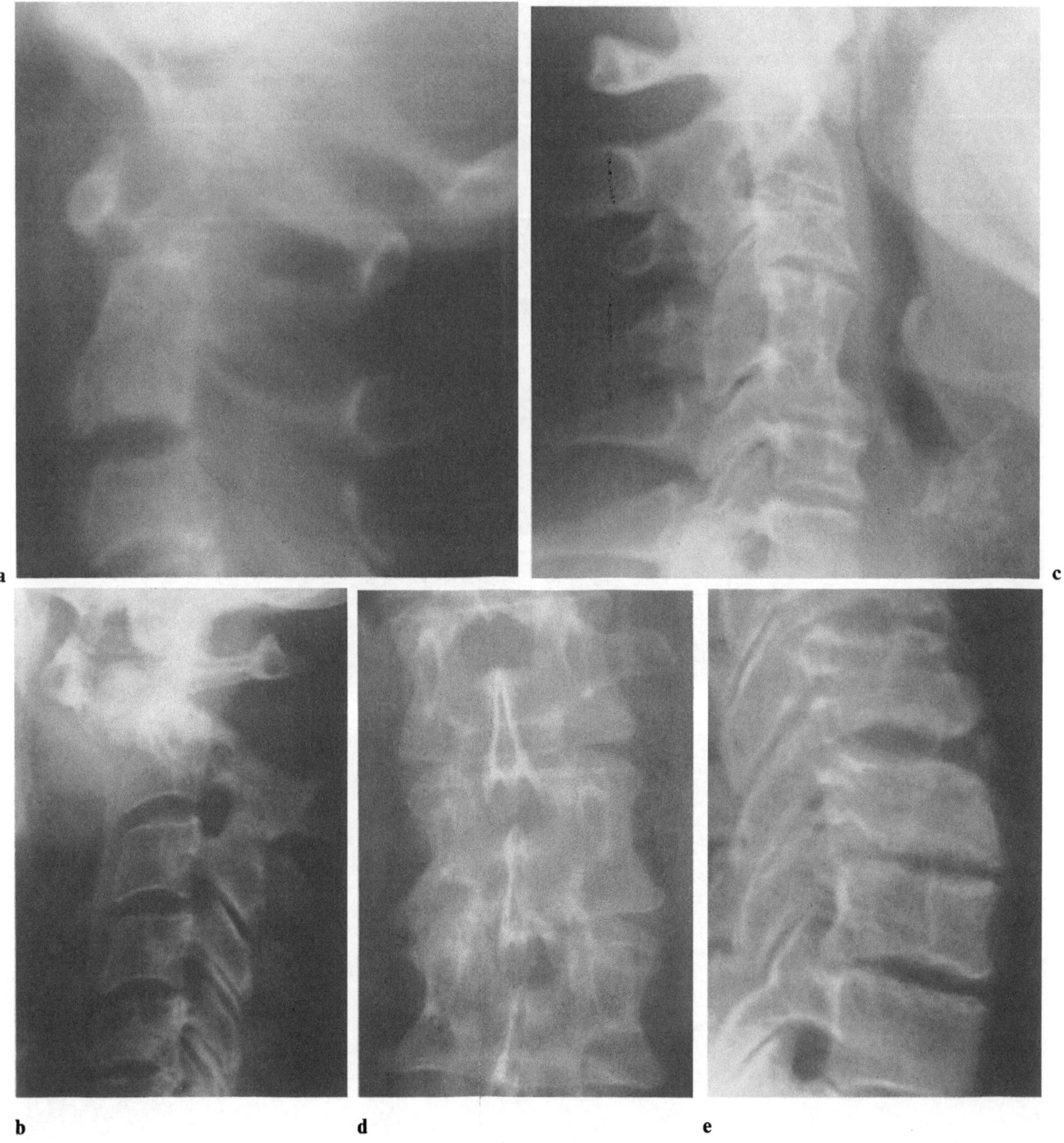

Abb. 5.29 a–e. c.P.-Manifestationen an der Wirbelsäule.
a Arrosionen des Dens mit leichter Erweiterung der atlantodentalen Distanz (normal maximal 3 mm bei Ventralflexion). **b** Schwere atlantoaxiale Dislokation nach ventral mit grobem Knick in der spinolaminären Linie bei Ventralflexion. **c** Zustand nach juveniler rheumatoider Arthritis mit oligosegmentaler Zervikalsynostose im Wirbelbogengelenk C 2/3, 4/5 und im Wirbelkörperbereich C 4/5 mit Dysplasie der beteiligten Wirbelkörper C 4 und C 5 und leichter Hypoplasie der Dornfortsätze von C 3 und C 4. Die konkave Vorderkontur von C 4/5 könnte auch zu einem angeborenen Blockwirbel passen. **d** und **e** Spondylodiszitis zwischen L 2/3 und C 4/5 mit Destruktionen bzw. Unschärfen der angrenzenden Grund- und Deckplatten, Diskusraumverschmälerung und reaktiver subchondraler Sklerose

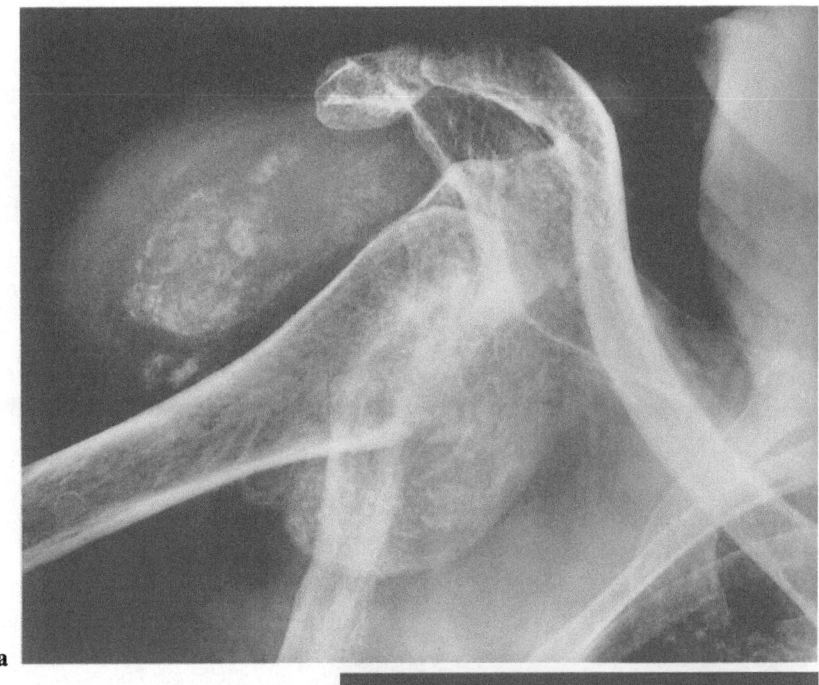

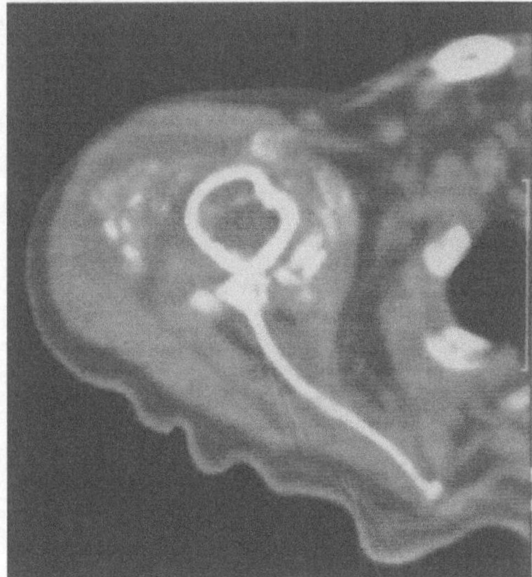

Abb. 5.30a, b. Foudroyant verlaufende c.P. bei einer 77jährigen Patientin. Systemische Steroidtherapie vor 1/2 Jahr. Ausgedehnte Nekrosen im Humeruskopf und in der Pfanne. Die Kalzifikationen im enorm durch Erguß aufgeweiteten Gelenkkavum entsprechen pathologisch-anatomisch Knorpel- und Knochentrümmern bzw. freien Gelenkkörpern. Nach Muirden (1970) finden sich bei 50% der Patienten mit rheumatoider Arthritis Knorpel- und Knochentrümmer im Gelenk. Morphologisch gleiche Veränderungen wie im obigen Fall wurden von Moldofsky u. Dalinka (1979) publiziert. Es wird angenommen, daß die Knorpel- und Knochenfragmentierung auf dem Boden einer aktiven Weiterbewegung des betroffenen Gelenks bei noch floridem Pannus entsteht. Unterstützt werden die Vorgänge durch Steroidmedikation mit den möglichen Folgen einer aseptischen Knochennekrose. Im obigen Fall fand sich histologisch ein hochvaskularisierter Pannus, bei der operativen Freilegung des Gelenks entleerte sich ein massiver hämorrhagischer Gelenkerguß

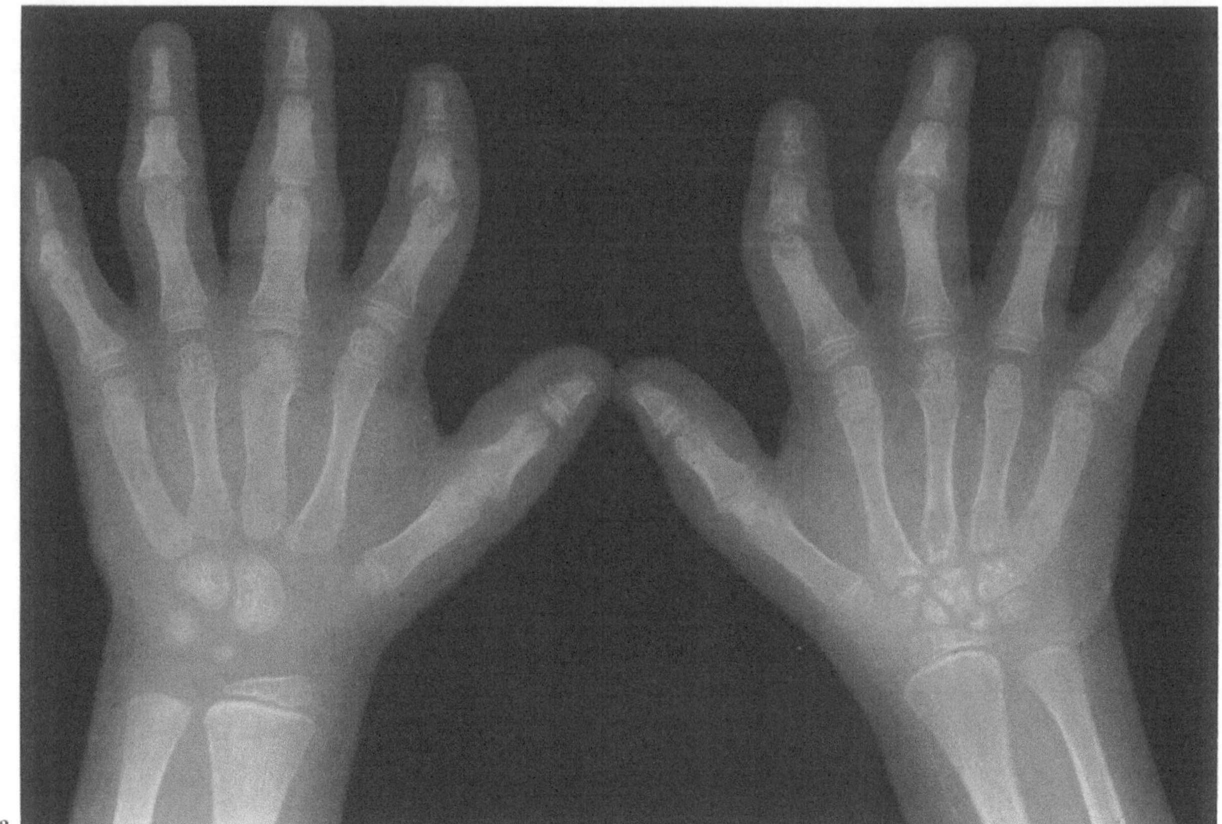

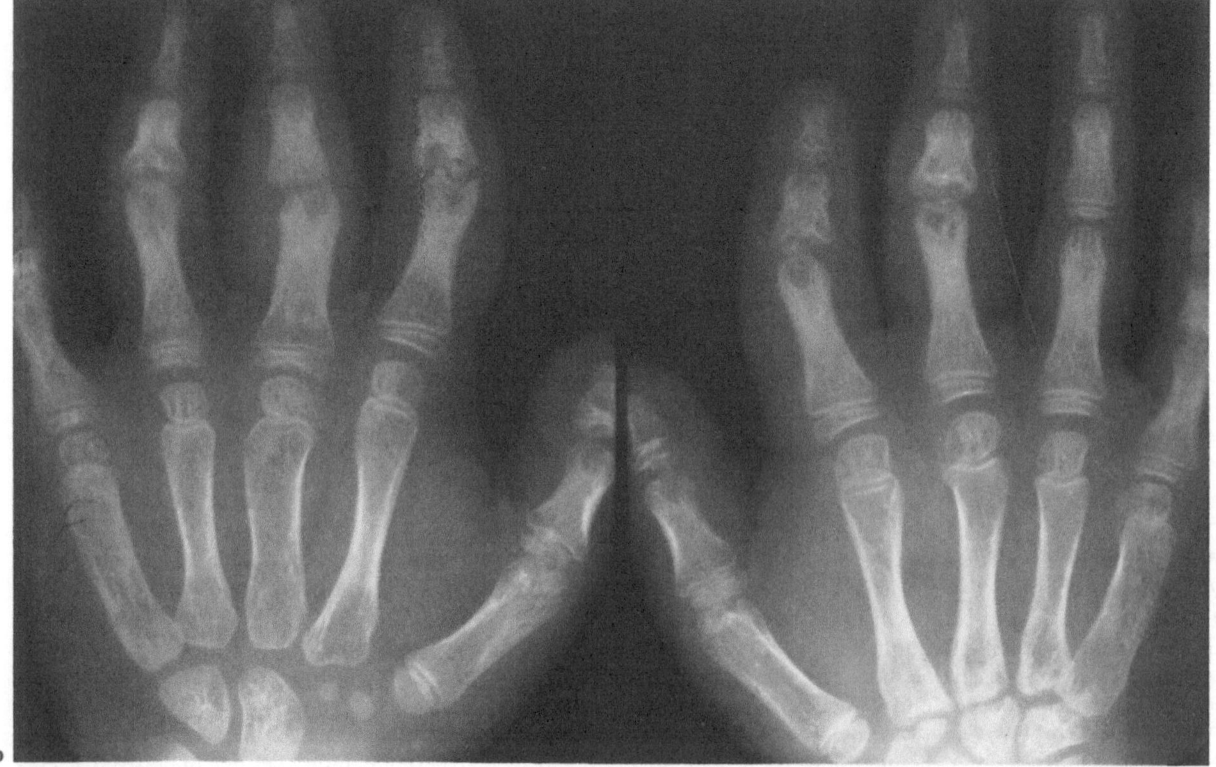

Abb. 5.31 a, b

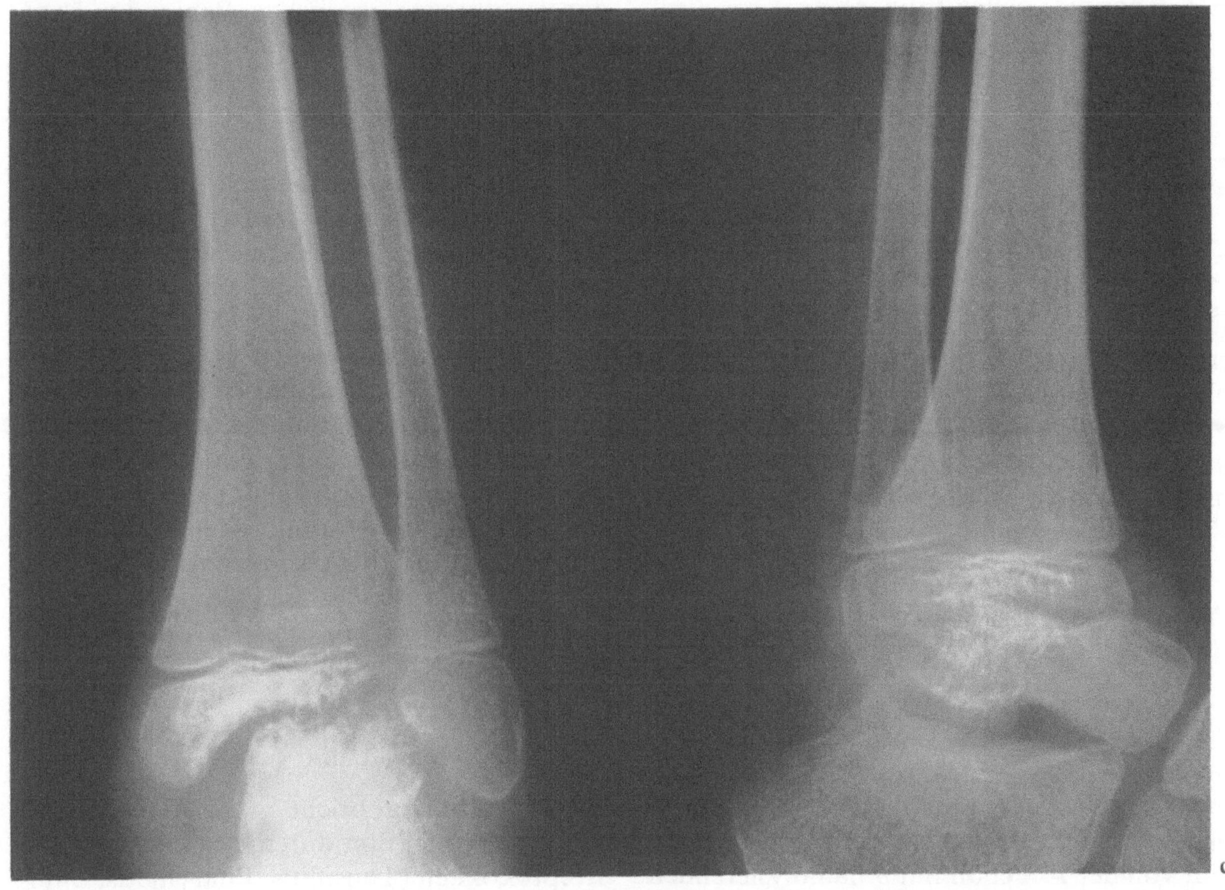

Abb. 5.31a–c. Juvenile rheumatoide Arthritis. Handaufnahmen im Alter von 6 (**a**) und 8 (**b**) Jahren. **c** Obere Sprunggelenke desselben Patienten. Beachte neben den schweren Gelenkveränderungen, besonders der DIP-Gelenke, die erheblichen Wachstumsstörungen, v.a. im Karpalbereich

5.7 Rheumatisches Fieber

Synonyme:
- Febris rheumatica
- Rheumatismus acutus verus
- Akuter Gelenkrheumatismus
- Streptokokkenrheumatismus

Definition

Das rheumatische Fieber tritt als eine Zweiterkrankung 2–3 Wochen nach einem (zumeist pharyngealen) Infekt mit β-hämolysierenden Streptokokken der Gruppe A auf und geht in unterschiedlicher Ausprägung mit arthritischen und/oder viszeralen entzündlichen Veränderungen einher.

Pathogenese, pathologisch-anatomische Veränderungen

Die kausale Rolle der β-hämolysierenden Streptokokken für das Entstehen des rheumatischen Fiebers ist als gesichert anzusehen, nicht zuletzt auch durch die Erfolge der antibiotischen Therapie. Der pathogenetische Ablauf von der Infektion mit β-hämolysierenden Streptokokken bis zur Gelenkerkrankung oder z.B. zu karditischen Veränderungen ist unklar. Nach der *allergischen Theorie* (Überempfindlichkeitsreaktion v.a. vom Typ III gegen Streptokokkenantigene), der *Streptokokkentoxintheorie* (Gewebsschädigungen durch Toxine der Erreger wie z.B. Streptolysin S oder A) wird heute die *Autoimmuntheorie* bevorzugt, derzufolge gegen körpereigene Strukturen (z.B. Synovialmembran, Sarkolemm von Herzmuskelzellen und Endokard) gerichtete Autoantikörper die Krankheitserscheinungen auslösen.

Pathologisch-anatomisch liegt den Gelenkveränderungen eine Synovitis serofibrinosa zugrunde, an der Basalmembran findet sich typischerweise eine okklusive Vaskulitis.

Inzidenz

Das Vorkommen des rheumatischen Fiebers wird in verschiedenen Bevölkerungsschichten und geographischen Regionen mit 0,1–2,8%

der Bevölkerung angegeben. Behrend u. Lawrence (1968) geben für eine ländliche Bevölkerungsgruppe in Hessen am Beispiel von 421 untersuchten 15jährigen und älteren Menschen eine Inzidenz von 2,6% eines durchgemachten rheumatischen Fiebers an. Die Erkrankung tritt überwiegend *bei Kindern und Jugendlichen* mit einem Häufigkeitsgipfel um das 10. Lebensjahr auf, sie kommt selten auch bei jungen Erwachsenen und in den mittleren Lebensjahren vor. Eine Geschlechtsprädisposition wird nicht beobachtet. Eine ererbte immunpathologische Reaktionsbereitschaft scheint zu der Erkrankung zu disponieren, Unterernährung, starke körperliche Beanspruchung, Unterkühlung, enge Wohnverhältnisse mit der Möglichkeit von Masseninfektionen, klimatische Bedingungen und die Jahreszeiten (Frühjahr und Herbst) sind weitere disponierende Faktoren.

Klinische Symptomatik

Die Erkrankung bricht zumeist 8–20 Tage nach einer Infektion durch β-hämolysierende Streptokokken (Tonsillitis, Pharyngitis, Sinusitis oder Laryngitis) mit *hohem Fieber* bis 41 °C, schwerem Krankheitsgefühl und Nasenbluten aus. Die Patienten produzieren große Mengen eines dünnflüssigen, stechendsäuerlich riechenden Schweißes. Die *von Gelenk zu Gelenk springende Arthritis* geht unter Bevorzugung der großen Gelenke (besonders der Sprunggelenke) mit einer erheblichen Schwellung, Hitze und äußerster Schmerzhaftigkeit einher. Oft werden die Gelenkentzündungen von viszeralen Manifestationen, die im Kindesalter in bis zu 80% der Fälle vorkommen, begleitet oder gefolgt. *Zu den viszeralen Manifestationen* gehören *Karditis* (mit den bekannten Folgeschäden an Mitral- und Aortenklappen), *Pleuritis*; an der Haut kommt es zum *Erythema anulare*, zum Ausbruch einer *Purpura rheumatica* Schoenlein-Henoch und/oder zur *Urticaria rheumatica* sowie zur Ausbildung von hirsekorngroßen Knötchen (fibrinoide Verquellung) besonders in Gelenknähe und am Kopf. Bei Kindern, vorwiegend bei Mädchen, wird in 5–20% der

Fälle nach Abklingen der Erscheinungen an den Gelenken und am Herzen ein Stammganglienbefall mit einer *Chorea minor* beobachtet. Der Antistreptolysin-0-Titer steigt schon in der frühen Krankheitsphase signifikant, d.h. um mehr als eine Titerstufe an.

In ca. 95% der Fälle klingen die Symptome nach 3–6 Wochen ab, es ist aber besonders bei jungen Kindern mit einer *Rezidivquote von 50%* zu rechnen. Mit jedem Rezidiv wächst die Gefahr für das Herz und – allerdings sehr selten – für einen *chronischen Verlauf* an den Gelenken (chronisches rheumatisches Fieber, Jaccoud-Arthritis). Dabei ist eine Herzbeteiligung obligat, an den Fingergrundgelenken stellen sich eine reversible ulnare Deviation und leichte Flexion, eine mehr oder weniger ausgeprägte Hyperextension in den PIP- und DIP-Gelenken und im Karpal- und Karpometakarpalbereich Fehlstellungen ein. Es bestehen periartikuläre Weichteilschwellungen. Klinisch imponieren solche Verläufe im wesentlichen mit Arthralgien, besonders bei Wetterumschlägen oder nach Infekten; eine chronische Schmerzsymptomatik und andere Symptome wie bei einer chronischen Arthritis sind ungewöhnlich.

Es sei noch auf 2 weitere, heute häufiger zu beobachtende Verlaufsformen hingewiesen: *der subakute Rheumatismus*, der schleichend beginnt und nach ca. 2 Jahren folgenlos abheilt, und das *prolongierte rheumatische Fieber*, das nach relativ akutem Beginn verzögert abklingt.

Röntgensymptomatik

Die Röntgensymptomatik ist beim akuten rheumatischen Fieber äußerst spärlich!

Man sieht lediglich eine *Verbreiterung des Weichteilschattens* eines Gelenks, bedingt durch die Synovialitis mit Ergußbildung. *Beim chronischen rheumatischen Fieber* oder der *Jaccoud-Arthritis* imponieren die klinisch auffallenden starken Ulnardeviationen in den MCP-Gelenken und andere obengenannte Fehlstellungsmöglichkeiten. Der subchondrale Knochen ist nur gering entkalkt, Gelenkspaltverschmälerungen sind wenig ausge-

prägt, an den Metakarpalköpfen können gelegentlich zarte Erosionen auftreten.

Die Diagnose der Jaccoud-Arthritis wird aus der Anamnese mit einem rheumatischen Fieber, aus dem Nachweis eines erworbenen Mitral- oder Aortenvitiums und gelegentlich aus einem hohen Antistreptolysintiter gestellt.

Differentialdiagnose

Ähnliche Bilder wie die Jaccoud-Arthritis kann der Lupus erythematodes disseminatus bieten.

Schwierig kann v.a. die klinische Abgrenzung eines rheumatischen Fiebers von einer akut beginnenden Sp.a. mit peripherer Gelenkbeteiligung sein. Oft ist dabei die endgültige Diagnose nur aus dem Verlauf heraus zu stellen. Auch eine hochaktive c.P. mit Herzklappenbeteiligung kann erhebliche differentialdiagnostische Probleme bieten.

Literatur

Behrend T, Lawrence JS (1977) Epidemiologie der rheumatischen Erkrankungen. In: Blohmke M et al. (Hrsg) Handbuch der Sozialmedizin. Enke, Stuttgart
Girgis FL, Popple AW, Bruckner FE (1978) Jaccoud's arthropathy. A case report and necropsy study. Ann Rheum Dis 37:561
Hartmann F (1982) Entzündliche Gelenkerkrankungen. In: Gross R, Schölmerich P (Hrsg) Lehrbuch der Inneren Medizin. Schattauer, Stuttgart New York

5.8 Gelenkveränderungen bei Kollagenosen

Unter dem ungenauen Sammelbegriff „Kollagenosen" (im engeren Sinne) werden oder wurden Erkrankungen zusammengefaßt, deren pathogenetische Hauptmerkmale Autosensibilisierungsprozesse sind und die sich histologisch im wesentlichen in einer fibrinoiden Degeneration (fibrinoide Nekrose) der bindegewebigen Interzellularsubstanz ausdrücken. An dieser Stelle sollen die progressive Sklerodermie, die Dermatomyositis bzw. Polymyositis, die Polyarteriitis nodosa, der Lupus erythematodes und das sog. Sharp-Syndrom („mixed connective tissue disease",

MCTD) besprochen werden (daher „im engeren Sinne").

Die genannten Erkrankungen zeigen oft klinische, radiologische (z.B. Weichteilverkalkungen, Gelenkveränderungen) und serologische Überschneidungen, ihre Differenzierung ist äußerst schwierig und heute v.a. speziellen immunologischen Laboruntersuchungsmethoden (Nachweis spezieller Autoantikörper, z.B. gegen native DNA, Zellkerne, „extractable nuclear antigen" usw.) vorbehalten.

Der Radiologe bzw. Röntgenuntersucher sollte eine Kollagenose in seine differentialdiagnostischen Erwägungen einbeziehen, wenn er v.a. am Handskelett eine Mono-, Oligo- oder Polyarthritis findet, die weder klinisch noch radiologisch z.B. zu einer rheumatoiden Arthritis, zu einer seronegativen Spondarthritis oder zu einer sonstigen Arthritis paßt. Besonders sollte er in Richtung einer Kollagenose aufmerksam werden, wenn sich bei dem Patienten Weichteilverkalkungen, Hautveränderungen oder neurologische Erscheinungen finden und anamnestisch Hinweise auf eine Pleuritis, Perikarditis sowie nephrogene Veränderungen vorliegen.

Zur klinischen Differentialdiagnose der Kollagenosen s. Tabelle 5.2.

5.8.1 Progressive Sklerodermie

Die progressive Sklerodermie (progressive Systemsklerose) ist eine – ätiologisch und pathogenetisch unklare – generalisierte Erkrankung des Bindegewebes, charakterisiert durch entzündliche, fibrotische und degenerative Veränderungen der Haut, der Synovialis und der inneren Organe, besonders von Gastrointestinaltrakt, Herz, Lunge und Niere. Pathologisch-anatomisch liegt den Gelenkveränderungen – ähnlich den Veränderungen an Haut, Unterhaut und anderen Schleimhäuten – eine zunächst entzündliche Reaktion der Synovialmembran im Sinne einer Synovitis (ohne Pannusbildung) zugrunde, die schließlich in eine Synovialfibrose übergeht. Klinisch äußert sich diese Synovitis in Form einer Polyarthralgie, seltener in einer floriden oder chronischen Arthritis. Die Beweglichkeit der

Gelenke wird durch die Verdickung der gelenknahen Weichteile mit Schrumpfung und schließlicher Verkalkung behindert. Oft bildet sich eine *Krallenhand* aus. Klinische Bilder der Sklerodermie an den Händen sind in Abb. 5.32 dargestellt.

Innere Organe (Ösophagus, Dünndarm, Lunge, Herz und Niere) sind in etwa 80% der Fälle beteiligt.

Röntgenologische Testregion von Gelenk- und Knochenmanifestationen ist die *Hand* (Abb. 5.33 bis 5.35), an der sich bei etwa einem Drittel der Patienten schon im ersten Halbjahr der Erkrankung Röntgenbefunde nachweisen lassen. Dort entwickelt sich eine zumeist *diffuse*, seltener eine gelenknahe *Osteoporose*. Der Weichteilmantel ist zunächst verdickt, später verdünnt, insbesondere um die Processus unguiculares herum.

Metrisch kann dieser Befund mit Hilfe des *Yune-Index* erfaßt werden (Abb. 5.32c); die Breite des Weichteilmantels, gemessen an einer Senkrechten auf der Tangente an der maximalen Konvexität einer Endphalanx, sollte 20% der maximalen Breite der Basis der entsprechenden Endphalanx nicht unterschreiten.

Eine konische Verdünnung des Weichteilmantels wird bildlich auch *Zuckerhutzeichen* genannt. Häufig lassen sich *reaktionslose Osteolysen* (Abb. 5.33 und 5.34) der Processus unguiculares, manchmal auch der distalen Abschnitte der Mittelphalangen und der korrespondierenden Abschnitte der Endphalangen nachweisen; sie werden zum Akroosteolysesyndrom gerechnet. Subungual oder volar gelegene Osteolysen sind nur im Seitbild gut zu erkennen.

Marginale oder subchondral gelegene Osteolysen können leicht zu Verwechslungen mit Arrosionen z.B. bei rheumatoider Arthritis führen. Die erkrankungsspezifische Synovitis vermag andererseits marginale Erosionen an den Gelenkkonturen, insbesondere der Metakarpalia, auszulösen.

Für die Differentialdiagnose sehr wichtige Befunde sind *interstitielle Weichteilverkalkungen* (Calcinosis interstitialis localisata, seltener universalis, Thibièrge-Weissenbach-Syn-

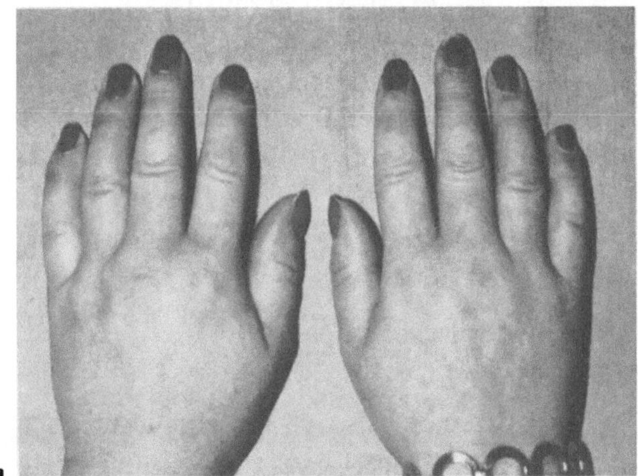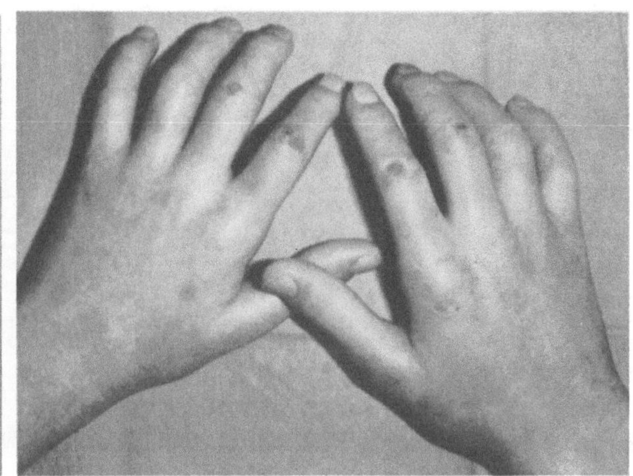

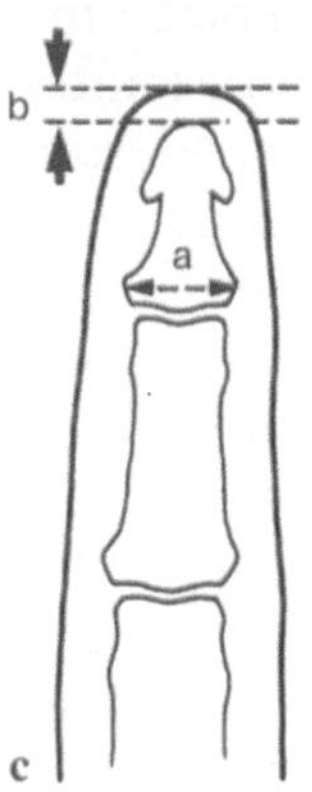

Abb. 5.32. a, b Typische klinische Bilder der progressiven Sklerodermie. **a** Schwellungen (Ödeme) beider Hände. **b** Erhebliche Atrophie des Weichteilmantels mit beginnenden Beugefehlstellungen. Zahlreiche – wie ausgestanzt anmutende – Ulzera (sog. Rat-bit-Läsionen). **c** Zum Yune-Index; *a* maximale Breite der Basis der Endphalanx, *b* Breite des Weichteilmantels (gemessen an einer Senkrechten auf der Tangente an der maximalen Konvexität der Endphalanx)

drom, s. Abb. 5.33–5.35). Sie entstehen auf dem Boden von umschriebenen subkutanen Nekrosen mit sekundären Kalkablagerungen. Gewöhnlich finden sie sich im Bereich der Akren und Fingerbeeren, über Knochenvorsprüngen wie den Processus styloidei und periartikulär. Intraartikuläre Verkalkungen sind hingegen seltener. Röntgenmorphologisch imponieren sie als feine, oft in Gruppen angeordnete Kalkstippchen und -spritzer. Bei universeller interstitieller Kalzinose imponieren strich- und bandförmige, auch in Konglomeraten angeordnete Verkalkungen, die um größere Gliedmaßengelenke (Schulter-, Hüftgelenke) und in den seitlichen Becken- und Thoraxpartien gelegen sind (Abb. 5.33, 5.34).

Weichgewebsschrumpfungen und eine fibrosierende Synovitis resultieren häufig in grotesken Fehlstellungen z.B. mit Ulnardeviation (ähnlich der c.P. und der Jaccoud-Arthritis).

5.8.2 Polymyositis – Dermatomyositis

Die Polymyositis ist eine ätiologisch unklare, akut, subakut oder chronisch verlaufende Erkrankung, bei der sich als erstes Symptom zumeist eine Muskelschwäche der rumpfnahen Anteile der Extremitätenmuskulatur, später der Rumpfmuskulatur und der Schluckmuskulatur findet.

Die betroffenen Muskeln sind druckschmerzhaft. Kommen Hauterscheinungen hinzu (etwa 40%), so spricht man von einer Dermatomyositis. Die Polymyositis/Dermatomyositis wird in verschiedene Untergruppen wie z.B. Polymyositis des Erwachsenenalters, typische Dermatomyositis, Dermatomyositis oder Polymyositis beim malignen Tumor[1], Dermatomyositis im Kindesalter usw. unterteilt. Im Rahmen dieses Buchs soll

---

1 In ca. 30% der Fälle tritt eine Polymyositis gemeinsam mit einem malignen Tumor auf.

auf diese Problematik nicht näher eingegangen werden.

Eine Raynaud-Symptomatik wird in etwa 22% der Fälle gefunden. Arthralgien oder transitorische Arthritiden treten bei 30–50% der Patienten auf.

Seltener ist eine akute Gelenkentzündung mit Ergußbildung, insbesondere an den Fingergelenken.

Röntgenologisch sieht man am Handskelett eine zumeist *gelenknahe Osteoporose*, die bei längerem Bestehen auch strähnig anmuten kann. Typisch sind interstitielle subkutane und auch tiefer gelegene *Kalzinosen*, die bröckelig-krümelig, streifig und retikulär anmuten. Die Topik der Verkalkungen ähnelt denen bei Sklerodermie. Die relativ selten auftretenden chronischen Arthritiden sind an Gelenkweichteilschwellungen, deutlicher gelenknaher Entkalkung und erosiven Veränderungen erkennbar.

5.8.3 Periarteriitis nodosa

Synonym:
● Panarteriitis nodosa

Bei der Periarteriitis nodosa liegen pathologisch-anatomisch Entzündungen und Nekrosen an kleineren und mittleren muskulären Blutgefäßen grundsätzlich in jedem Organ, besonders aber in Niere, Mesenterium, Lunge, Leber, Herz und Nervensystem vor. Entsprechend vielfältig ist die klinische Symptomatik (s. Tabelle 5.2). Die Periarteriitis nodosa ist eine der möglichen Formen aus der Gruppe der Vaskulitiden (z.B. Wegener-Granulomatose, Churg-Strauss-Syndrom, Goodpasture-Syndrom, Riesenzellarteriitis usw.). Pathogenetisch läuft bei der Periarteriitis nodosa möglicherweise der Typ III der Immunreaktion mit Ablagerung von zirkulierenden Immunkomplexen subendothelial in Gefäßwänden mit den bekannten Folgereaktionen ab. Die Ätiologie ist letztlich unbekannt.

Im Vordergrund der klinischen Symptomatik am Bewegungsapparat stehen durch Gefäßverschlüsse mit konsekutiver Nekrose bedingte Funktionsstörungen der Muskulatur mit ziehenden Muskel- und Gliederschmerzen und zunehmender Atrophie.

In 50% der Fälle treten Polyarthralgien, seltener Polyarthritiden auf. Das röntgenologische Bild der Polyarthritis bei Panarteriitis nodosa entspricht dem der rheumatoiden Arthritis (c.P.) mit gelenknaher Entkalkung, Erosionen usw.

5.8.4 Systemischer Lupus erythematodes (SLE)

Beim SLE handelt es sich um eine akut oder mehr chronisch, häufiger aber schubweise verlaufende Autoaggressionskrankheit mit genetischer Disposition. Pathologisch-anatomisch finden sich entzündliche Veränderungen um kleine Gefäße mit Ablagerungen von Autoimmunkomplexen im Endothel, insbesondere von Niere, Milz, Herz, Haut, Muskulatur und Schleimhäuten. Als ätiologische Faktoren werden u.a. Infektionen mit bestimmten Viren (z.B. Myxoviren) angenommen. Das Spektrum nachgewiesener bzw. nachzuweisender Autoantikörper und antinukleärer Antikörper (ANA) ist sehr groß.

Vom klassischen SLE abzugrenzen sind lupusähnliche Syndrome, die nach Medikamenteneinnahme (z.B. Hydralazin, Sulfonamide usw.) auftreten, sowie das sog. Pseudo-LE-Syndrom als allergische Reaktion auf Venopyronum.

Die *klinische Symptomatik* ist in der folgenden Übersicht und in Tabelle 5.2 kurz dargestellt.

Kriterien der American Rheumatism Association (ARA) zur Diagnosestellung des systemischen Lupus erythematodes

1. Schmetterlingserythem, diffuses Erythem
2. Diskoider Lupus mit rötlichen, erhabenen, schuppenden Hauteffloreszenzen
3. Raynaud-Phänomen
4. Alopecia areata
5. Photosensibilität
6. Orale und nasopharyngeale Ulzeration
7. Arthritis (nichtdeformierend)
8. Antikörper gegen native DNS (ANA, LE-Zellen)
9. Falsch-positive Luesreaktion
10. Proteinurie > 3.5 g/24 h
11. Erythrozyten, Hämoglobin, tubuläre und gemischte Zylinder im Urin

Tabelle 5.2. Zur Differentialdiagnose der sog. Kollagenosen (im engeren Sinn); *AMA* antimitochondriale Antikörper. Nach Schumacher (1982)

	SLE	Sharp-Syndrom	Pseudo-LE Syndrom	Polymyositis Dermatomyositis	Progressive Systemsklerose	Panarteriitis nodosa
Symptome bei Krankheitsbeginn	Fieber, Arthralgien, Hauteffloreszenz	Raynaud-Phänomen, Fieber, Arthralgien	Fieber, Serositis	Muskelschwäche, proximal im Bereich der Extremitäten beginnend, Hautveränderungen, Arthralgien, Fieber	Raynaud-Phänomen, symmetrisches Ödem der Haut, der Finger und der Hände	Fieber, Arthralgie, gastrointestinale Symptome, Proteinurie, Hypertonie, Niereninsuffizienz
Klinische Leitsymptome	Fieber, Polyarthritis, Hautveränderungen im Gesicht, Lymphknotenschwellungen, Serositis, Proteinurie, Nephritis	Fieber, Raynaud-Phänomen, Polyarthritis, Arthralgie, Muskelschwäche, Hypomotilität des Ösophagus, sklerodermieähnliche Hautveränderungen	Fieber, Serositis, Polyarthritis	Progrediente Schwäche der proximalen Extremitätenmuskulatur, Schluckstörungen, Verminderung der Vitalkapazität, typische (40%) und atypische (25%) Hautveränderungen, Arthralgien	Ödem, Verdikkung der Haut an Händen und Füßen, zentripetal von den Extremitäten auf den Rumpf übergreifend, Schrumpfung der Haut, Gelenkversteifungen, Hypomotilität des Ösophagus, Lungenfibrose, Myokardfibrose, Hypertonie, Niereninsuffizienz, Neuropathie	Hautveränderungen, Hypertonie, Proteinurie, Darmkoliken, Niereninsuffizienz, Koronarinsuffizienz, Polyneuritis, zerebrale Störungen
Diagnostisches Procedere bei Verdacht	ANA, Anti-DNS, Funktionsprüfungen der Niere	ANA, Anti-ENA, Anti-RNS, Röntgen-Ösophagus	ANA, AMA	Muskelbiopsie, Elektromyogramm	Hautbiopsie, Röntgen (Ösophagus, Lunge), Nierenfunktion	Tiefe Hautmuskelbiopsie im Bereich von Hautveränderungen, Nierenbiopsie, Leberbiopsie
Pathognomonische Laborbefunde	Anti-DNS, Leukopenie, Anämie, Thrombopenie, ANA, LE-Phänomen, unspezifische Entzündungszeichen	Anti-ENA, Anti-RNA, ANA, unspezifische Entzündungszeichen	AMA, unspezifische Entzündungszeichen	Im Schub: CPK stark erhöht, ALD stark erhöht, GOT stark erhöht, unspezifische Entzündungszeichen	ANA ("speckled pattern"), "collagen-like protein"	Leukozytose, Neutrophilie, unspezifische Entzündungszeichen, Immunkomplexe, $HB_s - Ag$
Histologische Befunde	Ablagerungen von Immunkomplexen in den Glomerula (Nierenbiopsie) und anderen Gefäßen sowie an der dermoepidermalen Grenze (Hautbiopsie)	Hautveränderungen mit Vermehrung von Kollagen im Stratum reticulare mit Atrophie der Epidermis, Myositis		Fokale interstitielle Myositis mit Infiltration von mononukleären Zellen, Nekrosen, interstitielle Fibrose	Starke Vermehrung von Kollagen im Stratum reticulare der Haut, Atrophie der Anhangsgebilde, Hyalinisierung der Arteriolen, teilweise mit Vaskulitis/Synovitis	Fokale fibrinoide Gefäßnekrosen unterschiedlichen Alters mit Ablagerungen von IgG, Komplement, Fibrin

12. Pleuritis und/oder Perikarditis
13. Psychosen und Krampfanfälle
14. Im Coombs-Test positive hämolytische Anämie
    und/oder Leukopenie oder Thrombozytopenie

Eines der häufigsten und ersten Symptome des SLE ist die polyartikuläre Arthralgie, die in 80–90% der Fälle auftritt und kleine und große Gelenke betrifft. Bevorzugt werden dabei die MCP- und PIP-Gelenke sowie das Kniegelenk. Sehr häufig sind Polyarthralgien und Fieber die ersten und einzigen Symptome und geben Anlaß zu differentialdiagnostischen Abgrenzungen zum rheumatischen Fieber und zur c.P. Das gilt besonders dann, wenn über Arthralgien hinausgehende, regelrechte Arthritiden mit schmerzhafter Schwellung und Überwärmung vorliegen.

Im Gegensatz zur klinischen Gelenksymptomatik stehen die möglichen röntgenologischen Veränderungen. In der überwiegenden Zahl der Fälle sind keinerlei pathologische Röntgenzeichen an den Gelenken erkennbar. Bei der Minderzahl der Fälle imponieren arthritische Weichteilzeichen und auch Erosionen bei gelenknaher Osteoporose. Im Vergleich zu anderen Kollagenosen werden Weichteilverkalkungen und Akroosteolysen sowie Spongiosklerosen selten beobachtet.[1]

Gröbere Destruktionen und Mutilationen gehören zu den Seltenheiten und sind wahrscheinlicher einem sog. Overlapsyndrom zuzuordnen. Aufgrund eigener Untersuchungen (Fritsch et al. (1981) und der Darstellungen von Bleifeld u. Inglis (1974) *sollte man gerade an das Vorliegen eines SLE denken, wenn stärkere klinische Gelenksymptome bei negativen oder geringen röntgenologischen Gelenkbefunden bestehen.* Die Wahrscheinlichkeit eines SLE wird röntgenologisch durch den Nachweis von Pleuraergüssen oder -schwielen, Perikarderguß und interstitiellen Lungenveränderungen erhöht.

---

[1] In einer Studie von Leskinen et al. (Radiology **153**, 349, 1984) wurden bei 121 LE-Patienten mit Gelenksymptomen in 51 Fällen (41%) "zystische Knochenläsionen" subchondral vor allem an den Metakarpalia und Phalangen beobachtet. Die Autoren erklären die Befunde mit vaskulitisbedingten fokalen Ernährungsstörungen des Knochens.

5.8.5 Sharp-Syndrom

Synonyme:
- "mixed connective tissue disease" (MCTD)
- Mischkollagenose

Das Sharp-Syndrom ist ein Überlappungssyndrom (Overlapsyndrom), das Züge der Sklerodermie, des SLE, der Polymyositis und der rheumatoiden Arthritis trägt. Patienten mit einem Sharp-Syndrom besitzen charakteristischerweise hochkonzentrierte Antikörper gegen 2 pufferextrahierbare Kernantigene, von denen eines sensibel, das andere resistent gegen die Behandlung mit Ribonuklease (*ENA*, "extractable nuclear antigen") ist. Klinisch imponieren Zeichen einer Sklerodermie (Raynaud-Phänomen, Hautveränderungen, Dysphagie), Zeichen eines SLE (Hautrötung, Serositis, Fieber, Lymphadenopathie), Zeichen einer Polymyositis sowie einer rheumatoiden Arthritis.

Die *röntgenologischen Veränderungen* (Abb. 5.36 und 5.37) korrelieren mit dem klinischen Bild: Zeichen einer Sklerodermie mit akralen und gelenkrandständigen Osteolysen, insbesondere an den DIP-Gelenken; Erosionen und gelenknahe Osteoporose wie bei der rheumatoiden Arthritis; Fehlstellungen u.U. auch ohne nennenswerte Erosionen, wie beim SLE (Udoff et al. 1977). Interstitielle Kalzinosen gehören ebenfalls zum Krankheitsbild. Die einzelnen Röntgenzeichen können unterschiedlich stark und regional different ausgebildet sein, wodurch sich die Differentialdiagnose v.a. gegenüber der c.P. und der Sklerodermie außerordentlich erschweren kann.

Literatur

Bleifeld CJ, Inglis AE (1974) The hand in systemic lupus erythematodes. J Bone Joint Surg 56:1207

Fritsch R, Freyschmidt J, Südhof-Müller G, Menninger H (1981) Radiologische Veränderungen bei systemischem Lupus erythematodes (SLE). ROEFO 134:482

Resnick D, Scavulli JF, Goergen TG, Genant HK, Niwayama G (1977) Intra-articular calcification in scleroderma. Radiology 124:685

Schacherl M, Holzmann H (1967) Zur Polyarthritis bei progressiver Sklerodermie. ROEFO 107:485

Schumacher K (1982) Immunreaktiv ausgelöste Vaskulitiden und Bindegewebserkrankungen. In: Gross R,

Schölmerich T (Hrsg) Lehrbuch der Inneren Medizin. Schattauer, Stuttgart New York

Sharp GC (1974–1975) Mixed connective tissue disease. Bull Rheum Dis 25:828

Sharp GC, Irvin WS, Tan EM et al. (1972) Mixed connective tissue disease-an apparently distinct rheumatic disease syndrome associated with a specific antibody to an extractable antigen (ENA). Am J Med 52:148

Silver TM, Farber SJ, Bole G-G et al. (1976) Radiological features of mixed connective tissue disease and scleroderma-systemic lupus erythematosus overlap. Radiology 120:269

Udhoff EJ, Genant HK, Kozin F, Ginsberg M (1977) Mixed connective tissue disease: The spectrum of radiographic manifestations. Radiology 124:613

Weissmann BN, Rappoport AS, Sosman JL, Schur PH (1978) Radiographic findings in the hands in patients with systemic lupus erythematosus. Radiology 126:313

Yune HJ, Vix VA, Klatte EC (1971) Early fingertip changes in scleroderma. JAMA 215:1113

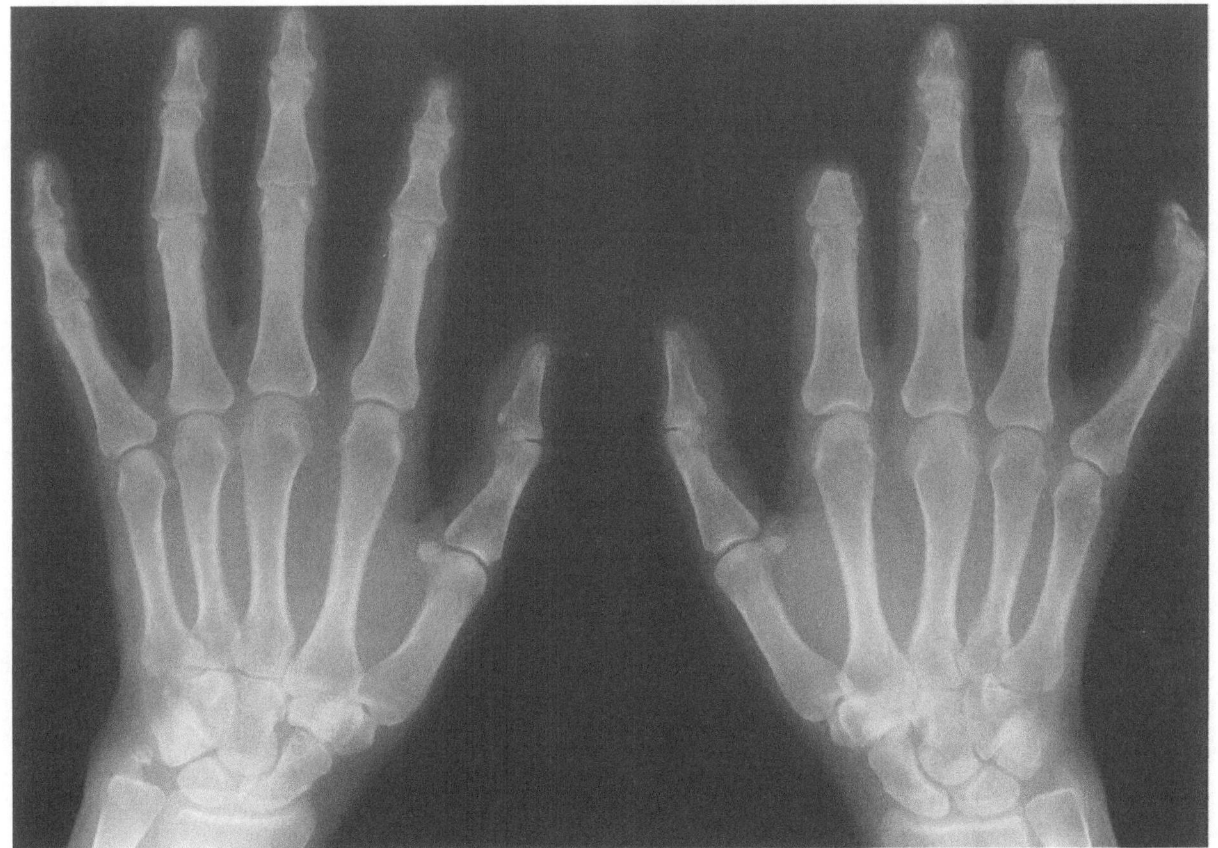

Abb. 5.33 a–c. Progressive Sklerodermie. 40jährige Patientin. Extreme Verdünnung des Weichteilmantels um alle Finger mit beginnenden Akroosteolysen an den Processus unguiculares III und IV rechts, III und V links (Zustand nach Teilamputation des rechten Zeigefingers). Allgemeine Osteoporose am Handskelett. Ausgeprägte Calcinosis interstitialis um die seitlichen Beckenpartien, um beide Lateralseiten der Ellbogen- und Oberarmregion sowie an den seitlichen Thoraxpartien (hier nicht abgebildet)

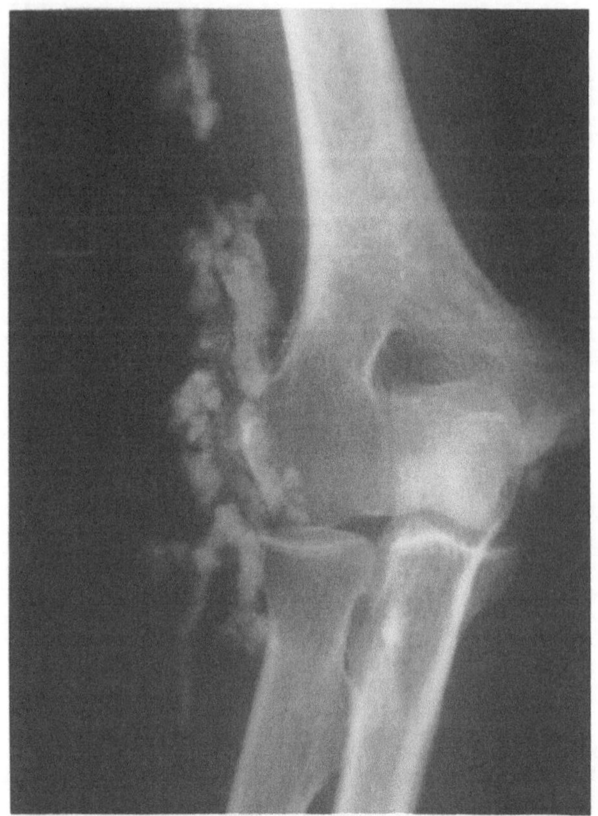

b

Abb. 5.34a–c. Progressive Sklerodermie; 53jährige Pa- ▷
tientin, Krallenhände beidseits. Erhebliche Akroosteolysen (besonders der Endphalangen I und II links sowie
I rechts, auch an den Processus styloidei). Konturdefekte
an den Metakarpalköpfen, besonders II–V links und II–
IV rechts medial und lateral, am ehesten Osteolysen und
weniger Arrosionen (s. Seite 140) zuzuordnen. Groteske
peri- und paraartikuläre Verkalkungen um Hüft- und
Schultergelenke, rechts betont

Abb. 5.33b, c. Legende s. Seite 145

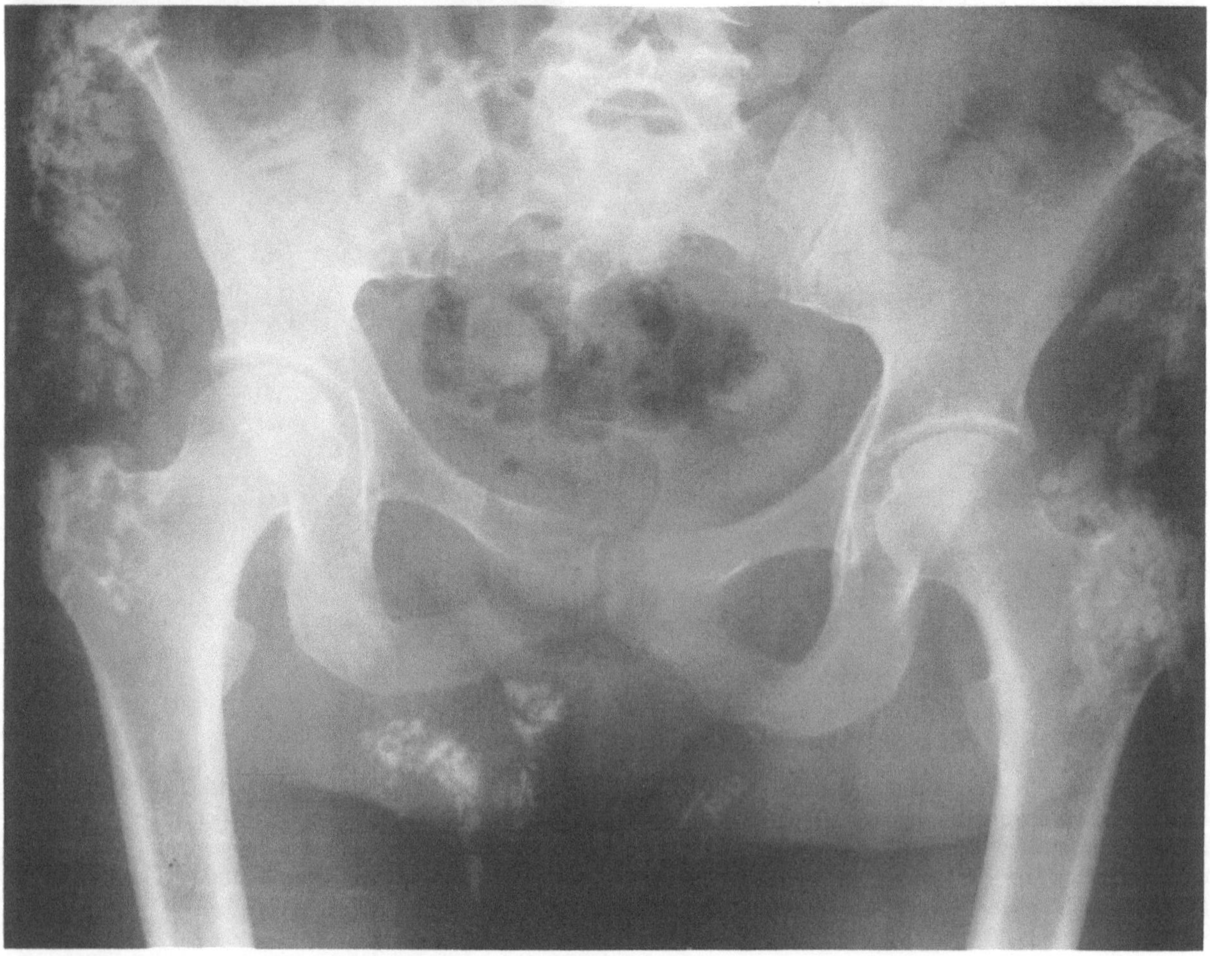

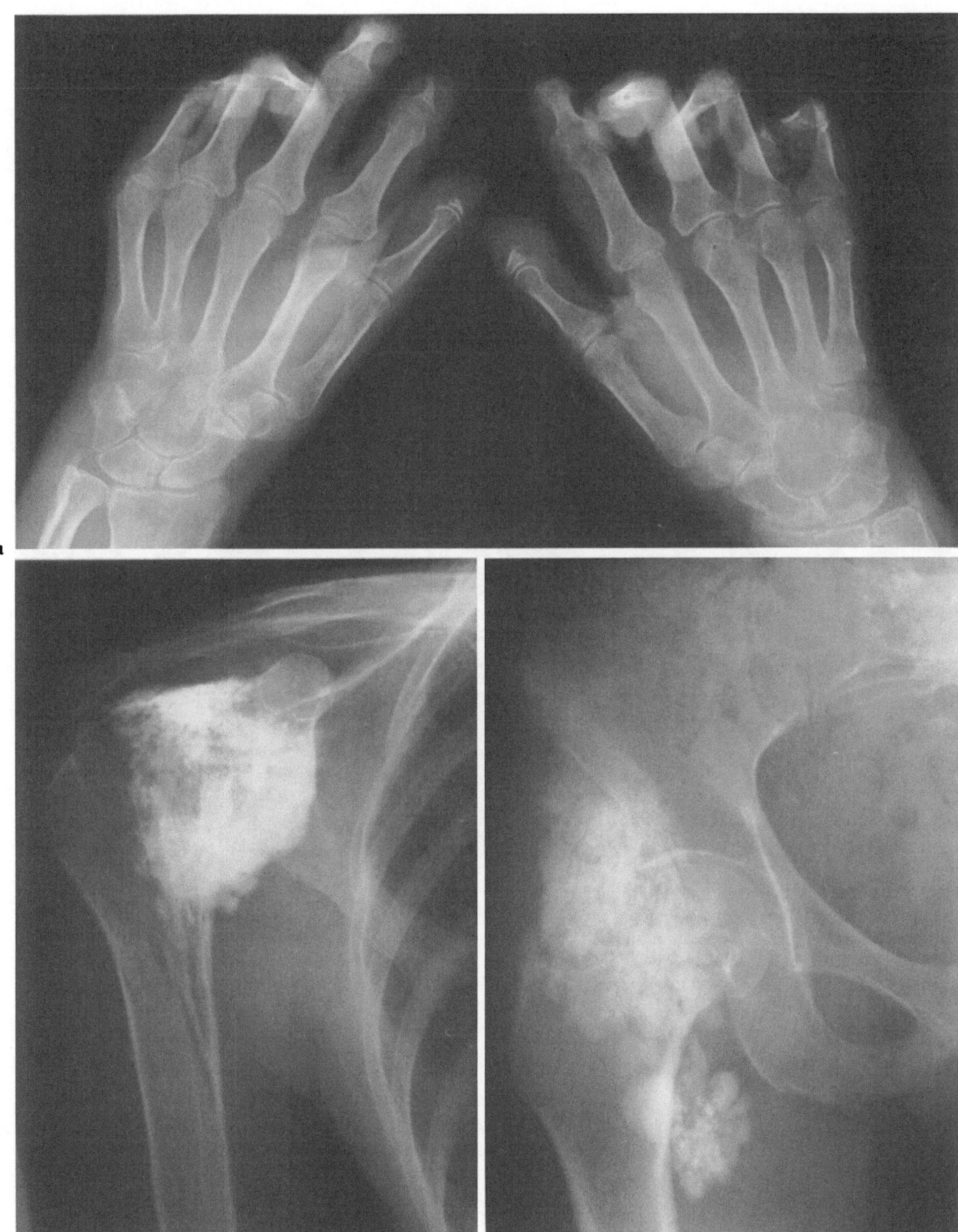

Abb. 5.34a–c

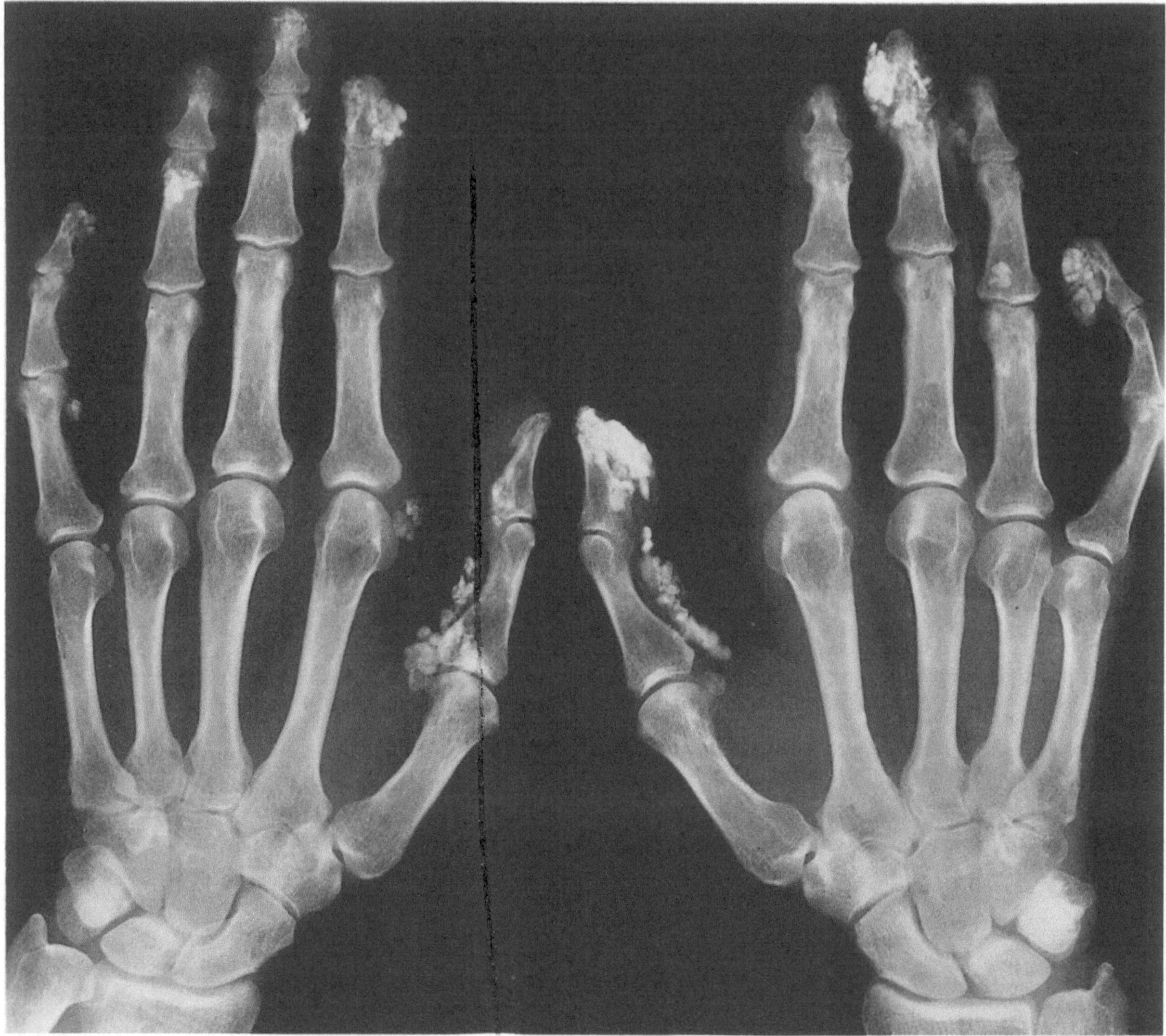

Abb. 5.35. Progressive Sklerodermie. 47jährige Patientin.
Ausgedehnte interstitielle Verkalkungen. Yune-Index
< 20%, beginnende Akroosteolysen, besonders IV rechts

Abb. 5.36a, b. Sharp-Syndrom (45jährige Patientin) mit △
dem Röntgenbild einer Polyarthritis (seronegativ) an
den Händen und Füßen bilateral-symmetrisch. Beachte
die ausgeprägten Erosionen an den MCP- und MTP-
Gelenken. Wenig gelenknahe Osteoporose, nur geringe
Gelenkspaltverschmälerungen

Abb. 5.37. Sharp-Syndrom, 58jährige Patientin. Ausge- ▷
dehnte interstitielle Kalzinose, Polyarthritiszeichen an
den MCP-Gelenken

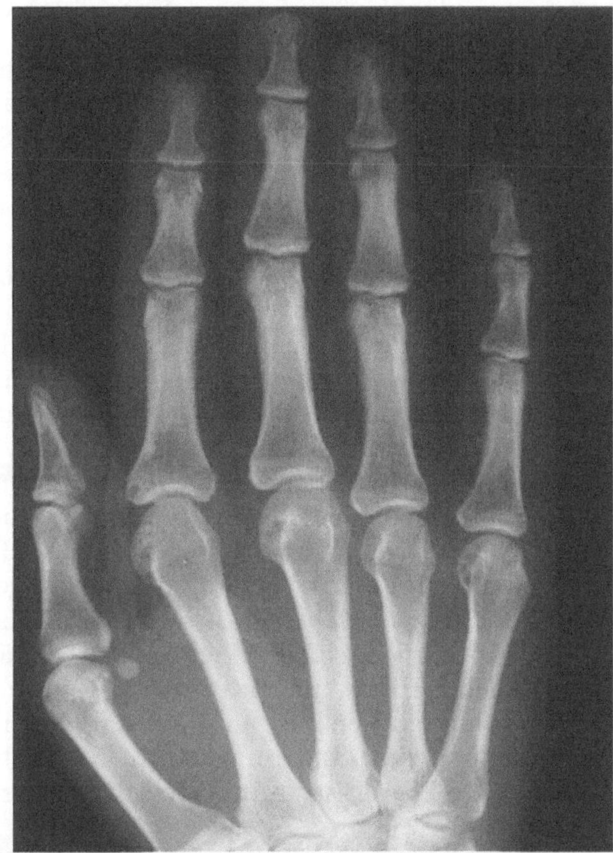

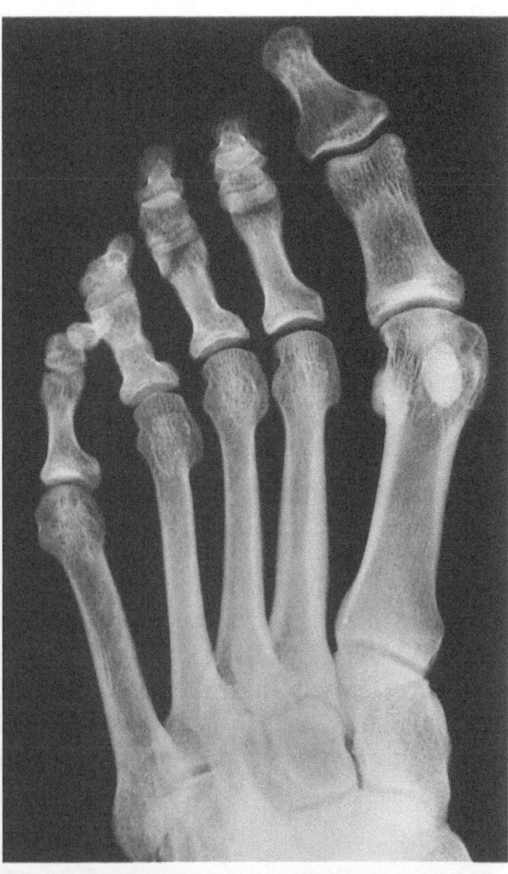

Abb.
5.36a b

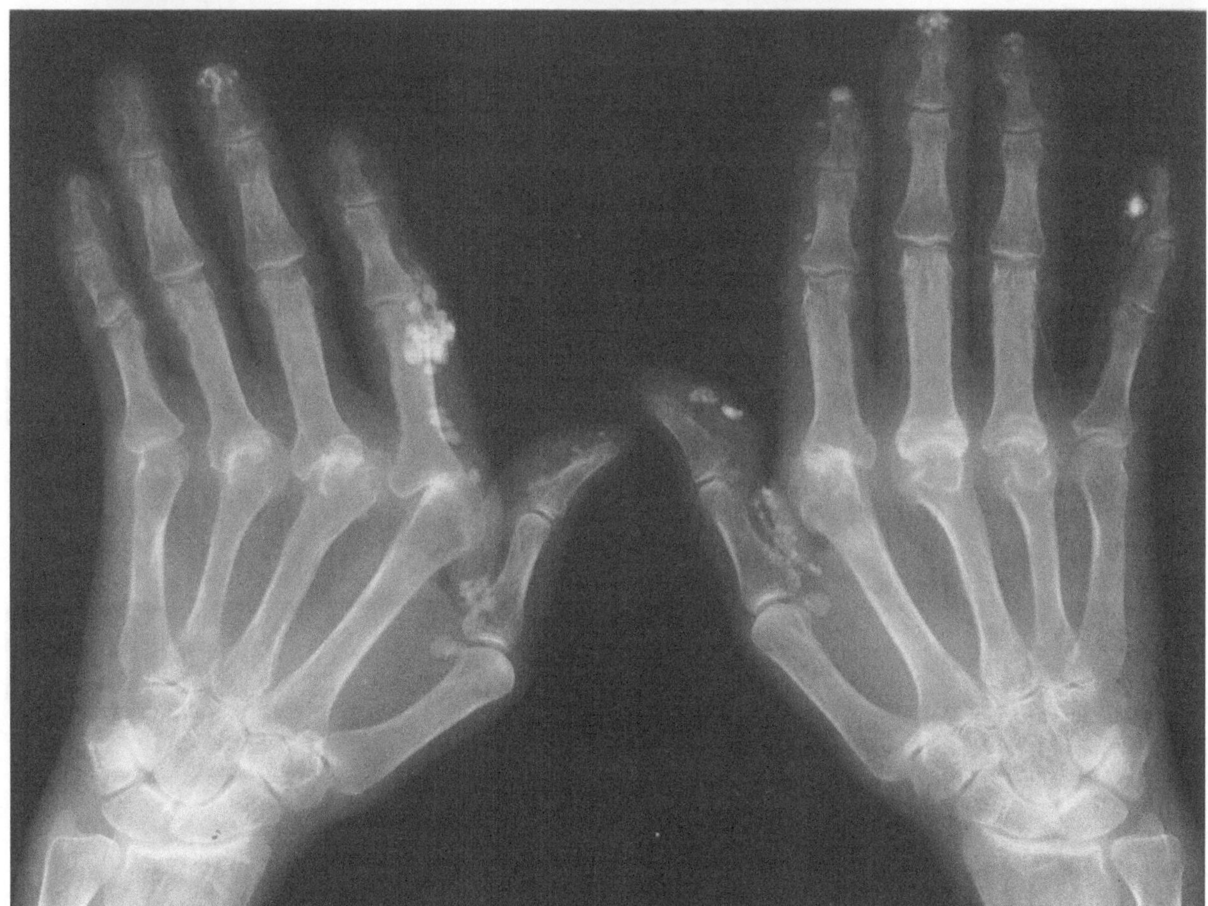

Abb.
5.37

5.9 Seronegative Spondarthritiden

Synonym:
● HLA-assoziierte Spondarthritiden[1]

Zahlreiche Gelenkerkrankungen mit negativen Rheumafaktoren aber mit dem gemeinsamen Vorkommen einer Sakroiliitis von Typ „buntes Bild" und einer unterschiedlich ausgeprägten, aber eindeutigen HLA-B27-Assoziation wurden 1974 von Moll und Whright unter den Begriff der seronegativen Spondarthritiden gestellt.

In Abb. 5.38 sind weitere gemeinsame Charakteristika dieser Gruppe von Gelenkerkrankungen aufgeführt.

Im Zusammenhang mit den intestinalen Arthropathien ist noch die Arthropathie nach enteraler Bypassoperation zu erwähnen. Mit gewissen Einschränkungen werden zu der Gruppe der seronegativen Spondarthritiden auch bestimmte Formen der juvenilen Polyar-

1 Nach Zeidler 1984.

thritis gerechnet sowie die Iridozyklitis und wahrscheinlich die Mehrzahl der reaktiven Arthritiden bei Yersinien-, Shigellen-, Salmonellen-, Campylobacterinfektionen, während die ursprüngliche Einordnung des M. Behçet fraglich geworden ist (Zeidler 1983).

Aus klinischer Sicht ist das Besondere der zu den seronegativen Spondarthritiden gehörenden Erkrankungen, über die in Abb. 5.38 aufgezählten Gemeinsamkeiten hinausgehend, in der Beobachtung zu suchen, daß sie einerseits alle in eine Spondylitis ankylopoetica einmünden und andererseits Übergänge untereinander nehmen können (z.B. die Reiter-Dermatose in ein psoriasiformes Hauterscheinungsbild). Die offensichtlich gemeinsame genetische Basis (HLA-B27-Assoziation) drückt sich in einer familiären Häufung dieser Erkrankungen aus, so daß einige Familienmitglieder z.B. an einer ankylosierenden Spondylitis, andere an einem M. Reiter, an einer Psoriasisarthritis oder einer enterokoli-

I. Im Gegensatz zur chronischen Polyarthritis
   Fehlen von
   1) Rheumafaktoren,
   2) subkutanen Rheumaknoten.

II. Gemeinsames Vorkommen von
   1) Extremitätengelenkentzündungen,
   2) röntgenologisch gesicherter ISG-Arthritis mit oder ohne ankylosierende Spondylitis,
   3) familiärer Häufung,
   4) klinischen Überschneidungen,
   5) verschiedenen extraartikulären Symptomen wie psoriasiformen Hauterscheinungen und/oder Nagelveränderungen,
       Augen-, Genital- oder Darmulzerationen, Erythema nodosum, gangränöser Pyodermie und Thrombophlebitis,
   6) hoher Assoziation mit dem HLA-B27.

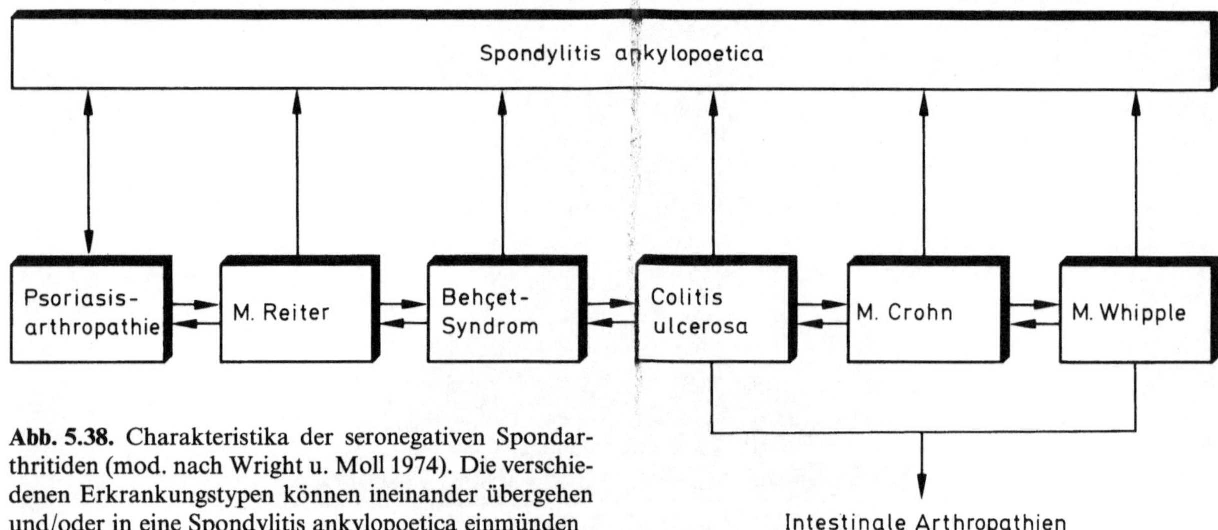

Abb. 5.38. Charakteristika der seronegativen Spondarthritiden (mod. nach Wright u. Moll 1974). Die verschiedenen Erkrankungstypen können ineinander übergehen und/oder in eine Spondylitis ankylopoetica einmünden

tischen Spondarthritis erkranken können. Wahrscheinlich ist das gemeinsame pathogenetische Prinzip in einer genetischen – mit dem B-Locus festgelegten – Störung der Immunantwort auf urogenitale und enterale Infektionen zu suchen (Zeidler 1983). In diesen Zusammenhang paßt auch die Beobachtung einer überhäufigen Urogenitalinfektion in der Anamnese von Patienten mit ankylosierender Spondylitis. Zur Häufigkeit seronegativer Spondarthritiden s. Tabelle 5.3.

Aufgrund der Erkenntnis, daß bei den seronegativen Spondarthritiden über das HLA-B27 hinausgehend Assoziationen zu weiteren HLA-Antigenen angetroffen werden (s. Tabelle 5.4), weist Zeidler darauf hin, daß es in Zukunft sinnvoller sein könnte, von *„HLA-assoziierten Spondarthritiden"* anstatt von „seronegativen Spondarthritiden" zu sprechen.

Die bisher getroffenen Aussagen lassen die ankylosierende Spondylitis (M. Bechterew) im Hinblick auf ihre Epidemiologie und mögliche klinische Krankheitsverlaufsformen in einem anderen Licht erscheinen.

Literatur

Siehe unter „Ankylosierende Spondylitis", S. 160

5.9.1 Ankylosierende Spondylitis (Sp.a.)

Synonyme:
- M. Bechterew
- Spondylitis ankylopoetica

Definition

Bei der ankylosierenden Spondylitis (Sp.a.) handelt es sich um eine destruktiv-proliferative Systemerkrankung der Wirbelsäule und ihrer Gelenke einschließlich der Becken- und Brustkorbverbindungen. Extravertebrale Abschnitte der Bewegungsorgane wie Band- und Sehneninsertionen, Bursae, Synchondrosen und Gelenke werden fakultativ befallen, viszerale Organe wie Herz, Aorta und Lunge sowie das Auge sind selten beteiligt. Die Erkrankung gehört zu den seronegativen Spondarthritiden, sie kann sich aus anderen Erkrankungen dieser Gruppe entwickeln.

Tabelle 5.3. Zur Häufigkeit seronegativer Spondarthritiden

Erkrankung	Anteil der Bevölkerung [%]
Spondylitis ankylopoetica	0,5–1,8
Psoriasisarthritis	0,1–0,6
Juvenile chronische Polyarthritis	0,01–0,1
Intestinale Arthropathien	0,08
M. Reiter	0,01

Tabelle 5.4. HLA-Assoziationen bei Spondylitis ankylopoetica und seronegativen Spondarthritiden (n. Zeidler 1983, mit freundlicher Genehmigung des Autors)

Erkrankung	HLA-Assoziation
Spondylitis ankylopoetica	B27, Bw62 (Bw35-CREG), B7-CREG, Bw16
Psoriasisarthritis	B27, B13, B17, Bw16 (Bw38)
M. Reiter	B27
M. Crohn	B27, Bw62
M. Behçet	(B27), B5
Yersiniaarthritis	B27
Juvenile chronische Polyarthritis	B27, B15, Bw35

Ätiologie, Pathogenese, pathologisch-anatomische Veränderungen

Die Ätiologie der Sp.a. ist nicht bewiesen.

Denkbar ist, wie im Übersichtskapitel über seronegative Spondarthritiden ausgeführt, eine genetisch determinierte Störung der Immunantwort auf urogenitale und/oder enterale Infektionen. Dadurch wird offenbar ein wesentliches Merkmal der Erkrankung, nämlich die Sakroiliitis ausgelöst. Der Weg von der Infektion mit gestörter Immunantwort zur Sakroiliitis ist unklar. Hinweis auf die zentrale Rolle der Sakroiliitis ist die gleichzeitig hohe Nachweisrate des HLA-B27 bei der Sp.a. und anderen mit Sakroiliitis einhergehenden seronegativen Spondarthritiden (s. Tabelle 5.5).

Begleitet wird die HLA-B27-assoziierte Sakroiliitis sehr häufig (in nahezu 50% der

Tabelle 5.5. HLA-B27 bei rheumatischen Erkrankungen (modifiziert nach Calin 1981)

	HLA-B27-Nachweis positiv [%]
Spondylitis ankylopoetica	90–100
M. Reiter	70–90
Reaktive Arthritiden	
● nach Yersinia	80
● nach Salmonellen	80–90
● nach Shigellen	80
Intestinale Arthropathien	
● mit Sakroiliitis	50–70
● ohne Sakroiliitis	6
Psoriasisarthropathie	
● mit Sakroiliitis	35–100 [a]
● ohne Sakroiliitis	14–24 [a]
Juvenile chronische Polyarthritis	
● mit Sakroiliitis	40–60
Iritis	40–50
Chronische Polyarthritis	6–10
Gesunde Kontrollpersonen	6–8

[a] Zahlen nach Wright 1981

Fälle!) von Mono- und Oligoarthritiden des Gliedmaßenskeletts, besonders bei jugendlichen Patienten und Frauen (Inzidenzrate sogar bis 80%). Offensichtlich kann die Erkrankung in diesem Stadium stehenbleiben und mit mehr oder weniger deutlichen Defekten ausheilen. Dafür spricht der bis zu 3mal häufigere röntgenologische Nachweis einer Sakroiliitis als einer Spondylitis.

In anderen Fällen (ca. 33%) entwickelt sich aber aus der Sakroiliitis das Vollbild der Sp.a.

Die Faktoren, die diese unterschiedliche Verlaufsrichtung bestimmen, sind unbekannt (weiteres dazu s. unter Inzidenz).

Pathologisch-anatomisch treffen bei der ankylosierenden Spondylitis nach Fassbender (1978) 3 verschiedene morphologische Komponenten zusammen, aus denen sich das röntgenologische Bild ableiten läßt:

1. exsudativ-proliferativ fibrosierende Prozesse an großen und kleinen Gelenken,
2. verknöchernd-metaplastische Vorgänge am Stammskelett,
3. exsudativ-osteolytische Prozesse mit Zerstörung der Wirbelkörpervorderseite.

Inzidenz

Während früher – vor der Entdeckung der Assoziation des HLA-B27 mit der Sp.a. – mit einer Inzidenz der Erkrankung von 0,1–0,2% der Bevölkerung gerechnet wurde, muß diese Zahl heute nach oben korrigiert werden.

Untersuchungen an HLA-B27-positiven Blutspendern erbrachten in bis zu 25% der Fälle den Nachweis einer Sp.a., die sich allerdings klinisch häufig nur in uncharakteristischen Lumbalgien äußerte.

Berücksichtigt man die Inzidenz des HLA-B27 bei „gesunden" Kontrollpersonen in der Bevölkerung mit 6–8%, so kann die Inzidenz der Sp.a. vorsichtig auf bis zu 1,8% geschätzt werden (Übersicht bei Zeidler, im Druck). In diesem Zusammenhang sei auf die Angaben von Berg (1979) verwiesen, der bei HLA-B27-Trägern das Risiko, eine Sp.a. zu bekommen, auf 80- bis 120fach gegenüber B27-Negativen schätzt.

Eine röntgenologisch gesicherte Sakroiliitis fand sich bei HLA-B27-positiven Blutspendern in bis zu 20–40%, woraus unter Berücksichtigung der oben gemachten Zahlenangabe geschlossen werden kann, daß das Frühsymptom Sakroiliitis bei Sp.a. fast doppelt so häufig auftritt wie eine voll ausgeprägte Sp.a.

Diese Zahlenangaben lassen den weiteren Schluß zu, daß der überwiegende Teil der Sp.a.-Erkrankungen und anderer seronegativer Spondarthritiden abortiv und benigne verläuft, d.h. nach Auftreten einer Sakroiliitis und evtl. einer Mono- oder Oligoarthritis zum Stillstand kommt. Das uns gewohnte Bild der Sp.a. stellt also offensichtlich nur die Spitze des Eisbergs dar (Zeidler 1983). Die Annahme liegt nahe, daß die in dieser Form bland verlaufenden und im Stadium der Sakroiliitis ausheilenden Sp.a. ohne Kenntnis des HLA-B27 früher diagnostisch schwierig anzusprechen waren und v.a. im Erwachsenenalter überwiegend als uncharakteristische degenerative Erkrankung oder – bei jüngeren Menschen – als unklare seronegative chronische Polyarthritis eingeordnet wurden.

Männer erkranken an einer Sp.a. etwa 4mal häufiger als Frauen; das Manifestationsalter liegt im Durchschnitt vor dem 35. Lebensjahr (80% der Erkrankungen beginnen zwischen dem 16. und 40. Lebensjahr).

Klinische Symptomatik

In der Statistik von Švec u. Šitâj (1968) fanden sich die ersten klinischen Symptome der Erkrankung bei 845 Patienten folgendermaßen lokalisiert:

Sakroiliakalgelenke und lumbosakrale Wirbelsäule 71,5%,
andere Abschnitte der Wirbelsäule 2,7%,
Kniegelenke 9%,
andere Gelenke 12,8%,
Iritis 2,4%,
Sehnen oder deren Insertionen 1,6%.

In ca. 10% traten Symptome in der Achillessehne gemeinsam mit Symptomen in der Sakroiliakalregion auf. Diese Zahlenangaben beziehen sich auf die klassische Sp.a. und berücksichtigen aus chronologischen Gründen nicht die Sp.a.-Erkrankungen, die abortiv und bland verlaufen und mit Hilfe der HLA-B27-Bestimmung heute leichter zugeordnet werden können. *Klinisches Leitsymptom* war und ist in jedem Fall die *Sakroiliitis*, die sich sehr häufig, aber nicht immer, in nächtlichen oder frühmorgendlichen tiefsitzenden Kreuzschmerzen äußert, die den Patienten zum Aufstehen und unruhigem Umherwandern bis zur Lösung des Schmerzes zwingen (Ausnahme: juvenile Sp.a., s.S. 154).

Sehr häufig sind jedoch die von einer Sakroiliitis ausgehenden Beschwerden unspezifisch im Sinne *von uncharakteristischen Lumbalschmerzen* oder auch im Sinne einer pseudoradikulären Symptomatik. Nach Untersuchungen von Riley et al. (1971) vergehen zwischen klinischem Beginn der Erkrankung und Diagnosesicherung bei einem Erkrankungsalter unter 21 Jahren durchschnittlich 7,8 Jahre, bei einem Erkrankungsalter zwischen dem 21. und 30 Lebensjahr 5,2 Jahre und jenseits des 31. Lebensjahrs durchschnittlich 7,6 Jahre. Die besonders starke zeitliche Verzögerung in

New-York-Kriterien der Sp.a. von 1966 (NY) (Nach Bennett u. Wood 1968)

1. Einschränkung der Beweglichkeit in der Lendenwirbelsäule nach allen Richtungen hin, Beugung und Lateralflexion und Streckung.
2. Anamnestisch oder gegenwärtig Schmerzen im dorsolumbalen Übergang oder in der Lendenwirbelsäule.
3. Einschränkung der Atemexkursion auf 2,5 cm oder weniger, gemessen in der Höhe des 4. Interkostalraums.
4. Röntgenologisch Sakroiliitis

Sichere Sp.a.:
Bilaterale Sakroiliitis Grad 3–4 und 1 klinisches Kriterium
oder
unilaterale Sakroiliitis Grad 3–4 oder bilaterale Sakroiliitis Grad 2 mit dem klinischen Kriterium 1. oder mit 2. und 3.

Wahrscheinliche Sp.a.
Bilaterale Sakroiliitis Grad 3–4 ohne klinische Kriterien.

der ersten und letzten Altersgruppe wird mit Schwierigkeiten v.a. in der klinischen Abgrenzung des Krankheitsbildes gegenüber der juvenilen rheumatoiden Arthritis bzw. degenerativen Veränderung (in der höheren Altersgruppe) begründet.

Die Untersuchungen wurden vor der Ära des HLA-B27 abgeschlossen, und es ist anzunehmen, daß sich die langen Zeiträume zur Diagnosestellung heute erheblich verkürzen werden, was sich bei denjenigen Fällen therapeutisch günstig auswirken wird, die zur Entwicklung eines Vollbilds der Sp.a. neigen.

Besonders bei Jugendlichen und Frauen kommt es frühzeitig zur Ausbildung einer *Mono- oder Oligoarthritis der Gliedmaßengelenke*. Dabei finden sich schmerzhafte Schwellungen und Gelenkergüsse sowie eine schmerzhafte Bewegungseinschränkung. Dieses Krankheitsbild geht zumeist mit Fieber einher. Die Prognose dieser Arthritiden ist insgesamt als günstig anzusehen, nur selten – und dann überwiegend bei jungen Männern – nehmen sie einen chronisch-destruktiven und ankylosierenden Verlauf, wobei besonders die Hüft-, Schulter- und Zehengrundgelenke betroffen sind.

An dieser Stelle sei kurz auf Besonderheiten der Sp.a. mit Beginn vor dem 16.-Lebensjahr hingewiesen. Diese *sog. juvenile Sp.a.* (ca. 10% der Patienten) äußert sich in der Regel primär in einer peripheren Gelenksymptomatik, der tiefsitzende Kreuzschmerz tritt erst nach der Pubertät auf. Nach Schilling (1974) weisen folgende Zeichen auf eine juvenile Sp.a. hin: 1) Männliches Geschlecht, 2) Monarthritis oder Oligoarthritis der unteren Extremitäten, 3) Calcaneopathia rheumatica, 4) Iridozyklitisanamnese, 5) familiäre Belastung (z.B. Vater mit Sp.a., in der Familie vorhandenes HLA-B27).

Greift nun die Erkrankung von den Sakroiliakalgelenken auf die Wirbelsäule über, so finden sich eine zunehmend schmerzhafte Bewegungseinschränkung und auch ein Ruheschmerz im Wirbelsäulenbereich. Auf die klinischen Untersuchungsmethoden der Wirbelsäule (z.B. Schober-Zeichen usw.) soll hier nicht näher eingegangen werden.

Das *Vollbild bzw. Endstadium der Sp.a.* ist durch eine vollständige Versteifung der Wirbelsäule, Rundrückenbildung, Thoraxstarre und einen kugelig aufgetriebenen Bauch gekennzeichnet. Die Thoraxstarre wirkt sich negativ auf die Atemmechanik aus, über eine funktionelle Restriktion kommt es schließlich zur Ausbildung eines Cor pulmonale mit den bekannten Folgen.

Viszerale Manifestationen äußern sich in einer Iritis (bis zu 40% der Fälle), in einer Herzbeteiligung in Form von AV-Überleitungsstörungen und einer Aorteninsuffizienz, in einer Lungenoberlappenfibrose und sehr selten in einer Nierenamyloidose.

In der Regel treten die kardialen und pulmonalen Manifestationen aber erst nach längerem Krankheitsverlauf auf.

Bei ca. 4% der Patienten mit einer Sp.a. fanden Meuwissen et al. (1978) gleichzeitig einen M. Crohn (s. auch unter „Intestinale Arthritis" S. 178).

Zur *Prognose* der Sp.a. sei kurz erwähnt, daß nur etwa 1/3 der Fälle schwere Beeinträchtigungen der Wirbelsäule entwickelt, wobei sich in etwa 50% der Fälle schwere Wirbelsäulendeformitäten nachweisen lassen.

In etwa 2/3 der Fälle bleibt die Erkrankung in einem früheren Stadium stehen (s. S. 152)

und hinterläßt mehr oder weniger ausgeprägte klinisch relevante Defekte.

Nach mehr als 30jährigem Verlauf haben 32% der Patienten keine und 38% nur leichte Schmerzen, während 26% unter mäßigen und 4% unter schweren Schmerzen leiden (Carette et al. 1983).

Nach derselben Statistik sind 92% der Patienten voll bewegungsfähig, 67% haben keine Deformität der Wirbelsäule.

Röntgensymptomatik

Nach Untersuchungen von Dihlmann (1968, 1976) sind die ersten röntgenologischen Veränderungen bei 99% der Patienten mit Sp.a. an den Sakroiliakalgelenken zu erwarten, wobei der Befall in der Regel beidseitig ist. Bei 11,4% der Patienten findet sich primär nur ein Sakroiliakalgelenk erkrankt. Gleichzeitig oder später treten im dorsolumbalen Übergangsbereich Veränderungen an der Wirbelsäule auf.

Aus diesen Daten läßt sich auf die *radiologischen Testregionen* zur Erkennung einer ankylosierenden Spondylitis im Frühstadium schließen:

Es sind die *Iliosakralgelenke und der dorsolumbale Übergangsbereich der Wirbelsäule.*

In der Regel genügt es, diese Region mit einer *Übersichtsaufnahme* im sagittalen Strahlengang mit Zentrierung auf den 3.–4. Lendenwirbelkörper in Steinschnittlage zu erfassen.[1] Wählt man ein Format 20/40 cm, so sind die beiden unteren Thorakalwirbel und die Sakroiliakalgelenke ausreichend und gut beurteilbar dargestellt. Eine Röntgenaufnahme der Lendenwirbelsäule im seitlichen Strahlengang sollte diese Sagittalaufnahme ergänzen, da damit Röntgenveränderungen wie die Spondylitis anterior bzw. Romanus-Läsion erfaßt werden. Läßt sich mit Hilfe der Übersichtsaufnahme eine Sa-

---

1 Die Steinschnittlage mit im Hüft- und Kniegelenk gebeugten abduzierten Beinen bewirkt eine Reduzierung der Lendenlordose, wodurch das Becken aus der physiologischen Ventralkippung herauskommt und die perspektivische Verkürzung der Iliosakralgelenke ausgeglichen wird.

kroiliitis vom Typ „buntes Bild" nicht beweisen, so sollte in jedem Fall eine *Tomographie* mit elliptischer Verwischungsform oder bei linearer Verwischungsform mit Lagerung des Patienten quer zur Verwischungsrichtung erfolgen, denn erfahrungsgemäß lassen sich damit im Summationsbild überlagerte Frühveränderungen darstellen. Sogenannte *Einsichtsaufnahmen* mit Anhebung der entsprechenden Beckenseite um 30–35° sollten heute nicht mehr zur Anwendung kommen, da sie aufgrund der individuell häufig unterschiedlichen Neigung der Iliosakralgelenke zur Sagittalebene in der Regel nicht primär die gewünschte Freiprojizierung der Gelenkkonturen erbringen und zum anderen selten reproduzierbar sind (Dihlmann 1978).

Die *Computertomographie* (Abb. 5.40) ermöglicht zwar die Darstellung der schwierigen räumlichen Verhältnisse der Iliosakralgelenke, mit ihrer Hilfe lassen sich auch feine Verkalkungen, besonders im Retroartikularraum und im ventralen Kapselbereich optimal erfassen, sie erbringt nach bisherigen Erfahrungen im Hinblick auf die Diagnostik der Sakroiliitis vom Typ „buntes Bild" jedoch keine Zusatzinformation.

Die *Szintigraphie* der Sakroiliakalgelenke ermöglicht im Hinblick auf die Darstellung früher Veränderungen keine zuverlässigen zusätzlichen Informationen gegenüber dem Übersichtsbild und der Schichtuntersuchung (Übersicht bei Freyschmidt 1980).

Ihr kommt aber im Rahmen der Verlaufsbeobachtung und bei der Suche nach Manifestationen an röntgentechnisch schwierig zu erfassenden Regionen, wie z.B. im Brustkorbbereich, eine praktische Bedeutung zu.

Sakroiliakalgelenke

Wie bereits erwähnt, treten in 99% aller Fälle einer Sp.a. die ersten röntgenologischen Veränderungen an den Sakroiliakalgelenken auf, nur in 0,81% werden Sakroiliakalgelenkveränderungen – im Sinne einer Sakroiliitis vom Typ „buntes Bild" – erst nach einem krankheitsspezifischen Wirbelsäulenbefall nachgewiesen (Dihlmann 1976). Der Gelenkbefall beginnt in nahezu 90% der Erkrankungen bilateral.

Die Sakroiliitis vom Typ „buntes Bild" ist durch folgende Röntgenzeichen geprägt (Abb. 5.41):
1. *Destruktion,*
2. *subchondrale Sklerose,*
3. *knöcherne Ankylose.*

Die 3 Röntgenzeichen treten im Gegensatz zur bakteriellen Sakroiliitis charakteristischerweise von Anfang an *gleichzeitig* und *nebeneinander* auf, woraus sich der Name „buntes Bild" ableitet. Bei der bakteriellen Sakroiliitis, die darüber hinaus in der überwiegenden Zahl der Fälle einseitig ist, manifestieren sich Destruktionen und Sklerose in der Regel nacheinander und münden schließlich in einen narbigen Endzustand mit bindegewebiger oder knöcherner Ankylose.

Die *destruktiven Veränderungen* bei der Sakroiliitis vom Typ „buntes Bild" äußern sich initial in einer Unschärfe und schließlich in einem Schwund der subchondralen Grenzlamelle, d.h. der knöchernen Konturierung, überwiegend auf der Ilium-, aber auch auf der Sakrumseite. Dadurch kommt es zu einer Pseudoerweiterung (*cave:* primärer oder sekundärer Hyperparathyreoidismus!) des Gelenkspalts.

Nehmen die Destruktionen zu, so entstehen kleinere oder größere lakunäre Defekte, die sich z.T. perlschnurartig von kaudal nach kranial aneinanderreihen. Es werden auch rosenkranz- oder sägeblattartige Bilder beobachtet.

Gleichzeitig mit diesen destruktiven Veränderungen treten irreguläre fleckige, tüpfelige, z.T. auch flächige oder bandartige *Sklerosen* überwiegend iliumseitig auf. Die bandartigen Sklerosen sind 0,5–2 cm breit und muten kaudal z.T. auch dreieckförmig an. Besonders bei Frauen in mittleren Jahren kann die subchondrale Sklerose erhebliche Ausmaße annehmen (s. Abb. 5.41b, e), so daß es differentialdiagnostische Schwierigkeiten zur Hyperostosis triangularis ilii geben kann (Abb. 5.42c).

Die *Verknöcherungen* im Gelenkspalt sind initial oft nur auf Schichtaufnahmen erkennbar in Form von feinen irregulären Verkalkungsfiguren. Bei fortschreitendem Prozeß treten sie zunehmend in den Vordergrund und verschmälern den Gelenkspalt. Bei vollständiger Ankylosierung sind selbstverständlich die destruktiven Veränderungen nicht mehr erkennbar, da sie knöchern durchbaut sind. Die Sklerose, die als reaktiv aufzufassen ist, nimmt ab, offensichtlich infolge der eintretenden Bewegungsruhe durch Ankylosierung.

Bei älteren Menschen mit Sp.a. ankylosieren die Sakroiliakalgelenke überwiegend durch Ossifikationen der vorderen Gelenkkapsel und der Ligg. sacroiliaca, während die Sakroiliitis in den Hintergrund tritt.

Die klinische und röntgenologische *Differentialdiagnose* zur Sakroiliitis vom Typ „buntes Bild" ist in der folgenden Übersicht und in Tabelle 5.6 zusammengestellt.

Differentialdiagnose der Sakroiliitis vom Typ „buntes Bild"
- Ankylosierende Spondylitis (M. Bechterew)
- Reiter-Krankheit
- Psoriasisarthritis
- Arthritis bei Colitis ulcerosa, Enteritis regionalis Crohn, Yersinia-Enteritis und weiteren reaktiven Arthritiden)
- Juvenile c.P.
- Sakroiliakalveränderungen bei Para- und Tetraplegie

Die in Tabelle 5.6 unter der Spalte „Differentialdiagnose" angeführten Krankheitsbilder beziehen sich jeweils nur auf eines der Röntgenzeichen der Symptomentrias.

Sie sollten nur dann ernsthaft in Erwägung gezogen werden, wenn bei einer Sakroiliitis ungewöhnlicherweise einmal eines der 3 Röntgenzeichen extrem dominiert.

Von besonderer differentialdiagnostischer Bedeutung ist für den Röntgenuntersucher die HLA-B27-Typisierung eines Patienten mit klinischer Sakroiliitissymptomatik, aber – vorerst – negativem Röntgenbefund. Ist der Patient HLA-B27-positiv, so sollte immer eine Röntgenkontrolluntersuchung nach spätestens 1 Jahr erfolgen, denn nicht selten lassen sich dann die Röntgenzeichen einer Sakroiliitis vom Typ „buntes Bild" objektivieren (Zeidler et al. 1982).

Tabelle 5.6. Röntgenzeichen der Sakroiliitis vom Typ „buntes Bild"

Pathologisch-anatomischer Befund	Röntgenzeichen	Differentialdiagnose
Destruktion	unscharfe Konturen und subchondrale Strukturen, Pseudoerweiterungen des Gelenkspalts, perlschnurartige oder sägeblattartige Usuren bzw. Erosionen, Dissektion (selten)	Bakterielle Arthritis, Gicht, Hyperparathyreoidismus, Osteomalazie, traumatisch, tumorös-osteolytisch
Sklerose	rundliche, fleckige oder bandförmige, auch dreieckige subchondrale Verdichtungen, vorwiegend iliumseitig	Hyperostosis triangularis ilii (Abb. 5.42c) Arthrosis, Sacroiliitis circumscripta, osteoplastische Metastasen, ossäre Beteiligung bei M. Hodgkin, Ostitis deformans Paget
Ankylose	Brückenartige Gelenkspaltverschmälerungen, gleichmäßige Gelenkspaltverknöcherungen	Mißbildungen, Zustand nach bakterieller Arthritis, reparative Kapsel-Band-Verknöcherungen

Zwischen dem 8. und 16. Lebensjahr sind die Sakroiliakalgelenke röntgenologisch schwierig oder gar nicht im Hinblick auf die Aufdeckung früher Veränderungen zu beurteilen, da sich die Iliumkonturen physiologischerweise unscharf darstellen und die beginnende Ossifikation der Sakrumapophyse – v.a. auf dem Summationsbild – zusätzliche Probleme schafft.

Wirbelsäule

Die für die ankylosierende Spondylitis symptomatischen verknöchernd metaplastischen Vorgänge drücken sich im frühen Stadium der Erkrankung in der *Entwicklung von Syndesmophyten* aus (Abb. 5.43 und 5.44). Dabei handelt es sich um Verknöcherungen in den äußeren Lamellen des Anulus fibrosus bzw. des Discus intervertebralis und/oder in den unmittelbar benachbarten Bindegewebsabschnitten. Röntgenmorphologisch imponieren die Syndesmophyten als harmonisch geformte, zipflige oder bandförmige Knochenneubildungen, die vom Discus intervertebralis oder von seiner unmittelbaren Umgebung entspringen und in der Längsrichtung zum gegenüberliegenden Wirbelkörper ziehen. Initial können sie nur 2–3 mm Länge besitzen, in fortgeschrittenen Stadien der Erkrankung überbrücken sie schließlich den gesamten Intervertebralraum und verwachsen mit dem gegenüberliegenden Wirbelkörperrand (ankylosierender Syndesmophyt). Die Syndesmophyten entwickeln sich bei 61% der Patienten (Dihlmann 1978) zunächst im dorsolumbalen Übergang, also in den Segmenten D11–L2. Bei fortschreitender Erkrankung breiten sie sich schließlich, nach kranial und kaudal ziehend, über die übrigen Wirbelsäulenabschnitte aus und bewirken damit, v.a. bei älteren Patienten, eine knöcherne Ankylosierung von großen Abschnitten oder der gesamten Wirbelsäule. Die von der Form her ähnlich aussehenden, bei degenerativen Wirbelsäulenerkrankungen (z.B. Osteochondrose) auftretenden *Spondylophyten* (periostale Knochenneubildung) verlaufen in der Regel zunächst nach lateral oder ventral, um dann nach kranial oder kaudal umzubiegen (Abb. 5.39 und 5.45). Sie muten daher mehr schnabel- oder henkelartig an. Die periostale Herkunft der Spondylophyten bedingt ihren mehr von der Wirbelkörperecke entfernt – in Richtung Wirbelkörperseiten- oder vorderkante – gelegenen Ursprung, wodurch sie sich neben der unterschiedlichen Form im wesentlichen von Syndesmophyten unterscheiden lassen. Schwierig kann allerdings gelegentlich die Abgrenzung der Syndesmophyten von pontifizierenden Spondylophyten bei der hyperostotischen Spondylosis Typ Forestier sein, denn im Rahmen dieser Veränderungen können sich diese pontifizierenden Spondylophyten

zu schlankeren, den Wirbelkörperkanten eng anliegenden Gebilden umformen.

Die differentialdiagnostisch in Frage kommenden Parasyndesmophyten sind in ihrer Morphologie im Kapitel zur Psoriasisarthritis und Reiter-Arthritis (s.S. 172, 179) ausführlich beschrieben. Ihre stierhornartige Konfiguration oder der fehlende Kontakt zum angrenzenden Wirbelkörper erlauben in der Regel eine eindeutige Unterscheidung. Problematisch kann allerdings die differentialdiagnostische Zuordnung werden, wenn sich Parasyndesmophyten in Syndesmophyten umwandeln oder umgewandelt haben und damit dem Krankheitsbild zunehmend einen Verlauf im Sinne einer ankylosierenden Spondylitis geben.

Syndesmophyten treten in der Regel nicht vor dem 20. Lebensjahr auf; bei einem Krankheitsbeginn nach dem 45. Lebensjahr kommen sie in ihrer klassischen Form selten vor (Dihlmann 1968, 1978), da hier häufig primär die Spondylophyten das Bild beherrschen.

Es entwickeln sich eher Mischbilder zwischen Syndesmophyten und Spondylophyten, sog. *Mixtaosteophyten* (Abb. 5.43).

Bei *jugendlichen Bechterew-Patienten erfolgt die Wirbelsäulenversteifung weniger durch die Ausbildung von Syndesmophyten, sondern durch Ankylosierungen der Intervertebralgelenke* (Abb. 5.50, 5.51) *und Verknöcherungen der Ligg. flava* (Röntgenbild der zweispurigen Trambahnschiene).

Destruktive und metaplastisch-verknöchernde Vorgänge kommen auch im Bereich der *Kostovertebral- und Kostotransversalgelenke* vor. Dabei können die Rippenköpfchen luxieren. Endzustände dieser Veränderungen im Rahmen der Sp.a. sind Ankylosen. Die genannten Gelenke, v.a. das Kostotransversalgelenk, unterliegen andererseits auch degenerativen Vorgängen mit subchondraler Sklerose und Kapsel- und Bandverknöcherungen, die röntgenologisch kaum von entzündlichdestruktiven Veränderungen bei der Sp.a. zu unterscheiden sind. Die Erkennung von destruktiven und metaplastisch verknöchernden Veränderungen ist bei jugendlichen Sp.a.-Patienten mit nur schwach ausgeprägter Sakroiliitis differentialdiagnostisch wichtig, bei ihnen sind degenerative Veränderungen an diesen Gelenken kaum zu erwarten.

Die vielerorts als so typisch für die ankylosierende Spondylitis angesehenen *Verknöcherungen des vorderen und hinteren Wirbelsäulenlängsbandes* finden sich – wie auch die Verknöcherungen des Zwischenwirbelraums – erst im Spätstadium der Erkrankung (Abb. 5.46).

Im Verlauf einer ankylosierenden Spondylitis imponieren an den Wirbelkörpern über die bisher genannten Syndesmophyten hinaus weitere Form- und Konturveränderungen, die durch Destruktion und Knochenneubildung besonders der Wirbelkörpervorderfront bedingt sind.

Die *Spondylitis anterior oder marginalis (Romanus-Läsion)* entspricht einer subdiskalen und marginalen Randleistendestruktion und ist an einem kleinen Konturdefekt im subdiskalen ventralen Bereich der Wirbelkörperrandleiste (besonders L3–L5) zu erkennen (Abb. 5.47). Sie kann aber auch an der Dorsalkante der Wirbelkörper auftreten. Vielfach geht dem Defekt eine umschriebene Spongiosaverdichtung („*glänzende Ecke*") in den Wirbelkörperkanten voraus (Abb. 5.47, 5.48).

Treten die Verknöcherungen der Wirbelbogengelenke und ihrer Kapsel- und Bandverbindungen in den Vordergrund, so entsteht auf der Sagittalaufnahme das Bild einer 2spurigen Trambahnschiene. Besonders junge Menschen mit raschem Verlauf zeigen dieses Bild, Syndesmophytenbildungen treten dabei gänzlich in den Hintergrund.

Im Gefolge der Spondylitis anterior kann es über produktive, knochenneubildende Vorgänge zu einer Ausfüllung der konkaven Wirbelkörpervorderfläche kommen, wodurch der sog. *Kastenwirbel* (Abb. 5.43 und 5.48) entsteht. Begradigungen der Wirbelkörpervorderfläche sind aber auch über eine Vergrößerung der vorderen Randkantendefekte oder über Kantenablösungen mit Ausbildung sog. *Tonnenwirbel* möglich. Sämtliche bisher beschriebenen Vorgänge geben im Endstadium der Erkrankung mit Ankylosierung aller gelenkigen Verbindungen der Brust- und Len-

denwirbelsäule schließlich das Bild des Bambusstabs.

Die *Anderson-Läsion* (Abb. 5.49) entspricht einem destruktiven Prozeß der Zwischenwirbelscheibe und der angrenzenden Wirbelkörper (Spondylodiszitis) im Rahmen einer ankylosierenden Spondylitis. Sie kann zu ernsten Komplikationen der ankylosierenden Spondylitis mit schweren radikulären Symptomen, ja sogar Querschnittslähmungen und Todesfolge (eigene Beobachtung anläßlich einer Doppelkontrastuntersuchung des Kolons) führen.

Dihlmann u. Lindenfelser (1979) unterscheiden *den entzündlichen vom nichtentzündlichen Typ der Anderson-Läsion.*

Beim entzündlichen Typ liegt ein abakterieller chronisch-entzündlicher Prozeß der Zwischenwirbelscheibe und der angrenzenden Wirbelkörperabschnitte vor, der besonders in frühen und mittleren Stadien der ankylosierenden Spondylitis auftreten kann.

Die klinische Symptomatik beschränkt sich in der Regel auf mäßiggradige lokale Schmerzen, seltener auf radikuläre Symptome.

Röntgenmorphologisch finden sich neben einer Diskusraumverschmälerung Defekte in den angrenzenden Wirbelkörpern, die von „breiten, perifokal angeordneten Verdichtungen" (Dihlmann u. Lindenfelser 1979) der Spongiosa umgeben sind. Eine röntgenologische Unterscheidung von einer bakteriellen Spondylitis ist nicht möglich!

Der Befund heilt im Laufe von Jahren spontan aus. Bei stärkerer klinischer Symptomatik ist eine Wirbelkörperfusion anzustreben.

Dem klinisch gravierenden, nichtentzündlichen Typ liegen pathogenetisch offensichtlich mehr „mechanische" Faktoren bei länger bestehender ankylosierender Spondylitis zugrunde, von denen die *transdiskale Fraktur* der unbeweglichen osteoporotischen Wirbelsäule oder die *Ermüdungsfraktur* mit Ausbildung einer *Pseudarthrose* von Bedeutung sind. Röntgenologisch unterscheidet sich der nichtentzündliche vom entzündlichen Typ durch ausgedehntere Zerstörungen der gegenüberliegenden Wirbelkörper, die infolge der

Versteifung in der Regel stark osteoporotisch verändert sind und zum Defekt hin eine mehr bandförmige Spongiosasklerose zeigen. Durch die Versteifung der Intervertebralgelenke und -bänder wird eine Annäherung der befallenen Wirbelkörper verhindert, so daß der ventrale Intervertebralraum stark klaffen kann (Dihlmann u. Lindenfelser 1979). Gelegentlich setzt sich der Frakturspalt nach dorsal in die Wirbelkörperanhangsgebilde fort, so daß röntgenologisch eine vollkommene Kontinuitätstrennung imponiert. Es sei darauf hingewiesen, daß es in seltenen Fällen auch einmal zu Dauer- bzw. zu Ermüdungsbrüchen quer durch einen Wirbelkörper, d.h. also unabhängig vom Intervertebralraum, kommen kann. Ein solcher Mechanismus ist – ähnlich wie an den Röhrenknochen – besonders an stark belasteten Abschnitten der versteiften Wirbelsäule mit punktförmigen Druck- oder Zugspitzen im osteoporotischen Knochen verständlich.

Extravertebrale Begleitbefunde bei der Sp.a.

Besonders bei männlichen jugendlichen Sp.a.-Patienten (s.S. 153) werden – zwar insgesamt selten – *entzündlich-destruktive und sekundärankylosierende Mono- und Oligoarthritiden*, v.a. im Hüft-, Schulter- und Zehengrundgelenkbereich beobachtet. Häufiger aber verursachen die oft *flüchtigen Mono- und Oligoarthritiden* keine röntgenologischen Befunde an den artikulierenden Knochen.

Mit einem Befall der *Manubriosternalverbindung* ist nach Candardjis et al. (1978) in über 50% aller Fälle zu rechnen. Dabei erkennt man (im wesentlichen auf dem Schichtbild) irreguläre Destruktionen mit Pseudoerweiterung des Spalts und subchondrale Sklerosen. Später setzen metaplastisch-verknöchernde Vorgänge mit Ankylosierungen ein. Destruktive Vorgänge kommen auch an den Manubrioklavikulargelenken (Abb. 5.54) und an den Sternokostalverbindungen vor (Differentialdiagnose: sternokostoklavikuläre Hyperostose!).

Eine relativ häufige extravertebrale Manifestation der Sp.a. ist die *rarefizierende und/*

oder produktive Fibroostitis, besonders an den Sitz- und Fersenbeinen. Die rarefizierende Fibroostitis äußert sich an den Sitzbeinen in einer unregelmäßig gezähnelt erscheinenden Destruktion der Konturen (s. Abb. 5.53), zumeist bilateral, an den Kalkanei (Calcaneopathia rheumatica, Abb. 5.52, 5.53), in ähnlicher Morphologie an den Ansätzen der Achillessehne, der Plantaraponeurose, des M. abductor hallucis, M. abductor digiti minimi, M. flexor digitorum brevis, des Lig. plantare longum und des Lig. calcaneocuboideum. Die darunter gelegene Spongiosa ist häufig fleckig sklerosiert. Produktive Fibroostitiden verursachen stift-, flämmchen- oder bläschenförmige Verkalkungen auf den Konturen der obengenannten Regionen des fibroossären Übergangsbereichs.

Neben Fibroostitiden werden auch *produktive* und *destruktive Periostitiden* insbesondere am Kalkaneus (hintere Ober- und Unterkanten) gefunden, sie lassen sich röntgenologisch an unscharfen Konturdefekten bzw. hahnenkammartigen Zähnelungen erkennen. Defekte unmittelbar kaudal von der dorsalen Oberkante des Kalkaneus sind als Druckusur am dort periostfreien Knochen durch eine *Achillobursitis rheumatica* aufzufassen.

Differentialdiagnose

Vollbilder eines M. Bechterew dürften röntgendifferentialdiagnostisch keine Schwierigkeiten bieten.

Sehr problematisch kann aber die Diagnosestellung bei einem Beginn mit einer Mono- oder Oligoarthritis am Knie- oder Sprunggelenk besonders bei jüngeren Männern werden, wenn die Sakroiliitis weder klinisch noch röntgenologisch deutlich ist.

Gehen solche Erkrankungsanfänge auch noch mit Fieber einher, so wird bei jüngeren Patienten die Abrenzung gegenüber einem rheumatischen Fieber äußerst diffizil, besonders auch deshalb, weil das rheumatische Fieber heute in der Antibiotikaära nicht selten atypisch verläuft (weiteres s.S. 138). Die Einordnung wird durch die HLA-Typisierung in die Gruppe der seronegativen Spondarthritiden erleichtert. Bei einem oligoartikulären Primärbefall ohne Sakroiliitis- oder Spondylitiszeichen sollte differentialdiagnostisch auch die chronische Polyarthritis mit atypischem Beginn in Erwägung gezogen werden.

Literatur

Bennett PH, Burch TA (1967) New diagnostic criteria. New York symposium on population studies in the rheumatic diseases. Bull Rheum Dis 17:453

Bennett PH, Wood N (1968) Population studies of rheumatic diseases. Excerpta Med Int Congr Ser 148

Berg PA (1979) Bedeutung des HLA-Systems für die Differentialdiagnose rheumatischer Erkrankungen. Therapiewoche 29:4009

Calin A (1981) Ankylosing spondylitis. In: Kelley W, Harris E, Ruddy S, Sledge C (eds) Textbook of rheumatology. Saunders, Philadelphia London Toronto, p 691

Candardjis G, Saudan Y, de Bosset P (1978) Étude radiologique de l'articulation manubrio-sternale dans la pelvisspondylite rhumatismale et le syndrome de Reiter. J Radiol 59:93

Carette S, Graham D, Little H, Rubenstein J, Rosen P (1983) The natural course of ankylosing spondylitis. Arthritis Rheum 26:186

Cording R (1979) Vergleich röntgenologischer und szintigraphischer Befunde bei der Erstdiagnostik der Spondylitis ankylopoetica. Orthop Prax 5:411

Creutzig H, Beushausen C, Dach W (1979) Quantitative Knochenszintigraphie des Iliosakralgelenkes? Nuklearmedizin 18:52

Dequeker J, Goddeeris T, Walravens M, de Roo M (1978) Evaluation of sacro-ileitis: Comparison of radiological and radionuclide techniques. Radiology 128:687

Dihlmann W (1968) Spondylitis ankylopoetica – die Bechterew'sche Krankheit. Thieme, Stuttgart

Dihlmann W (1976) Röntgendiagnostische Basisinformation: Das „bunte" Sakroiliakalbild. Aktuel Rheumatol 1:17

Dihlmann W (1978) Röntgendiagnostik der Sakroiliakalgelenke und ihrer nahen Umgebung. Thieme, Stuttgart

Dihlmann W (1982) Gelenke-Wirbelverbindungen. Thieme, Stuttgart

Dihlmann W, Lindenfelser R (1979) Polysegmentäre Anderson-Läsion bei segmentärer Spondylitis. ROEFO 130:454

Fassbender HG (1978) Pathologie rheumatischer Erkrankungen. Therapiewoche 28:5776

Freyschmidt J (1980) Radiologische Diagnostik der ankylosierenden Spondylitis (M. Bechterew) Therapiewoche 30:7046

Meuwissen SGM, Dekker-Saeys BJ, Agenant D, Tytgat GNJ (1978) Ankylosing spondylitis and inflammatory bowel disease. Ann Rheum Dis 37:30

Moll JMH, Haslock I, Macrae IF, Wright V (1974) Association between ankylosing spondylitis, psoriatic arthritis, Reiter-disease, the intestinal arthropathies and Behçet-Syndrom. Medicine (Baltimore) 53:343

Müller W (1978) Immunologische Rheumadiagnostik aus klinischer Sicht. Therapiewoche 28:5809

Nebel G, Hering L, Lingg G (1981) Die adulte generative und senile degenerative Hyperostosis triangularis ilii. ROEFO 135:478

Puhl W, Weber M, Best S (1977) Der differentialdiagnostische Stellenwert der Iliosakralgelenksveränderungen bei Spondylitis ankylopoetica. Orthop Prax 13:722

Riley MJ, Ansell BM, Bywaters EGL (1971) Radiological manifestations of ancylosing spondylitis according to age at onset. Ann Rheum Dis 30:138

Schilling F (1974) Spondylitis ankylopoetica. Die sogenannte Bechterew'sche Krankheit und ihre Differentialdiagnose (einschl. Spondylitis hyperostotica, Spondylitis psoriatica und chronischem Reiter-Syndrom). In: Diethelm L (Hrsg) Röntgendiagnostik der Wirbelsäule. Springer, Berlin Heidelberg New York (Handbuch der medizinischen Radiologie, Bd 6/2, S 452)

Schilling F, Vorländer KO (1974) Der Gammatyp der Spondylitis ankylopoetica. Verh Dtsch Ges Inn Med 80:1418

Švec V, Sitâj S (1968) Ankylosing spondylitis, a clinical study. Acta Rheum Balneol Pistiniana 4:26

Weidner W, Schiefer HG, Schmidt KL (1982) Aktuel Rheumatol 7:82 (Sonderheft)

Wright V, Moll JMH (1976) Seronegative polyarthritis. North-Holland Publishing Company, Amsterdam New York Oxford

Zeidler H (im Druck) Prognose der ankylosierenden Spondylitis. Lebensversicherungsmed

Zeidler H, Wagener P, Meyer R, Mau W, Eckert G, Deicher H (1982a) Diagnostic significance of HLA-B27 in early ankylosing spondylitis. Arthritis Rheum [Suppl] 25:E97:154

Zeidler H, Wagner P, Eckert G, Freyschmidt J et al. (1982b) HLA-B27 in possible ankylosing spondylitis with peripheral arthritis. Rheumatol Int 2:35

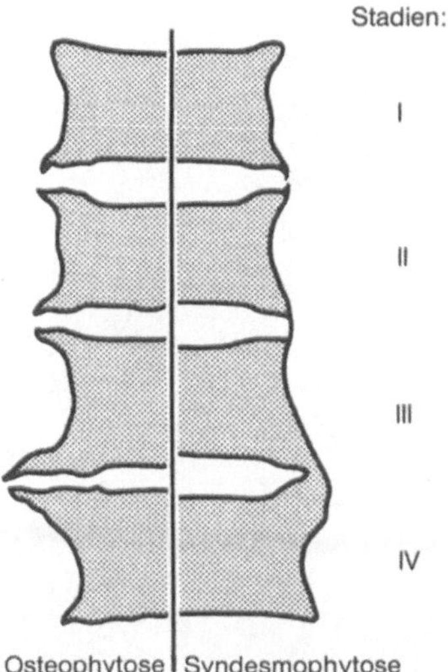

Abb. 5.39. Zur Differentialdiagnose zwischen Syndesmophyt und Spondylophyt (nach einem Schema von Riley et al. 1971). Das Schema zeigt auf der linken Seite die Formentwicklung von Spondylophyten und auf der rechten Seite die von Syndesmophyten

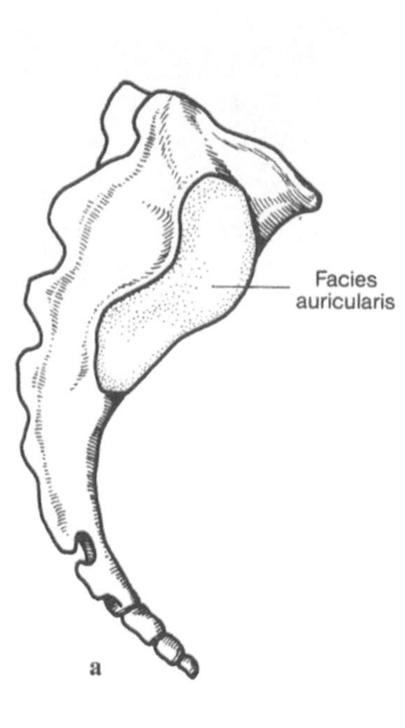

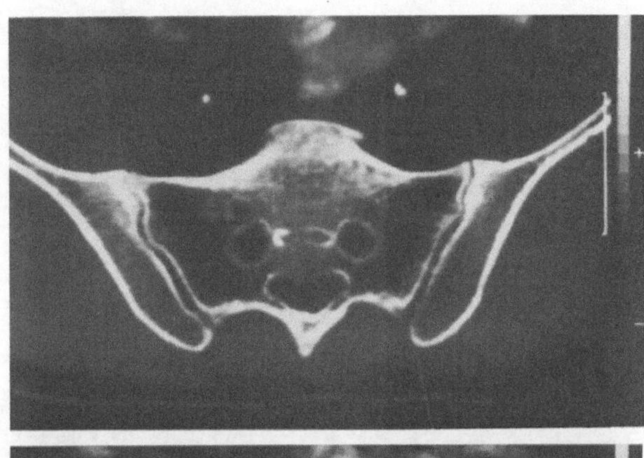

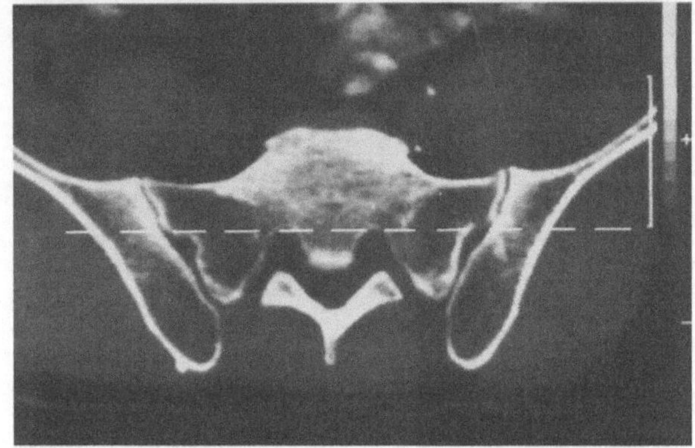

Abb. 5.40a–c. Zur Anatomie der Sakroiliakalgelenke. In der Skizze (**a**) wird der hakenförmige Verlauf der Gelenkfläche deutlich. **b** und **c** demonstrieren den Schrägverlauf zur Sagittalebene. Aus den Computertomogrammen wird auch deutlich, daß sich in der Mehrzahl der Fälle im Summationsbild nur die vorderen, relativ sagittal verlaufenden Gelenkabschnitte und kaudal-medial der Retroartikularraum (**c**, dorsal von der gestrichelten Linie) darstellen können. Beachte die ventral subchondral iliumseitig gelegenen Spongiosaverdichtungen (s. auch unter Hyperostosis triangularis ilii, Abb. 5.42)

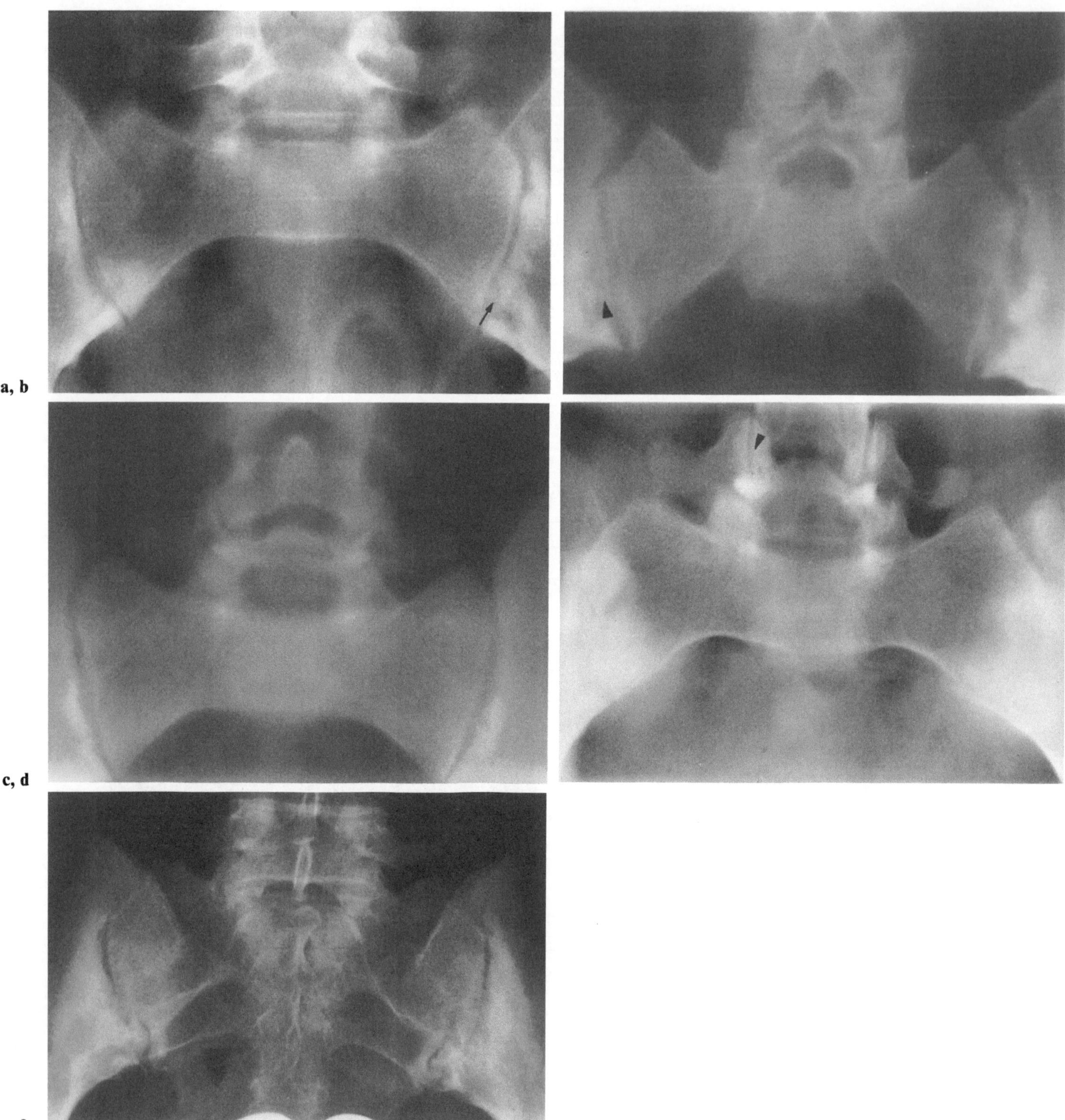

Abb. 5.41 a–e. Sp.a.: Verschiedene Ausdrucksformen der Sakroiliitis vom Typ „buntes Bild". In **a** und **b** knospenförmige Ankylosierungsvorgänge (*Pfeile*). Beachte in **b** und **e** die sehr prominente iliumseitige dreieckförmige Sklerose (Differentialdiagnose: Hyperostosis triangularis ilii!). In **d** sind an den angeschnittenen Wirbelbogengelenken 4/5 sehr gut spondylarthritische Veränderungen zu sehen (✔)

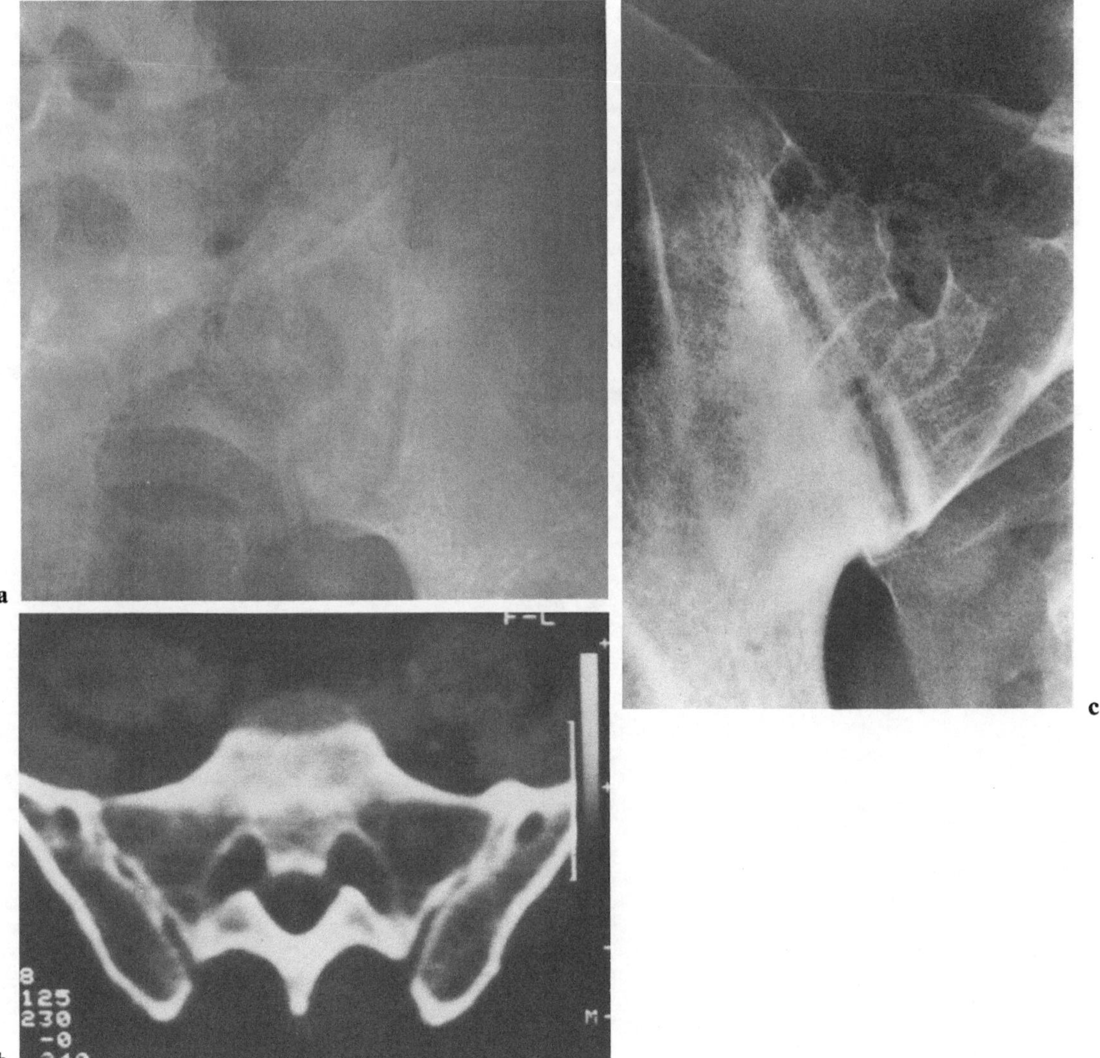

Abb. 5.42 a–c. Zur Differentialdiagnose sklerosierender Iliosokralgelenkveränderungen. **a** Ausgedehnte Kapselverknöcherungen, darüber Sklerosierungen um ein Nearthros zwischen den Massae laterales von einem Übergangswirbel und dem angrenzenden Sakrum. **b** Vordere Kapselverknöcherungen, besonders links, und Knorpelverkalkungen sowie subchondrale Sklerose als Ausdruck einer Arthrose der Iliosokralgelenke. **c** Hyperostosis triangularis ilii. Bei der Hyperostosis triangularis ilii (Ostitis condensans ilii) handelt es sich um eine dreieckig projizierte iliakale Knochenverdichtung in unmittelbarem Anschluß an das Iliosakralgelenk. In ca. 50% der Fälle sind auch Verdichtungen im gegenüberliegenden Sakrum nachweisbar. Dihlmann (1978) erklärt diese – mit einer Gesamtinzidenz von ca. 3% der Bevölkerung (Nebel et al. 1981) – besonders bei Frauen im 4. und 5. Dezennium auftretende, nichtentzündliche (!) Sklerose mit statischen Momenten, denn in der sog. vorderen Iliumecke, von der die Sklerose ausgeht, liegt beim aufrechten Gang normalerweise das Druckzentrum der Iliosakralgelenke. Eine z.B. durch Schwangerschaft oder sonstige Veränderungen bedingte Beckenlockerung kann die Druckbelastung in der vorderen Iliumecke erhöhen, was mit einer mehr oder weniger ausgeprägten Spongiosklerose beantwortet wird. Vorsicht ist mit der Stellung dieser Diagnose geboten, wenn es sich bei den Patienten um junge Männer handelt (M. Bechterew, M. Reiter!), wenn die Patienten über nächtliche Kreuzschmerzen klagen oder sich eine beschleunigte Blutsenkung findet (M. Bechterew, M. Reiter usw.). Bei den differentialdiagnostisch in Frage kommenden Krankheitsbildern mit Sakroiliitis kann nämlich die Sklerosekomponente des „bunten Bildes" durchaus dominieren. Die Hyperostosis triangularis ilii wird bei jüngeren Männern seltener beobachtet (Geschlechtsverhältnis <50 Jahre; 2,7% ♀: 0,9% ♂, >50 Jahre: 3,7% ♀: 2,3% ♂, Nebel et al. 1981)

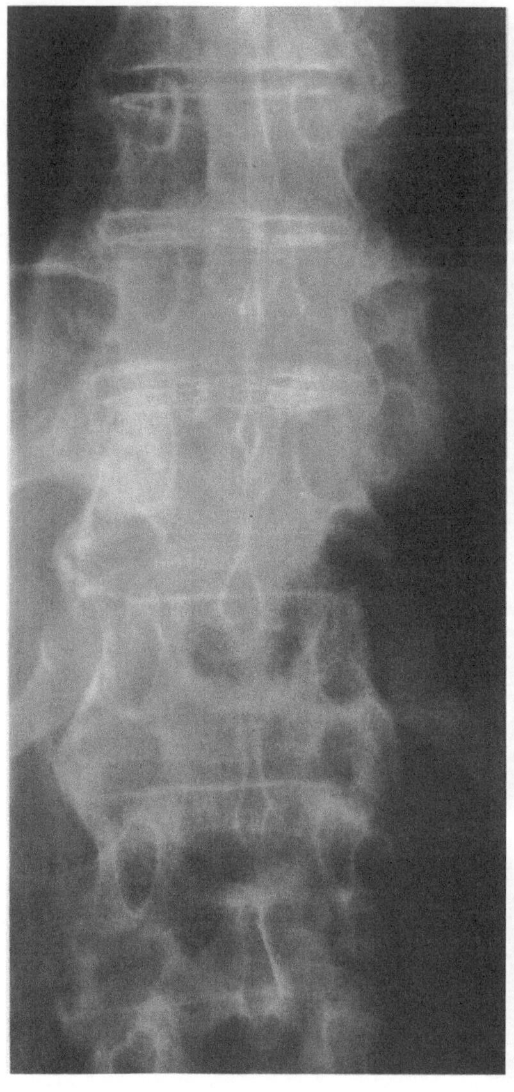

a

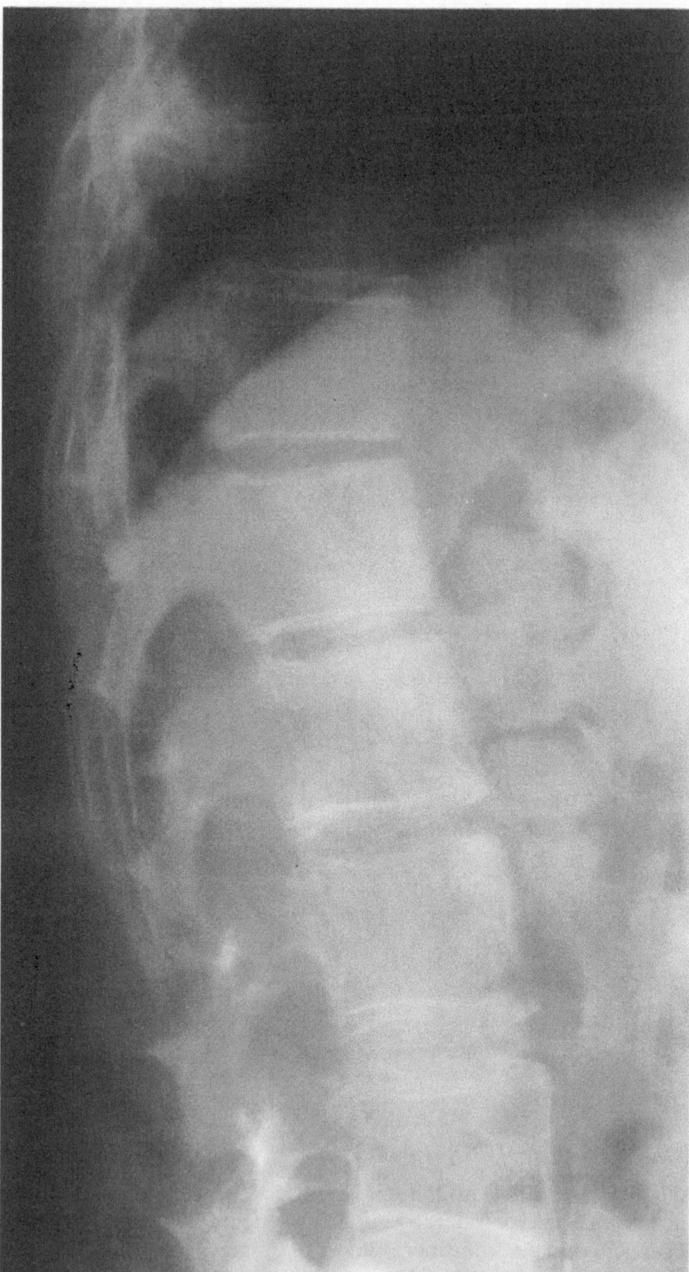

b

Abb. 5.43a, b. Sp.a., 46jähriger Patient. Mixtaosteophyten zwischen Th11/12 und Th12/L1 rechts, klassische Syndesmophyten z.B. zwischen Th9/10 beidseitig (**a**), Kastenwirbel (**b**)

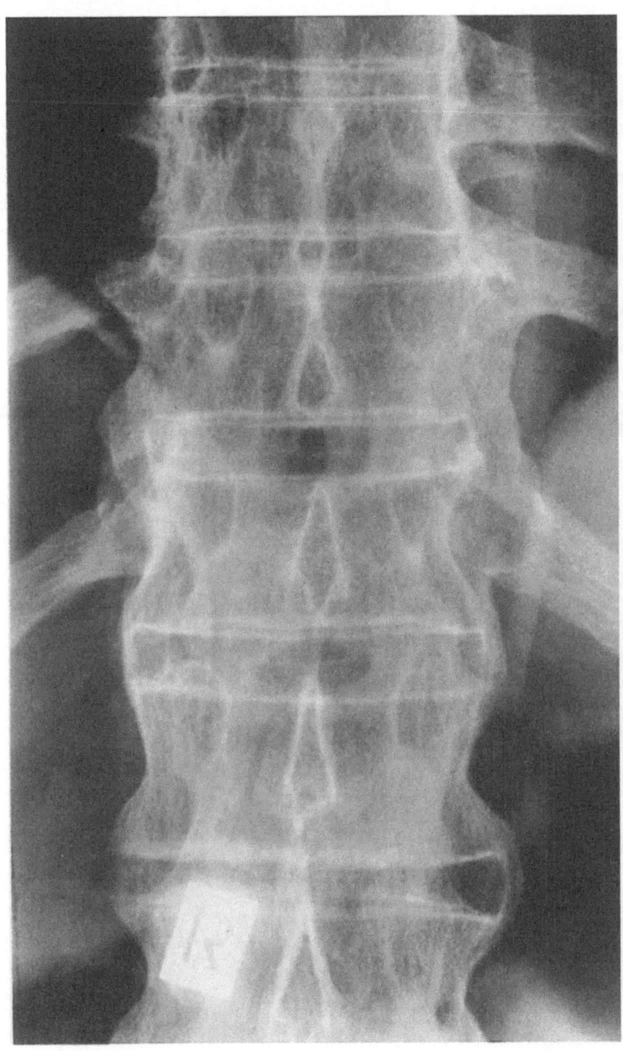

a

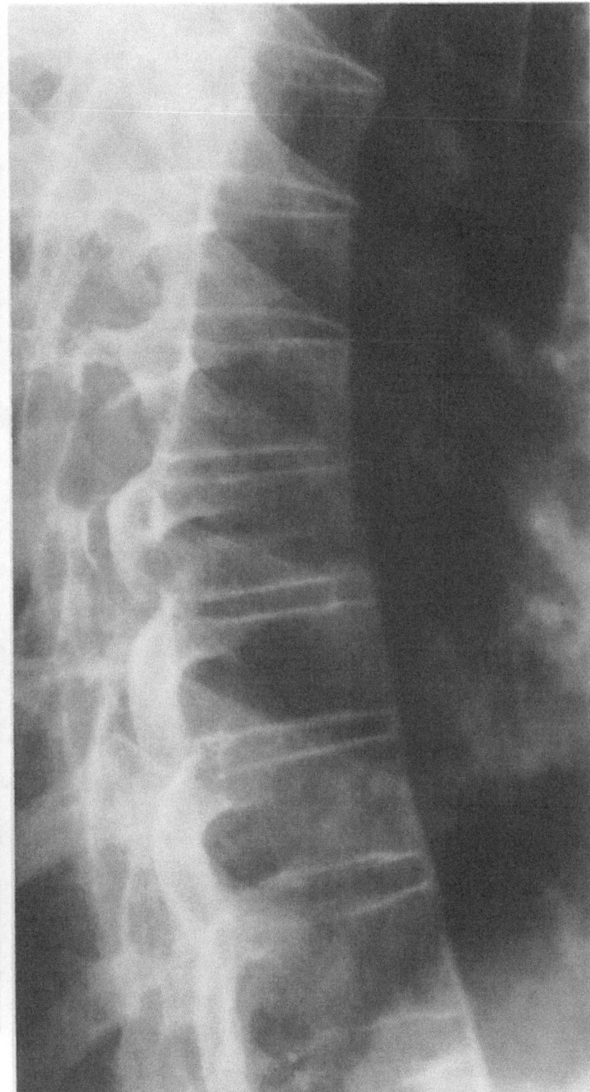

b

Abb. 5.44a–c. Fortgeschrittene Sp.a., klassische Syndesmophyten zwischen Th12/L1. Ankylosierungen der Kostotransversalgelenke und Kostovertebralgelelenke, Kastenwirbel. Fortgeschrittene Ankylosierung der Sakroiliakalgelenke (**c**, umseitig), Befall der Symphyse mit „buntem Bild". Produktive Fibroostitis an den Sitzbeinen und den kleinen Rollhügeln

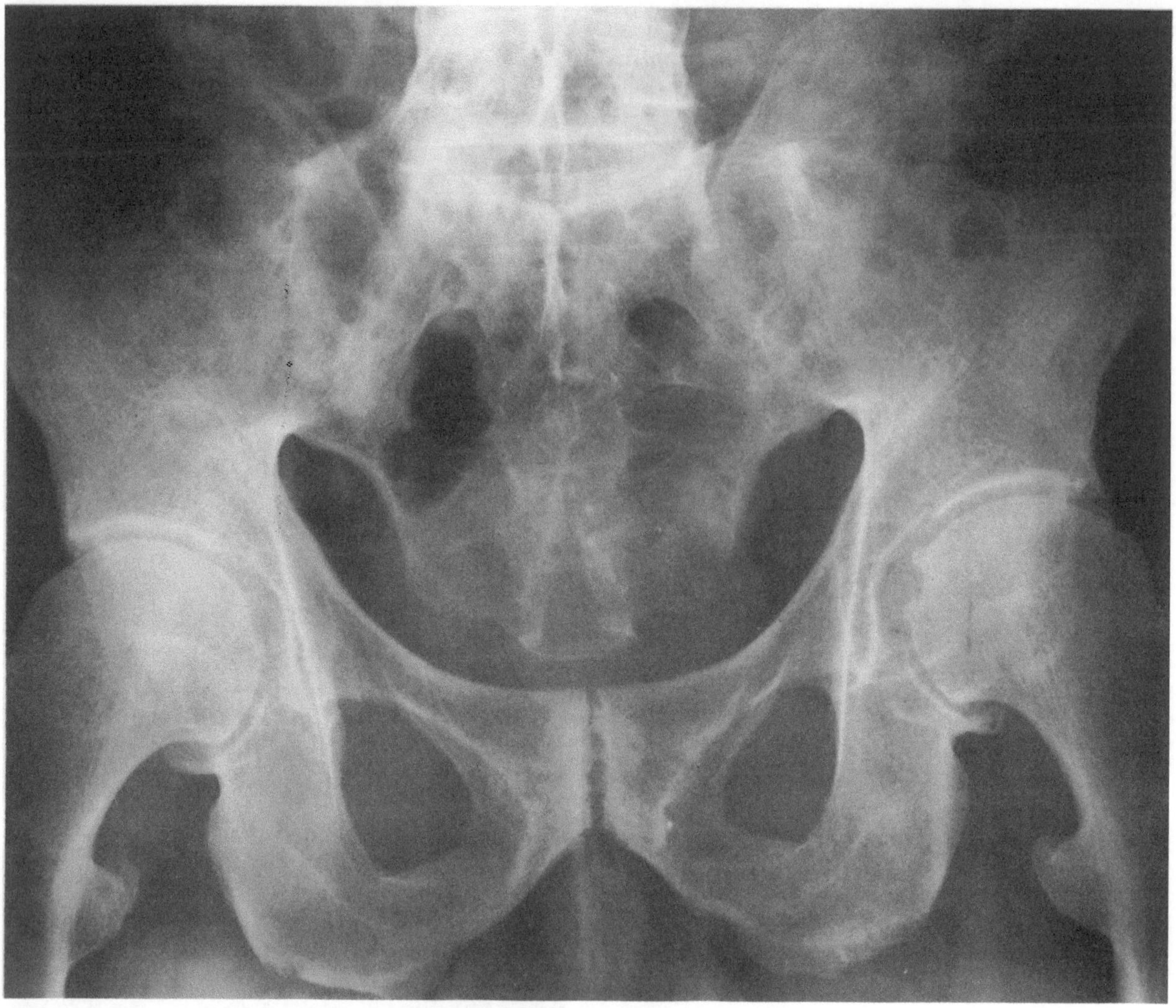

Abb. 5.44 c. Legende s. Seite 165

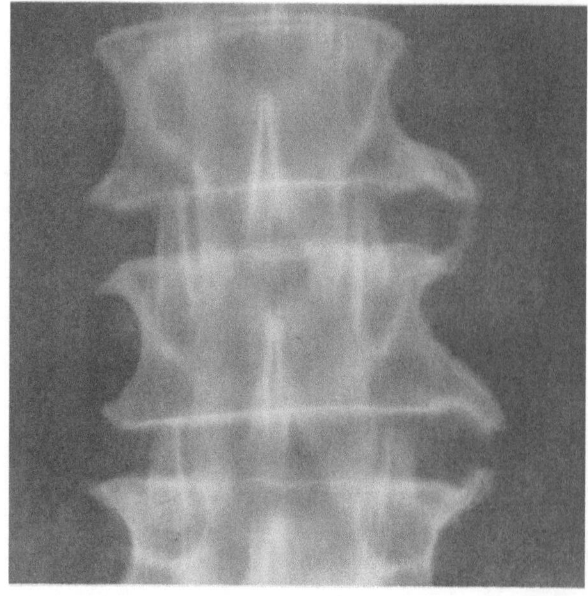

Abb. 5.45. Zur Differentialdiagnose von Syndesmophyten. Typische Spondylophyten an Lendenwirbelkörpern
vgl. Text

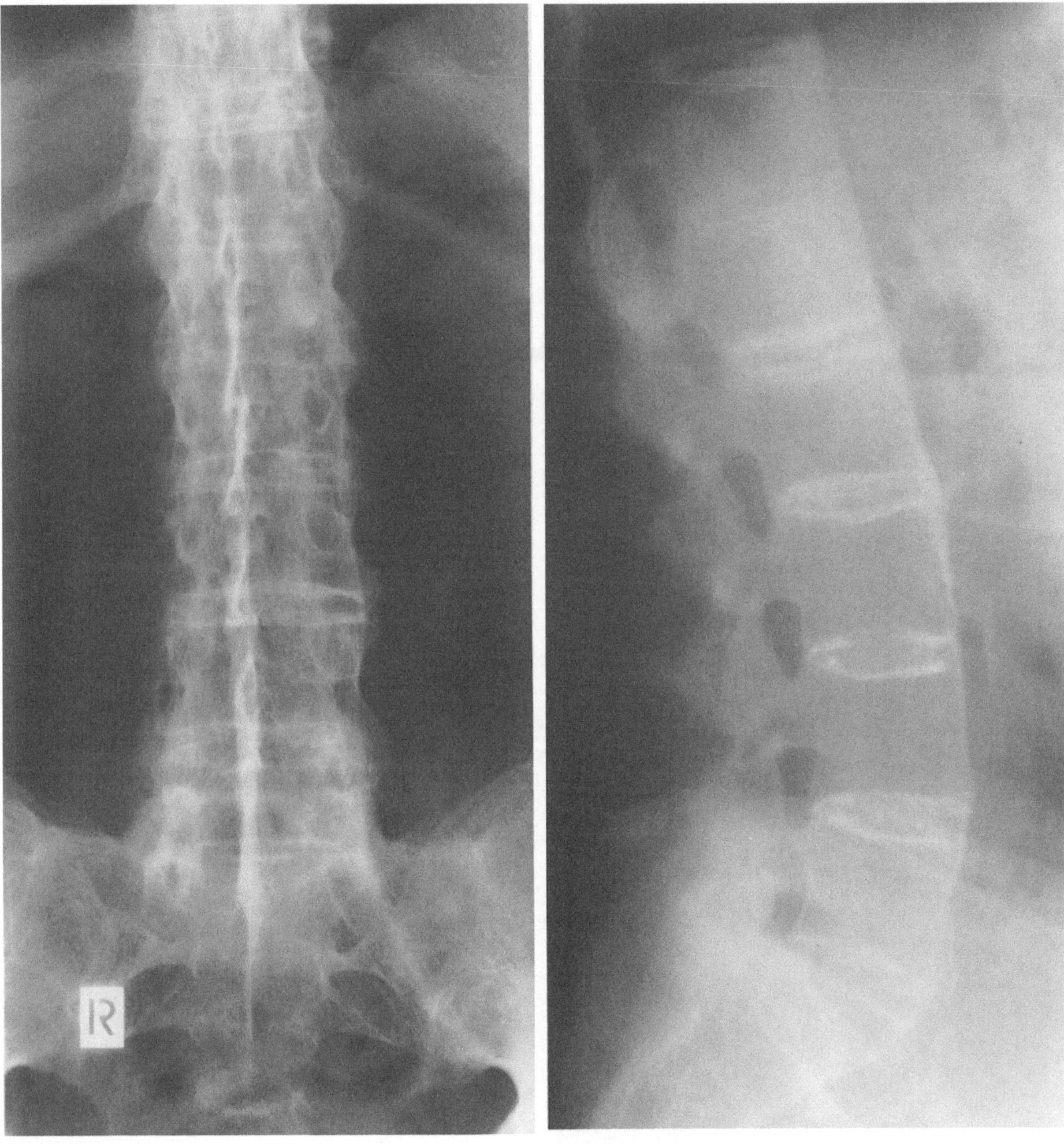

Abb. 5.46a, b. Fortgeschrittene Sp.a. mit kompletter Ankylosierung aller gelenkigen Verbindungen, Bambusstab (68jähriger Patient). Kastenwirbel, Verknöcherungen praktisch aller intervertebraler Bandverbindungen

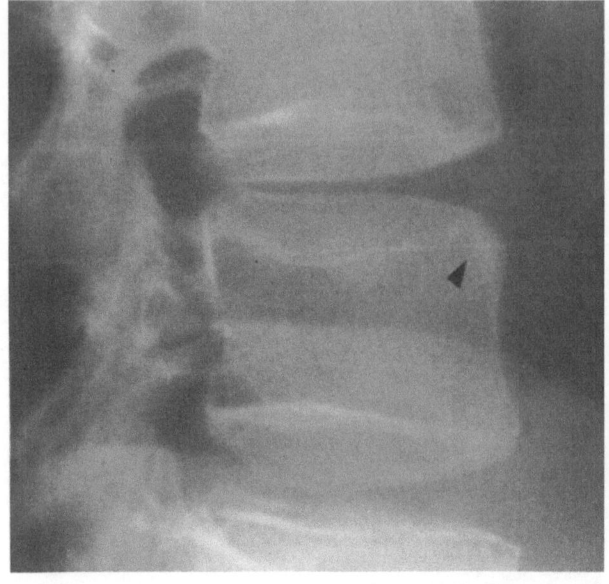

a

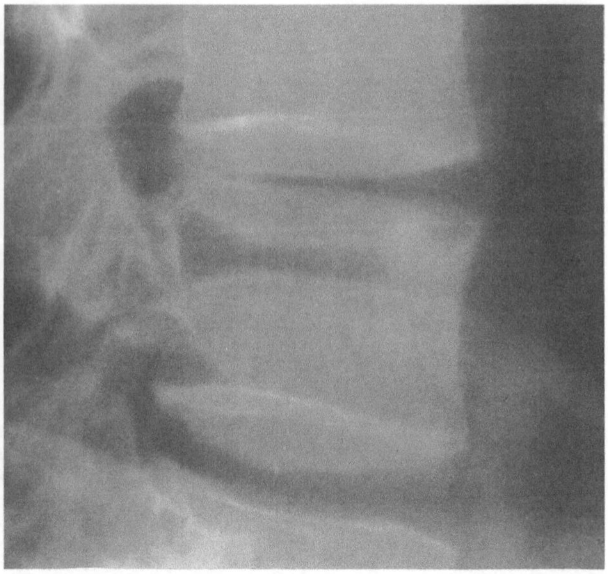

b

Abb. 5.47a, b. Romanus-Läsion bzw. Spondylitis anterior. Destruktion und Sklerose der Wirbelvorderkante
(**a** *Pfeil*). 4 Jahre später (**b**) Zunahme der unter der Wirbelvorderkante gelegenen Sklerose mit beginnender Reduzierung der Konkavität

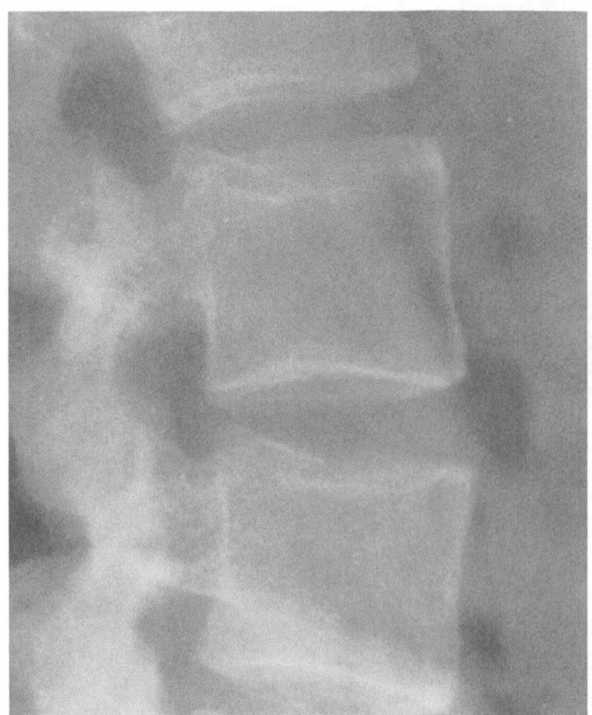

Abb. 5.48. Sp.a., Spondylitis anterior mit Sklerose der
Wirbelvorderkante, „glänzende Ecken‟

Abb. 5.50a–c. Sp.a. mit Wirbelbogengelenkbefall an der ▷
Halswirbelsäule. **a** Vollständige Ankylosierungen der
Wirbelbogengelenke C 2–C 5, Verkalkungen der Ligg.
flava. **b** und **c** Verlaufsbeobachtung bei einem anderen
Patienten über 8 Jahre. In **b** noch Destruktion, insbesondere zwischen C 3 und C 4. In **c** vollständige Ankylosierungen von C 2–C 5

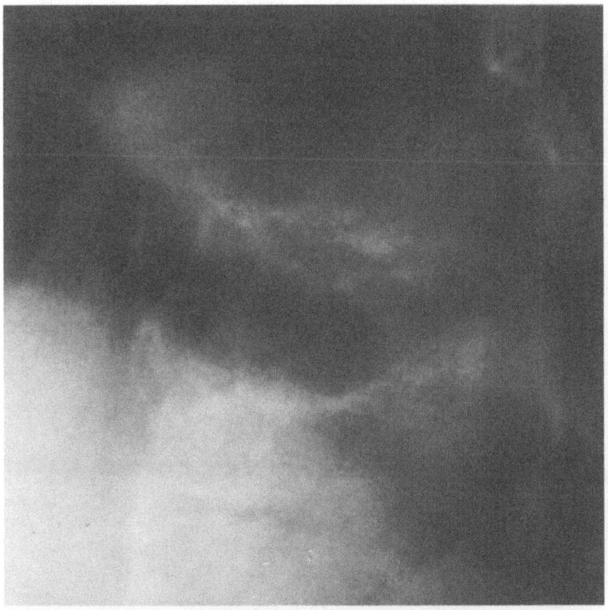

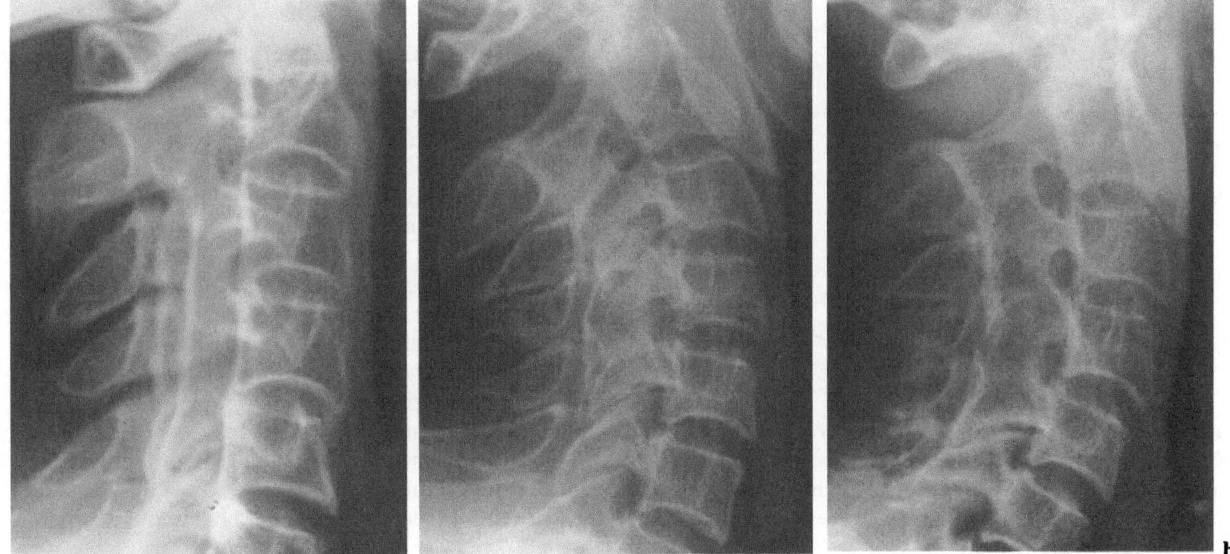

Abb. 5.49 a–c. M. Bechterew mit Anderson-Läsionen. **a** Überwiegend entzündlich, **b** und **c** Überwiegend nicht-entzündlich-mechanisch. **a** Zwischen Th 12/L 1, **b** Th 10/ Th 11. 28jähriger Patient mit schwersten radikulären und medullären Symptomen. **c** zwischen C 6/C 7 (*Pfeile*)

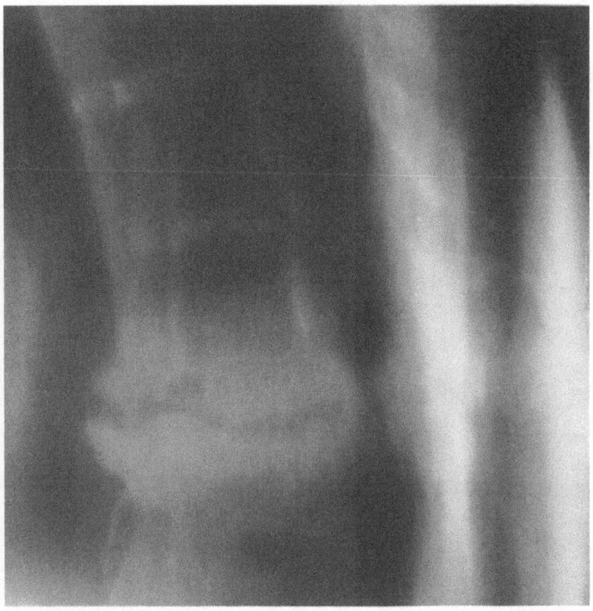

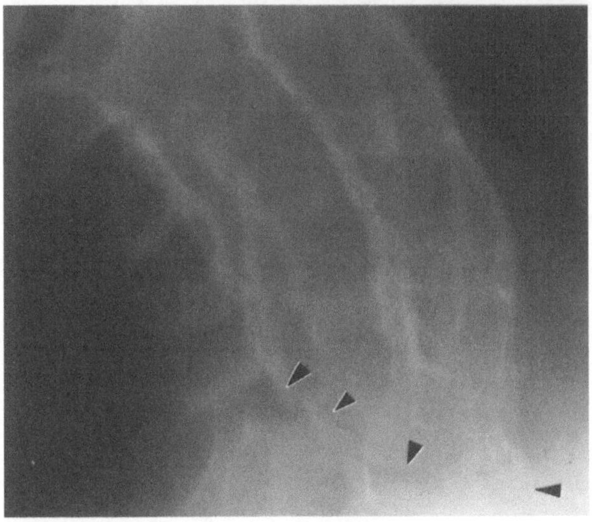

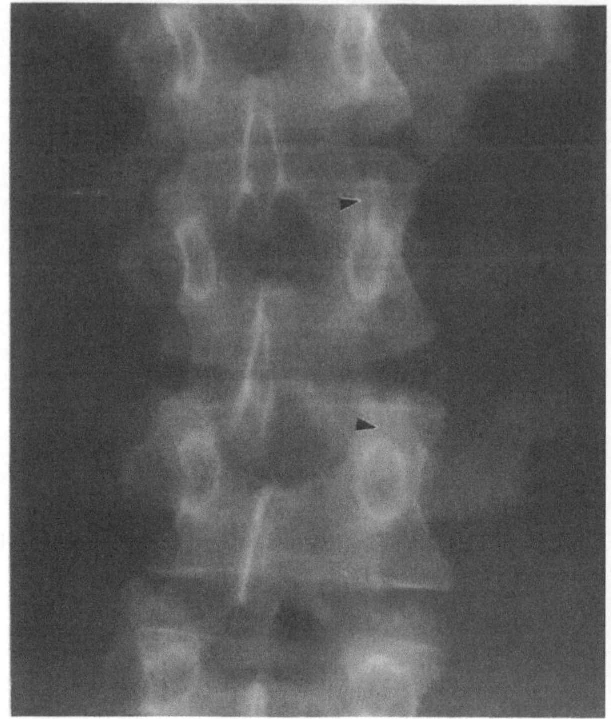

Abb. 5.51a, b. Wirbelbogengelenkbefall. **a** Initiale Destruktionen mit gezähnelt erscheinenden Gelenkkonturen. **b** Bereits ankylosierte Wirbelbogengelenke (*junger* Patient!)

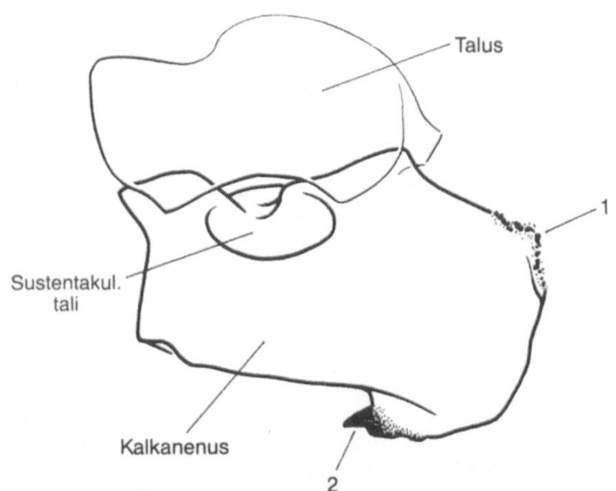

Abb. 5.52. Spektrum fibroossärer Veränderungen am Kalkaneus. *1* Entzündliche synoviale-periostale Erosionen, *2* degenerative Spornbildung, entzündlich-proliferative Spornbildung (Sp.a. und andere seronegative Spondarthritiden)

Abb. 5.53a–d. Sp.a. Typische Veränderungen im *fibroossären Übergangsbereich* (Begleitbefunde der Sp.a.). Die Usurierung der oberen dorsalen Kalkaneuskontur (**a**) ist überwiegend durch eine Achillobursitis (**b**) bedingt. Am rechten Sitzbein Mischung aus produktiver und rarefizierender Fibroostitis, am linken Sitzbein initiale feine Konturdefekte (**c, d**)

Abb. 5.54a–d. Sp.a., 38jährige Patientin. Ausgedehnte Destruktionen der Sternoklavikulargelenke mit Subluxationen. Destruktionen und Sklerosen an Manubrium und Corpus (nicht dargestellt) sterni. Erhebliche Aktivitätsanreicherung im Sternumszintigramm. Grobe Pelvispondylitis. Die Patientin wurde jahrelang wegen „degenerativer Veränderungen" behandelt. Zur Differentialdiagnose der Manubrium-Sternum-Klavikula-Veränderung gegenüber der sternokostoklavikulären Hyperostose s.S. 232

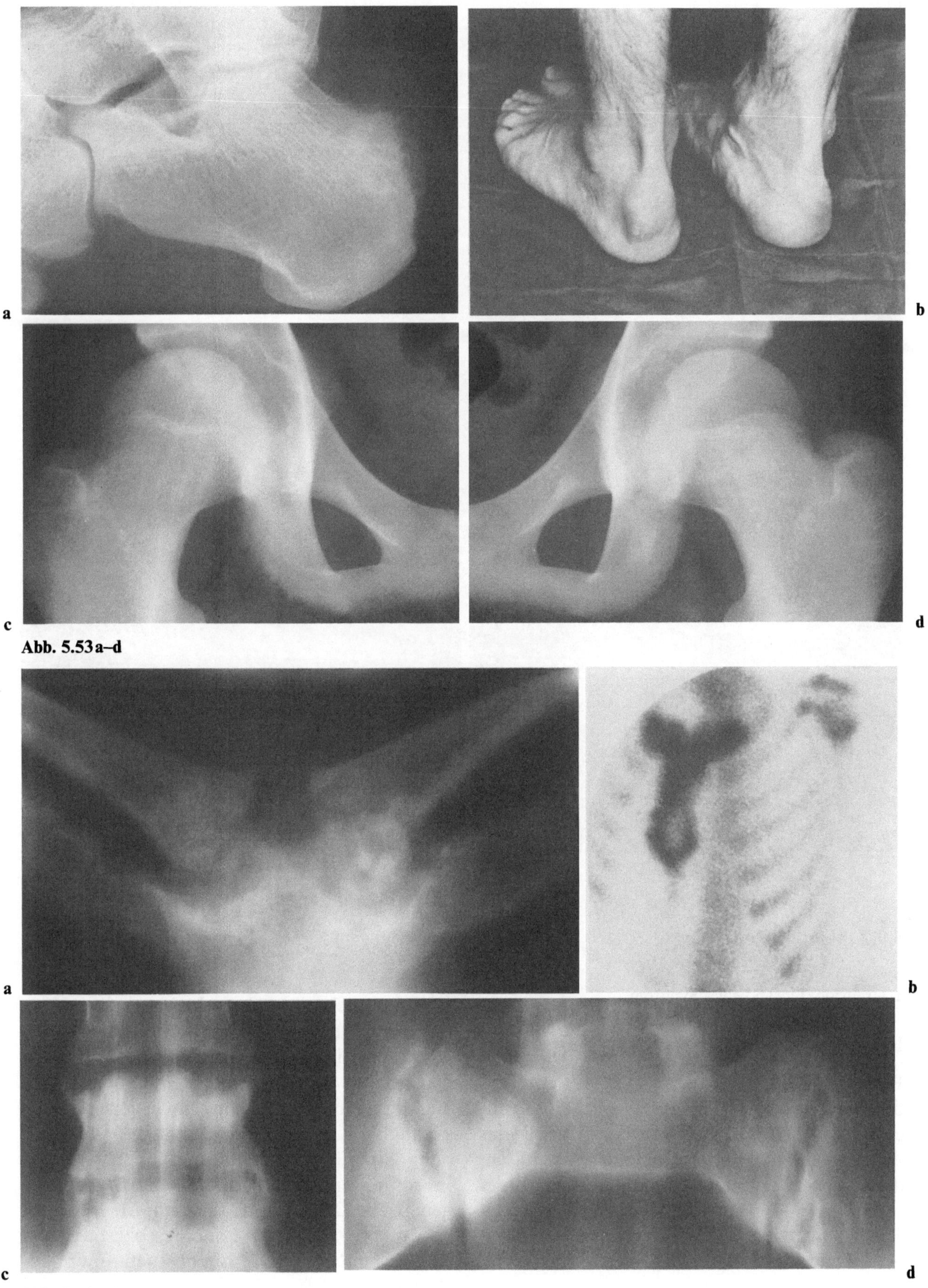

Abb. 5.53 a–d

Abb. 5.54 a–d

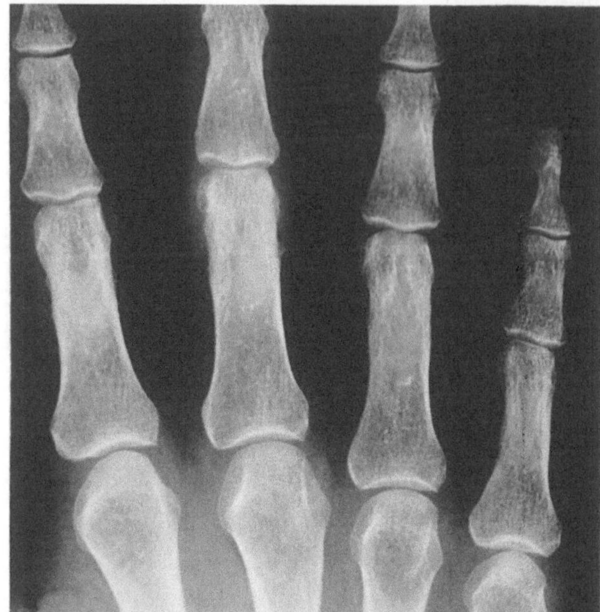

a

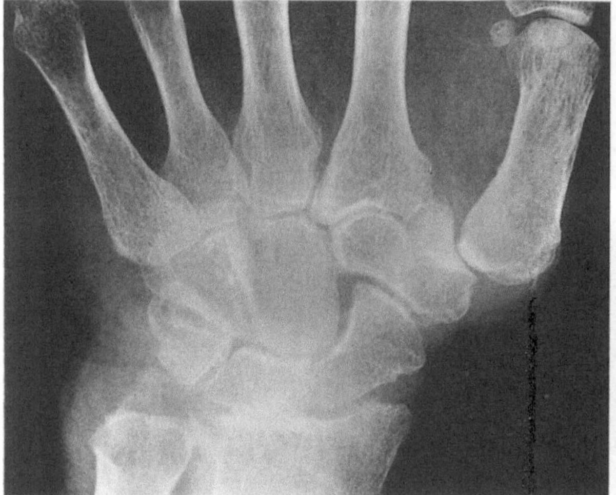

b

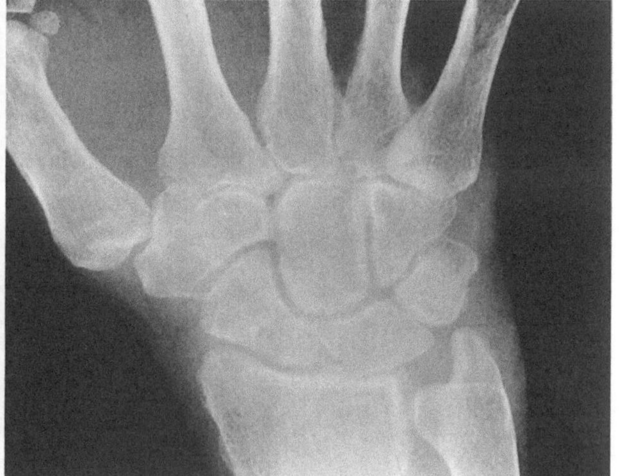

c

Abb. 5.55a–c. Sp.a. mit peripherer Gelenkbeteiligung. 57jährige Patientin. Typische Sakroiliitis, keine Wirbelsäulenveränderungen, HLA-B27-positiv. Oligoarthritis mit Erosionen am Processus styloideus ulnae links und am Processus styloideus radii bds. sowie Weichteilschwellung und osteoproliferative Veränderungen am PIP-Gelenk III rechts. Zarte Erosionen auch an den Ossa pisiformia

5.9.2 Morbus Reiter

Synonym:
● Urethrookulosynoviales Syndrom

Definition

Beim M. Reiter handelt es sich um eine androtrope, seronegative, entzündliche Gelenkerkrankung mit überwiegendem Befall des Achsenskeletts und der unteren Extremitäten, die gleichzeitig mit entzündlichen Veränderungen der Urethra und der Augen (Reiter-Trias) sowie mit bestimmten Hauterscheinungen (Reiter-Tetras) einhergeht.

Ätiologie und Pathogenese

Die Erkrankung kann venerisch (gonorrhoische und nichtgonorrhoische Urethritis) übertragen werden oder auch im Anschluß an eine gastrointestinale Infektion z.B. mit Shigella dysenteriae (Ruhr), mit Salmonellen oder Yersiniakeimen auftreten. Inwieweit hier tatsächlich Kausalzusammenhänge vorliegen oder die Gelenkerkrankung einer Zweiterkrankung entspricht, ist ungeklärt. Auf eine genetische Disposition, an einem M. Reiter zu erkranken, weist die hohe Assoziation von 70–90% mit HLA-B27 hin (s. auch unter „Seronegative Spondarthritiden", S. 150). Die pathologisch-anatomischen Veränderungen haben große Ähnlichkeit mit denen bei der Psoriasisarthritis (s.S. 179).

Inzidenz

Im Vergleich zu klinisch und röntgenologisch ähnlichen Krankheitsbildern wie der Psoriasisarthritis und dem M. Bechterew kommt der M. Reiter wesentlich seltener vor.

Die Morbiditätsrate wird mit 0,01% der Bevölkerung angenommen. Es erkranken fast ausschließlich Männer, im wesentlichen im jungen Lebensalter (20–40 Jahre).

Klinische Symptomatik

Die Erkrankung setzt in der Regel akut ein mit Arthralgien, Gelenkschwellung und Ergußbildung unter asymmetrischer Bevorzugung der Knie- und Sprunggelenke, also der Gelenke der unteren Extremität. Ein primärer Befall der Schulter- und Handgelenke ist jedoch möglich. Das Gelenkpunktat ist steril oder leukozytär durchsetzt. Die Rheumafaktoren sind negativ. Die akute Phase kann mit Fieber einhergehen.

Früh können infolge einer Fibroostitis, Periostitis und/oder Achillobursitis schmerzhafte Fersenschwellungen auftreten. Die Zuordnung der Gelenksymptome wird erleichtert, wenn gleichzeitig eine ausgeprägte Konjunktivitis und eine unspezifische Urethritis bestehen. Es ist aber zu beachten, daß die Reiter-Trias auch „verzettelt" über einen größeren Zeitraum auftreten kann!

Darüber hinaus vermögen Urethritis und Konjunktivitis nur minimal ausgeprägt zu sein, so daß sie von Arzt und Patient nicht beachtet werden. Die Hautveränderungen (mukokutane Läsionen) besitzen eine exsudativ-psoriasiforme Morphe, d.h. es findet sich das Bild einer pustulös durchsetzten, kleinfleckigen Palmoplantarkeratodermie und einer parakeratotischen Balanitis. An Rachen- und Mundschleimhaut sind gelegentlich kleine geographische Läsionen mit einem erythematösen Randsaum, ähnlich wie am Penis, zu sehen. In etwa der Hälfte der Fälle dauert

die Erkrankung minimal 3–6 Wochen, maximal bis zu 6 Monaten. In der anderen Hälfte der Fälle tritt sie in ein chronisches Stadium, bei dem ganz die Gelenksymptomatik – zunehmender polyartikulärer Fußgelenkbefall, chronische Sakroiliitis, Spondylitis – im Vordergrund steht.

Röntgensymptomatik

Ähnlich wie bei der Psoriasisarthritis, nur mit einer anderen Befallstopik, finden sich röntgenologisch *nebeneinander osteodestruktive und osteoproliferative Veränderungen*. Überwiegend befallen werden die *Gelenke der unteren Extremität*:

Knie-, Sprung-, Interphalangeal-, Metatarsophalangealgelenke, besonders des Großzehen. Grundsätzlich können aber alle anderen Gelenke, also z.B. auch die Handgelenke, mit in den Prozeß einbezogen werden. Der Primärbefall kann mono-, oligoartikulär, selten polyartikulär sein.

In der akuten Phase der Erkrankung sind im wesentlichen die Gelenkweichteilzeichen im Röntgenbild (Verbreiterung des Weichteilmantels, Verbreiterung der Gelenkspalten) zu erkennen, es folgen im subakuten Stadium arthritische Kollateralphänomene wie gelenknahe Entkalkung und feine subchondrale Aufhellungen im Sinne von Signalzysten.

Forrester u. Kirkpatrick (1976) weisen auf einen sehr frühen und pathognomonischen Röntgenbefund hin:

Frühestens 4 Tage nach klinischem Beginn einer akut-subakuten Zehen- oder Fingerarthritis mit erheblicher Verbreiterung des Weichteilschattens wird eine *zarte Periostlamelle am angrenzenden Röhrenknochen* metadiaphysär deutlich (Abb. 5.57 und 5.58a, b), dem erst später, nach 10–15 Tagen, eine gelenknahe Entkalkung folgt.

Schreitet der Prozeß fort, so kommt es im Verlauf von Jahren bis Jahrzehnten zu zunehmenden Destruktionen (Abb. 5.56a) und auch zu Mutilationen und Fehlstellungen. Der Prozeß wird progredient polyartikulär. An den Füßen und Händen bietet sich ein der *Polyarthritis ähnliches Bild*, bei dem zusätzlich periostale Verknöcherungen mit späterer Verdickung der Schaftkompakta bestehen (Abb. 5.58a, b). Fast obligat gehört zum chronischen Verlauf der Reiter-Erkrankung die Sakroiliitis vom Typ „buntes Bild" (Nebeneinander von Destruktion, Sklerose, Ankylose, S. 155), die oft *asymmetrisch* ausgebildet ist (Abb. 5.56e). An der Wirbelsäule (Reiter-Spondylitis) kommt es wie bei der Psoriasisspondylitis zur Ausbildung von Parasyndesmophyten (s.S. 184 und Abb. 5.56c, d), aber auch von Syndesmophyten; die Wirbelsäule kann unter Einbeziehung der Wirbelbogengelenke ankylosieren und ein dem *M. Bechterew ähnliches* Bild bieten. *Fibroostitische Veränderungen* (Abb. 5.56e) finden sich an den Sitzbeinen, an den großen und kleinen Trochanteren und am Kalkaneus, an dem darüber hinaus durch eine Achillobursitis und/oder eine Periostitis typische Erosionen (unter der oberen hinteren Ecke bzw. vor der oberen hinteren Ecke) und unscharfe Konturunregelmäßigkeiten an der dorsokaudalen Zirkumferenz entstehen können.

Weiteres zu fibroostitischen Veränderungen s. unter „Sp.a.", S. 159).

Differentialdiagnose

Die Differentialdiagnose hat im wesentlichen die *Psoriasisarthritis und -spondylitis* sowie die *c.P.* zu berücksichtigen. Während die Reiter-Arthritis in der Regel die unteren Extremitätengelenke bevorzugt und den Handwurzel- sowie Handgelenkbereich überwiegend ausspart, neigt die *Psoriasisarthritis* eher zu einer Beteiligung der oberen *wie* der unteren Extremitätengelenke. Bei der Reiter-Arthritis ist überhäufig das Interphalangealgelenk des Großzehen betroffen, bei der Psoriasisarthritis sind dagegen andere Interphalangealgelenke von Hand und Fuß gleich stark wie am Großzehen involviert. Sehr häufig findet sich bei der Reiter-Arthritis ein Kniegelenkbefall. Die Röntgenmorphologie der periostitischen Knochenneubildung und der Wirbelsäulen- und Sakroiliakalmanifestationen ist bei beiden Erkrankungen hingegen fast identisch.

In fortgeschrittenen Stadien mit polyarthritischem Befall kann die Unterscheidung der Reiter-Arthritis von der *chronischen Polyarthritis* – insbesondere der seronegativen – sehr schwierig sein. Gegen eine c.P. sprechen – wie schon erwähnt – periostale Verkalkungen an den Schäften der Fuß- und Fingerknochen und eine oft nur gering ausgeprägte Osteoporose. Da bei einem chronischen M. Reiter Sakroiliitis und eine charakteristische Spondylitis sehr häufig vorkommen, bieten sich hier röntgenologische Unterscheidungsmöglichkeiten.

Als letztes sei noch die Differentialdiagnose zum *M. Bechterew mit peripherer Gelenkbeteiligung* erwähnt. Sie stellt sich dann als besonders schwierig heraus, wenn bei jungen Männern asymmetrische, oligoarthritische Veränderungen z.B. an den Knie-, Sprung- und Metatarsophalangealgelenken gefunden werden, ohne daß durch den Nachweis von Sakroiliakal- und Wirbelsäulenveränderungen Beweise für das Vorliegen eines M. Bechterew bestehen. Diese Befundkonstellation kann u.U. jahrelang bestehen. Der Nachweis von HLA-B27 läßt keine sichere Zuordnung zu, da er bei beiden Erkrankungen in der überwiegenden Zahl der Fälle positiv ist.

Die Diagnose wird dann schließlich aufgrund der Verlaufsbeobachtung der Entwicklung der Wirbelsäulenveränderungen in die eine (z.B. Parasyndesmophyten) oder andere (Syndesmophyten) Richtung gestellt.

Literatur

Hauser W (1964) Zur Diagnostik der Reiter'schen Krankheit. Med Welt 15:2404

Martel W, Braunstein EM, Borloza G, Good AE, Griffin PE (1979) Radiologic features of Reiter disease. Radiology 132:1

Skolhoff SD, Glickman MG, Steinbach HL (1970) Roentgenology of Reiter's syndrome. Radiology 97:497

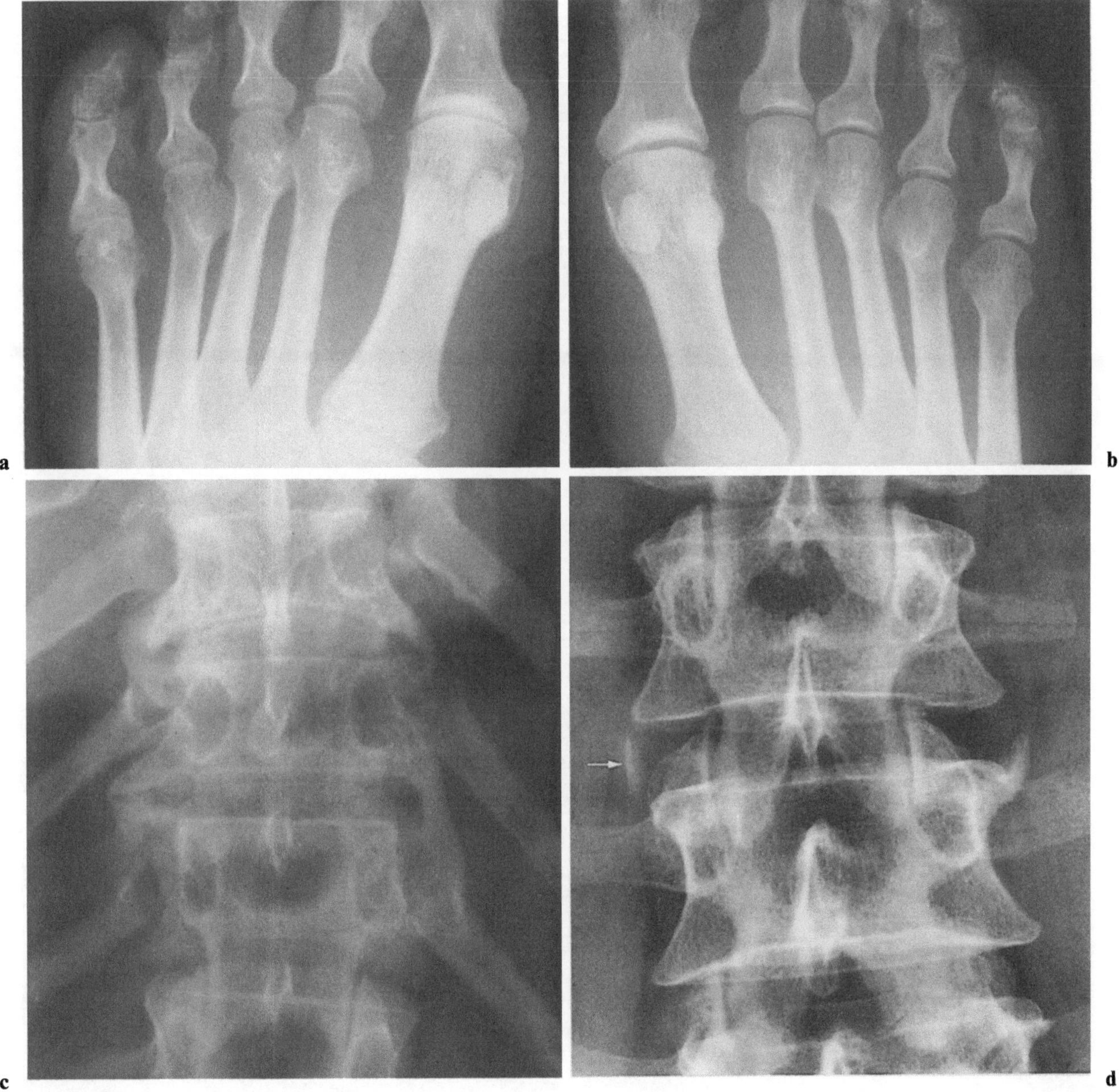

Abb. 5.56a–e. Reiter-Arthritis und -Spondylitis; 46jähriger Patient, 8jährige Anamnese. Asymmetrischer Befall der MTP-Gelenke mit Bevorzugung der linken Seite (**a**, **b**). Weiterer peripherer Gelenkbefall am linken Kniegelenk (nicht abgebildet). Etwas asymmetrische Sakroiliitis (Typ „buntes Bild") und Symphysitis sowie Sitzbeinfi-broostitis (**e**, umseitig). Erhebliche, überwiegend paraspinale Ossifikationen Th 11/12 links (**c**) und rechts neben L 2/3 (**d**). Deutliche Mixtasyndesmophyten Th 10/11 und 11/12 rechts und L 3 links. Befall der Kostotransversalgelenke 10–12 links und weniger ausgeprägt rechts

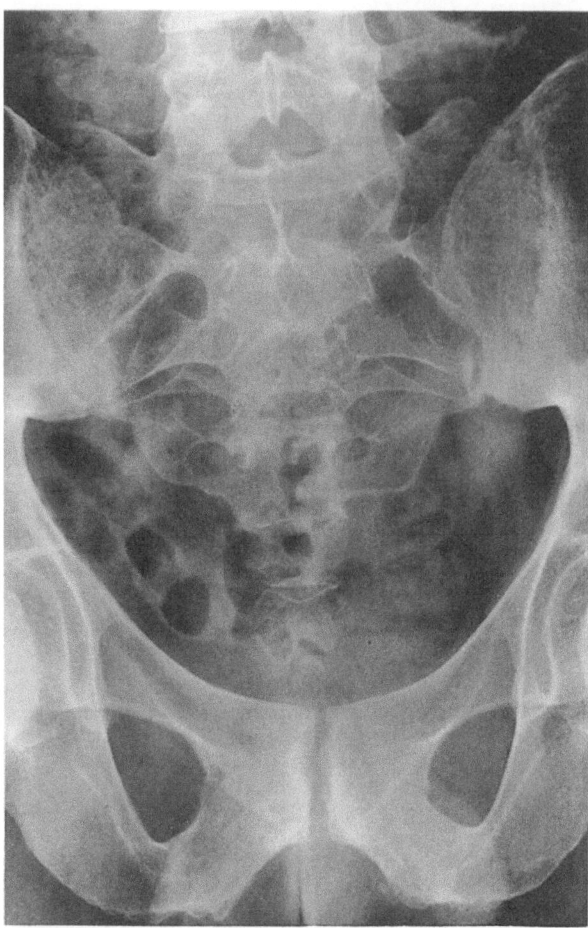

Abb. 5.56e. Legende s. Seite 175

Abb. 5.57a, b. Reiter-Arthritis. 22jähriger Patient mit 4monatiger Anamnese. **a** Asymmetrischer Handgelenkbefall rechts mit geringer gelenknaher Osteoporose, aber deutlicher Weichteilschwellung. Zarte Periostverknöcherungen am Processus styloideus radii rechts (*Pfeil*). **b** Befall des linken Kniegelenkes ohne nennenswerte Osteoporose, klinisch aber Schwellung mit sterilem Erguß von 30 ml. Zarte Periostverknöcherung an der medialen oberen Kondylenecke (*Pfeile*)
▽

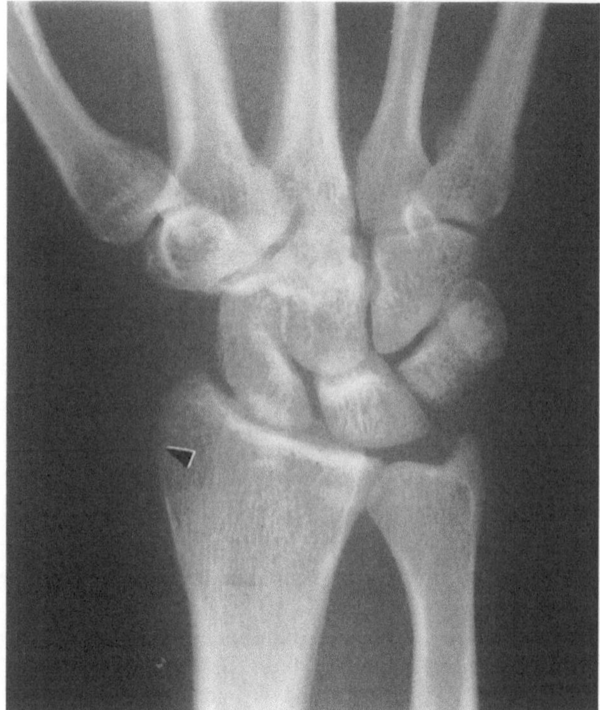

a

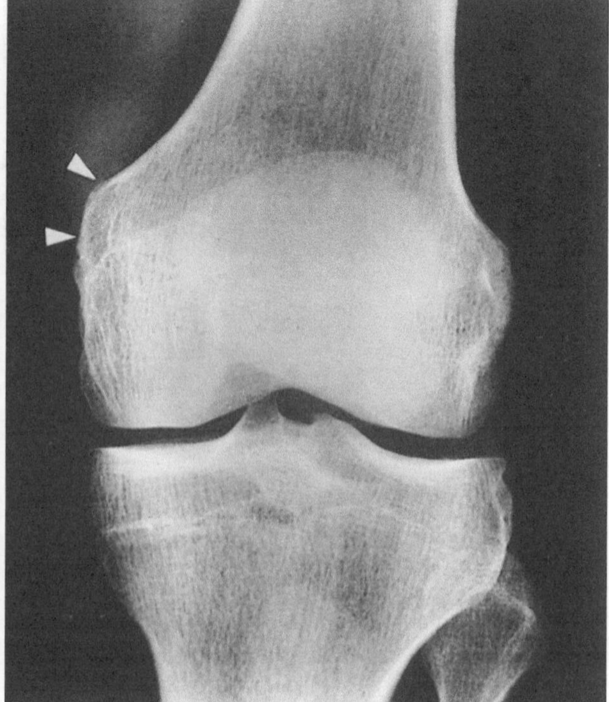

b

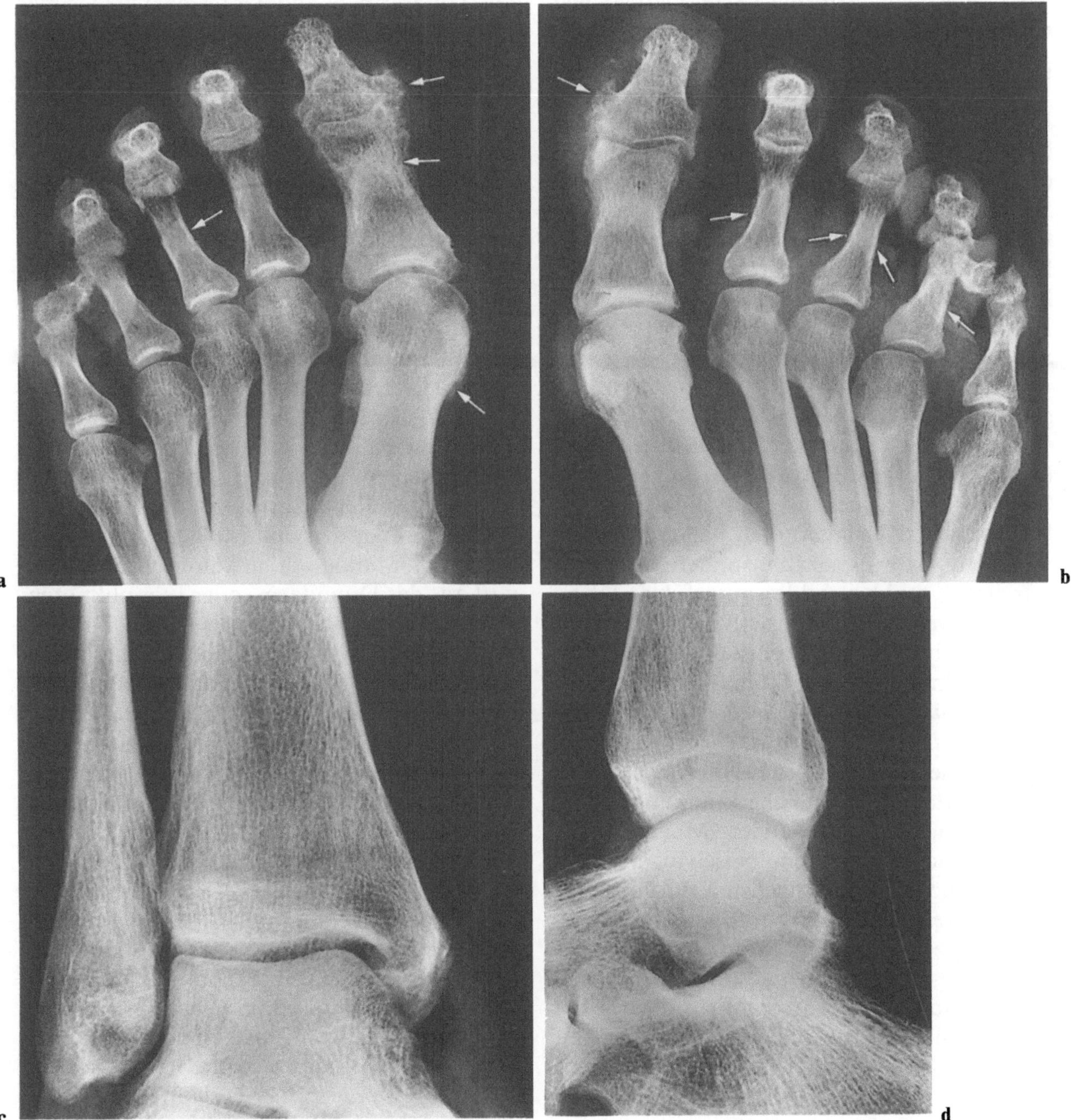

Abb. 5.58 a–d. Fortgeschrittene, seit 5 Jahren bestehende chronische Reiter-Arthritis, polyartikulär, 29jähriger Patient. **a, b** Beachte die feinen periostalen Knochenneubildungen an einigen Grundphalangen und die ausgeprägten periostalen Ossifikationen medial an der Großzehengrundphalanx und an den Metaphysen der Endphalangen I beidseitig (Protuberanzen). Gelenknahe Entkalkung, Schwund und Unschärfe der subchondralen Grenzlamelle besonders an den Metatarsalköpfchen III und IV rechts und II–V links. Erosionen an den Metatarsalköpfchen III medial rechts, I medial links und an der medialen Basis der Grundphalanx I links, Befall auch der PIP- und DIP-Gelenke V beidseitig. Läßt man die periostalen Knochenneubildungen unberücksichtigt, so ergibt sich ein c.P.-ähnliches Bild, berücksichtigt man sie, so können die Veränderungen auch auf eine Psoriasisarthritis hinweisen. **c, d** Am oberen Sprunggelenk gelenknahe Osteoporose, zarte periostale und kapsuläre Ossifikation an den Malleolen, Weichteilschwellung ventral und dorsal. Erosionen dorsal am Talus. Bei demselben Patienten auch Sakroiliitis- und Spondylitiszeichen

5.9.3 Intestinale Arthritis (Arthropathie) und reaktive Arthritis

Definition

Bei der *intestinalen Arthritis* handelt es sich um eine mit Mono-, Oligo- und Polyarthritiden und fakultativ mit Sakroiliitis bzw. Spondarthritis einhergehende Gelenkerkrankung in meist engem zeitlichem Zusammenhang mit akuten und chronischen Darmerkrankungen.

Wie im Übersichtskapitel über seronegative Spondarthritiden ausgeführt (s.S. 150), gehen einige akute und chronische Darmerkrankungen (z.B. Colitis ulcerosa, M. Crohn) mit einer Sakroiliitis bzw. Spondarthritis und Mono-, Oligo- und Polyarthritis einher. Diese Gelenkerkrankungen werden aufgrund des Fehlens von Rheumaknoten nicht zur rheumatoiden Arthritis gezählt, sondern als eigenständige Krankheitsbilder aufgeführt. Überwiegend weisen sie enge zeitliche Korrelationen zwischen Exazerbation und Remission der intestinalen Grunderkrankung auf.

Oligo- und Polyarthritiden bei der Colitis ulcerosa und beim M. Crohn äußern sich klinisch in der Regel als subakute oder schleichend verlaufende Gelenkerkrankungen, die nach einigen Wochen oder Monaten abklingen und sich röntgenologisch allenfalls in arthritischen Weichteilzeichen ausdrücken.

Der seltenere rezidivierende und chronische Verlauf (zumeist monoartikulär) führt zu einer erosiven Arthritis (Gelenkspaltverschmälerung, Osteoporose, Erosionen), besonders an den kleinen Gliedmaßengelenken (bei der Colitis ulcerosa in ca. 14%, beim M. Crohn in ca. 12%, Dekker-Saeys et al. 1978).

Beide Erkrankungen können mit einer Sakroiliitis einhergehen (ca. 10–18%) und weisen dann eine hohe HLA-B27-Assoziation auf (s. Tabelle 5.5). Eine Einmündung in das röntgenologische Bild einer Sp.a. ist – bei ca. 2%–4% der Patienten – möglich. Weiteres dazu s. auch im Übersichtskapitel „Seronegative Spondarthritiden", S. 150.

Beim M. Crohn werden darüber hinaus überwiegend *lamelläre Periostreaktionen* an den Unterarmen und Unterschenkeln sowie auch an den Metakarpalia und Metatarsalia (klinisch Trommelschlegelfinger, Uhrglasnägel) ähnlich wie bei der hypertrophischen Osteoarthropathie beobachtet. Der Pathomechanismus der Veränderungen ist unbekannt.

Bei der seltenen *intestinalen Lipodystrophie* (M. Whipple) treten klinisch Bauchschmerzen, chronische Durchfälle, eine grau-braune Pigmentierung der Haut, Lymphknotenschwellungen, Gewichtsverlust (durch Malabsorption), Anämie und Fieber neben einer Polyserositis und Oligo- und Polyarthritis auf.

Bevorzugt befallen werden Männer in der 4.–6. Lebensdekade. Die Gelenkveränderungen verlaufen – z.T. jahrelang vor Durchfallsymptomen – im Sinne einer temporären Oligo- oder Polyarthritis ähnlich wie beim M. Crohn oder der Colitis ulcerosa. Die Diagnose der ätiologisch unklaren Erkrankung wird aus der Dünndarm- oder Lymphknotenbiopsie gestellt mit Nachweis von PAS-positives Material (Glykoproteine) enthaltenden Makrophagen und evtl. von bakterienähnlichen Gebilden.

Früher und auch heute noch werden mit einer infektiösen Darmerkrankung einhergehende Arthritiden (bei Yersinien, Salmonellen, Campylobacter, Shigellen) zur Gruppe der symptomatischen oder parainfektiösen Arthritis gezählt (s.S. 103). Bei einer HLA-B27-Assoziation und einer oft gleichzeitig nachweisbaren Sakroiliitis spricht man heute jedoch besser von einer *reaktiven Arthritis*. Sind die Rheumafaktoren negativ, so werden diese reaktiven Arthritiden zu den seronegativen Spondarthritiden gezählt.

Die *Yersiniaarthritis* verläuft akut oder subakut während oder im Anschluß an eine Yersiniaenteritis und äußert sich in Oligo- oder Polyarthritiden mit serösen Gelenkergüssen, v.a. an den Knie- und oberen Sprunggelenken, die in der Regel spontan ohne Defekte ausheilen. Die auffallende Assoziation mit HLA-B27 (s. Tabelle 5.5) weist auf eine genetische Disposition hin. Als seronegative Spondarthritis kann eine reaktive Arthritis nach Yersiniainfektion klinisch und radiologisch in einen M. Reiter oder in eine Sp.a.

einmünden. Sehr wahrscheinlich sind Yersiniaarthritiden im Sinne der symptomatischen Arthritis und Yersiniasakroiliitiden bzw. -spondarthritiden im Sinne einer reaktiven Arthritis verschiedene klinische und röntgenologische Ausdrucksformen ein und desselben Krankheitsbildes, mit besonderem Verlauf in Richtung der letztgenannten bei HLA-B27-Assoziation.

Literatur

Ansell BM, Wigley RAD (1964) Arthritic manifestations in regional enteritis. Ann Rheum Dis 23:64

Dekker-Saeys BJ, Meuwissen SGM, Berg-Loonen EM et al. (1978) Prevalence of peripheral arthritis, sacroiliitis, and ankylosing spondylitis in patients suffering from inflammatory bowel disease. Ann Rheum Dis 37:33

Fielding JF, Cooke WT (1971) Finger clubbing and regional enteritis. Gut 12:442

Meuwissen SGM et al. (1978) Ankylosing spondylitis and inflammatory bowel disease. Ann Rheum Dis 37:30

Moll JMH, Haslock J, Macrea JF, Wright V (1974) Associations between ankylosing spondylitis, psoriatic arthritis, Reiter's disease, the intestinal arthropathies and Behçet's disease. Medicine (Baltimore) 53:343

5.9.4 Arthritis psoriatica

Synonyme:
- Psoriasisarthritis
- Arthropathia psoriatica
- Psoriasis arthropathica
- Osteoarthropathia psoriatica

Definition

Die Arthritis psoriatica ist eine kausal mit der Psoriasis zusammenhängende, überwiegend seronegative, erosiv-destruktive Gelenkerkrankung mit einer Neigung zu osteoproliferativen Veränderungen, die oligo- und polyartikulär auftritt und das Hand- und Fußskelett sowie die Sakroiliakalgelenke und die Wirbelsäule bevorzugt.

Ätiologie, pathologisch-anatomische Veränderungen

Die Ätiologie der Arthritis psoriatica ist genausowenig bekannt wie die der Psoriasis. Die Psoriasis wird erbbiologisch heute als „polygen und multifaktoriell bedingte Erkrankung mit deutlicher Familiarität" aufgefaßt. Außer Zweifel steht heute eine genetische Koppelung exsudativer Psoriasisformen mit einer Gelenkbeteiligung. Die Arthritis psoriatica selbst zeigt zudem eindeutig eine Korrelation mit dem HLA-B27 (Rassner 1980). Pathologisch-anatomisch stehen neben einer nichtnekrotisierenden Synovitis mit Knochendestruktion proliferative Veränderungen am Knochen sowohl des Gliedmaßen- wie des Achsenskeletts im Vordergrund (Osteoarthropathia psoriatica, Fassbender 1979). Histologische Untersuchungen von Fassbender (1979) weisen darauf hin, daß den ossären extraartikulären Veränderungen eine gewisse Eigenständigkeit im Rahmen der Psoriasis zukommt. Dazu dürften auch die fibroostitischen Veränderungen im Sehnen- und Bandansatzbereich (z.B. Kalkaneus, Trochanter major, Becken) zu zählen sein. Er fand einen herdförmigen Proteoglykanverlust mit Freilegung der Kollagenfasermatrix am spongiösen und kompakten Knochen mit offensichtlich reaktiver Faserknochenneubildung, wodurch Remodellierungen der Knochendefekte entstehen. Wandeln sich diese Faserknochenneubildungen in lamellären Knochen um, so entstehen überschüssige Knochenstrukturen, z.B. Protuberanzen. Fassbender sieht die wahrscheinliche Ursache der extraartikulären Knochenveränderungen *und* der Hautmanifestationen in einer Steigerung des Pentose-Phosphat-Zyklus und weist darauf hin, daß die Knochenveränderungen klinisch stumm sein können und wahrscheinlich integrierender Bestandteil der Psoriasiskrankheit sind.

Die klinische Symptomatik wird offensichtlich erst durch die von den Knochenveränderungen unabhängige Synovitis ausgelöst. Fassbender stützt seine Folgerungen u.a. auf nuklearmedizinische Befunde von Holzmann et al. (1978) und Namey u. Rosenthall (1976), die bei Psoriasispatienten überwiegend ohne erkennbare Arthritiszeichen eine vermehrte Aktivitätsanreicherung von Technetiumdiphosphonat, v.a. in den Phalangealknochen, nachweisen konnten.

Unabhängig von der psoriasisspezifischen Arthritis kann v.a. die *längerbestehende*

Psoriasis mit einer seropositiven chronischen Polyarthritis in engerem Sinne, und zwar in einer höheren Inzidenz als bei der Normalbevölkerung, einhergehen.

Inzidenz

Etwa 6% der westeuropäischen Bevölkerung leidet an einer Psoriasis vulgaris unterschiedlicher klinischer Ausprägung! Davon erkranken ca. 7% irgendwann und in unterschiedlicher klinischer und röntgenologischer Ausprägung an einer Psoriasisarthritis.

Eine Geschlechtsprädisposition, an einer Psoriasisarthritis zu erkranken, ist nicht bekannt.

Klinische Symptomatik

Der zeitliche Bezug zwischen dem Auftreten der Gelenkveränderungen und der Psoriasis wird unterschiedlich beurteilt.

Während nach Günther (1977) die Gelenkveränderungen in ca. 30% und nach Roberts et al. (1976) in ca. 16% der Fälle den Hautveränderungen vorausgehen können, geben andere Autoren, insbesondere Loreck et al. (1981), für diese Kombination einen wesentlich geringeren Prozentsatz (2,7%) an.

Ein simultanes Auftreten von Haut- und Gelenkveränderungen fanden Loreck et al. (1981) in ca. 16% (18/110), Roberts et al. (1976) in ca. 10%.

In der überwiegenden Zahl der Fälle gehen also die Haut- den Gelenkveränderungen (um 5–15 Jahre) voraus. In diesen Fällen zeigen die *Hautveränderungen häufig ein atypisches Bild*:

Die lokalisatorische Bevorzugung ist invers (Handinnenflächen, Fußsohlen, intertriginös), es besteht eine Tendenz zur erythrodermischen Ausbreitung und zu einer Pustelbereitschaft. Etwa 85% der Patienten haben schwere *Nagelveränderungen* (Onychopathie; nur 15% bei der Psoriasis vulgaris) mit dem überwiegenden Bild des Krümelnagels oder mit distaler weißlicher Verfärbung und Abhebung des Nagels, die nach proximal zu von einem dunkleren Streifen markiert sein kann (*cave*: mykotische Veränderungen an den Ze-

hennägeln!). Die Nagelveränderungen finden sich betont an den Strahlen mit Gelenkaffektionen.

Die Gelenkbeschwerden beginnen überwiegend mono- bis oligoartikulär (ca. 60%), sie können akut, subakut und selten chronisch einsetzen. Der akute Beginn (bei Roberts et al. (1976) in ca. 40% der Fälle) oder der Schub einer Arthritis psoriatica kann, insbesondere bei monoarthritischem Befall, wie eine Gicht imponieren (pseudoguttöse Arthritis, Fassbender u. Schilling 1976). Insgesamt ist der Verlauf der Gelenkerkrankung unruhiger als bei der chronischen Polyarthritis, die einzelnen Schübe sind in der klinischen Symptomatik heftiger, Remissionen ausgeprägter. In der Studie von Roberts et al. (1976) mit einer langfristigen, mehr als 10jährigen Beobachtung von Psoriassisarthritiden, mußten nur 40% aller Patienten mit einer irgendwie gearteten Psoriasisarthritis hospitalisiert werden. Die Hospitalisierungsrate lag bei den Patienten mit einer deformierenden Psoriasisarthritis allerdings bei 88% und bei der Gruppe vom Typ der chronischen Polyarthritis bei 66%. Eine mehr als einjährige Arbeitsunfähigkeit wurde bei 62% der Patienten mit einer deformierenden Arthritis, aber nur bei 3% der übrigen Arthritisformen beobachtet.

Bei polyartikulärem Befall ist dieser am Beginn und im Verlauf *asymmetrisch* (vergleiche mit der c.P.).

Eindeutig bevorzugt sind die *Fingerendgelenke und die Interphalangealgelenke der Zehen*. Bei dem nicht seltenen Befall der Gelenke eines Strahls spricht man von einem *axialen oder Strahlbefall* (s.S. 183). Greift der Prozeß auf extraartikuläre Regionen über, so spricht man von einer *Dactylitis psoriatica* (Roberts et al. 1976). Dabei werden Schwellungen eines ganzen Fingers oder Zehen (*Wurstfinger bzw. Wurstzehen*) durch Mitbeteiligung der Beugesehnenscheiden mit zusätzlichem extraartikulärem Ödem beobachtet, fernerhin stärkere Proliferationen des diametaphysären Periosts sowie Osteolysen z.B. der Akren oder der diametaphysären Abschnitte irgendeines kleinen Röhrenknochens. Bei Beteiligung der *Sakroiliakalgelenke* treten bei etwa 60–70% der Betroffenen nächtliche Kreuzschmerzen auf, bei *Wirbelsäulenbeteiligung* stellt sich eine mehr oder weniger ausgeprägte Bewegungseinschränkung ein.

Die Kreuzschmerzen sind aber in ihrer Intensität geringer als z.B. beim M. Bechterew.

Laborchemisch findet sich die Blutkörperchensenkungsgeschwindigkeit leicht erhöht, die Rheumafaktoren sind überwiegend negativ.

In der Studie von Roberts et al. (1976) fand sich bei 132 Patienten, deren Psoriasisarthritis klinisch-röntgenologisch nicht von einer c.P. zu unterscheiden war, ein dauerhaft und in 10% ein vorübergehend positiver Waaler-Rose-Test (Schafzellagglutinationstest). Die Autoren tendieren zu der Ansicht, daß es sich bei den Patienten mit dauerhaft positiver Rheumaserologie wohl um Psoriatiker mit einer zusätzlichen c.P. handelt.

Röntgensymptomatik

Gliedmaßengelenke

Hervorragendes Merkmal der Arthritis psoriatica ist das *Nebeneinander von gelenkdestruktiven und osteoproliferativen Veränderungen* sowohl an einem Gelenk wie an einer Hand oder einem Fuß. Gelenkdestruktive Veränderungen im Sinne einer Arthritis führen röntgenologisch zu Erosionen, Destruktionen, Schwund der subchondralen Grenzlamelle, zu subchondralen zystenartigen Aufhellungen, Spaltverschmälerungen und – bei starker subchondraler Resorption bzw. Destruktion – zu einer Erweiterung des röntgenologischen Gelenkspalts.

Mutilationen sind oft sehr ausgeprägt. Osteoproliferative Prozesse äußern sich röntgenologisch in *stachelartigen* oder *irregulären Verknöcherungen im Kapsel- und Bandansatzbereich*, an den Metaphysen v.a. *der kleinen Röhrenknochen und auch an den Diaphysen.* Schacherl u. Schilling (1967) sprechen von *Protuberanzen*, wenn sich spikuläre Ossifikationen am Gelenkrand ausgebildet haben. Sie sind besonders häufig an der Basis der Endphalangen ausgebildet (Abb. 5.59 und 5.61). Die periostitischen Ossifikationen an den

Charakteristische Röntgenzeichen der Psoriasisarthritis

1. *Hand- und Fußskelett*

   Befallstopik

   Bevorzugter Befall der Interphalangealgelenke am Hand- und/oder Fußskelett,
   Befall aller Gelenke eines Fingers oder einer Zehe (Axialtyp),
   Befall aller DIP-Gelenke am Hand- und/oder Fußskelett (Transversaltyp),
   Kombination von Axial- und Transversaltyp (Mixtatyp),
   Asymmetrie des Gelenkbefalls mit Dominanz des oligo- bzw. polyartikulären Befalls.

   Morphologie

   Nebeneinander von polymorphen osteodestruktiven und osteoproliferativen Veränderungen,
   stärkere Tendenz zur Mutilation (Pencil-in-cup- oder Pencil-to-pencil-Konfiguration),
   relativ frühzeitige Ankylosen,
   im Spätstadium regellose Fehlstellungen,
   nur in ca. 10% der Fälle periartikuläre oder diffuse Osteoporose.

2. *Sakroiliakalgelenke*

   Sakroiliitis ein- oder beidseitig in über 55% der Fälle,
   Asymmetrie der Befundausprägung bei beidseitiger Sakroiliitis.

3. *Wirbelsäule*

   Wirbelsäulenbefall in ca. 20% der Fälle,
   paravertebrale Ossifikationen und Parasyndesmophyten,
   Mixtasyndesmophyten.

4. *Extraartikuläre Ossifikationen* (Periostitiden, Tendinitiden)

Röhrenknochenschäften besonders der Phalangen wirken lamellär oder unduliert.

Sie können später in die Kompakta übergehen und sie so verdicken. Überwiegen aber Knochenabbauprozesse, so kann sich die Kompakta verdünnen, sie wird zunehmend röntgenologisch in den zumeist rarefizierten Spongiosabereich einbezogen.

Als *früheste Veränderungen* zeigen sich häufig feinste, nur mit der Lupe zu entdeckende, stachel- oder wollartige Ossifikationen an den Epiphysen, insbesondere im Endphalanxbereich. Gleichzeitig oder später sieht man in ihrer unmittelbaren Nachbarschaft unscharf begrenzte Osteolysen der Gelenkränder, eine

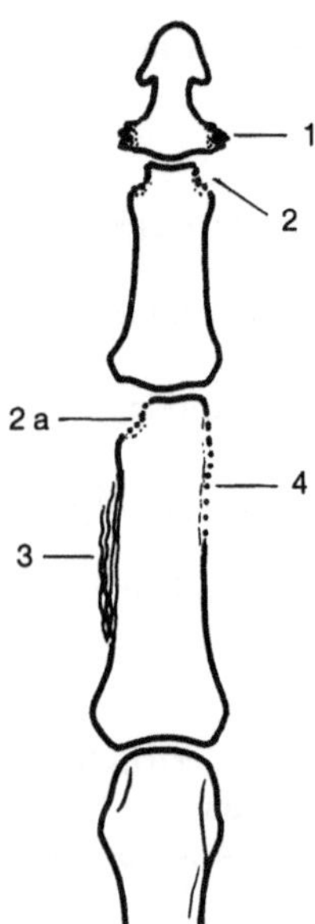

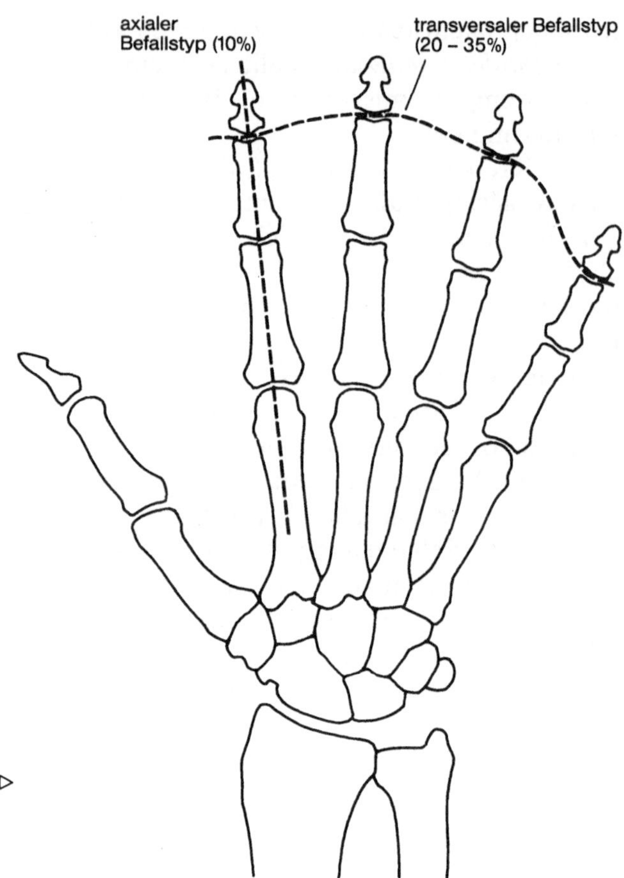

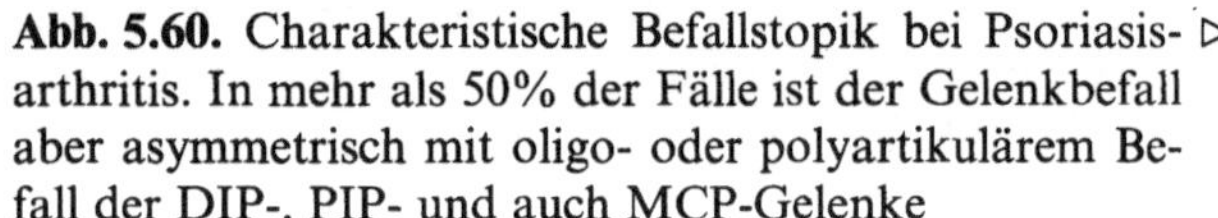

Abb. 5.59. Radiologische Primärbefunde bei Psoriasarthritis. *1* Protuberanzen, *2, 2a* Erosionen, *3* diaphysäre Periostverknöcherungen (lamellär, auch unduliert), *4* metadiaphysäre Kompaktaarrosion und Verdünnung

Abb. 5.60. Charakteristische Befallstopik bei Psoriasisarthritis. In mehr als 50% der Fälle ist der Gelenkbefall aber asymmetrisch mit oligo- oder polyartikulärem Befall der DIP-, PIP- und auch MCP-Gelenke ▷

Unschärfe oder einen Schwund der subchondralen Grenzlamelle sowie subchondrale Aufhellungen im Sinne von Signalzysten. Sind im Bereich der „bare areas", z.B. am distalen Ende der Großzehengrundphalanx, Erosionen medial und lateral nachweisbar, so wird dieser Befund im amerikanischen Schrifttum sinnbildlich als „mouse ears" bezeichnet (Abb. 5.61a und 5.63a). Die Gelenkveränderungen können bis zur *Ankylose* (in 12–15%) und *häufiger zur Mutilation* (Pencil-in-cup- oder Pencil-to-pencil-Konfiguration) führen, beide Endzustände beobachtet man häufig an einem Strahl, an einer Hand oder an einem Fuß nebeneinander, woraus sich eine Art regelloses Fehlstellungsbild ergibt (Abb. 5.64b und 5.65). Fehlstellungen und Deformierungen finden sich am häufigsten im Metakarpophalangealbereich.

Ein relativ seltener Befund (ca. 5%) ist eine Osteolyse bzw. Destruktion im Nagelfortsatzbereich (Abb. 5.62b), wahrscheinlich bedingt durch entzündliche Veränderungen an dem darübergelegenen Nagel. Diese Destruktionen sind manchmal nur im Seitbild zu sehen.

Kommt der entzündliche Gelenkprozeß zwischenzeitlich oder ganz zum Stehen, bietet sich an den Mittel- und Endgelenken der Hand ein der Arthrosis deformans ähnliches Bild.

Eine gelenknahe Osteoporose wird an Hand- und Fußskelett in ca. 10% bzw. 6% der Fälle gefunden (Loreck et al. 1981), wobei am Handskelett die Osteoporose in keinem Fall die DIP-Gelenke allein betrifft. Eine gelenknahe Osteoporose kann allerdings durch proliferative (osteosklerotische) Veränderungen maskiert werden! (Mihle 1979).

Unterteilt man in einem Patientenkollektiv mit Arthritis psoriatica die Gelenkveränderungen in Schweregrade, so finden sich im Untersuchungsgut von Loreck et al. (1981) Patienten mit initialen und geringfügigen Veränderungen (Weichteilschwellung, paraartikuläre Strukturauflockerungen, zystoide Aufhellungen, Gelenkspaltverschmälerung), mit mittelgradigen Veränderungen (Usuren, Destruktionen, Subluxationen) und mit ausgeprägten Veränderungen (Mutilationen, Luxationen, Ankylosen usw.) an Hand- und Fußskelett nahezu gleich verteilt mit leichter Dominanz der mittelgradigen Veränderungen.

Befallstopik am Gliedmaßenskelett (Abb. 5.60). Bedeutsam für die Zuordnung von psoriatischen Gelenkveränderungen ist die *asymmetrische Anordnung oligo- oder polyartikulärer Veränderungen*. Die Befallstopik der psoriatischen Gelenkveränderungen kann für das Krankheitsbild *diagnoseweisend sein*, wenn
a) die DIP-Gelenke der Hände und Füße isoliert befallen sind, sog. *Transversaltyp* (in ca. 20–35% der Fälle, Schacherl u. Schilling 1967; Loreck et al. 1981) (Abb. 5.62b),
b) alle Gelenke eines oder mehrerer Strahlen befallen sind, sog. *Axialtyp* (in nur etwa 10% der Fälle als reiner Axialtyp, Loreck et al. 1981) (Abb. 5.62a).

In der übrigen Zahl der Fälle bestehen aber *asymmetrische kombinierte Gelenkveränderungen* an den DIP-, PIP- und MCP-Gelenken sowie an anderen Gelenken des Handskeletts (51% bei Schacherl u. Schilling 1967, 77% bei Loreck et al. 1981) (Abb. 5.63). Das gilt auch für das Fußskelett. Insgesamt dominiert die Kombination von Manifestationen an DIP- *und* PIP-Gelenken vor der Kombination von Manifestationen an den DIP-, PIP- und MCP- bzw. MTP-Gelenken. Der Großzeh wird bevorzugt befallen (Gold et al. 1982). Die Gelenkveränderungen traten im Krankengut von Loreck et al. (1981) am Handskelett fast ausschließlich oligoartikulär (39/72) und polyartikulär (30/72), am Fußskelett dominierend polyartikulär (45/75) und weniger häufig oligoartikulär (30/75) auf. In 19% der Fälle konnten sie am Handskelett pathologische Gelenkveränderungen bei negativem Befund am Fußskelett und in ca. 16% eine umgekehrte Relation nachweisen.

Eine die Morphologie und Befallstopik integrierende Einteilung psoriatischer Gelenkveränderungen wurde von Wright (1959) vorgenommen. Er unterscheidet die Psoriasisarthritis vom distalen Typ, die Psoriasisarthritis vom deformierenden Typ und die Psoriasisarthritis vom Typ der c.P., wobei letzterer der häufigste und der deformierende Typ der seltenste zu sein scheint. Ich schließe mich der Meinung von Loreck et al. (1981) an, daß diese Einteilung die Mannigfaltigkeit der Veränderungen der Psoriasisarthritis, insbesondere unter Berücksichtigung der Stammskelettveränderungen, nicht genügend erfaßt.

Gliedmaßengelenkveränderungen außerhalb des Hand- und Fußskeletts sind selten (< 10%) und treten bei der Arthritis psoriatica ganz in den Hintergrund. Röntgenmorphologisch lassen sie sich mit Ausnahme der Betonung osteoproliferativer Veränderungen in Gelenknähe kaum von den Veränderungen bei der chronischen Polyarthritis unterscheiden.

Gelenke des Stammskeletts

Eine Beteiligung der Sakroiliakalgelenke im Rahmen einer Arthritis psoriatica wird mit einer Häufigkeit von 50% angegeben, wobei die Männer dominieren (Loreck et al. 1981).

Die Inzidenz eines beiderseitigen – zumeist asymmetrischen – Befalls liegt bei etwa 40–60% und die eines einseitigen Befalls bei etwa 15–30% (Schacherl u. Schilling 1967; Loreck et al. 1981). Eine isolierte Sakroiliitis psoriatica (ca. 10% der Fälle, Schilling u. Schacherl 1967) ist (wie ein isolierter Wirbelsäulenbefall) selten, häufiger kommt ein kombinierter Befall von Sakroiliakalgelenken und Wirbelsäule vor. Männer sind auch dabei eindeutig häufiger betroffen (zur HLA-B27-Typisierung s. Tbl. 5.5).

Die Sakroiliitis läßt sich röntgenologisch an unscharfen Gelenkkonturen und verwaschenen subchondralen Knochenstrukturen, an Erosionen und subchondralen Sklerosen, an vereinzelten Knochenbrücken, an Pseudoerweiterungen durch subchondralen Knochenabbau und an Verschmälerungen der Spalten erkennen. Insgesamt überwiegt das „bunte Bild" der Sakroiliitis, allerdings häufiger in asymmetrischer Anordnung (Abb. 5.67c). Die Erosionen können durchaus in den oberen zwei Dritteln des Gelenks angesiedelt sein, da sie auch von den entzündeten Ligamenten und nicht nur von der entzündeten Synovialis im unteren Gelenkdrittel herrühren. Da der Gelenkknorpel – als Barriere gegenüber entzündlichen Prozessen – iliakal dünner als sakral ist, treten Erosionen dort früher auf. Ankylosierungen sind seltener (Killbrew et al. 1973).

Veränderungen an der Wirbelsäule (Spondylitis psoriatica) manifestieren sich in Form von Kantenerosionen und insbesondere von paravertebralen Ossifikationen, die entweder isoliert *neben* dem Intervertebralraum bzw. dem angrenzenden Wirbelkörper liegen oder in geringer Entfernung von der Grund- oder Deckplatte zunächst wenige Millimeter waagerecht herauswachsen, um dann in vertikale Richtung umzuknicken und stierhornartig am benachbarten Wirbelkörper vorbeizuwachsen oder dort nur partiell Kontakt zu bekommen (*sog. Parasyndesmophyten*, Dihlmann 1968) (Abb. 5.67b). Daneben können auch Syndesmophyten wie beim M. Bechterew – allerdings asymmetrischer verteilt – und Mixtaosteophyten (Mischform zwischen Syndesmophyt bzw. Parasyndesmophyt und Spondylophyt) beobachtet werden, wodurch sich ein dem M. Bechterew ähnliches, prognostisch ungünstiges Bild ergibt. Parasyndesmophyten und Syndesmophyten werden am häufigsten in der Region von L1–L5 (besonders bei L3), seltener an der unteren BWS und selten an der oberen BWS und HWS (Aufnahme im seitlichen Strahlengang!) gefunden. Atlantoaxiale Subluxationen kommen relativ häufig (ca. 45% nach Killbrew et al. 1973) vor.

Extraartikuläre Röntgenbefunde

Sehr häufig werden in Begleitung einer Psoriasisarthritis Ossifikationen am Ansatzbereich von Sehnen, Bändern und Kapseln gefunden (s.S. 228). Diese Befunde werden auch unter den Begriff „*Enthesiopathien*" gestellt. Röntgenologisch imponieren sie als flämmchen-, borsten- oder stachelartige Verknöcherungen z.B. am Beckenskelett (Trochanter major und Trochanter minor, Sitzbeine), am Kalkaneus usw.

Differentialdiagnose

Zu diagnostischen Kriterien der Arthritis psoriatica s. folgende Übersicht.

Diagnostische Kriterien der Arthritis psoriatica. (Nach Mathies 1974)

Eine Psoriasisarthritis ist dann anzunehmen, wenn mindestens 3 der untenstehenden Kriterien erfüllt sind, wozu in jedem Fall 5, 6 oder 8 gehören. Sind die Rheumafaktoren positiv, so müssen 2 weitere Kriterien erfüllt sein. Als Ausschlußkriterium für die Bewertung eines Symptoms gilt das Vorliegen von Hinweisen auf einen M. Reiter, den M. Bechterew und die Fingerpolyarthrose mit Heberden-Knoten.

1. Befall der Fingerendgelenke
2. Befall des Grund-, Mittel- und Endgelenks des gleichen Fingers
3. Früher Befall der Zehengelenke
4. Fersenschmerz
5. Dermatologisch gesicherte psoriatische Herde (Haut und/oder Nägel)
6. Sichere Psoriasis in der nächsten Verwandschaft
7. Kein Rheumafaktor
8. Röntgenbefunde der Finger- und/oder Zehengelenke: typische osteolytische Vorgänge neben Knochenappositionen; keine gelenknahe Osteoporose
9. Klinische und/oder röntgenologische Beteiligung der Sakroiliakalgelenke
10. Röntgenbefund der Wirbelsäule: typische paraspinale Ossifikationen

Die engste Differentialdiagnose der psoriatischen Arthritis und Spondylitis besteht zum *Reiter-Syndrom*, besonders wenn letzteres mit psoriasiformen Haut- und Nagelveränderungen auftritt. Beim M. Reiter dominiert allerdings eindeutig der Gliedmaßengelenkbefall an der unteren Extremität mit bevorzugtem Befall der MTP-Gelenke. Sakroiliitis und Spondylitis können sehr ähnliche Bilder bieten, wenngleich die paraspinalen Ossifikationen beim M. Reiter plumper anmuten. Beiden Krankheitsbildern gemein ist also eine Kombination von gelenkdestruktiven und osteoproliferativen Veränderungen.

Die Abgrenzung gegenüber der *chronischen Polyarthritis* bereitet i.allg. weniger Schwierigkeiten, besonders wenn man die asymmetrische Befallstopik, die osteoproliferativen Veränderungen und die (zumeist fehlende) gelenknahe Osteoporose der Psoriasisarthritis berücksichtigt.

Eine Unterscheidung kann zuweilen aber

nahezu unmöglich werden, wenn das Röntgenbild dem der c.P. sehr ähnlich ist. Findet sich in einem solchen Fall eine positive Rheumaserologie, so ist zu überlegen, ob nicht Psoriasis und c.P. als eigenständige Krankheitsbilder *nebeneinander* bestehen. Bei der Abgrenzung der c.P. sollten immer die ARA-Kriterien (s.S. 111) zu Hilfe genommen werden. In diesem Zusammenhang wird auf die diagnostischen Zusatzkriterien für die *seronegative c.P.* von de Sèze et al. (s.S. 112) hingewiesen, da auch dieses Krankheitsbild gegenüber der Psoriasisarthritis erhebliche Abgrenzungsschwierigkeiten bereiten kann.

Schwierig kann u.U. die klinische und röntgenologische Unterscheidung gegenüber der *erosiven bzw. destruktiven Polyarthrose*, insbesondere am Handskelett, sein (Martel et al. 1980).

Diese Differentialdiagnose ist von Bedeutung, da sich, wenn auch selten, eine Psoriasisarthritis vor der kutanen Manifestation der Erkrankung entwickeln kann und andererseits Polyarthrosepatienten an einer Psoriasis ohne Gelenkveränderungen erkranken können. Patienten mit einer erosiven oder destruktiven Polyarthrose sind zumeist älter als 50 Jahre, Patienten mit einer Psoriasisarthritis jünger als 40 Jahre.

Die Befallstopik weist bei der Psoriasisarthritis eine Dominanz der DIP-Gelenke, bei der destruktiven Polyarthrose der PIP-Gelenke auf, ein Axialtyp (Befall aller Gelenke eines Strahls ohne Veränderungen an anderen Gelenken) ist für die Psoriasisarthritis pathognomonisch.

Bei der Psoriasisarthritis ist ein asymmetrischer Handgelenkbefall, insbesondere mit Unversehrtheit der kontralateralen Seite, typischer im Vergleich zur Polyarthrose.

Während die Erosionen bei der Psoriasisarthritis im Bereich der „bare areas" (Mäuseohrenkonfiguration!) angesiedelt sind, treten sie bei der erosiven Polyarthrose überwiegend subchondral auf. Bei der destruktiven Polyarthrose finden sich neben den destruktiven Veränderungen an den PIP-Gelenken typische arthrotische Veränderungen an den DIP-Gelenken.

Literatur

Dihlmann W (1968) Spondylitis ankylopoetica – die Bechterewsche Krankheit. Thieme, Stuttgart

Fassbender HG (1979) Extra-articular processes in osteoarthropathia psoriatica. Arch Orthop Trauma Surg 95:37

Fassbender HG, Schilling (1976) Morphologie der Arthritis psoriatica und deren „pseudo-guttöse" Verlaufsform. Verh Dtsch Ges Rheumatol 4:221

Gold RH, Bassett LW, Theros EG (1982) Radiologic comparison of erosive polyarthritides with prominent interphalangeal involvement. Skeletal Radiol 8:89

Günther R (1977) Zur Differentialdiagnose von chronischer Polyarthritis und Arthritis psoriatica. In: Wagenhäuser FJ (Hrsg) Polyarthritiden. Huber, Bern Stuttgart Wien

Holzmann H, Hoede N, Hahn K, Eissner D (1978) Knochenbefunde bei Psoriasis. Arch Dermatol Res 262:191

Killbrew K, Gold RH, Stolkoff SD (1973) Psoriatic spondylitis. Radiology 108:9

Loreck D, Schulze P, Miehe M (1981) Röntgenmorphologische Befunde am Skelettsystem bei der Psoriasis arthropathica. Radiol Diagn (Berl) 22:742

Martel W, Stuck KJ, Dwosin AM, Hylland RG (1980) Erosive osteoarthritis and psoriatic arthritis: A radiologic comparison in the hand, wrist, and foot. AJR 134:125

Mathies H (1974) Arthritis psoriatica. Acta Med Austriaca 1:3

Miehle W (1979) Arthritis psoriatica. In: Mathies H, Wagenhäuser (Hrsg) Compendia rheumatologica, Bd 6. Euler, Basel

Namey TC, Rosenthall L (1976) Periarticular uptake of 99m technetium disphosphonate in psoriatics. Arthritis Rheum 19/3:607

Rassner G (1980) In: Korting GW (Hrsg) Dermatologie in Klinik und Praxis. Thieme, Stuttgart

Roberts MET, Wright V, Hill AGS, Mehra AC (1976) Psoriatic arthritis. Follow up study. Ann Rheum Dis 35:206

Schacherl M, Schilling F (1967) Röntgenbefunde an den Gliedmaßengelenken bei Polyarthritis psoriatica. Z Rheumaforsch 26:442

Schilling F, Schacherl M (1967) Röntgenbefunde an der Wirbelsäule bei Polyarthritis psoriatica und Reiter-Dermatose: Spondylitis psoriatica. Z Rheumaforsch 26:450

Sönnichsen N (1971) Zur Pathogenese und nosologischen Stellung der Psoriasis arthropathica. Hautarzt 22:222

Wright V (1956) Psoriasis and arthritis. Ann Rheum Dis 15:348

Wright V (1961) Psoriatic arthritis: A comparative study of rheumatoid arthritis and arthritis associated with psoriasis. Ann Rheum Dis 20:123

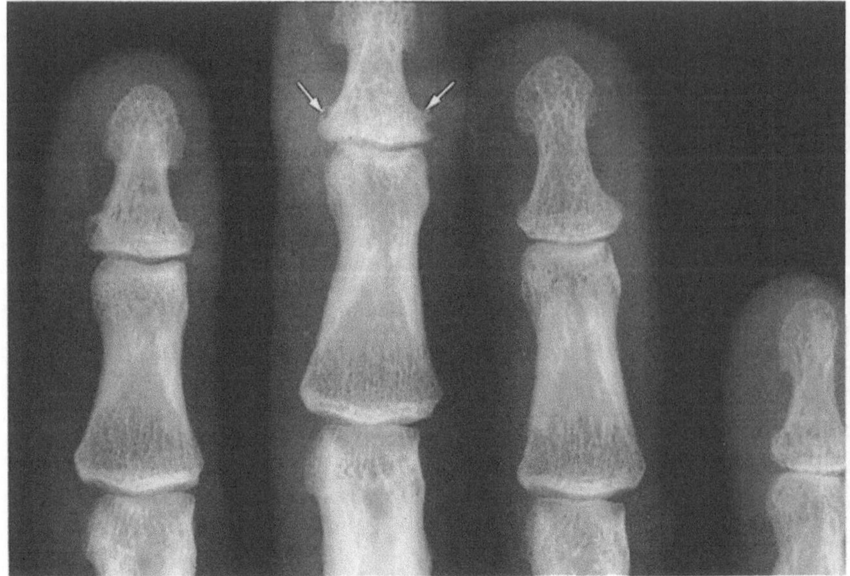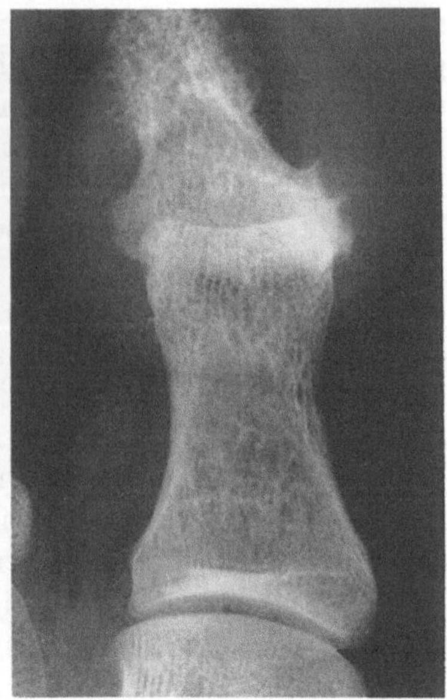

a
b

Abb. 5.61 a, b. Psoriasisarthritis. Protuberanzen am DIP-Gelenk III und auch II; daneben feine Erosionen; Weichteilschwellungen um beide Gelenke (a). Stachelartige Protuberanzen an der medialen Basis der Großzehengrundphalanx, lateral feine Erosionen (b)

Abb. 5.62 a, b. Psoriasisarthritis mit typischem axialem ▷ Befall (a), insbesondere III rechts (beachte die zarten Periostverknöcherungen!) und transversalem (b) Befall (asymmetrisch) der DIP-Gelenke rechts (beachte die Akroosteolyse am Nagelfortsatz IV rechts). (Die Abbildungen wurden mir freundlicherweise von Herrn Chefarzt Dr. M. Schacherl, Klinik für Rheumakrankheiten, Bad Kreuznach, überlassen)

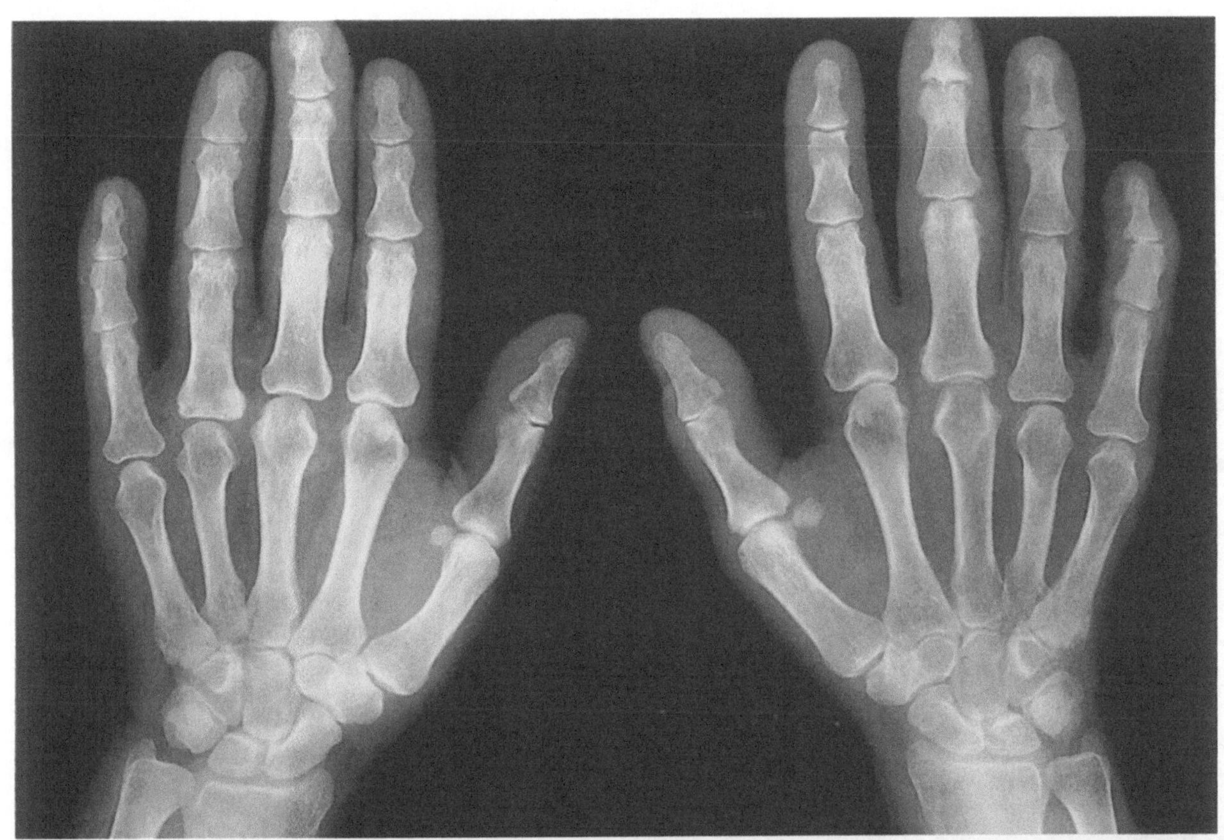

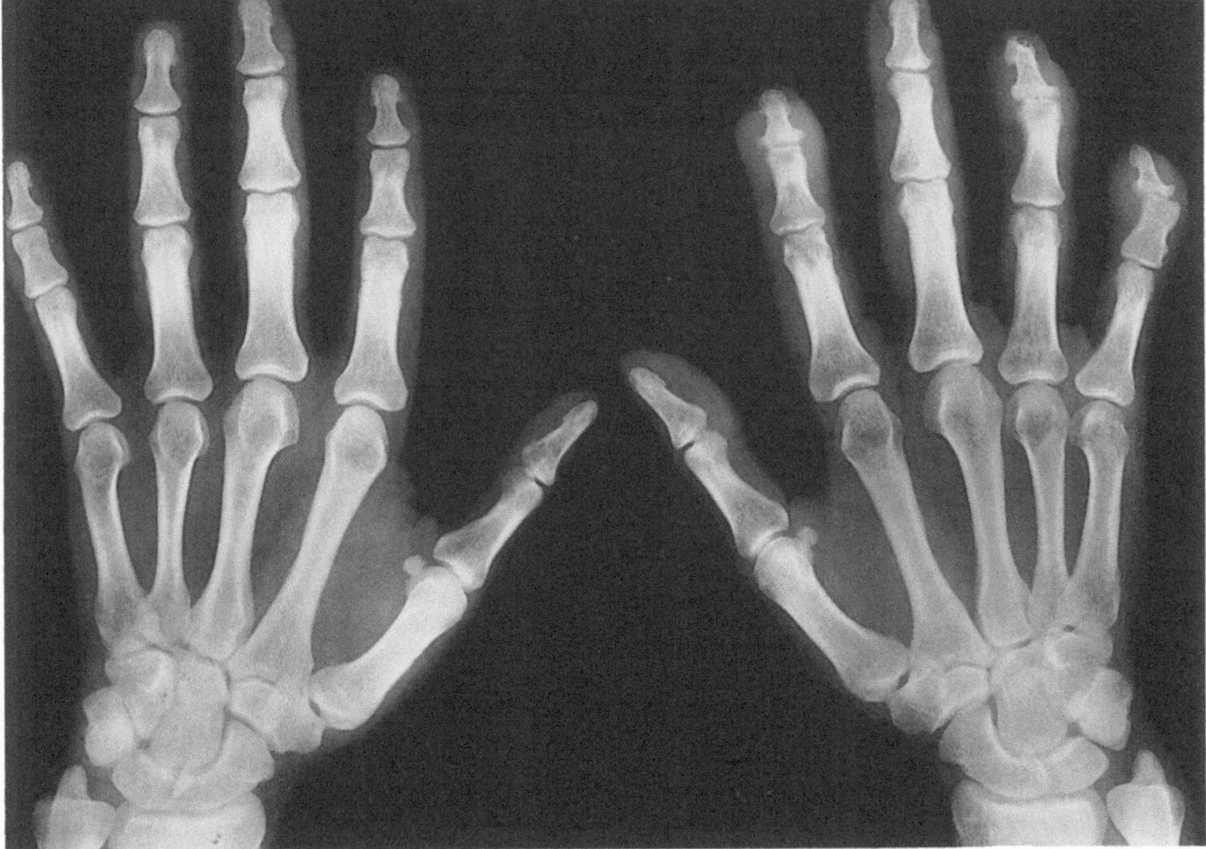

Abb. 5.62 a, b

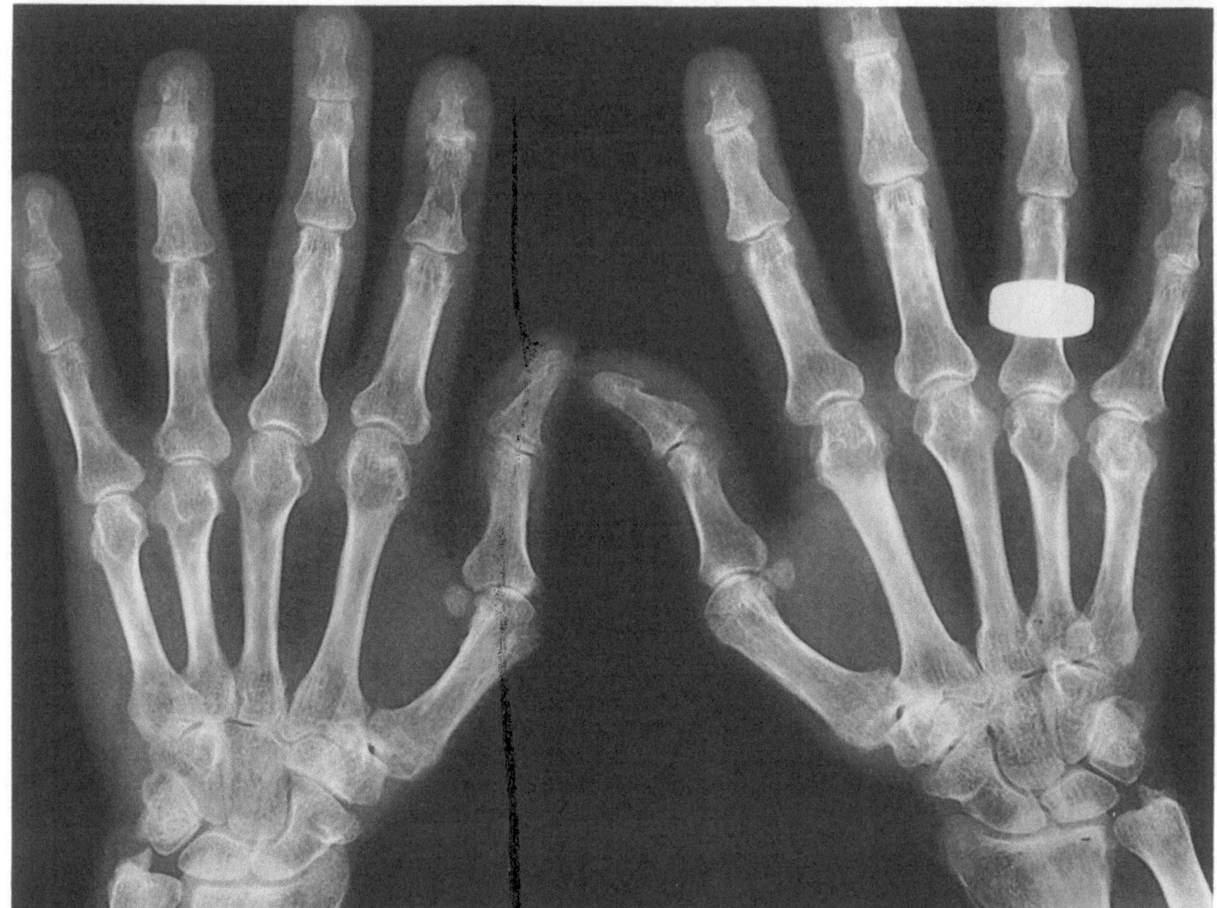

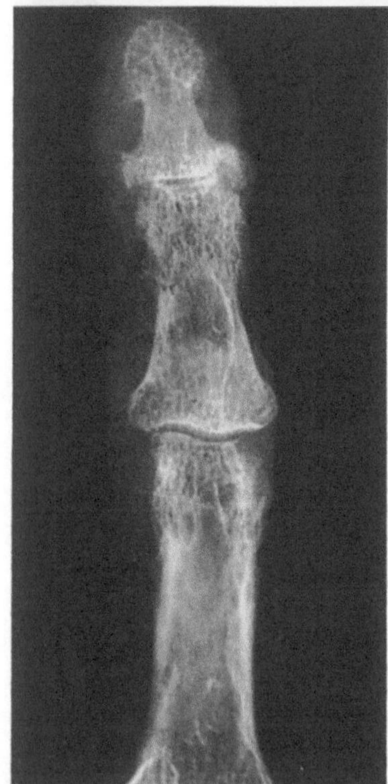

Abb. 5.63a, b. Psoriasisarthritis. Regelloser, asymmetrischer Befall von DIP-, PIP- und MCP-Gelenken. Destruktion der Processus styloidei ulnae. Läßt man die typischen Protuberanzen, insbesondere an den DIP-Gelenken II und IV links und II–IV rechts, unberücksichtigt, so ergibt sich bei mäßiger gelenknaher Osteoporose ein c.P.-ähnliches Bild. Ankylose des DIP-Gelenks IV links. Beachte die Spongiosierungen der Schaftkompakta insbesondere der Grundphalangen II–IV rechts und IV, V links. In **b** (Ausschnittvergrößerung von II links) werden neben den Protuberanzen die erosiven Veränderungen an den gegenüberliegenden Mittelphalanxecken (Mäuseohrenkonfiguration) deutlich

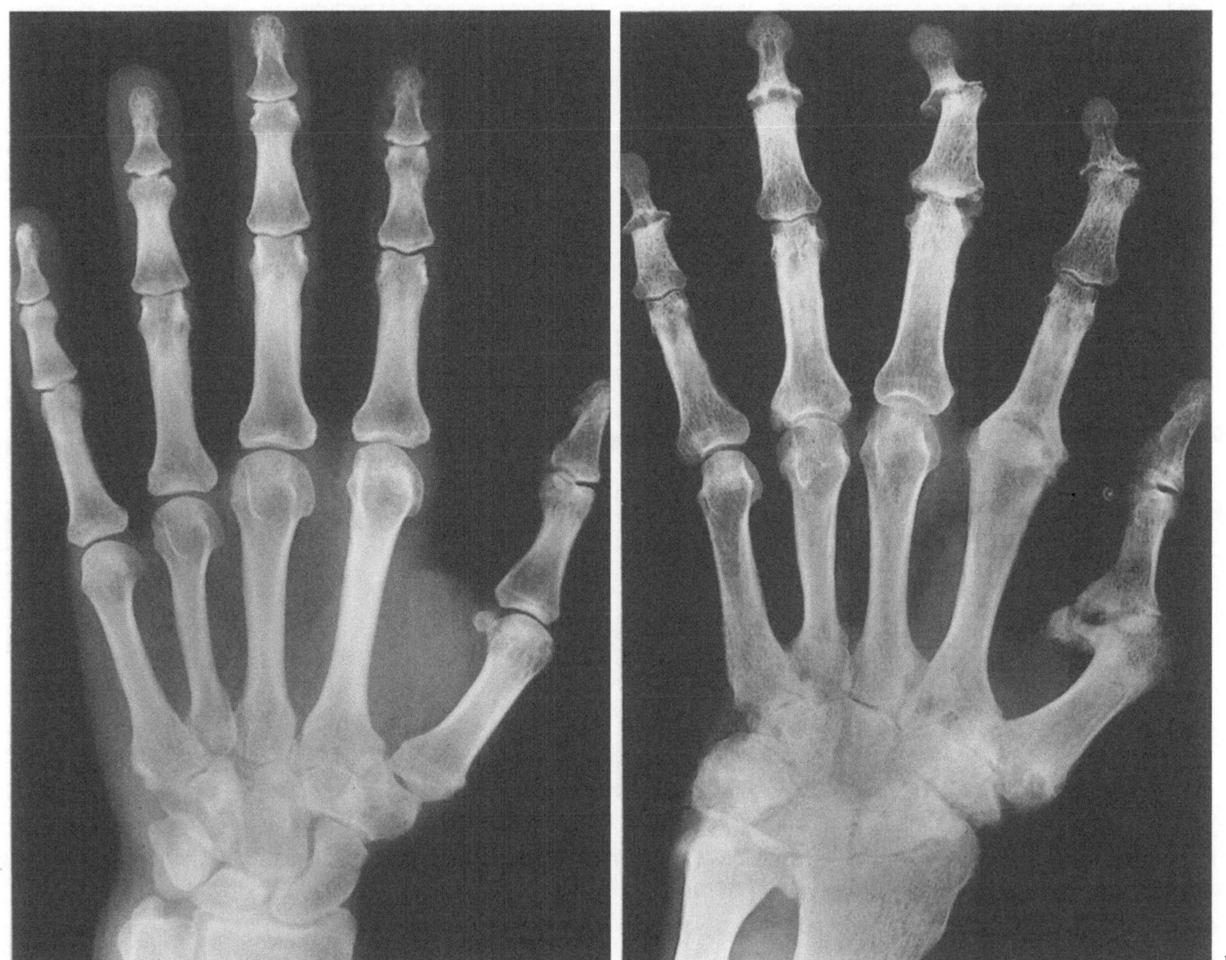

Abb. 5.64a, b. Psoriasisarthritis. **a** Erosionen und Destruktionen an den DIP-Gelenken II–IV, weniger ausgeprägt an den PIP-Gelenken und den MCP-Gelenken I–IV, nur diskrete Protuberanzen, besonders an den DIP-Gelenken II und IV. Keine gelenknahe Osteoporose. **b** Anderer Patient; stark destruierende und mutilierende Form der Psoriasisarthritis mit regellosen Fehlstellungen (vergleiche MCP-Gelenke I und II, DIP-Gelenke II und III). Erheblicher Karpalbefall

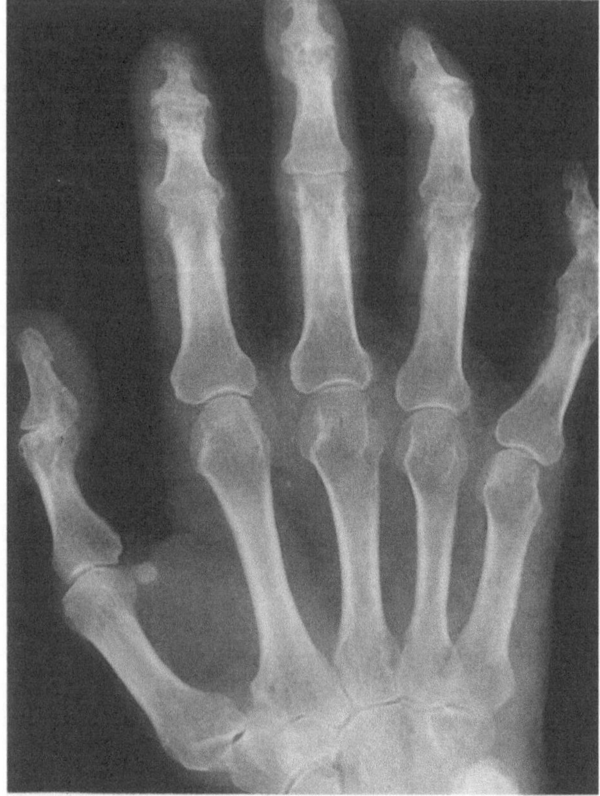

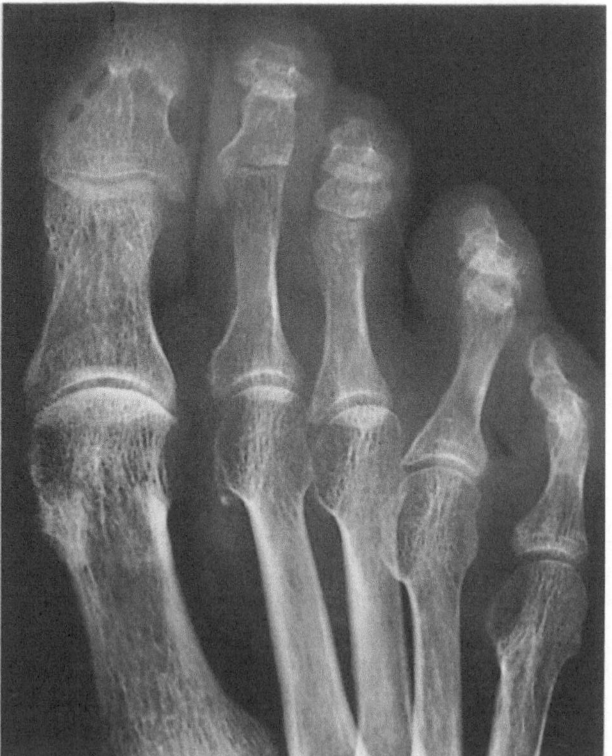

Abb. 5.65a, b. Verlauf einer Psoriasisarthritis (2 Jahre). Zunehmende Ankylosierungen der DIP-Gelenke II–V. Beginnende Destruktion des Nagelfortsatzes vom End- glied II (b). Zunehmende Beteiligung der MCP-Gelenke, insbesondere II. Mäßige gelenknahe Osteoporose

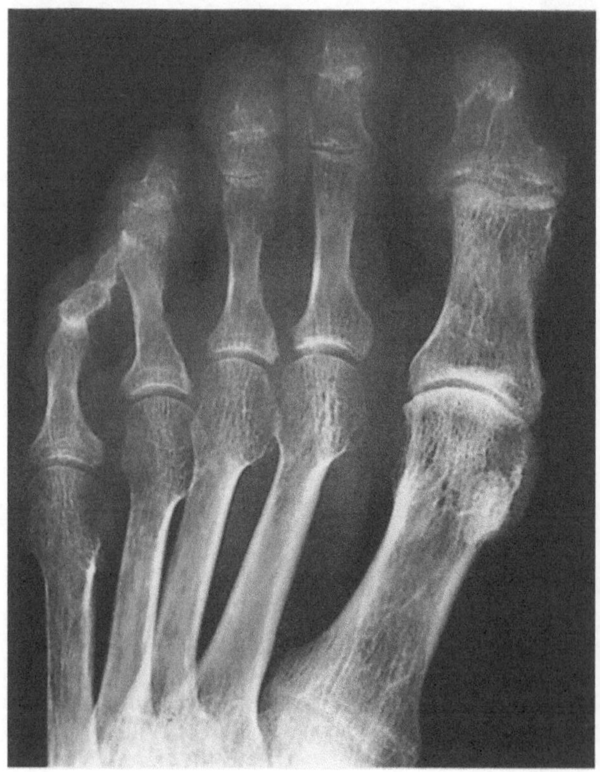

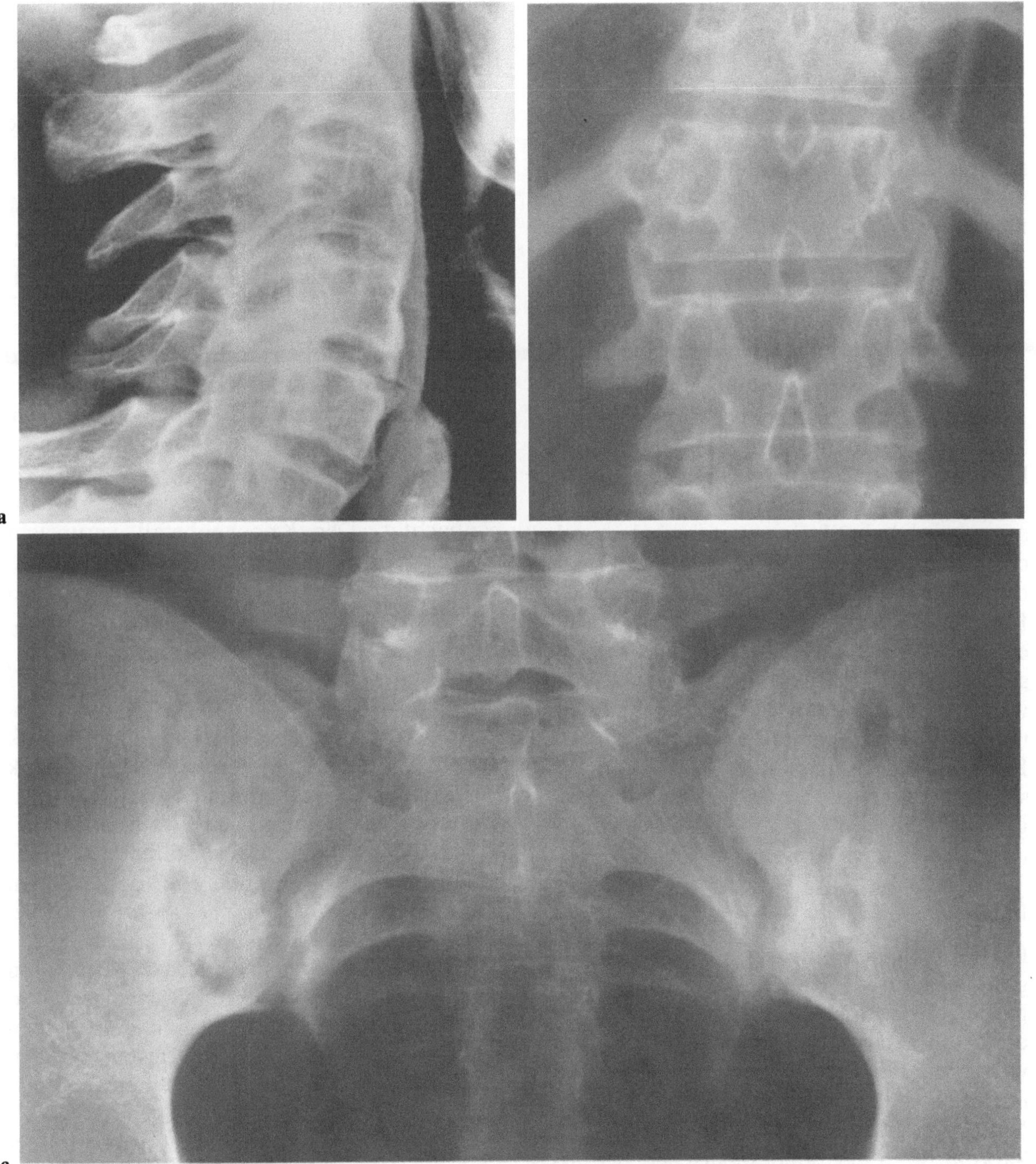

Abb. 5.67 a–c. Psoriasisspondylitis (**a**, **b**) und -sakroiliitis (**c**). Syndesmophyten C 2/C 3/C 4, Parasyndesmophyt an C6. Typische Parasyndesmophyten mit Stierhorn-form beiderseits von L 1. Plumpe Ossifikation, beson-ders rechts neben L 2. Asymmetrische Sakroiliitis

◁ **Abb. 5.66 a, b.** Psoriasisarthritis. Ankylosierungen des DIP- und PIP-Gelenks V beidseitig. Produktive Kno-chenveränderungen medial und lateral an der rechten Großzehenendphalanx. Erosionen an den Metatarsal-köpfchen, insbesondere medial IV rechts und III links sowie lateral V und an den ersten Metatarsusköpfen me-dial. Unscharfe Erosionen auch an den gegenüberliegen-den marginalen Gelenkanteilen

5.10 Gelenk- und Knochen-
veränderungen bei Sarkoidose (M. Boeck)

Definition

Die Gelenk- und Knochensarkoidose ist eine granulomatöse Erkrankung der Synovialmembran bzw. des Knochenmarks im Rahmen der lymphogenen und hämatogenen Ausbreitung der Granulomatose über den ganzen Körper.

Pathologisch-anatomische Veränderungen

Im Vordergrund der pathologisch-anatomischen Veränderungen bei der Sarkoidose (M. Boeck) steht das nichtverkäsende Epitheloidzellgranulom. Siedeln sich solche Epitheloidzellgranulome in der Synovialmembran an, so wird dadurch eine akute, subakute oder chronische Entzündung im Sinne einer Synovialitis bzw. Arthritis ausgelöst. Von dieser Form der Gelenkmanifestation zu unterscheiden ist eine unspezifische Synovialitis als Begleitsymptom der Erkrankung ohne Nachweis von Granulomen. Bei einer Knochenmarksarkoidose kommt es zu begleitenden Knochenveränderungen in Form von umschriebenen Osteoporosen, Osteolysen (Perigranulomatöse Spongiolyse) oder seltener zu reaktiven Osteosklerosen.

Inzidenz

Präzise Angaben über das Vorkommen einer granulomatösen Synovitis im Rahmen des M. Boeck liegen nicht vor. Die Angaben über die Häufigkeit einer röntgenologisch nachweisbaren Skelettbeteiligung bei der Sarkoidose schwanken zwischen 5,3 und 26%, der Mittelwert liegt bei 14%. Die Inzidenz der Sarkoidose in der bundesdeutschen Bevölkerung wird mit etwa 16 auf 100000 Einwohner angenommen.

Klinische Symptomatik

Unspezifische Gelenkbeschwerden im *Stadium der – akuten – bihilären Adenopathie* werden in 6–18% der Fälle beobachtet. Diesen Beschwerden liegt aber in der Regel keine gra-

nulomatöse Synovitis zugrunde. Sie äußern sich als Arthralgien, seltener in Form einer flüchtigen, von Gelenk zu Gelenk springenden Polyarthritis.

Am häufigsten befallen werden Knie- und obere Sprunggelenke in symmetrischer Anordnung.

Bei den mehr *chronischen Verlaufsformen* der Sarkoidose, d.h. überwiegend in den röntgenologischen, am Thoraxbild diagnostizierten Stadien II und III, können die Gelenkbeschwerden ebenfalls flüchtigen Charakter besitzen und mit Polyarthralgien oder Poly- und Oligoarthritiden einhergehen.

Auch ein monoartikulärer Befall unter dem Bild einer akuten Gicht ist möglich. Seltener wird eine schleichende oder in Schüben verlaufende chronische (seronegative) Arthritis beobachtet. Der Knochenbefall verursacht bei ausgedehnteren Zerstörungen und gelenknahem Sitz entsprechende Symptome mit Schmerzen und Bewegungseinschränkungen.

Röntgensymptomatik (Abb. 5.68 und 5.69)

Korrelierend mit der klinischen Symptomatik werden bei flüchtigen, von Gelenk zu Gelenk springenden Polyarthritiden kaum Röntgensymptome zu erwarten sein, während schleichende oder schubweise verlaufende Gelenkentzündungen, insbesondere an den Händen und Füßen, das *Bild einer erosiven Polyarthritis hervorrufen können*.

Bei der *Knochenmarkssarkoidose* werden röntgenologisch überwiegend Osteolysen und seltener Osteosklerosen (v.a. an den flachen Knochen) gefunden. Am häufigsten befallen ist das Handskelett und – in einem deutlich geringeren Ausmaß – das Fußskelett.

Folgende röntgenologische Ausdrucksformen werden dabei beobachtet:
1. *Polyzystische Form:* Vorwiegend in den epimetaphysären Abschnitten der Phalangen und gelegentlich in den Metakarpalia und -tarsalia treten *Stanzlochdefekte* von Reiskorn- bis höchstens Erbsengröße mit polygonaler und scharfer Begrenzung auf. Diese Form wird auch als *Ostitis multiplex cystoides Jüngling* bezeichnet.

2. *Netzig-wabige Strukturveränderungen* zunächst der epimetaphysären Abschnitte, später auch des ganzen Knochens mit Verschmälerung und unregelmäßiger Begrenzung der Kortikalis und netziger Transformation der Spongiosastruktur.
3. *Größere, scharf begrenzte Defekte in den Phalangen*, Metakarpalia und -tarsalia mit Auftreibung des Knochens und zarten Verkalkungen, ähnlich wie bei der Enchondromatose.
4. Die sog. *mutilierende Spätform* mit groben Zerstörungen, insbesondere der Endphalangen. Die differentialdiagnostische Abgrenzung hat dabei das gesamte Spektrum des sog. Akroosteolysesyndroms zu berücksichtigen.
5. *Fleckige Spongiosklerose* besonders der Processus unguiculares der Endphalangen.
6. *Subperiostale Erosionen* mit fransenartiger Außenkontur der Kortikalis. Diese Erscheinungsform hat große Ähnlichkeit mit den subperiostalen Resorptionen beim Hyperparathyreoidismus.
7. *Periostale Form* mit rechtwinklig zum Schaft abzweigenden Spiculae. Diese Form ist ungewöhnlich selten.

Röntgenologische Differentialdiagnose

Bei der akuten Sarkoidose, die klinisch mit Allgemeinsymptomen wie Abgeschlagenheit, Fieber, einer beschleunigten Blutsenkung, Gesamteiweiß- und Immunglobulinvermehrung einhergeht, können Verwechslungen mit dem *rheumatischen Fieber* auftreten.

Als differentialdiagnostisches Kriterium dient im wesentlichen die Thoraxaufnahme, die beim M. Boeck in der Regel eine mehr oder weniger ausgeprägte bihiläre Adenopathie und v.a. rechtsseitig entwickelte mediastinale Lymphknotenvergrößerungen erkennen läßt. Beim M. Boeck sieht man darüber hinaus relativ häufig ein Erythema nodosum an den Unterschenkeln. Während Laborparameter in der allgemeinen Differentialdiagnose relativ unsicher sind, scheint der Nachweis des Angiotensin-converting-Enzyms (AkE oder ACE) relativ spezifisch zu sein, v.a. zeigt er

bei Verlaufsbeobachtungen eine Aktivität des Prozesses an.

Auch bei den *polyarthritischen Formen* gibt das Thoraxbild mit dem Nachweis von typischen Veränderungen in der Regel Auskunft über die Ätiologie der erhobenen Befunde.

Literatur

Bonakdarpour A, Levy WM, Aegerter E (1971) Osteosclerotic changes in sarcoidosis. AJR 113:646
Fitzgerald P (1958) Sarcoidosis of hands. J Bone Joint Surg [Br] 40:256
Rodman T, Funderburk EE, Myerson RM (1959) Sarcoidosis with vertebral involvement. Ann Intern Med 50:213
Uehlinger E, Wurm K (1976) Skelettsarkoidose – Literaturübersicht und Fallbericht. ROEFO 125:111
Wurm K (1983) Sarkoidose. Thieme, Stuttgart
Young DA, Lamann ML (1972) Radiodense skeletal lesions in Boeck's sarcoid. AJR 114:553

5.11 Multizentrische Retikulohistiozytose

Synonyme:
- Lipoiddermatoarthritis
- Riesenzellhistiozytomatose
- Retikulohistiozytäre Granulome
- Riesenzellretikulohistiozytose
- Lipoidrheumatismus
- u.a.

Definition

Bei dieser Erkrankung handelt es sich um eine seltene systemische granulomatöse Erkrankung von Haut und Synovialis, die an den Gelenken zu Veränderungen im Sinne einer erosiv-destruktiven Arthropathie führt.

Pathologisch-anatomische Veränderungen

Pathologisch-anatomisch imponieren granulomatöse Veränderungen der Haut, Unterhaut und der Synovialis, sehr selten kann es auch einmal zu Granulombildungen in Magen, Lunge, Pleura, Herz, Knochen, Lymphknoten, Muskulatur, Leber und Niere kommen. Histologisch bestehen die Granulome aus atypischen, bizarr geformten Histiozyten

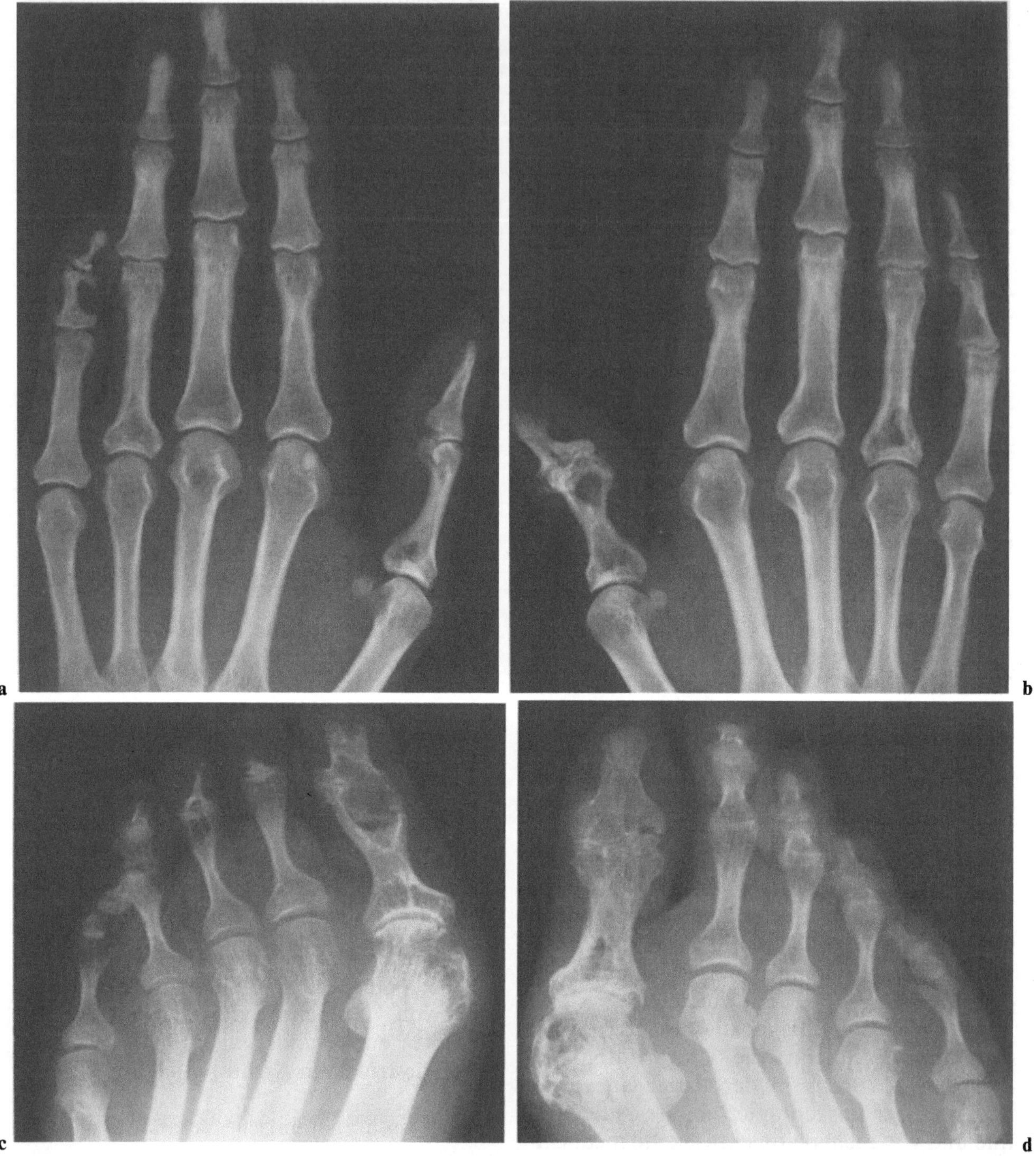

Abb. 5.68 a–d. Sarkoidosemanifestationen an Hand- und Fußskelett (46jährige Patientin). In **a** und **b** sind verschiedene Formen bzw. Ausdrucksformen des Sarkoidosebefalls am Knochen erkennbar: *1* Polyzystische Veränderungen (Grundphalangen I und IV beidseitig, Köpfchen Metakarpale III links); *2* mutilierende Form (Endphalanx V links); *3* Grobe, scharf begrenzte, z.T. randständige Defekte (distale Grundphalanx I rechts, Mittelphalanx V links); *4* subperiostale Erosionen mit Schaftverschmächtigungen (Grundphalanx IV beidseitig, besonders links); *5* Spongiosklerose, besonders an den Mittel- und Endphalangen. Die dargestellte Polymorphie läßt die Veränderungen eindeutig von einer Enchondromatose unterscheiden. **c, d** Fußskelettveränderungen bei derselben Patientin. Es finden sich grobe Mutilationen an den Endphalangen II–IV links und IV

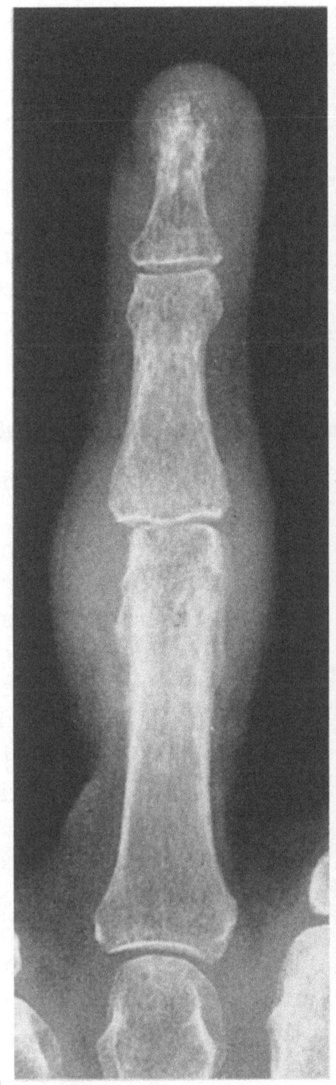
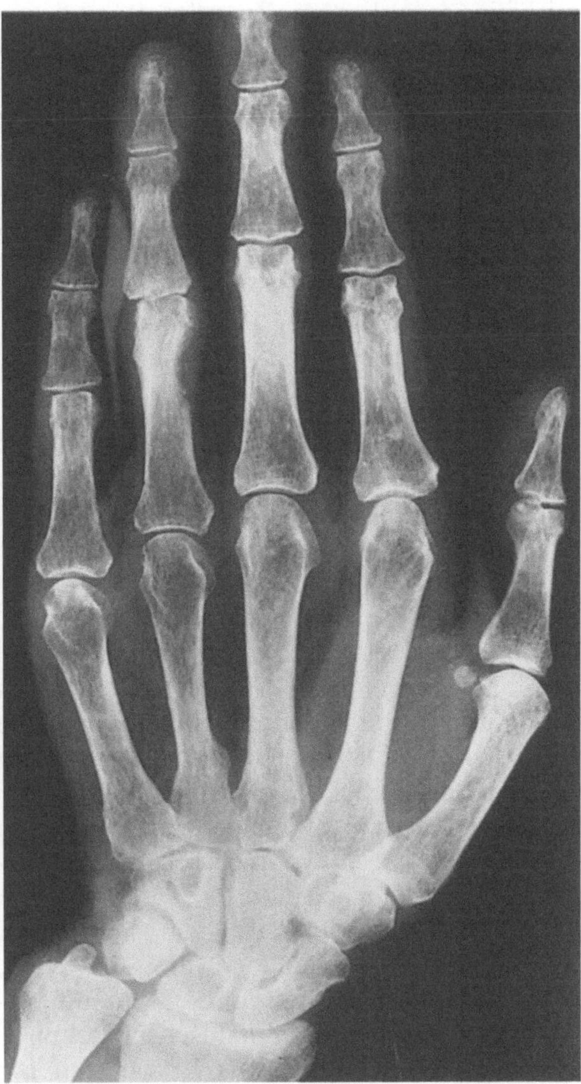

Abb. 5.69a, b. Gelenk- und Knochensarkoidose (56jährige Patientin). Fleckige Spongiosklerose, insbesondere an den Phalangen, beginnende Akroosteolysen (IV, V). Grobe Gelenkschwellung und Spaltverschmälerung um das PIP-Gelenk IV, zunächst mit periostalen Verknöcherungen an der distalen Grundphalanx (a), 2 Monate später grobe subperiostale Destruktion an der distalen medialen Seite (b). Klinisch und röntgenologisch (Spaltverschmälerung, Weichteilverdickung) befallen sind auch die MCP-Gelenke V und IV, das PIP-Gelenk V und die DIP-Gelenke IV und V. Linksbetonte, gelenknahe Osteoporose des Handskeletts, an der Gegenseite (hier nicht dargestellt) überwiegend Akroosteolysen. Keine Stanzlochdefekte

rechts. Die groben osteolytischen Veränderungen am linken Großzehengelenk muten fast wie eine Gicht an. Erhebliche Verschmächtigungen finden sich an den Schäften der Grundphalangen II und III links. Während sich am Handskelett nur wenig ausgeprägte erosive Veränderungen am Metakarpalköpfchen III links erkennen lassen, finden sich am Fußskelett besonders links neben einer gelenknahen Osteoporose z.T. grobe Erosionen an den Metatarsalköpfchen I, III und IV. Subchondral sind zystoide Aufhellungen neben Spongiosklerosen nachweisbar. Histologisch lag den Gelenkveränderungen eine granulomatöse Synovitis zugrunde.

mit fein granuliertem Zytoplasma und aus mehrkernigen Riesenzellen mit schaumig wirkendem, z.T. vakuolärem Zytoplasma.

Pathologisch-anatomisches Substrat der erosiv-destruierenden Gelenkveränderungen sind die erwähnten Granulombildungen in einem ödematösen und hochvaskularisierten Stroma, insbesondere an der Synovialisoberfläche. Global gesehen liegt also eine *Synovialisarthropathie* vor.

Inzidenz

Über die Inzidenz der multizentrischen Retikulohistiozytose als Ursache einer erosiv-destruktiven Arthropathie gibt es keine Angaben. Die bisher im Schrifttum veröffentlichten Fälle liegen um die Zahl 100. Es ist anzunehmen, daß das Krankheitsbild viel häufiger vorkommt, aber zumeist verkannt wird. Das mag daran liegen, daß es sich zum einen um ein Krankheitsbild handelt, dessen Symptome über mehrere Disziplinen verteilt sind, zum anderen daran, daß bei primär radiologischer Diagnostik durch Ähnlichkeiten mit anderen systemischen Gelenkveränderungen Fehldeutungen leicht möglich sind.

1975 stellte Gold aus dem Schrifttum 38 Fälle zusammen, davon waren 33 weiße, 3 schwarze Amerikaner und je ein Amerikaner japanischer und indianischer Herkunft. Das Durchschnittsalter der Erkrankten lag bei 43 Jahren, Frauen waren doppelt so häufig befallen wie Männer.

Klinische Symptomatik

Die Hautveränderungen imponieren in erster Linie als papulöses Exanthem. Die Papeln sind derb, nicht juckend, indolent, hautfarben bis gelblich-bräunlich-rot, gelegentlich xanthomähnlich, glatt und manchmal im Zentrum molluskoid eingedellt. Sie finden sich disseminiert an der Haut und an den hautnahen Schleimhäuten (Mund, Nase) mit Gruppierungstendenz besonders in Gelenknähe.

Klinisch klagen die Patienten häufig über polytope Gelenkbeschwerden im Sinne von spontanen Arthralgien und Belastungsschmerzen. Die Inspektion zeigt Schwellun-

gen um die Gelenke, aber keine Überwärmung oder Rötung, es lassen sich Bewegungseinschränkungen und Instabilitäten nachweisen. Die Prognose ist relativ günstig durch Spontanremission der Hautveränderungen und durch eine gewisse „Stabilisierung" der Gelenkveränderungen im Verlauf von 6–8 Jahren, allerdings unter Hinterlassung von z.T. erheblichen Dauerschäden. Nur bei Befall parenchymatöser Organe ist die Prognose ungünstig.

Röntgensymptomatik (Abb. 5.70)

Die radiologischen Veränderungen sind überall dort zu erwarten, wo sich Gelenke und gelenkige Verbindungen finden, die über eine Synovialmembran verfügen. Eine deutliche Prädilektion der Finger- und Zehengelenke ist mit 77% gegeben (Gold et al. 1975). Röntgenologische Charakteristika sind scharf begrenzte Defekte bzw. Erosionen an den Gelenkrändern, an der juxtaartikulären Kompakta und Konturdefekte an der Gelenkoberfläche. Der Gelenkspalt kann verschmälert sein; bei grober Zerstörung der knöchernen Gelenkenden und infolge der ödematös veränderten, verdickten Synovialis können sich jedoch die Gelenkspalten, insbesondere an den Fingern, erweitern. Die Gelenkdestruktionen verlaufen oft sehr rasch bis hin zur Mutilation.

Ankylosen werden nicht beobachtet. In der Regel bestehen auch keine gelenknahen Entkalkungen, keine reaktiven Hyperostosen bzw. Sklerosierungen oder periartikuläre Weichteilverkalkungen. Die röntgenologischen Erscheinungen eilen den kutanen, subkutanen und Schleimhautveränderungen sehr häufig voraus, was die Differentialdiagnose erschwert.

Differentialdiagnose

Das differentialdiagnostische Spektrum der multizentrischen Retikulohistiozytose ist relativ weit (vgl. Tabelle 5.7).

Gegen eine *chronische Polyarthritis* grenzt sich die multizentrische Retikulohistiozytose durch das Fehlen gelenknaher Entkalkungen

Tabelle 5.7. Zur engeren Differentialdiagnose der multizentrischen Retikulohistiozytose

Erkrankung	Symptome						
	Befallstopik Hände und Füße	Andere Gelenke	Gelenknahe Osteoporose	Erosionen	Produktive Knochenveränderungen	Spongiosasklerosierung	Verlauf
Multizentrische Retikulohistiozytose	Bilateral-symmetrischer Befall der *Interphalangeal-,* weniger häufig der Metakarpo- u. -tarsophalangealgelenke	Prinzipiell alle Gelenke mit Synovialis, auch Kopfgelenke	nein	ja	nein	nein	Rasch, mit Mutilation
Chronische Polyarthritis	Überwiegend *Metakarpo-* u. *-tarsophalangealgelenke*	Prinzipiell alle Gelenke mit Synovialis, auch Kopfgelenke	ja	ja	nein	nein	In Schüben, mit Mutilation
Psoriasisarthritis	Überwiegend interphalangeal: *transversal, axial oder asymmetrisch alle Handgelenke*	Überwiegend Wirbelsäule und Sakroiliakalgelenke	nein (um 10%)	ja	ja (deutlich)	ja	Rasch
Destruktive Arthrose	Überwiegend *proximale Interphalangealgelenke.* Destruktion oft nur an 1 oder 2 Gelenken	Hüftgelenke, Kniegelenke	nein	Selten	ja (deutlich)	ja	Langsam
Gichtarthritis	Bilateral-asymmetrisch *oligoartikulär*	Selten	Gelegentlich	Selten	ja	ja	Langsam

und durch eine etwas andere Befallstopik ab, die die proximalen und distalen Interphalangealgelenke bevorzugt. Der Gelenkbefall ist bei der multizentrischen Retikulohistiozytose in der Regel deutlicher bilateral-symmetrisch, die Konturdefekte finden sich vorwiegend marginal und juxtaartikulär, erst im späteren Stadium kommt es zur Zerstörung der Gelenkoberfläche durch Destruktion des Gelenkknorpels mit Einbruch der gelenktragenden Knochenabschnitte. Bei der multizentrischen Retikulohistiozytose ist der Verlauf der Gelenkveränderungen bis hin zur Mutilation

rascher als bei der chronischen Polyarthritis (Gold et al. 1975). Bei der *Psoriasisarthritis* besteht zwar ebenfalls ein Befall der Interphalangealgelenke, das Befallsmuster ist jedoch im Gegensatz zur multizentrischen Retikulohistiozytose mehr bilateral/asymmetrisch und (in der Hälfte der Fälle) axial oder transversal. Darüber hinaus zeigt die Psoriasisarthritis meist unscharf begrenzte marginale Erosionen und deutliche periostale Knochenneubildungen sowie auch Ankylosen.

Die *destruierende Arthrose* zeigt zu Beginn im Gegensatz zu allen anderen erosiv-de-

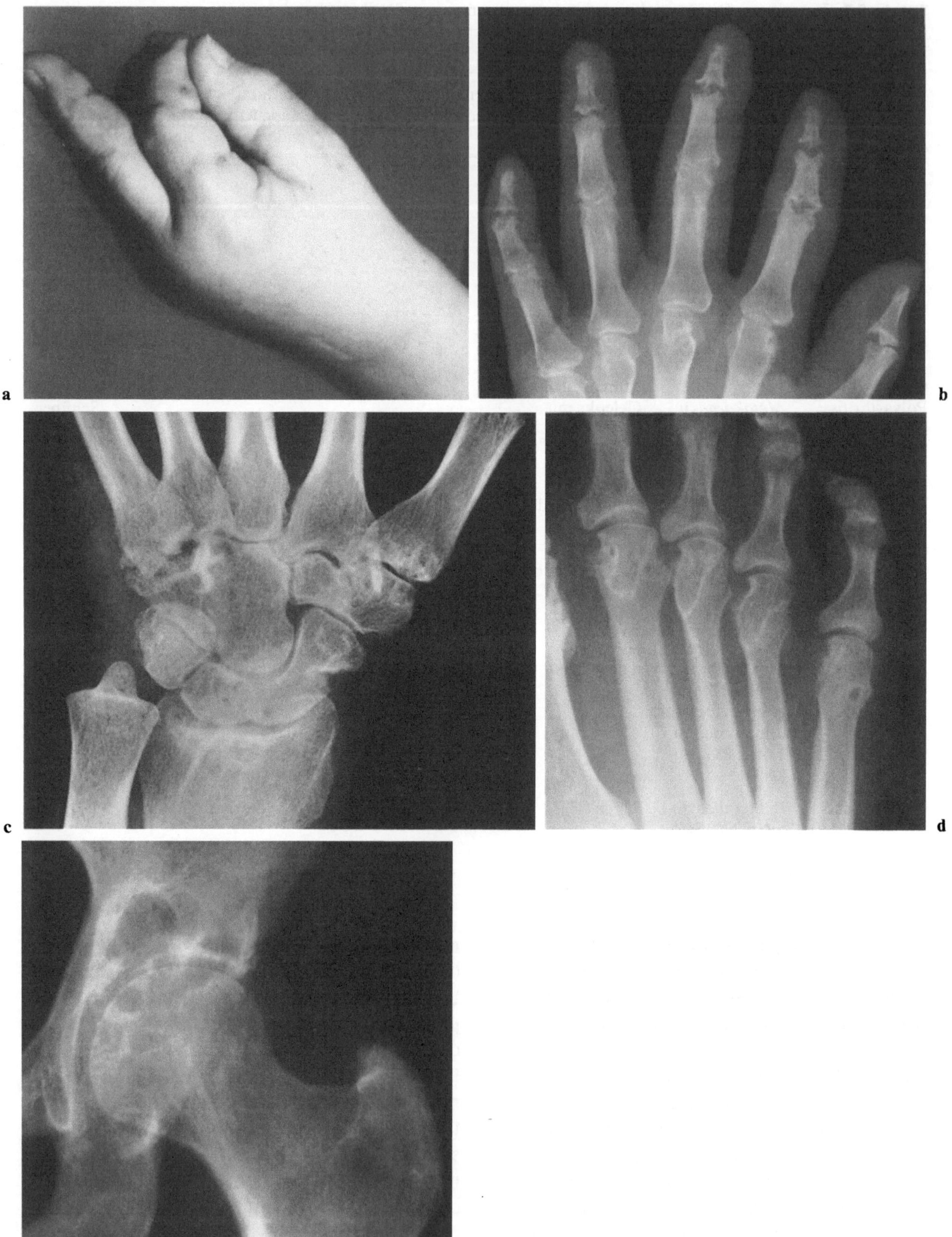

Abb. 5.70a–e

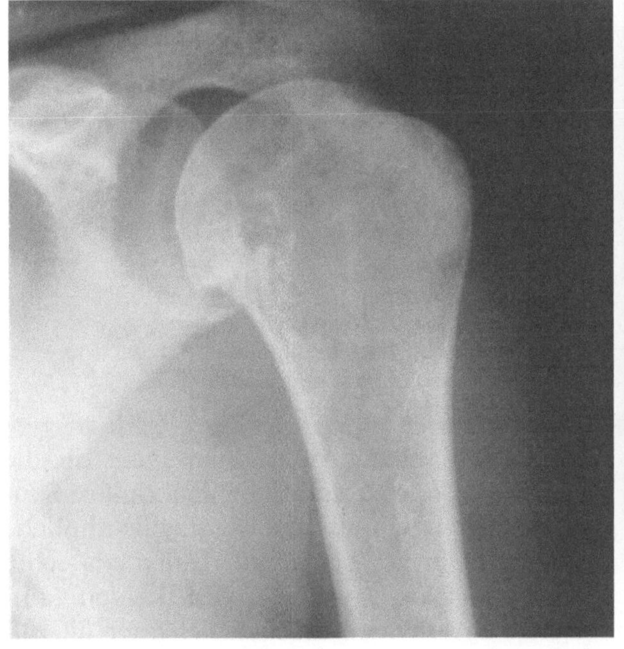

f

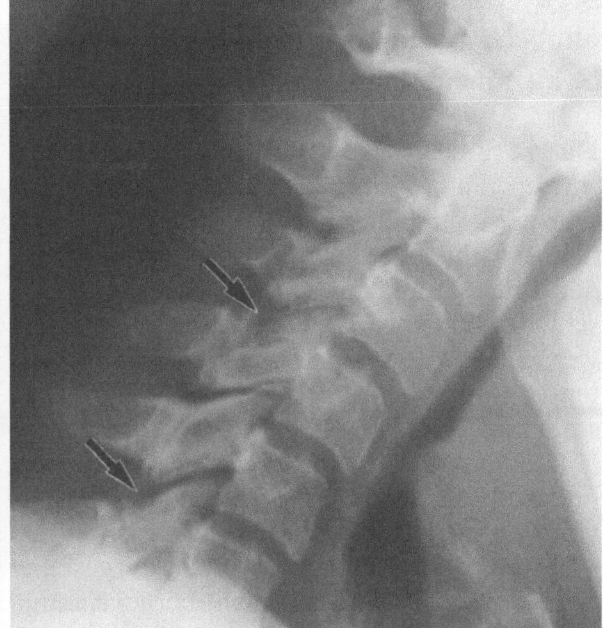

g

Abb. 5.70a–g. Multizentrische Retikulohistiozytose, 37jährige Patientin. **a** Kutane und subkutane Knoten. **b–d** Marginale und zentrale Destruktionen und Erosionen an Hand- und Fußskelett, **e, f** grober Befall auch anderer Gelenke des Gliedmaßenskeletts sowie der zervikalen Wirbelbogengelenke (**g**)

struierenden Polyarthropathien oder Polyarthritiden Erosionen an der Gelenkoberfläche, also zentral und nicht marginal. Bei gleicher Befallstopik der Interphalangealgelenke finden sich jedoch meist verschmälerte und/oder ganz aufgehobene Gelenkspalte, oft mit erheblichen subchondralen Sklerosen sowie para- und periartikulären Verkalkungen und seltener auch mit fibrösen oder ossären Ankylosen.

Die *Gichtarthritis* zeichnet sich durch das mehr zufällige, bilateral-asymmetrische Befallsmuster und das langsame Fortschreiten der Veränderungen aus. Die Gelenkoberfläche wird zumindest in nicht sehr fortgeschrittenen Fällen verschont, es finden sich in der Regel gelenknahe „zystische" Strukturaufhellungen, die marginal auch einbrechen können und Erosionen vortäuschen. Erst bei Einbruch direkt subchondral gelegener Marktophi mit Einsinken des Gelenkknorpels kann es zu entsprechenden zentralen Gelenkveränderungen kommen, die im Sinne einer Becherform Ähnlichkeiten mit der multizentrischen

Retikulohistiozytose haben können. Der multizentrischen Retikulohistiozytose fehlen die sog. Tophusstacheln, die überhängenden Knochenränder und Weichteilverkalkungen. Die *Reiter-Arthritis* neigt zu einem überwiegenden Befall der unteren Extremitäten und der Iliosakralgelenke bei der Psoriasisarthritis ähnlichem röntgenologischem Erscheinungsbild.

Literatur

Erlich G, Young J, Nosheny SZ, Kats WA (1972) Multicentric reticulo histiocytosis (lipoid dermatoarthritis), a multisystem disorder. Am J Med 52:830

Freyschmidt J, Wilmowsky H von, Krmpotic L (1978) Multizentrische Retikulohistiozytose als Ursache einer „erosiv-destruktiven Arthropathie". ROEFO 129:605

Gold RH, Metzger AL, Mirra JM, Weinberger HJ, Killebrew K (1975) Multicentric reticulohistiocytosis (lipoid dermato-arthritis). An erosive polyarthritis with distinctive clinical, roentgenographic and pathologic features. AJR 124:610

Orkin M, Goltz RW, Good RA, Michael A, Fischer I (1964) A study of multicentric reticulohistiocytosis. Arch Dermatol 89:610

5.12 Geschwülste und geschwulstähnliche Läsionen in Gelenken, Schleimbeuteln und Sehnenscheiden

Da die inneren Oberflächen von Gelenken, Bursen und Sehnenscheiden histogenetisch sehr eng miteinander verwandt sind und sich damit pathogenetische Gemeinsamkeiten bei der Entstehung von Geschwülsten und geschwulstähnlichen Läsionen ableiten lassen, werden diese Erkrankungen in den 3 genannten anatomischen Strukturen gemeinsam besprochen.

Die Systematik von Gelenkgeschwülsten und geschwulstähnlichen Läsionen leitet sich von den vorgegebenen Gewebselementen ab und ist in der folgenden Übersicht dargestellt. Gelenkganglien sind dort nicht berücksichtigt (s.S. 213).

Geschwulstähnliche Läsionen der Synovialmembran in Gelenken, Bursen und Sehnenscheiden (nach Schajowicz 1981)

- Lokalisierte (umschriebene) noduläre Synovitis (histiozytäres Xanthogranulom)
- Pigmentierte villonoduläre Synovitis
- Synoviale Chondromatose (Osteochondromatose, M. Reichel)
- Diffuse Lipomatose („Lipoma arborescens")

Geschwülste der Synovialmembran in Gelenken, Bursen und Sehnenscheiden

- *Benigne*   – Hämangiom
  - Lipom
  - Fibrom
  - Chondrom
- *Maligne*   – Synoviales Sarkom (Synovialom, malignes Synoviom)[a]
  - Chondrosarkom (wahrscheinlich sekundär bei Chondromatose)

---

[a] Zum sog. Klarzellsarkom und zum Epitheloidsarkom s. Seite 208.

5.12.1 Geschwulstähnliche Läsionen der Synovialmembran in Gelenken, Schleimbeuteln und Sehnenscheiden

Lokalisierte oder umschriebene noduläre Synovitis

Synonyme:
- Histiozytäres Xanthogranulom
- Riesenzelltumor
- Benignes Synoviom
- Benignes Riesenzellsynoviom
- Xanthomatöser Riesenzelltumor
- Xanthom oder Xanthogranulom
- Fibröses Xanthom oder fibröses Histiozytom

Art und Wahl der vielen Synonyme für die lokalisierte oder umschriebene noduläre Synovitis zeigen an, daß diese geschwulstähnliche Läsion vielerorts heute und früher als echte Geschwulst angesprochen wird. In den zahlreichen Synonymen drücken sich auch die zellulären Elemente der Erkrankung aus: vielkernige Riesenzellen, assoziiert mit einer mehr oder weniger ausgeprägten Wucherung von Histiozyten, die z.T. mit Lipid oder Hämosiderin beladen sind (Xanthom). Nach Ansicht von Jaffey (1958) und Schajowicz (1981) liegt der Veränderung mit großer Wahrscheinlichkeit ein reaktiver oder entzündlicher hyperplastischer Prozeß und nicht ein echtes Geschwulstgeschehen zugrunde.

Die lokalisierte noduläre Synovitis ist im Gegensatz zur pigmentierten villonodulären Synovitis (s.S. 201) ein umschriebener Gelenkprozeß, der im wesentlichen aus einem oder mehreren benachbarten knotenförmigen Gebilden bei sonst normaler Synovialmembran besteht. Zwischen den beiden Entitäten kann es fließende Übergänge geben, was nach Ansicht von Schajowicz (1981) deren gemeinsames histogenetisches Prinzip bei ohnehin fast nicht zu unterscheidender Histologie beweist.

Neben dem unterschiedlichen makroskopischen Befund unterscheidet sich die lokalisierte noduläre Synovitis aber auch noch im klinischen Erscheinungsbild deutlich von der pigmentierten villonodulären Synovitis: *Die Läsion findet sich überwiegend an den Fingern* (89 von 151 Fällen in der Statistik von Schajowicz 1981) und relativ selten am Knie (22 von 151 Fällen in der Statistik von Schajowicz 1981). Die pigmentierte villonoduläre Synovitis tritt hingegen in ca. 60–65% der Fälle im Kniegelenk auf.

Ein weiterer wesentlicher Unterschied zur pigmentierten villonodulären Synovitis besteht darin, daß die umschriebene Form fast ausschließlich in Sehnenscheiden, d.h. also *extraartikulär* anzutreffen ist. An den Fingern sitzt der Prozeß überwiegend an der Dorsalseite, insbesondere des Zeigefingers. Die *klinische Symptomatik* am Finger besteht aus einer Schwellung und aus einem palpablen Knoten, der gewöhnlich schmerzlos ist. Am Kniegelenk kann die Läsion zu einer Einklemmung ähnlich wie bei einer Meniskusläsion, begleitet von einem Erguß, führen.

Röntgenologisch imponiert in der überwiegenden Zahl der Fälle lediglich eine Weichteilschwellung, nur in 15–20% werden druckbedingte Erosionen am daruntergelegenen Knochen, insbesondere bei extraartikulärer Lokalisation am Finger, beobachtet. Die Knochenveränderungen können durchaus ein erhebliches Ausmaß bis hin zur Spontanfraktur einer Phalanx erreichen und einen primären Knochentumor vortäuschen.

Neben der eben erwähnten *Differentialdiagnose* zu einem primären Knochentumor hat klinisch und radiologisch im wesentlichen eine Abgrenzung gegenüber der pigmentierten villonodulären Synovitis zu erfolgen. Die klinischen Unterschiede sind oben bereits dargestellt. Röntgenologisch spricht für das Vorliegen einer lokalisierten nodulären Synovitis die überwiegend extraartikuläre Lage der Läsion. Bei der pigmentierten villonodulären Synovitis läßt sich in der Regel eine stärkere Beziehung zum Gelenk herstellen, außerdem sind sehr häufig beide Gelenkpartner von dem Prozeß betroffen.

Villonoduläre Synovitis

Synonym:
- Pigmentierte villonoduläre Synovitis

Definition

Bei der villonodulären Synovitis handelt es sich um einen chronischen, proliferierenden, geschwulstähnlichen Prozeß der Synovialis in Gelenken, Bursen (sehr selten) und Sehnen (sehr selten) mit einer relativ häufigen intraossären Ausbreitung.

Die Erkrankung tritt gewöhnlich monoartikulär auf.

Ätiologie und pathologisch-anatomische Veränderungen

Die Ätiologie der villonodulären Synovitis ist unbekannt. Pathologisch-anatomisch finden sich Formationen von bräunlich-gelben oder lohfarbenen, moosähnlichen oder nodulären Proliferationen der synovialen Membran, die häufig von einer dunklen, serös-blutigen synovialen Flüssigkeit im Gelenk begleitet werden. Histologisch ist die villonoduläre Synovitis durch eine villöse Hypertrophie der Synovialmembran gekennzeichnet. Die Synovialis ist durch Hyperplasie und Proliferation der synovialen Deckzellen und undifferenzierter Bindegewebszellen der Synovialmembran verdickt; hinzu kommen Formationen zahlreicher polygonaler oder spindelig geformter Stromazellen, die reichlich Lipid, Hämosiderin oder beides enthalten. Vielkernige Riesenzellen (Osteoklasten) vervollständigen das Bild. Die Hämosiderinablagerungen sind für die bräunliche Verfärbung der Synovialis verantwortlich und haben der Erkrankung das Attribut „pigmentiert" gegeben.

Inzidenz

Zuverlässige Angaben über die Inzidenz der Erkrankung gibt es nicht, was z.T. sicherlich daran liegt, daß das Krankheitsbild häufig röntgenologisch und histologisch fehlgedeutet wird (z.B. als Riesenzelltumor). Der Erkrankungsgipfel liegt zwischen dem 10. bis 40. Lebensjahr. Eine Geschlechtsprädisposition ist nicht bekannt. Am häufigsten betroffen ist das Kniegelenk (ca. 60–65%), in fallender Häufigkeit folgen Hüft- und Sprunggelenke. Manifestationen an Schulter-, Ellbogen-, Hand- und Fingergelenken sind ungewöhnlich.

Klinische Symptomatik

Klinisch bestehen oft über Jahre andauernde Belastungsschmerzen und eine Schwellung im betroffenen Gelenk, später kommen auch Ruheschmerzen hinzu. Allgemeine Krankheitssymptome fehlen. Das Gelenkpunktat ist zumeist blutig-serös oder gelblich-braun.

Röntgensymptomatik (Abb. 5.71–5.72)

Es lassen sich zwei Manifestationsformen der villonodulären Synovitis unterscheiden, wobei die eine in die andere übergehen kann (s. folgende Übersicht).

Röntgenzeichen der villonodulären Synovitis (monoartikuläre Erkrankung)

Weichteilmanifestation	*Intraossäre Form*
Verdichtung und Verdickung des paraartikulären Weichteilmantels	Gelenknahe „zystische" Strukturaufhellungen mit Sklerosesaum, Erosionen

a) Weichteilmanifestation (ca. 60–70%). Röntgenologisch imponiert eine Weichteilschwellung um das Gelenk, die durch die Synovialishypertrophie und einen Gelenkerguß bedingt ist. Die Weichteilveränderungen sind auffallend dicht (Abb. 5.71) im Vergleich zu Weichgewebsschwellungen z.B. bei entzündlichen Gelenkveränderungen. Dieser Befund wird auf die Hämosiderinablagerungen in der Synovialmembran, ähnlich wie bei der Hämophilie, zurückgeführt. Die Dichtezunahme des synovialen Gewebes wird besonders gut im Computertomogramm deutlich (Seemann et al. 1983). In der Regel findet sich keine gelenknahe Entkalkung, der Gelenkspalt ist normal weit.

b) Intraossäre Form der villonodulären Synovitis (ca. 30–40%). Zunächst imponiert eine deutliche und – wie oben bereits erwähnt – sehr dichte Weichteilschwellung. Der Prozeß dringt von außen und peripher in die gelenknahen Knochenabschnitte ein, wo er zu unterschiedlich großen, zystenähnlichen Aufhellungen führt, die scharf begrenzt und von einem Sklerosesaum umgeben sind. Die zystenähnlichen Defekte treten in der Regel multipel auf und zeigen nie eine Verkalkung. Die juxtaartikulären Aufhellungen im Kno-

chen liegen in der Regel in einiger Distanz zur Gelenkoberfläche. Periostale Reaktionen sind selten. Erosionen des Knochens werden am Kniegelenk nur gelegentlich (Abb. 5.71), am Hüft- oder oberen Sprunggelenk aber häufiger beobachtet. Man nimmt an, daß letzterer Befund mit folgenden anatomischen Unterschieden im Gelenkaufbau zusammenhängt:

Das Kniegelenk ist im Hinblick auf die Gelenkkapsel und den Bandapparat weiträumiger und lockerer aufgebaut als z.B. das Hüft- oder das obere Sprunggelenk, so daß druckbedingte Erosionen durch die veränderte Synovialis an den beiden letztgenannten Gelenken leichter möglich werden.

Aggressive Osteolysen werden um das Hüftgelenk häufiger als an anderen Gelenken mit villonodulärer Synovitis beobachtet. Fernerhin finden sich die zystenähnlichen Aufhellungen mehr im kraniomedialen oder unteren Randbereich des Azetabulums (Abb. 5.72), ein Befund, der differentialdiagnostische Bedeutung gegenüber den Geröllzysten hat, die in der Regel im Bereich der Druckübertragungszone liegen.

Gelenkspaltverschmälerungen sind bei der villonodulären Synovitis zumindest im Frühstadium selten, eine auffallende gelenknahe Osteoporose wird nicht beobachtet.

Angiographisch finden sich die intra- und extraossären Veränderungen oft hypervaskularisiert.

Die Diagnose einer villonodulären Synovitis sollte dann mit großer Wahrscheinlichkeit gestellt werden, wenn sich juxtaartikuläre zystenähnliche Aufhellungen an beiden artikulierenden Knochen und eine sehr dichte Weichteilschwellung finden, wenn eine gelenknahe Osteoporose und eine Gelenkspaltverschmälerung fehlen und der Prozeß monoartikulär auftritt.

Abb. 5.71 a–d. Verlauf einer villonodulären Synovitis am ▷ Kniegelenk. 49jährige Patientin. **a** 1973, **b–d** 1977. Neben den groben „zystischen" Aufhellungen an Femur, Tibia und Fibula deutliche Kompaktaerosionen, v.a. am ventralen und medialen Femur. Sehr dichter paraartikulärer Weichteilschatten. (Hämosiderin in der gewucherten Synovialis!)

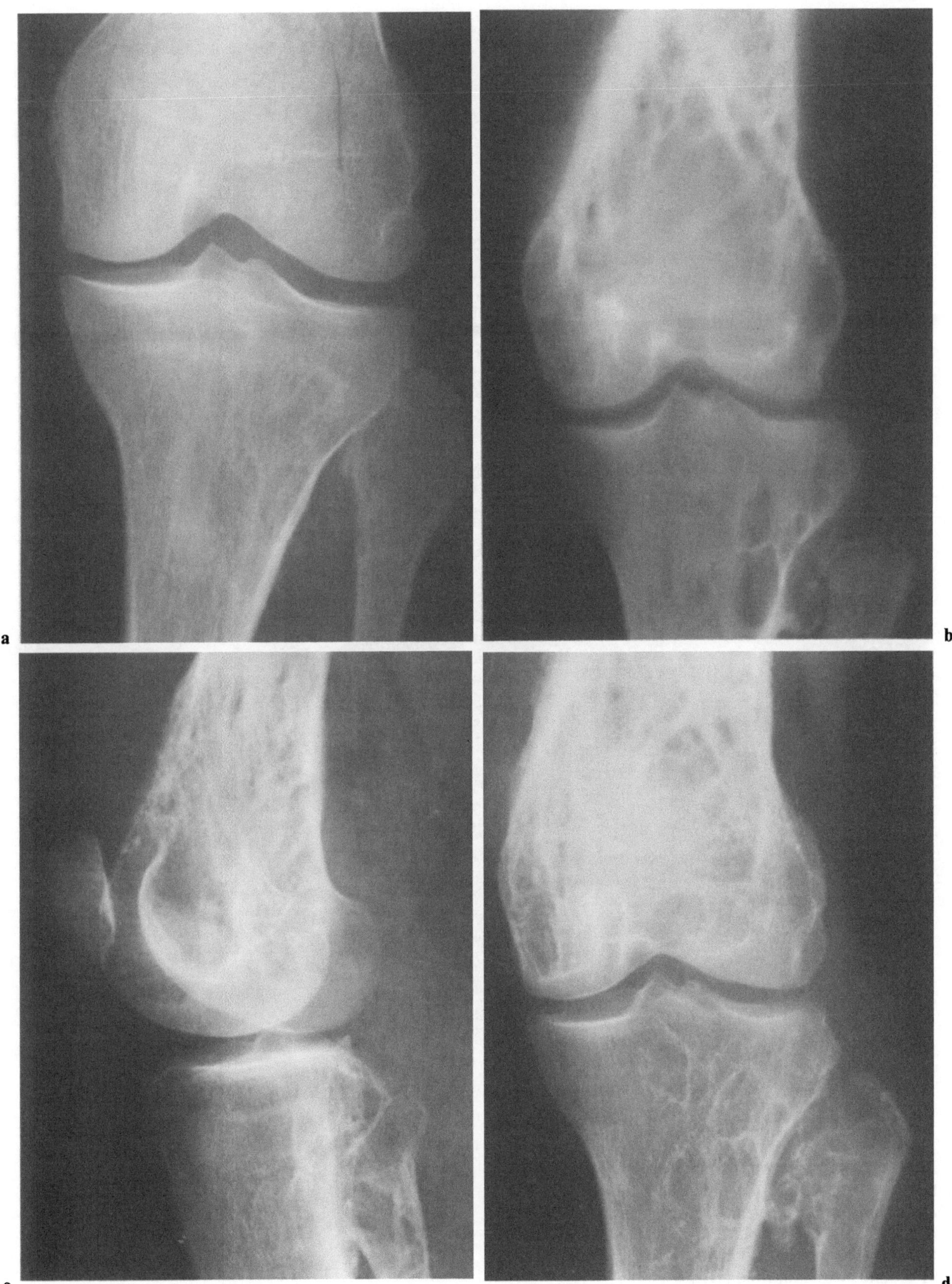

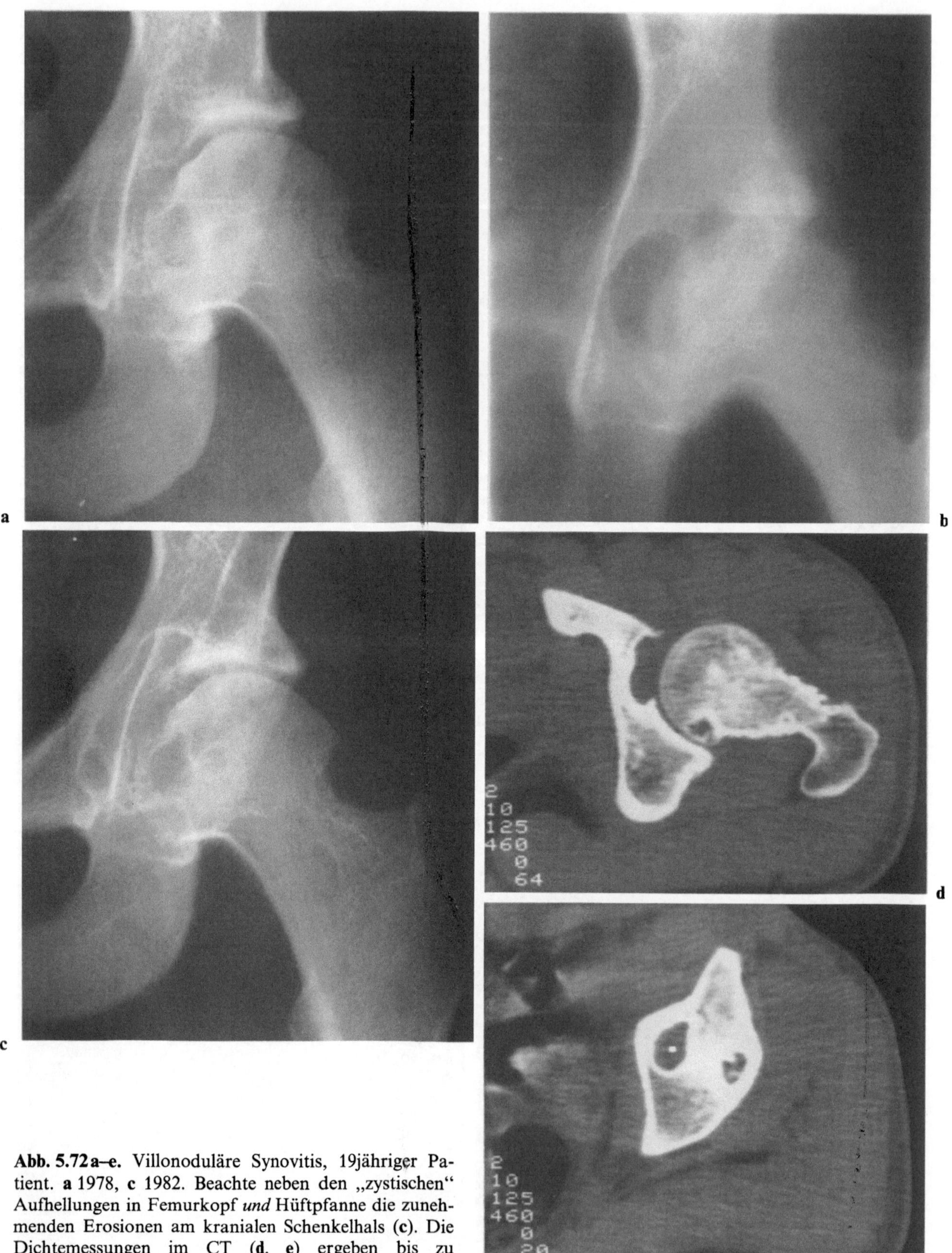

Abb. 5.72a–e. Villonoduläre Synovitis, 19jähriger Patient. **a** 1978, **c** 1982. Beachte neben den „zystischen" Aufhellungen in Femurkopf *und* Hüftpfanne die zunehmenden Erosionen am kranialen Schenkelhals (**c**). Die Dichtemessungen im CT (**d**, **e**) ergeben bis zu 91 Houndsfield-Einheiten (HE)

Differentialdiagnose

Differentialdiagnostisch sollte in erster Linie an das *maligne Synovialom* gedacht werden, bei dem sich jedoch häufiger amorphe Verkalkungen in den Weichteilschwellungen nachweisen lassen. Bei einer Knochenbeteiligung mit marginalen Erosionen und intraossärer Ausbreitung sind die Knochenveränderungen beim Synovialom zumeist unscharf begrenzt. Darüber hinaus verursacht das maligne Synovialom in der Regel eine stärkere Schmerzsymptomatik mit konsekutiver Schonung des Gelenks und der sich damit einstellenden stärkeren gelenknahen Osteoporose.

Tritt die villonoduläre Synovitis röntgenologisch mit intraossären zystenähnlichen Aufhellungen nur an einem der artikulierenden Knochen auf, so muß differentialdiagnostisch ein *Riesenzelltumor* oder auch ein *intraossäres Ganglion* in Erwägung gezogen werden.

Amyloidtumoren verursachen gelegentlich der villonodulären Synovitis ähnliche gelenknahe intraossäre Aufhellungen.

Zur Differentialdiagnose gegenüber der lokalisierten nodulären Synovitis s.S. 201.

Synoviale Chondromatose

Synonyme:
- M. Reichel
- Neoplastische Synovialchondromatose
- Osteochondromatose

Dieses Krankheitsbild wird aus didaktischen Gründen unter den freien Gelenkkörpern auf S. 211 besprochen.

Diffuse Gelenklipomatose

Synonym:
- Lipoma arborescens

Die Gelenklipomatose ist ein sehr seltener hyperplastischer Prozeß des subsynovialen Fettgewebes, der die Synovialmembran diffus mit breiten papillären oder polypoiden Formationen infiltrieren kann. Eine Lokalisation in Sehnenscheiden ist noch seltener. Überwiegend sind Erwachsene, v.a. im Kniegelenk, von dieser Erkrankung betroffen. Die Prävalenz für das Erwachsenenalter kann z.T. damit begründet werden, daß das Krankheitsbild sehr häufig im Rahmen eines chronisch-entzündlichen oder degenerativen Gelenkgeschehens auftritt.

Klinisch verursacht das Krankheitsbild gewöhnlich Schmerzen, eine Gelenkschwellung und auch eine Gelenkfehlstellung sowie Einklemmungserscheinungen. Im Gegensatz zur pigmentierten villonodulären Synovitis ist ein blutiger Gelenkerguß selten.

Röntgenologisch erkennt man das Lipoma arborescens an einer massiven Weichteilverdichtung oft bilateral am Kniegelenk, in der Weichteilmasse können sich feine (regressive) stippchenförmige Verkalkungen finden.

5.12.2 Geschwülste der Synovialmembran in Gelenken, Schleimbeuteln und Sehnenscheiden

Benigne synoviale Geschwülste

Hämangiom

Hämangiome der Synovialmembran sind sehr seltene Geschwülste. Sie treten in Gelenken, Bursen und Sehnenscheiden entweder lokalisiert oder diffus auf. Häufig findet sich das hämangiomatöse Gewebe nicht auf die Synovialmembran begrenzt, sondern es breitet sich in die angrenzenden paraartikulären Strukturen aus, oder es infiltriert die Gelenkkapsel. Die *häufigste Lokalisation ist das Kniegelenk*. Das Gelenkhämangiom wird überwiegend bei Kindern und Jugendlichen beobachtet, einige der bisher berichteten Fälle sind wahrscheinlich auf angeborene Entwicklungsstörungen oder Fehlbildungen (s.u.) zurückzuführen und entsprechen nicht echten Geschwulstprozessen.

Klinisch äußern sich die Hämangiome der Synovialmembran mit Schmerzen und einer Bewegungseinschränkung des betroffenen Gelenks. Weitere klinische Zeichen sind eine palpable Tumormasse und ein blutiger Gelenkerguß.

Radiologisch imponieren verkalkte Phlebolithen in einer Weichgewebsverdickung und -verdichtung, seltener werden Knochenarrosionen beobachtet. Mit Hilfe der Angiographie läßt sich gut die Ausdehnung des Prozesses (diffus oder lokalisiert) bestimmen.

Differentialdiagnostisch kommen die pigmentierte villonoduläre Synovitis bzw. die lokalisierte Synovitis sowie auch ein Synovialom in Frage.

Bei synovialen Hämangiomen werden häufiger andere Gefäßmißbildungen wie z.B. das Klippel-Trenaunay-Syndrom oder das Kasabach-Merritt-Syndrom (Assoziation von Hämangiom mit Blutgerinnungsstörung) gefunden. Wenn synoviale Hämangiome schon im frühen Kindesalter auftreten, so führen sie nicht selten infolge der blutigen Gelenkergüsse zu Formveränderungen z.B. des Kniegelenks, ähnlich wie bei dem Blutergelenk. Die verkalkten Phlebolithen muten mehr als rundliche, z.T. geschichtete Verkalkungen an, beim Synovialom sind sie mehr pleomorph.

Lipom

Von der Synovialmembran ausgehende Lipome sind ungewöhnlich selten. Pathologisch-anatomisch imponieren sie als lobulierte Knoten aus reifem Fettgewebe, umgeben von einer Kapsel. Gelegentlich können sie auch in Sehnenscheiden auftreten.

Am Kniegelenk sind sie vom sog. Hoffa-Fettkörper abzugrenzen, der einer traumatischen entzündlichen Hyperplasie das Fettgewebes im Bereich des Lig. patellae und nicht einem echten Tumor entspricht. Eine besondere Röntgensymptomatik für Lipome der Synovialmembran wird nicht beschrieben.

Chondrom (Abb. 5.73)

Ähnlich wie bei intraossären Chondromen (Enchondrome) werden extraossäre Weichgewebschondrome überwiegend am Handskelett, weniger häufig im Fußbereich beobachtet.

In der Statistik von Chung und Enzinger (1978) finden sich 64% solcher Weichgewebschondrome im Hand- und 20% im Fußbereich. Dabei ist es häufig sehr schwierig festzustellen, ob diese Chondrome von der Synovialmembran, vom Bindegewebe der Gelenkkapsel oder vom paraartikulären Weichgewebe abstammen. Das Prädilektionsalter der Patienten liegt in der 3. und 4. Lebensdekade.

Klinisch imponieren diese Tumoren als zunehmende Schwellung, je nach Sitz kann die Gelenkfunktion eingeschränkt sein. In der Regel ist der Tumor nicht größer als 1–2 cm, bei Lokalisation z.B. am Kniegelenk können die Tumoren aber auch größere Dimensionen erreichen.

Röntgenologisch sieht man meist eine rundliche oder ovale Weichgewebsverdichtung mit unterschiedlich ausgeprägter Verknöcherung (s. Abb. 5.73). Der daruntergelegene Knochen kann arrodiert werden.

Maligne synoviale Geschwülste (Abb. 5.74)

Synoviales Sarkom

Synonyme:
- Malignes Synoviom
- Malignes Synovialom
- Synoviom
- Sarkomesotheliom oder Sarkoendotheliom
- Synoviotheliom oder Synoviotheliosarkom

Das synoviale Sarkom nimmt etwa 5–10% der Weichgewebssarkome ein. Etwa 70% der Fälle sind an der unteren Extremität, insbesondere im Kniebereich, lokalisiert. Wichtig ist die Feststellung, daß nur wenige Tumoren die Synovialmembran selbst involvieren, während die Überzahl der Fälle eher in enger Nachbarschaft zu einem Gelenk, zu Sehnen oder Aponeurosen gelegen sind. Grundsätzlich können synoviale Sarkome aber auch in anderen Körperregionen, z.B. an der Thorax- und Bauchwand, im Nasopharynx und im Nackenbereich auftreten.

Das Prädilektionsalter liegt zwischen 20 und 40 Jahren, die Altersspanne reicht allerdings von 6–65 Jahren. In der Literatur wird eine leichte Androtropie für den Tumor angegeben. Die Geschwulst wächst in der Regel langsam, so daß sich häufig relativ lange Anamnesen finden.

Die *klinischen Charakteristika* sind eine weiche Tumormasse mit einem Durchmesser bis zu einigen Zentimetern. Die Patienten suchen häufig den Arzt dann auf, wenn eine plötzliche Geschwulstzunahme eingesetzt hat.

Radiologisch erkennt man oft eine lobulierte gelenknahe Weichteilmasse mit irregu-

Abb. 5.73. Weichgewebschondrom in den dorsolateralen Abschnitten des Grundgelenks IV. 68jährige Patientin

Abb. 5.74a, b. Synoviales Sarkom mit groben Destruktionen des ventrolateralen Tibiakopfs. Beachte die erhebliche Weichgewebsverdichtung und -verdickung im ventrolateralen Kniegelenkbereich

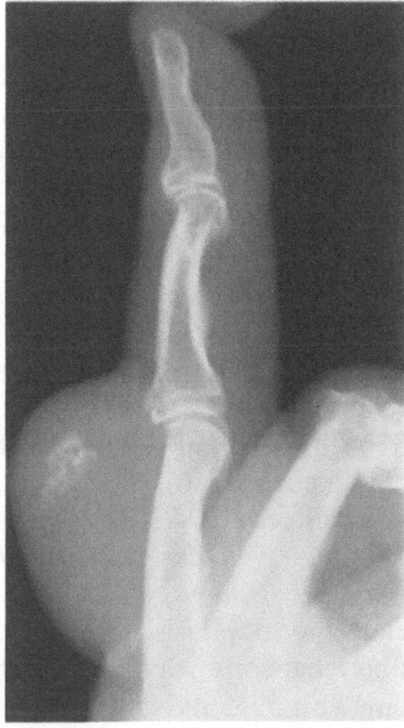

Abb. 5.73

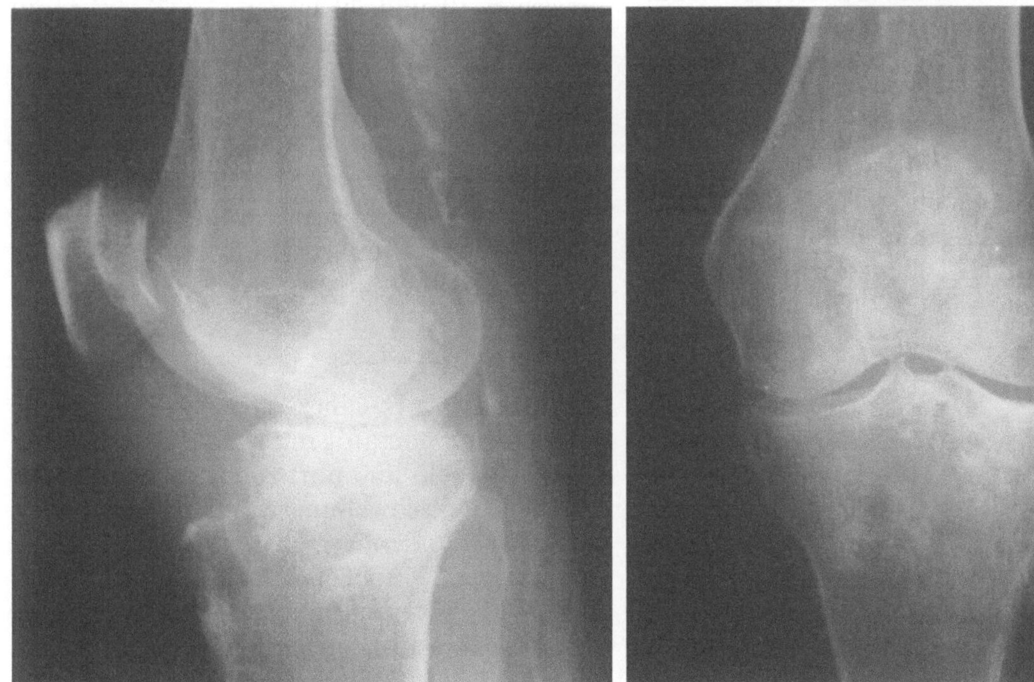

a

b

Abb. 5.74a, b

lären, amorphen Verkalkungen (ca. 30%). Die Verkalkungen können allerdings auch erhebliche Ausmaße erreichen und so ein paraossales osteogenes Sarkom vortäuschen. Eine Invasion in die knöchernen Gelenkstrukturen wird v.a. bei langjährigem Verlauf beobachtet (Abb. 5.74).

Die *Differentialdiagnose* hat hyperplastische synoviale Prozesse wie die villonoduläre Synovitis und die lokalisierte noduläre

Synovitis zu berücksichtigen. Bei einer Knochendestruktion muß auch daran gedacht werden, ob der Prozeß nicht primär vom Knochen ausgeht (z.B. benignes Chondroblastom, Riesenzelltumor, Metastase) und in das Gelenk oder das angrenzende Weichgewebe hineingewachsen ist. Wie für alle Geschwulstprozesse gilt, daß der Prozeß frühzeitig histologisch abgeklärt werden sollte.

Die *Prognose* des malignen synovialen Sarkoms ist dubios, die Fünfjahresüberlebensrate reicht von 25% (Cadman et al. 1965) über 37% (Moberger et al. 1968) bis zu 51% (Mackenzie 1966).

Enzinger (1974) sieht eine *Abhängigkeit der Prognose von der histologischen Differenzierung des Tumors*, wobei der wenig differenzierte monophasische Typ eine Fünfjahresüberlebensrate von 26%, der biphasische Typ eine von 59% haben sollen.

Die Metastasierung des Tumors ist hämatogen, 80% der Metastasen sind demnach in der Lunge angesiedelt, etwa 20% metastasieren in die regionalen Lymphknoten sowie auch in den Knochen und das Gehirn.

Abschließend sei noch auf 2 Geschwulstentitäten hingewiesen, die in ihrer Einordnung in der Literatur sehr kontrovers behandelt werden. Dabei handelt es sich um das sog. Klarzellsarkom der Sehnenscheiden und Aponeurosen und um das „epitheloide Sarkom".

Diese beiden Entitäten wurden von Enzinger (1965, 1977) als eigenständige Geschwulstprozesse mit unbekannter Histogenese im Rahmen der Weichgewebstumoren postuliert.

Andere Autoren ordnen diese Tumoren in die Gruppe der synovialen Sarkome ein.

Klarzellsarkom

Es wird im wesentlichen bei jüngeren Menschen beobachtet und zeichnet sich durch eine langsam wachsende Schwellung aus, die gewöhnlich schmerzlos ist. Hauptlokalisation ist die Plantarregion, fernerhin die Ferse oder auch der obere Sprunggelenkbereich, insbesondere in enger Nachbarschaft zu Achillessehne und Plantaraponeurose.

Makroskopisch findet sich ein weicher, häufig knotenförmig aufgebauter Tumor, der bis zu einigen Zentimetern Durchmesser betragen kann. Die Prognose ist in der Regel sehr schlecht, die Rezidivrate ist sehr hoch.

Epitheloidsarkom

Dieses Sarkom wurde vor der Neukonzipierung durch Enzinger (1974, 1977) z.T. als benigne, z.T. als maligne Läsion im Sinne eines nekrotisierenden Granuloms bzw. eines ulzerierenden Plattenepithelkarzinoms oder Sarkoms (Fibrosarkom oder Synovialissarkom, bei tiefer gelegenen Läsionen) angesprochen. Der Tumor wächst langsam als derbe Masse aus Faszien oder der tiefen Subkutis heraus, weniger häufig entstammt er Sehnen oder Sehnenscheiden. Das Alter der Patienten liegt zwischen 10 und 40 Jahren. Im Krankengut von Enzinger (1977) mit 157 Fällen waren mehr als die Hälfte an den Händen und im Vorderarmbereich lokalisiert. Zwei Drittel der Patienten waren Männer. Im selben Krankengut fand sich eine Rezidivrate von 85% mit einer Metastasierungsrate von 30%. Hauptort der Metastasierung waren Lungen und Lymphknoten.

Synoviale Metastasen

Metastasen, z.B. eines Bronchialkarzinoms, können sich hämatogen in der Synovialmembran ansiedeln und dort zu einer schmerzhaften Weichteilschwellung, ähnlich wie bei einer Arthritis (Goldenberg et al. 1975), führen.

Wird der Knochen arrodiert und später destruiert, ist es naturgemäß sehr schwierig, den Ausgangsort der Metastase (primär synovial? primär ossär?) zu bestimmen.

Auch bei Leukämien, bei malignen Hodgkin- und Non-Hodgkin-Lymphomen können synoviale Infiltrationen das Bild einer Arthritis auslösen.

Literatur

Bate TH (1954) Hemangioma of the tendon sheath. J Bone Joint Surg [Am] 36:104

Burgan DW (1971) Lipoma arborescens of the knee. Another cause of filling defects on a kneearthrogram. Radiology 101:583

Byers PD, Cotton RE, Deacon OW, Lowy M, Newman PH, Sissons HA, Thomson AD (1968) The diagnosis and treatment of pigmented villonodular synovitis. J Bone Joint Surg [Br] 50:290

Cadman NL, Soule EH, Kelly PJ (1965) Synovial sarcoma. An analysis of 134 tumors. Cancer 18:613

Chung EB, Enzinger FM (1978) Chondroma of soft parts. Cancer 41:1414

Cobey MC (1943) Hemangioma of joints. Arch Surg 46:465

Craig RN, Pugh DG, Soule EH (1955) The roentgenologic manifestations of synovial sarcoma. Radiology 65:837

Dahlin DC, Salvador AH (1974) Cartilaginous tumors of the soft tissues of the hand and feet. Mayo Clin Proc 49:721

De Palma AF, Manler GG (1964) Hemangioma of synovial membrane. Clin Orthop 32:93

Enzinger FM (1965) Clear-cell sarcoma of tendons and aponeuroses. An analysis of 21 cases. Cancer 18:1163

Enzinger FM (1974) Clasificacion y diagnostico de los sarcomas de partes blandas. Acta Orthop Latinoam 1:103

Enzinger FM (1977) Recent development in the classification of soft tissue sarcoma. In: Management of primary bone and soft tissue tumors. Year Book Medical Publishers, Chicago, pp 219–234

Fechner RE (1976) Neoplasms and neoplasm-like lesions of the synovium. Williams & Wilkins, Baltimore, pp 157–186 (IAP Monogr., No 17)

Fletcher AG, Horn RC (1951) Giant cell tumors of tendon sheath origin. A consideration of bone involvement and report of 2 cases with extensive bone destruction. Ann Surg 133:374

Forrest J, Staple TW (1971) Synovial hemangioma of the knee. Demonstration by arthrography and arteriography. AJR 112:512

Goldenberg DL, Kelley W, Gibbons RB (1975) Metastatic adenocarcinoma of synovium presenting as an acute arthritis. Arthritis Rheum 18:107

Jaffe HL (1958) Tumors and tumorous conditions of the bones and joints. Lea & Febiger, Philadelphia

Jones FE, Soule EH, Conventry MB (1969) Fibrous xanthoma of synovium (giant-cell tumors of tendon sheath, pigmented nodular synovitis). J Bone Joint Surg [Am] 51:76

Kahn LB (1973) Malignant giant cell tumor of the tendon sheath. Ultrastructural study and review of the literature. Arch Pathol 95:203

Larsen IJ, Landry RM (1969) Hemangioma of the synovium. J Bone Joint Surg [Am] 51:1210

Mackenzie DH (1966) Synovial sarcoma. A review of 58 cases. Cancer 19:169

Mackenzie DH (1974) Clear cell sarcoma of tendons and aponeuroses with melanin production. J Pathol 114:231

Mackenzie DH (1977) Monophasic synovial sarcoma-A histological entity. Histopathology 1:151

Moberger G, Nilsonne U, Friberg S Jr (1968) Synovial sarcoma. Acta Orthop Scand [Suppl] 111

Roth JA, Enzinger FM, Tannenbaum M (1975) Synovial sarcoma of the neck. A followup study of 24 cases. Cancer 31:1243

Schajowicz F (1981) Tumors and tumorlike lesions of bone and joints. Springer, Berlin Heidelberg New York

Scott PM (1968) Bone lesions in pigmented villonodular synovitis. J Bone Joint Surg [Br] 50:306

Seemann WR, Ernst HU, Wimmer B (1983) Computertomographische Befunde bei der pigmentierten villonodulären Synovitis. ROEFO 139:669

Smith JH, Pugh DG (1962) Roentgenographic aspects of articular pigmented villonodular synovitis. AJR 87:1146

6 Sonstige Gelenkerkrankungen sowie Form-, Struktur- und Konturveränderungen, die von primär ossären Läsionen ausgehen

6.1 Freie Gelenkkörper

Freie Gelenkkörper können bedingt sein:

1. Durch Kapselchondrome und Kapselosteome im Rahmen einer Arthrose. Sie entsprechen knorpeligen Metaplasien der Gelenkkapsel. Wenn sie nur partiell und irregulär verkalkt sind, spricht man von Kapselchondromen, bei starker und nahezu homogener Verkalkung werden sie als Kapselosteome bezeichnet. Lösen sie sich von der Gelenkkapsel ab, können sie als freie Gelenkkörper zu Einklemmungserscheinungen, aber auch zu zusätzlichen Knorpelulzerationen bzw. -erosionen führen.

2. Durch eine Osteochondrosis dissecans (s.S. 34, 224).

3. Durch abgelöste Knorpelfragmente unter Hinterlassung einer sog. Knorpelusur (wie z.B. bei der Chondropathia patellae) mit sekundär metaplastischer Verkalkung. Zur Entstehung von freien Gelenkkörpern bei c.P. s. Abb. 5.30, S. 135.

4. Durch abgebrochene Randwülste im Rahmen einer Arthrose.

5. Durch Meniskuszerstörung mit Abbruch von Fragmenten und sekundärer metaplastischer Verkalkung.

6. Im Rahmen der *Gelenkchondromatose* (Abb. 6.1). Diese auch als M. Reichel (synoviale Chondromatose, Osteochondromatose) bezeichnete Erkrankung tritt mono- oder auch biartikulär v.a. im Knie- und Ellbogengelenk (ca. 25%) auf. Besonders bei einem extraartikulären Vorkommen, z.B. in Schleimbeuteln oder Sehnenscheiden, kann es gelegentlich zu malignen Entartungen in Richtung eines Chondrosarkoms kommen (Kaiser et al. 1980; Dunn et al. 1974; Mullins et al. 1965).

Die „neoplastischen" synovialen Chondrome wachsen in der Synovialmembran polytop, so daß immer eine größere Anzahl von kleineren und größeren Chondromen vorliegt.

Röntgenologisch manifestieren sie sich als reiskorn- bis erbsengroße, zumeist stippchenartig, sprenklig oder auch homogen verkalkte rundliche Verdichtungen. Der Gelenkweichteilschatten ist entsprechend dem klinischen Aspekt zumeist verbreitert. Lösen sich einzelne Chondrome ab, so können sie zu Einklemmungserscheinungen, aber auch zu druckbedingten Knorpel- und Knochenerosionen führen. Daher ist *jede Gelenkchondromatose als präarthrotische Erkrankung aufzufassen.*

Differentialdiagnostische Schwierigkeiten können nicht (enchondral) verkalkte Kapselchondrome verursachen. An eine Gelenkchondromatose sollte von der klinischen Symptomatik her dann gedacht werden, wenn die Patienten über Einklemmungserscheinungen und auch Schmerzen sowie Schwellungen in dem betroffenen Gelenk klagen.

Die Chondrome sind in diesem Fall nur durch die Kontrastmittelarthrographie röntgenologisch beweisbar. Seltener kann man auf sie indirekt aufmerksam werden, wenn sie an den Gelenkrändern druckbedingte Erosionen (Kaiser et al. 1980) verursachen und evtl. dabei palpabel sind.

Literatur

Dunn EJ, McGavran MH, Nelson P, Greer RP III (1974) Synovial chondrosarcoma: Report of a case. J Bone Joint Surg [Am] 56:811
Kaiser TE, Ivins JC, Unni KK (1980) Malignant trans-

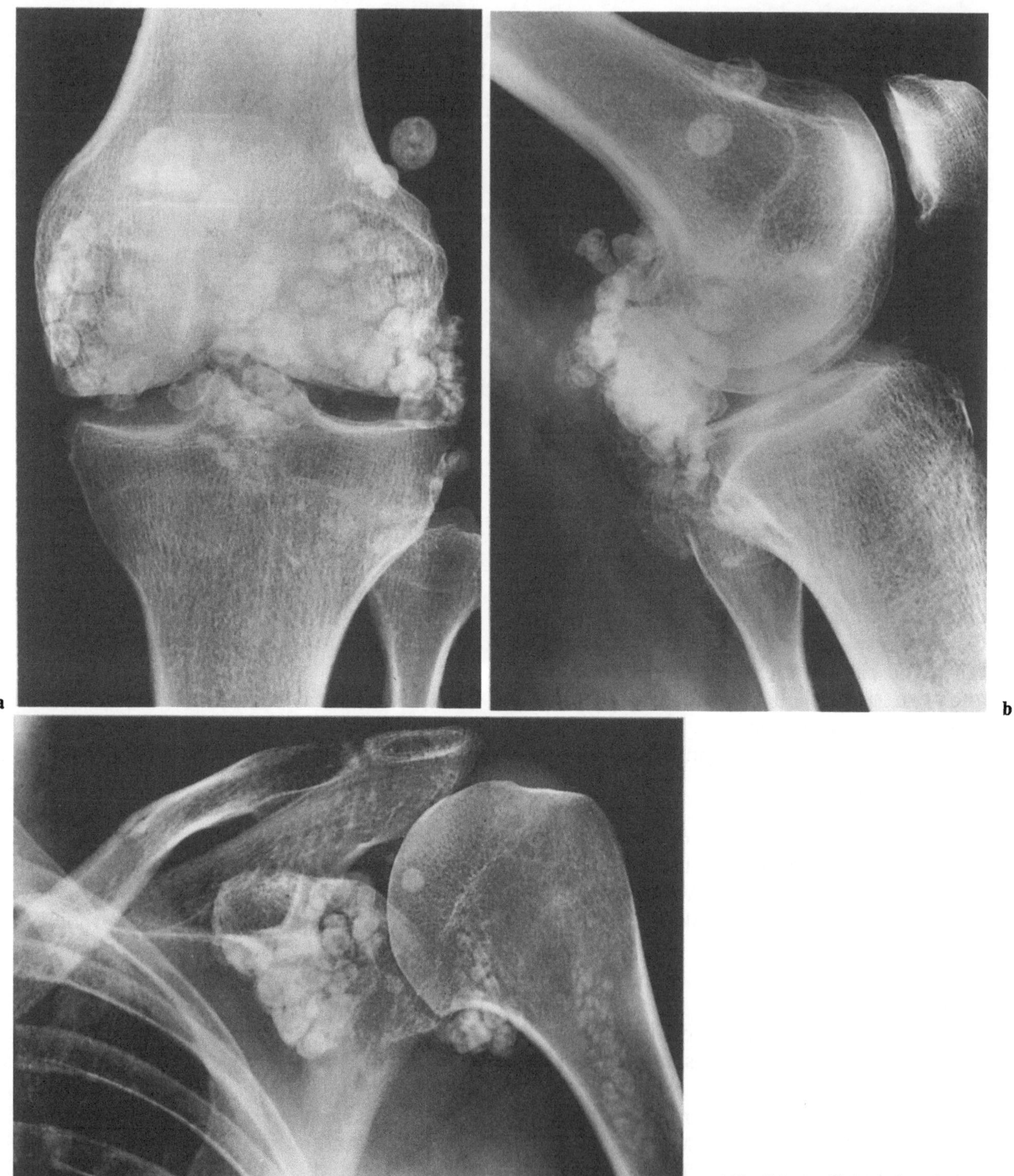

Abb. 6.1 a–c. Gelenkchondroma-
tosen

formation of extra-articular synovial chondromatosis.
Report of a case. Skeletal Radiol 5:223
Milgram JW (1977) The classification of loose bodies
in human joints. Clin Orthop 124:282
Mullins F, Berard CW, Eisenberg SH (1965) Chondrosarcoma following synovial chondromatosis. A case
study. Cancer 18:1180
Sim FH, Dahlin DC, Ivins J-C (1977) Extra-articular
synovial chondromatosis. J Bone Joint Surg [Am]
59:492

6.2 Gelenkganglion

Intraossäres Ganglion

Synonym:
● Subchondrale Synovialzyste

Pathologisch-anatomisch besteht ein intraossäres Ganglion aus einer gelatineartigen Masse, die von einer fibrösen Wand umgeben ist. Ätiologie und Pathogenese dieser Veränderung sind bisher noch nicht restlos geklärt. Es werden Zusammenhänge mit Traumen diskutiert (posttraumatische subchondrale Synovialzyste), wobei über eine längere Zeit nach einer Minimalläsion des Knorpels bei Weiterbelastung des Gelenks Synovialflüssigkeit in die unmittelbar unter der Läsion gelegene Spongiosa gedrückt bzw. gepumpt wird, wodurch es zu umschriebenen Knochenresorptionen kommt.

Auch Synovialishernien und Versprengungen werden als Ursache angenommen.

Klinisch bereiten die intraossären Ganglien in der Regel Schmerzen. *Röntgenologisch* findet sich eine gut begrenzte gelenknahe Aufhellung mit einem Durchmesser von 2 mm–7 cm, die von einem zarten Sklerosesaum umgeben ist. Der angrenzende Gelenkspalt ist

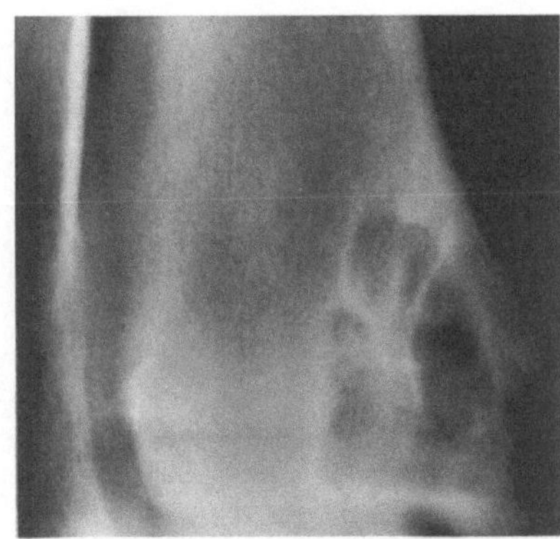

Abb. 6.3. Ungewöhnlich großes intraossäres Ganglion loco typico. 47jähriger Patient

normal weit. Häufigste Lokalisationen sind distale Tibia (Abb. 6.2 und 6.3), Femurkopf und -hals, die Region unmittelbar oberhalb des Azetabulums, das Caput ulnae und der Humeruskopf. Auch in der Umgebung eines Iliosakralgelenks ist ein Ganglion beschrieben worden (Weinberg 1982).

Differentialdiagnostisch ist an benigne Chondroblastome, die sog. Codman-Tumoren, zu denken, die typischerweise epiphysär, aber mehr zentral lokalisiert sind. Codman-Tumoren zeigen sehr häufig zarte Verkalkungen, die bei Ganglien stets fehlen!

Extraartikuläres Ganglion

Extraartikuläre Ganglien gehen von Sehnenscheiden und -ansätzen, Bändern und der äußeren Gelenkkapsel aus. Auch ihre Ätiologie ist nicht restlos geklärt. Klinisch verursachen sie Spontan- und Druckschmerzen und imponieren als knötchenförmige Verdickung.

Meniskusganglion

Dabei handelt es sich um einen prall elastischen Knoten, der sich, insbesondere vom lateralen Meniskus ausgehend, nach lateral aus dem Gelenkspalt hervorwölbt und an der Tibiakante Erosionen (im Gegensatz zur synovitischen Erosion von einem Sklerosesaum umgeben!) hervorrufen kann. Auffallend häufig werden solche Meniskusganglien bei Meniskusfehlbildungen wie z.B. dem Scheibenmeniskus, aber auch bei mechanischer Überbeanspruchung, z.B. durch stärkere sportliche Betätigung, beobachtet. Die Ätio-

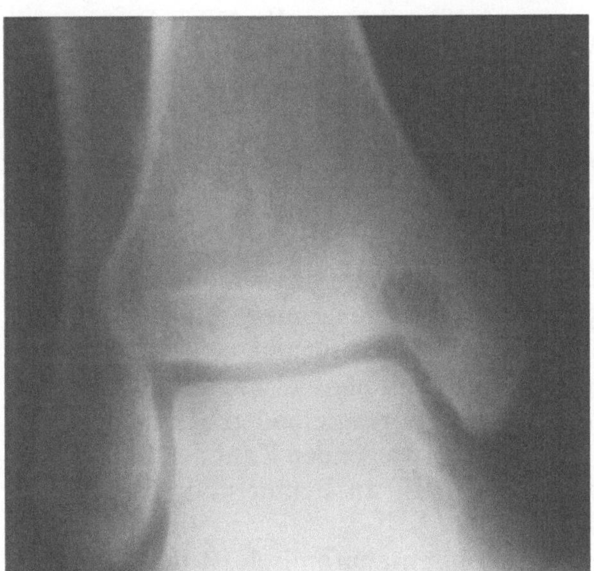

Abb. 6.2. Intraossäres Ganglion in der distalen subchondralen Tibia (loco typico). Scharf – durch einen Sklerosesaum – begrenzter Defekt in der Spongiosa (Tomogramm)

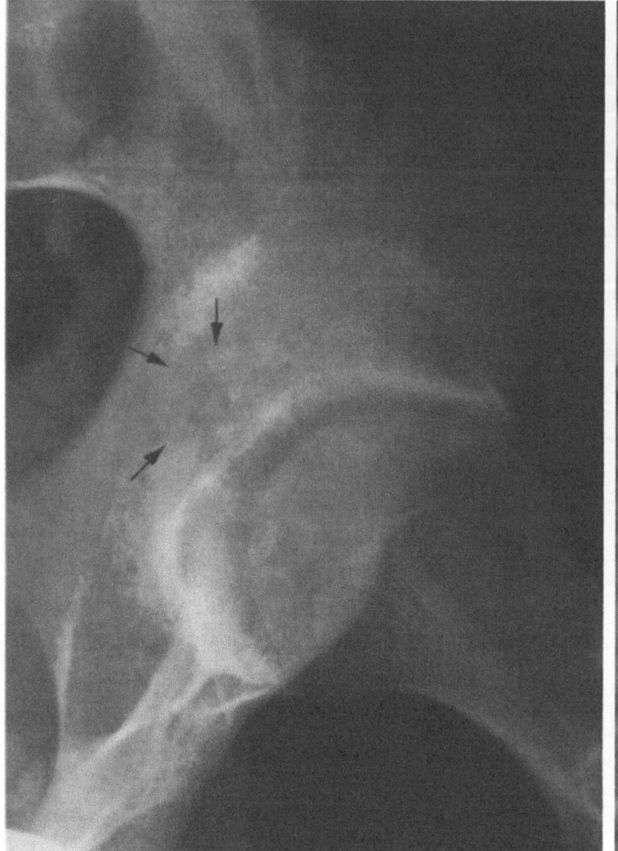

a

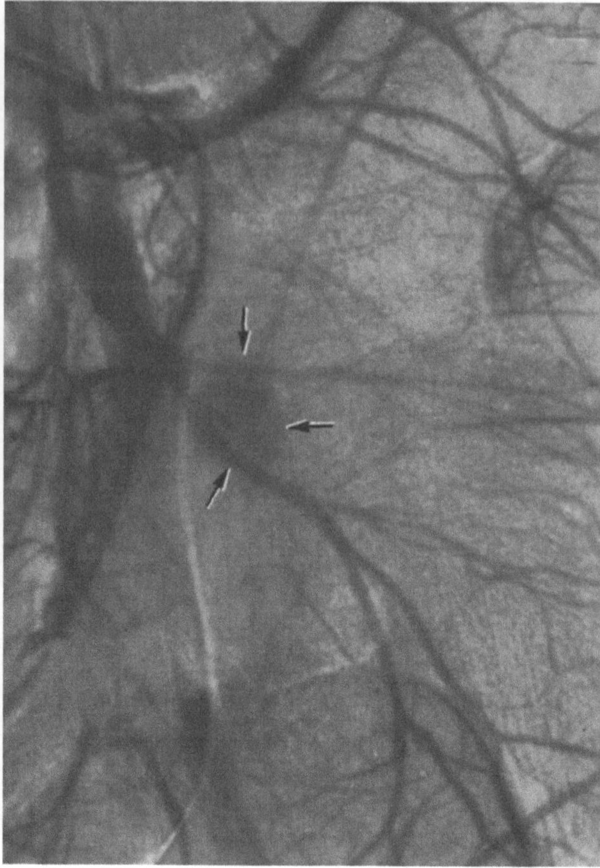

b

Abb. 6.4a. Subartikuläres Osteoidosteom im linken Azetabulum. Der Tumor zeichnet sich durch eine wenig spezifische, mehr fleckförmige Aufhellung aus, er ist von einer geringfügigen Sklerose umgeben. Erst das Angiogramm (**b**) zeigt eine massive rundliche Kontrastmittelanfärbung im Bereich des Tumors. Klinisch bestanden

Schmerzen in der linken Hüfte und eine Bewegungseinschränkung. Diese Symptome lassen ein weites *differentialdiagnostisches Spektrum* zu. (Die Abbildungen entstammen der Sammlung von Herrn Priv.-Doz. Lechner, Wien)

logie ist unklar. Möglicherweise handelt es sich um Reste des embryonalen arthrogenen Mesenchyms, die unter bestimmten Bedingungen, wie z.B. Überbelastung, zu proliferieren und sich schließlich zystisch umzuwandeln beginnen.

Literatur

Feldman F, Jonston A (1973) Intraosseous ganglion. AJR 118:328

Prager PJ, Menges V, Di Biase M (1975) Das intraossäre Ganglion. ROEFO 123:458

Rosenthal DJ, Schwartz AN, Schiller AL (1981) Subperiosteal synovial cyst of knee. Case report 179 Skeletal Radiol 7:142

Weinberg S (1982) Intraosseous ganglion of the ilium. Skeletal Radiol 9:61

6.3 Intrakapsuläres oder juxtaartikuläres Osteoidosteom

Beim Osteoidosteom handelt es sich um einen gutartigen Knochentumor mit z.T. starker umgebender Sklerose und charakteristischer klinischer Symptomatik, v.a. mit nächtlichen, auf Aspirin gut reagierenden Schmerzen.

In der überwiegenden Zahl der Fälle findet sich der Tumor an Femur und Tibia lokalisiert.

Pathologisch-anatomisch ist der Tumor in der Regel hochvaskularisiert (angiographischer Nachweis!) und löst im umgebenden Knochen eine mehr oder weniger ausgeprägte Sklerose aus. Der eigentliche Tumor ist radiographisch in der überwiegenden Zahl der Fälle im Vergleich zur umgebenden Sklerose minder dicht und wird auch als Nidus bezeichnet (weiteres s. bei Freyschmidt 1980). Bei intrakapsulärer oder juxtaartikulärer Lage des Nidus können eine (sympathische) Synovitis und auch eine proliferierende Arthritis ausgelöst werden, die wiederum im Kindesalter schwere Wachstumsstörungen und Knorpeldestruktionen auszulösen vermag. Im Gegensatz zum Sitz im kortikalen oder auch spongiösen Bereich eines Röhrenknochens ist die den Tumor umgebende Sklerose bei intrakapsulärem oder juxtaartikulärem Sitz z.B. in der Hüftpfanne oder am Schenkelhals nur wenig ausgeprägt, offensichtlich da hier Periost und nennenswerter kompakter Knochen fehlen. Dementsprechend kann es äußerst schwierig sein, den Nidus nachzuweisen, wodurch sich Diagnosestellung und notwendige chirurgische Therapie erheblich verzögern können. Als radiologische Methoden sollten bei entsprechendem klinischem Verdacht die funktionelle, d.h. die die Durchblutung erfassende Knochenszintigraphie, die konventionelle oder Computertomographie und schließlich die Angiographie eingesetzt werden (s. auch Abb. 6.4).

Literatur

Clark CR, Ozonoff MB, Drennan JC (1981) Osteoidosteoma of the femoral neck with localized synovitis. Case report 157. Skeletal Radiol 6:286
Lechner G, Riedel P, Knahr K, Salzer M (1975) Das angiographische Bild des Osteoid-Osteoms. ROEFO 122:323
Lechner G, Knahr K, Riedel P (1978) Das Osteoid-Osteom. ROEFO 128:511

6.4 Andere primäre Knochengeschwülste

Einige primäre benigne bzw. semimaligne Knochengeschwülste wie der Codman-Tumor (benignes Chondroblastom) sowie auch der Riesenzelltumor sind nahezu ausschließlich epiphysär bzw. epimetaphysär lokalisiert und können nicht nur durch eine sympathische Arthritis, sondern auch durch einen direkten

Einbruch in das Gelenk die klinische, seltener die radiologische Diagnose verschleiern. Das gilt auch für die überwiegend an Phalangen und Metakarpalia lokalisierten Chondrome. Von den malignen Geschwülsten mit möglichem Gelenkeinbruch sind das Chondrosarkom, das Osteosarkom und Metastasen zu nennen (weiteres s. bei Freyschmidt 1980).

6.5 Gelenkveränderungen bei primärem und sekundärem Hyperparathyreoidismus

Primärer und sekundärer Hyperparathyreoidismus können zu klinischen und radiologischen Veränderungen führen, die gelegentlich bei Unkenntnis der Grunderkrankung z.B. als erosive Arthritis u.ä. fehlgedeutet werden können (Abb. 6.5 und 6.6). Meneghello et al. (1980) geben bezüglich artikulärer Knochenerosionen bei chronisch-urämischen Patienten mit periodischer Hämodialyse eine Inzidenz von ca. 8% an.

Grundsätzlich kommen 4 sich z.T. überschneidene pathogenetische Möglichkeiten der Entstehung v.a. von radiologischen Gelenkveränderungen in Frage:

1. Durch subchondrale fibroosteoklastäre Knochenresorption entstehen Einbrüche des subchondralen Knochens, die wiederum Zerstörungen des darübergelegenen Gelenkknorpels nach sich ziehen. Knorpel- und Knochentrümmer lösen eine reaktive Entzündung der Synovialmembran aus, die klinisch zum Bild einer Arthritis führt (Bywaters et al. 1963). Röntgenologisch zeigen sich ein zunehmender Schwund und eine Unterbrechung der subchondralen Grenzlamelle, die subchondrale Spongiosa ist irregulär und rarefiziert, die Gelenkränder können arrodiert und eingebrochen sein. Der Gelenkspalt kann sich verschmälern, aber auch – durch subchondrale Knochenresorption – erweitert sein.

2. Die Knochenresorption im Bereich der knorpelfreien intraartikulären Knochenabschnitte („bare areas") ist so ausgeprägt, daß erosionsähnliche Bilder (bei klinischer Sym-

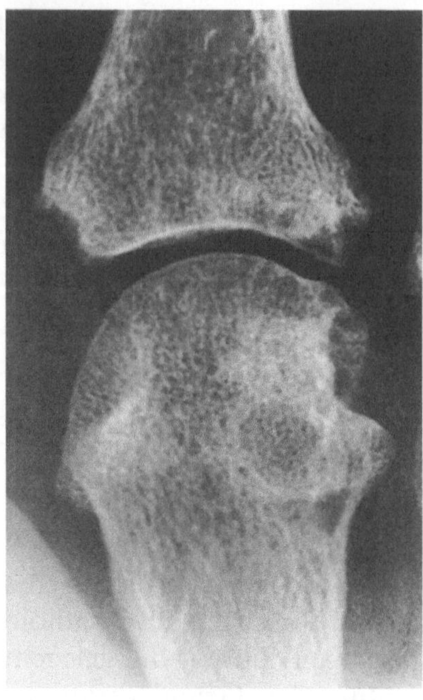

Abb. 6.5. Primärer Hyperparathyreoidismus. Ausschnittsaufnahme vom Metakarpophalangealgelenk II. Grobe Erosionen an den Gelenkrändern, unscharfe und z.T. unterbrochene subchondrale Grenzlamelle des Metakarpalköpfchens, subchondrale Knochenresorptionen. Klinisch: Arthritis. Differentialdiagnose: erosive Arthritis, z.B. c.P.

ptomfreiheit) entstehen, wie Bonavita u. Dalinka (1980) am Humeruskopf von 6 Dialysepatienten (5 waren vom Gelenk her beschwerdefrei) zeigen konnten. Die Erosionen waren in 4 Fällen scharf begrenzt und erinnerten an primär synoviale Prozesse, wie z.B. die chronische Polyarthritis.

3. Durch eine Erhöhung des Kalzium-Phosphat-Produkts infolge der Hyperphosphatämie (Phosphatstau!) bei sekundärem (renalem) Hyperparathyreoidismus kommt es zu Kalziumphosphatablagerungen im periartikulären Weichgewebe (z.B. Bursen, Sehnenscheiden usw., s. auch Seite 60), die röntgenologisch als Kalzifikationen z.B. oberhalb des Tuberculum majus des Humeruskopfs, lateral vom Processus styloideus ulnae oder neben Os scaphoideum und Os trapezium zu sehen sind. Durch Druck von seiten der mit Bursitis einhergehenden Kalziumablagerungen und zusätzliche, wiederholte Mikrotraumen während der Gelenkbewegung entstehen am da-

runtergelegenen Knochen Erosionen (Meneghello et al. 1980).

4. Es entsteht überwiegend das Bild einer sekundären Chondrokalzinose mit Knorpelverkalkungen, reaktiver Synovitis usw., wobei Kalziumpyrophosphatkristalle und/oder Hydroxylapatitkristalle abgelagert werden.

Die *differentialdiagnostische* Abgrenzung erosiver artikulärer Knochenveränderungen bei primärem und sekundärem Hyperparathyreoidismus dürfte keine Schwierigkeiten bereiten, wenn man die umgebenden Knochenstrukturen beachtet, die in der Regel die typischen Veränderungen eines Hyperparathyreoidismus erkennen lassen. Das gilt besonders für das Handskelett (Freyschmidt 1980; Fritsch et al. 1980).

Literatur

Bonavita JA, Dalinka MK (1980) Shoulder erosions in renal osteodystrophy. Skeletal Radiol 5:105

Bywaters EG, Dixon AS, Scott JT (1963) Joint lesions of hyperparathyroidism. Ann Rheum Dis 22:171

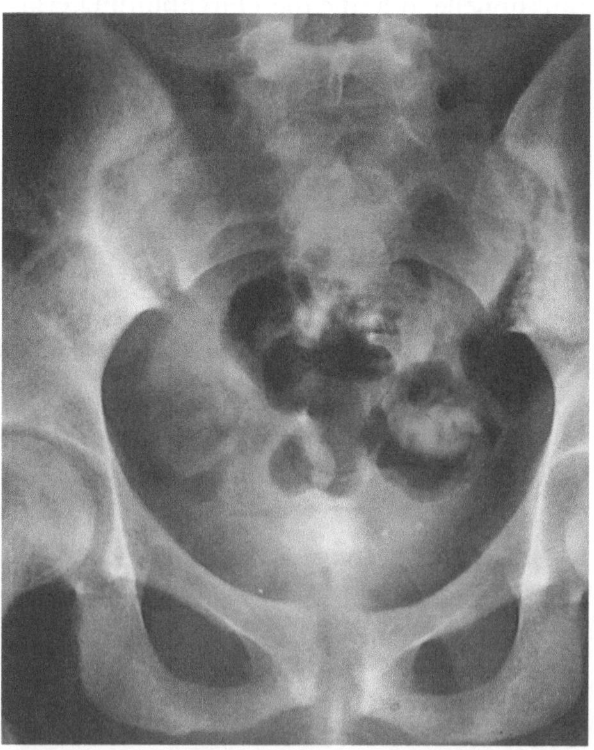

Abb. 6.6. Sekundärer Hyperparathyreoidismus. Unscharfe Konturierung und Pseudoerweiterung der sakroiliakalen Gelenkspalten und der Symphyse. Differentialdiagnostische Ähnlichkeiten mit einer Sakroiliitis

Freyschmidt J (1980) Knochenerkrankungen im Erwachsenenalter. Springer, Berlin Heidelberg New York

Fritsch R, Freyschmidt J, Lustenberger N, Hesch RD (1980) Zum klinischen Wert röntgenologischer Verlaufsbeobachtungen bei renaler Osteopathie. Röntgenblätter 33:207

Meneghello A, Bertoli M, Romagnoli GF (1980) Unusual complication of soft tissue calcifications in chronic renal disease: The articular erosions. Skeletal Radiol 5:251

Resnik DL (1974) Erosive arthritis of the hand and wrist in hyperparathyroidism. Radiology 110:263

Rynes RJ, Merzig EG (1978) Calcium pyrophosphate crystal deposition disease and hyperparathyroidism: A controlled, prospective study. J Rheumatol 5:460

6.6 Osteonekrose

Osteonekrosen entstehen auf dem Boden einer lokalen Unterbrechung der Blutversorgung des Knochens. Sie werden verursacht durch thrombotische Verschlüsse, entzündliche oder degenerative Erkrankungen der Gefäßwände und durch traumatische Unterbrechung der Blutzirkulation z.B. bei Schenkelhalsfrakturen.

Durch eine Druckerhöhung im Markraum, z.B. durch Eiter oder Tumorinfiltration, kann in Anbetracht der starren Kortikalis ebenfalls die Blutzirkulation unterbrochen werden.

Röntgenologisch ist die Osteonekrose im wesentlichen durch eine *Veränderung der Knochendichte*, der *Form* und der *Kontur* sowie durch eine *Fragmentation* gekennzeichnet.

Die ersten Veränderungen nach einem Gefäßverschluß spielen sich eher in der Umgebung des von der Blutversorgung abgeschnittenen Knochens im Sinne einer Begleitosteoporose ab. Da das betroffene Areal an den Stoffwechselprozessen des Knochens nicht teilnehmen kann, wirkt es im Vergleich zur umgebenden Osteoporose dichter. Später können in den von der Blutversorgung abgeschnittenen Knochenbezirk Kalksalze eingelagert werden, wodurch sich allmählich eine echte Sklerose einstellt (Abb. 6.7). Sprossen im Rahmen reparativer Vorgänge aus der Umgebung Gefäße in den erkrankten Bezirk, so kann sich vorübergehend oder auch endgültig metaplastischer Knochen entwickeln,

der auffallend strähnig wirkt. Bleibt der nekrotische Bezirk weiterhin mechanischen Belastungen ausgesetzt, so sintern die nunmehr mechanisch minderwertigen nekrotischen Areale zusammen, wodurch eine unscharfe amorphe „Spongiosasklerose" bei Volumenminderung mit *Abflachung der Gelenkkonturen* – bei gelenknaher Lokalisation – entsteht. Mit der Zeit treten *regelrechte Einbrüche* an der gewichtstragenden *Gelenkfläche* auf, als deren Folge sich die Formveränderung verstärkt. Schließlich können sich die am stärksten belasteten osteonekrotischen Areale demarkieren, es resultieren von einem Aufhellungssaum umgebene dissekatähnliche Knochenfragmente (Fragmentation, Abb. 6.9). Wenn diese Fragmente sehr klein sind, muten sie krümelig an. Im Rahmen reparativer Gefäßeinsprossungen können die nekrotischen Fragmente resorbiert werden, es entwickeln sich zystenähnliche Aufhellungen. Besonders am Femur- und Humeruskopf erfolgt in den späten Stadien der Osteonekrose eine zunehmende Resorption, wodurch allmählich der gesamte nekrotische Knochen verschwindet und sich die Konturen zum gesunden Knochen hin glätten. In der Regel reagiert das an die befallene epiphysäre Knochenregion angrenzende Gelenk infolge der veränderten statischen und mechanischen Verhältnisse mit einer zunehmenden Arthrose.

Ischämische Knochennekrosen werden an zahlreichen Skelettabschnitten beobachtet. Im *Kindes- und Jugendalter* spielen ätiologisch sicherlich konstitutionelle Faktoren eine Rolle. Die bekanntesten epi- und apophysären Osteonekrosen, deren Folgen in Form von Kontur-, Struktur- und Formveränderungen im Erwachsenenalter gesehen werden, sind die *Legg-Perthes-Erkrankung* (Osteochondrosis des Femurkopfs, Coxa plana), die *Osteonekrose des Os naviculare des Fußes* (Köhler I), *des 2.* (Abb. 6.8), *seltener des 3. Metatarsalköpfchens* (Köhler II oder Freiberg-Erkrankung), die zumeist *posttraumatische Osteochondrosis der Tuberositas tibiae* (Osgood-Schlatter-Erkrankung), die *Osteochondrosis dissecans im Kniebereich* (s.S. 34), die *aseptische Nekrose der Wirbelkörper-*

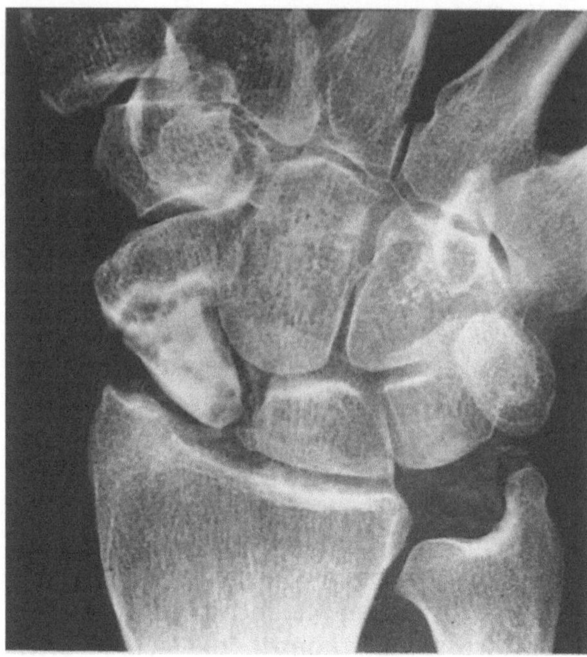

Abb. 6.7. Posttraumatische aseptische Nekrose des proximalen Navikularfragments bei Pseudarthrose. Nebenbefund: Chondrokalzinose

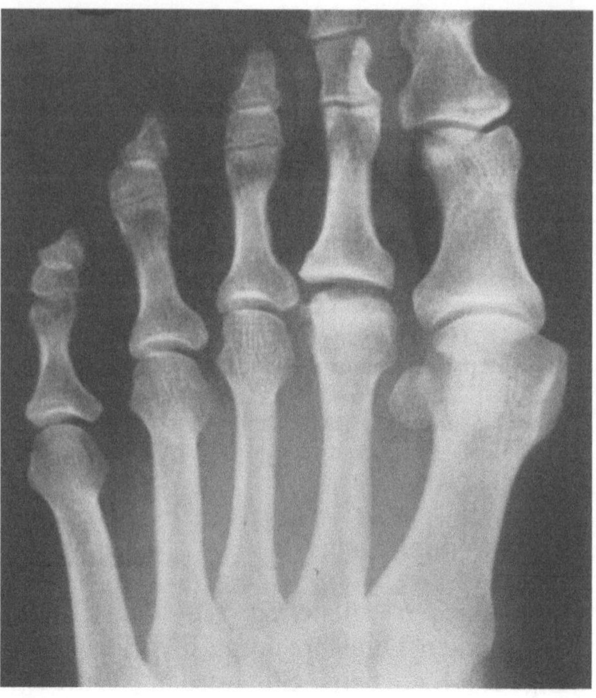

Abb. 6.8. Aseptische Nekrose des 2. Metatarsalköpfchens (Köhler II) als Zufallsbefund bei einer 23jährigen Frau. Anamnestisch werden von der Patientin vorübergehende Mittelfußschmerzen im Alter von 11–12 Jahren angegeben. Man erkennt eine Abflachung und auch leichte Verplumpung des 2. Metatarsalköpfchens, die subchondral gelegenen Knochenstrukturen sind unregelmäßig verdichtet, der röntgenologisch sichtbare Gelenkspalt ist infolge des Knochenschwunds deutlich verbreitert

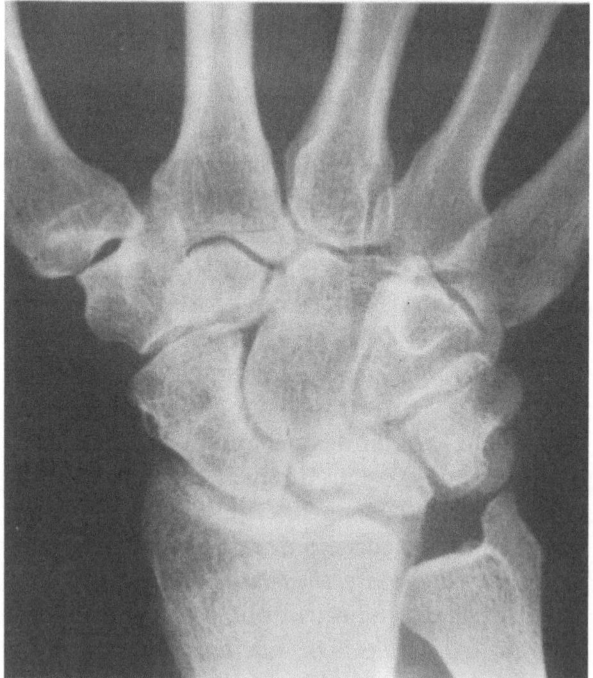

Abb. 6.9. Lunatummalazie nach stumpfem Handtrauma vor 2 Jahren. Das Os lunatum ist insgesamt dichter als die übrigen Handwurzelknochen, es zeigt eine deutliche Volumenminderung. Die gelenknahen Abschnitte, besonders proximal, grenzen sich vom übrigen Os lunatum durch feine bandförmige Aufhellungen ab, die eine Dissektion dieser Areale anzeigen (Fragmentation)

grund- und -deckplatten (Scheuermann-Erkrankung) und die zumeist *posttraumatische Nekrose der Wirbelkörper* mit Ausbildung eines Plattwirbels (Kümmell-Verneuil-Erkrankung).

Im *Erwachsenenalter* spielen sicherlich die idiopathische und posttraumatische Hüftkopfnekrose und die Lunatummalazie hinsichtlich der Inzidenz von aseptischen Knochennekrosen die wesentliche Rolle. Eine seltene aseptische Nekrose des sternalen Klavikulaendes (M. Friedrich) ist auf S. 223 dargestellt[1].

Die *Osteoradionekrose* nimmt durch die komplexen ätiologischen Faktoren eine eigenständige Rolle ein, sie wurde früher bei Anwendung konventioneller Strahlen häufiger und wird heute im Rahmen moderner strahlentherapeutischer Techniken seltener beobachtet.

Die Steroid- oder Kortikoidnekrose kann sowohl bei endogenem wie bei exogenem Hyperkortizismus auftreten. Sie wird heute v.a. im Rahmen der systemischen Steroidtherapie bei nierentransplantierten Patienten 5–18 Monate nach der Transplantation gesehen. Die Inzidenz wird im Schrifttum sehr unterschiedlich mit 5–37% aller nierentransplantierter Patienten angegeben. Steroidinduzierte aseptische Knochennekrosen finden sich v.a. am Femur- und Humeruskopf sowie im Kniegelenkbereich. Pathogenetisch werden Gefäßverschlüsse durch Fettembolien und auch durch eine abnorme Haftfähigkeit der Erythrozyten diskutiert. Als zusätzlicher Faktor muß die durch die Steroide reduzierte protektive Sensibilität in den Gelenken, ähnlich wie bei der neurogenen Arthropathie, angesehen werden, wodurch die Gelenke bzw. die gelenktragenden epiphysären Knochenabschnitte permanent Mikrotraumen mit zuneh-

mender subchondraler Zerrüttung (intraspongiöse bzw. trabekuläre Frakturen) ausgesetzt sind. Dadurch ließe sich auch die häufig beobachtete starke (reparative) Knochenneubildung mit resultierender deformierender Arthropathie erklären. Neben Knochennekrosen und dem Bild einer Osteochondrosis dissecans werden bei endogenem (M. Cushing) und exogenem Hyperkortizismus auch epimetaphysäre Knocheninfarkte mit der ihnen eigenen Röntgensymptomatik beobachtet. In diesem Zusammenhang ist hervorzuheben, daß nicht jeder epiphysäre Knocheninfarkt zu einer Knochennekrose führen muß.

6.6.1 Idiopathische (aseptische) Hüftkopfnekrose Erwachsener

Die idiopathische Hüftkopfnekrose hat in den letzten Jahren an Häufigkeit zugenommen; man rechnet, daß sie in ca. 2–3% aller degenerativen Hüfterkrankungen auftritt. Die Ätiologie dieser ischämischen Nekrose, die im wesentlichen den vorderen kranialen Hüftkopfquadranten erfaßt, ist bisher unklar, es werden Leber- und Pankreasschäden, Alkoholabusus sowie primäre und sekundäre Stoffwechselerkrankungen wie z.B. die Hyperlipoproteinämie und die Hyperurikämie diskutiert.

Es konnte bisher auch noch nicht geklärt werden, ob die in jedem Fall vorliegenden Gefäßverschlüsse insbesondere der A. circumflexa femoris medialis als Folge der obengenannten möglichen ätiologischen Faktoren die pathogenetisch entscheidende Rolle spielen oder ob sie erst sekundär als Folge von Mikrofrakturen der Spongiosabälkchen bei mechanischer Überbelastung entstehen.

Das Krankheitsbild tritt vorwiegend im mittleren Lebensalter zwischen dem 30. und 60. Lebensjahr bei einem Erkrankungsgipfel um das 41. Lebensjahr herum auf. Zu 50–70% sind beide Hüftgelenke befallen. Klinisch stehen mehr oder weniger intensive Hüftschmerzen und eine Bewegungseinschränkung im Vordergrund. Gelegentlich wird jegliche Symptomatik vermißt und die Hüftkopfnekrose als Zufallsbefund entdeckt.

---

1 Eine seltene Ursache von aseptischen Osteochondronekrosen stellt die Caissonkrankheit dar. Durch plötzliche Dekompression nach Druckexposition über 1,6 Atü können aus dem Gewebe frei werdende Stickstoffbläschen Blutkapillaren des Knochens verschließen und so zu epiphysären Knocheninfarkten mit konsekutiver Osteochondronekrose führen.

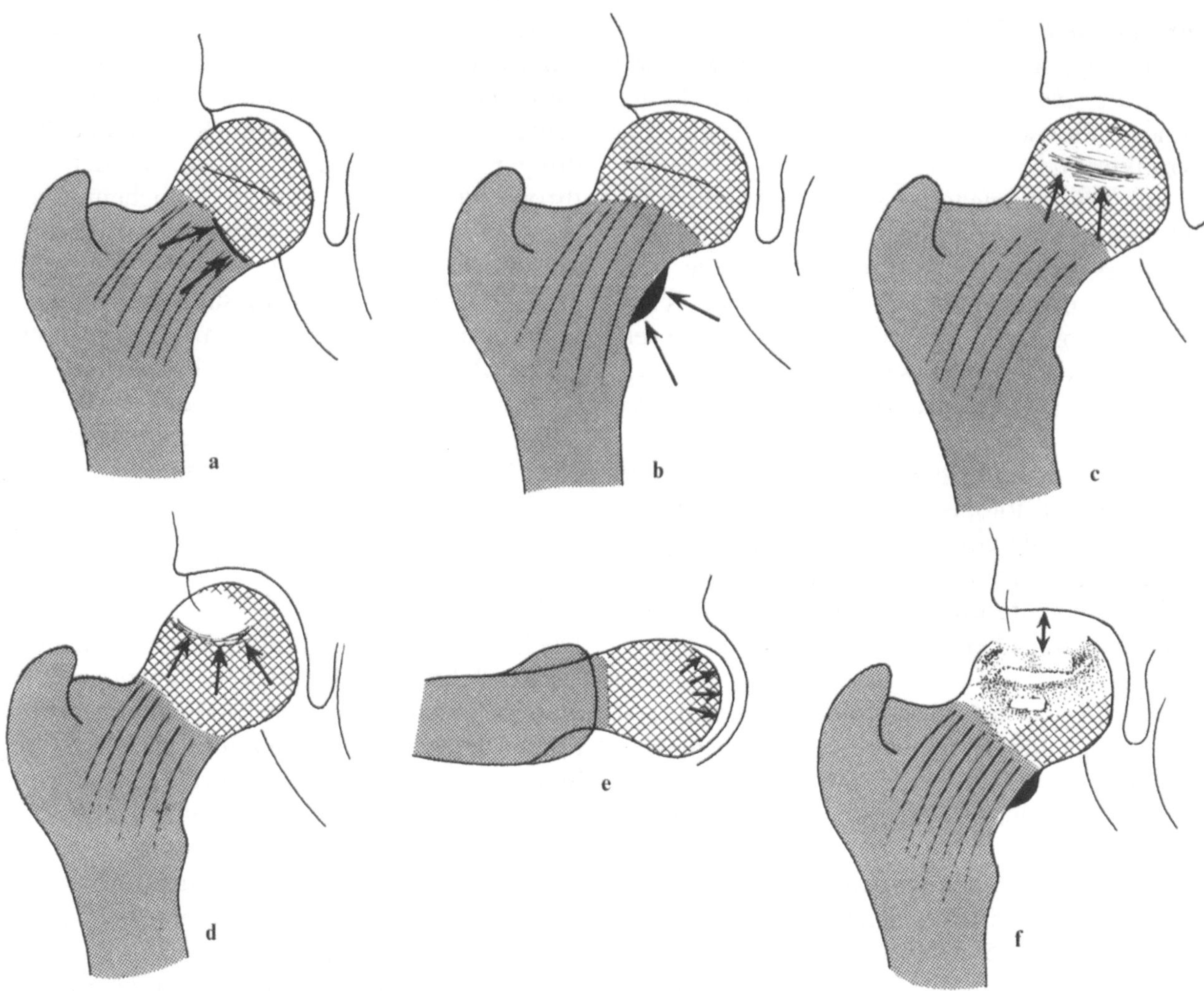

Abb. 6.10a–f. Wesentliche Röntgenzeichen bei der idiopathischen Hüftkopfnekrose Erwachsener. **a, b** Frühzeichen: Sklerosezone im Kopf-Hals-Übergang (**a**) und Periostverdickung am Adam-Bogen (**b**). **c–f** Spätzeichen: bandförmige Sklerose in Femurkopfmitte, die den später nekrotisch werdenden halbmondförmigen, kranioventral gelegenen Kopfbezirk abgrenzt (**c**), umschriebene Strukturunschärfen und Aufhellungen im kranialen Femurkopfbereich, umgeben von einem Sklerosesaum (**d**); sichelförmige subchondrale Aufhellung in der Axialaufnahme (**e**); schon fortgeschrittene Destruktion des kranialen Femurkopfs im Bereich der Druckübertragungszone mit Volumenminderung und Abplattung der Femurkopfkontur, wodurch sich der röntgenologisch sichtbare Gelenkspalt erweitert (**f**)

Röntgensymptomatik

Frühveränderungen (Abb. 6.10a und b)

Bei Verdacht auf eine idiopathische Hüftkopfnekrose sollte das Hüftgelenk in mindestens 2 Ebenen und bei negativem Befund auch mit Hilfe der Tomographie untersucht werden. Häufig eilen pathologische szintigraphische Befunde den röntgenologischen Veränderungen voraus. Als *echte röntgenologische Frühzeichen* gelten eine *Sklerosezone im Bereich des Kopf-Hals-Übergangs* sowie eine *periostale Auflagerung* bzw. *Verdickung im Bereich der unteren Schenkelhalskontur.* Beide Veränderungen sind im sagittalen Strahlengang erkennbar. Sie treten zu einem Zeitpunkt auf, zu dem im eigentlichen Gebiet der Osteonekrose noch keine Veränderungen erkennbar sind. Diese Frühzeichen können über mehrere Jahre beobachtet werden. Eine schlüssige Erklärung für die Entstehung der Frühzeichen gibt es noch nicht.

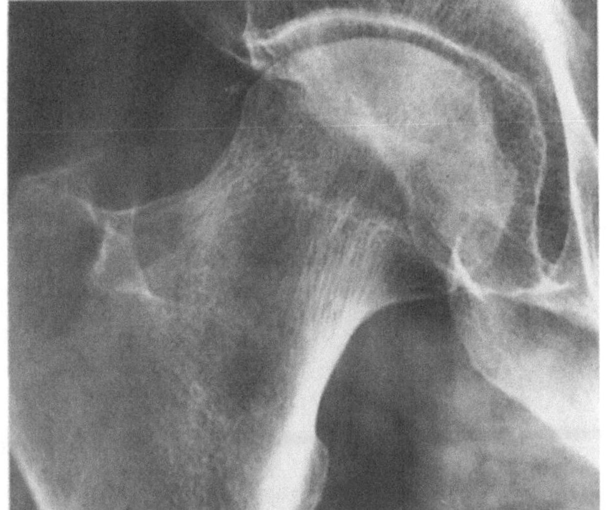

a

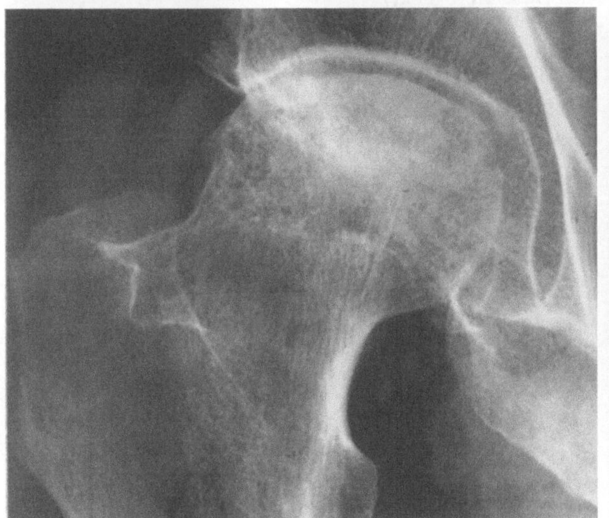

b

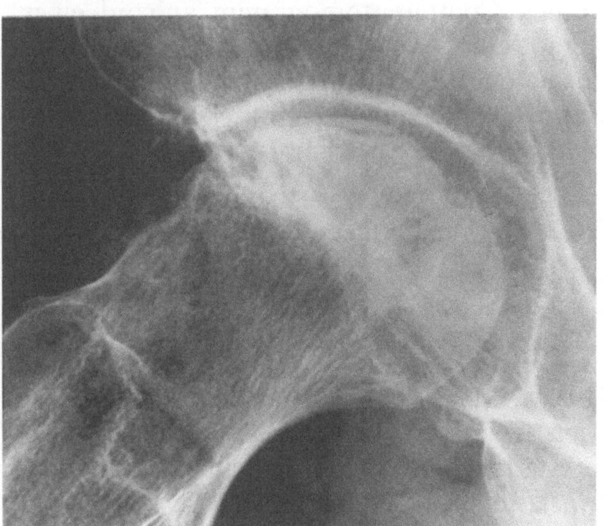

c

Abb. 6.11 a–c. Verlauf einer idiopathischen (aseptischen) Hüftkopfnekrose, 53jähriger Patient. Zum Zeitpunkt der Aufnahme (a) seit $^1/_2$ Jahr ziehende Schmerzen im rechten Hüftgelenk, besonders bei längerer Belastung. Klinisch und radiologisch als Arthrose gewertet. **a** Segmentale Sklerose und Spongiosaunschärfen im kranialen Femurkopfbereich, im kraniomedialen Übergang demarkiert sich bereits ein kirschgroßes Fragment durch einen rundlichen Aufhellungssaum. $^1/_2$ Jahr später (**b**) massive Zunahme des Befunds mit Abplattung der oberen Kopfkontur (Volumenminderung) und Dissektionen im halbaxialen Bild (**c**). Durch eine Mitbeteiligung des Gelenkknorpels (Impression in den nekrotischen Femurkopf? Knorpelnekrose?) ist in (**b**) ungewöhnlicherweise der Gelenkspalt in der Druckaufnahmezone deutlich verschmälert! Zum Zeitpunkt der Aufnahmen, **b** und **c** beginnende Hüftkopfnekrose auch links. Im Szintigramm dort deutliche Speicherdefekte

Spätzeichen (Abb. 6.10 c–f und 6.11)

Während die Frühzeichen – wie bereits erwähnt – an einem Ort auftreten, der deutlich außerhalb der eigentlichen Nekrose liegt, finden sich die Spätzeichen direkt in der Nekrose oder im unmittelbaren Grenzgebiet. So wird eine *bandförmige Sklerosezone im Bereich der Kopfmitte* beobachtet, die einen halbmondförmigen oder auch dreieckigen Bezirk der kranialen Kopfkalotte abgrenzt. Gleichzeitig oder später entwickelt sich eine *bandförmige subchondrale Aufhellung (Entkalkungszone)*, ohne daß zum selben Zeitpunkt schon Kopfdeformierungen vorliegen. Sie wird besonders auf Axialaufnahmen des Hüftgelenks deutlich. In ihrem Bereich können später die ersten subchondralen Dissektionen deutlich werden.

Umschriebene Strukturunschärfen der kranioventralen Femurkopfregion sowie *keil- oder mandarinenscheibenförmige Aufhellungsbezirke*, die von einem *unregelmäßigen Sklerosesaum* umgeben sind, zeigen bereits die fortgeschrittene Osteonekrose an. Später sinkt schließlich in der Druckübertragungszone die Kopfkalotte ein, was sich röntgenologisch als *Abplattung der Femurkopfkontur* mit einer *Erweiterung des röntgenologisch sichtbaren Gelenkspalts* darstellt. Bei weiter fortschreitendem Prozeß treten *zunehmende Verdichtungen* im Femurkopf, *zystenähnliche Aufhellungen, sequestrierte Fragmente* und eine *fortschreitende Kopfdeformierung*, aber auch *-glättung* auf. Knochendissekate können in den Gelenkraum abgestoßen werden. Die Folge des fortschreitenden Destruktionsprozesses mit einer veränderten Statik des Gelenks ist eine zunehmende Arthrose.

Die röntgenologischen Spätveränderungen bei der idiopathischen Hüftkopfnekrose spiegeln die pathologisch-anatomischen Veränderungen wie Fragmentation, Kompression und Resorption abgestorbenen Knochens, einhergehend mit Proliferation von Granulationsgewebe, Revaskularisation und Knochenneubildung, wider.

Nach Untersuchungen von W. Dihlmann (Skeletal Radiol. 8, 251, 1982) läßt sich im axialen Computertomogramm anhand einer Veränderung von Struktur und Form des physiologischen Asterix-Zeichens sehr gut die wahre Ausdehnung einer ischämischen Femurkopfnekrose bestimmen.

6.6.2 Morbus Perthes

Synonym:
● Aseptische oder ischämische Femurkopfnekrose des Kindesalters

Hierbei handelt es sich um eine ausgesprochen androtrope Erkrankung mit einem Manifestationsgipfel zwischen dem 3. und 10. Lebensjahr. Die Femurkopfnekrose kann doppelseitig auftreten, dann in der Regel aber in einem Abstand von Monaten. Ein gleichzeitiger Befall beider Femurköpfe spricht eher für eine Epiphysenstörung hormoneller oder erblicher Genese.

Klinisch klagen die Kinder zumeist über eine Abspreizhemmung. Die röntgenologische Symptomatik setzt in der Regel mit deutlicher zeitlicher Verzögerung ein. Im klinisch symptomatischen, röntgenologisch aber negativen Stadium läßt sich zumeist schon ein positiver szintigraphischer Befund mit einem mehr oder weniger ausgeprägten Speicherdefekt im oberen äußeren Quadranten, der von der Durchblutung abgeschnittenen Nekrosezone entsprechend, nachweisen. Diese Untersuchung dient auch zur klinisch in der Regel kaum möglichen Abgrenzung gegenüber der sog. *irritablen Hüfte*, die einer passageren Syn-

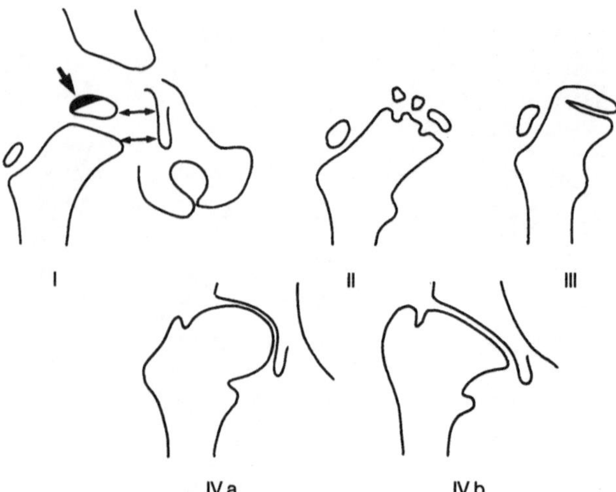

Abb. 6.12. Die klassischen Stadien der M. Perthes (zu den Stadien s. Text)

ovitis entspricht und einen szintigraphischen Normalbefund oder auch eine Mehranreicherung im betroffenen Hüftgelenk aufweist.

Die ersten röntgenologischen Veränderungen beim M. Perthes (Abb. 6.12, I) bestehen in einer Verbreiterung des medialen Gelenkspaltanteils, bedingt durch eine Verdickung des Kopfknorpels. Später kommt es zu einer mehr oder weniger ausgeprägten Abflachung bzw. Entrundung der oberen äußeren Femurkopfabschnitte (Abb. 6.12, I, Pfeil). Hier finden sich auch die knöchernen Konturen unscharf. Der Befund wird besonders auf Lauenstein-Aufnahmen deutlich. Gleichzeitig mit diesen Veränderungen erkennt man eine Osteoporose in der Umgebung der Pfanne und am Femurhals, bedingt durch eine schmerzhafte Inaktivität. Im weiteren Verlauf, der sich oft über Jahre hinzieht, stellt sich dann eine Fragmentation des Femurkopfs ein (Abb. 6.12, II), es entstehen Metaphysendefekte. Schließlich endet der Prozeß in der typischen Walzen- oder Pilzform mit Verkürzung und Verbreiterung des Schenkelhalses (Abb. 6.12, IVa und IVb), in einer Coxa vara und in einem Trochanterhochstand.

6.6.3 Morbus Friedrich

Synonym:
● Aseptische Knochennekrose des sternalen Klavikulaendes

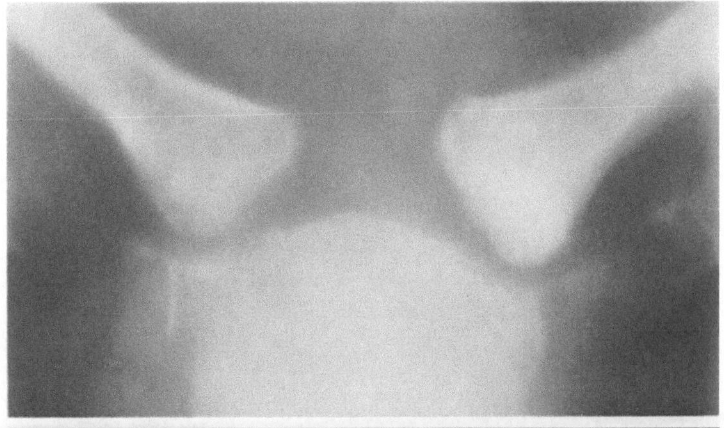
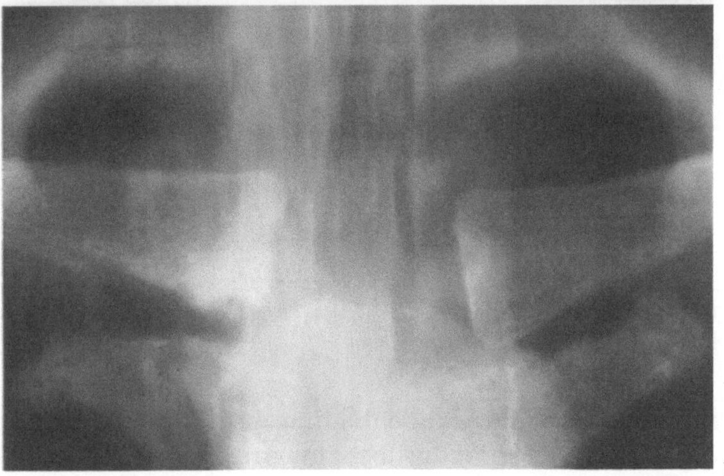

Abb. 6.13a, b. M. Friedrich (aseptische Knochennekrose des sternalen Klavikularendes). **a** Stadium I mit Sklerose des medialen, vorwiegend kaudalen Klavikulaendes (25jährige Patientin mit druckschmerzhafter Schwellung im linken Manubrioklavikularbereich). Beachte den nach lateral gerichteten Osteophyten am kaudolateralen Klavikularand als Ausdruck der angelaufenen Arthrose. **b** Stadium II. Beginnende Demarkierung des Nekroseareals rechts (59jährige Patientin)

Bei dieser Erkrankung handelt es sich um eine offensichtlich multifaktoriell bedingte aseptische Knochennekrose des medialen Klavikulaendes. Die Lokalisation entspricht einer Epiphysen- bzw. Apophysenregion, wodurch der Verdacht nahe liegt, daß – ähnlich wie bei epiphysären Nekrosen an langen Röhrenknochen – eine vaskuläre Komponente im Spiel ist, denn diese Knochenenden gelten als Schwachstellen der Blutversorgung mit entsprechender Störanfälligkeit.

Die klinisch-radiologische Symptomatik wurde von Heinemeier et al. (1979) in 3 Stadien eingeteilt:

Stadium I: In diesem Stadium ist die klinische Symptomatik wenig ausgeprägt, es besteht zunächst nur eine leichte, druckschmerzhafte Weichteilschwellung. Röntgenologisch findet sich eine Sklerose im medialen Klavikulaende (Abb. 6.13a).

Stadium II: Die Knochennekrose ist bereits fortgeschritten mit Fragmentation bzw. Demarkierung des unteren sternalen Klavikulaendes (Abb. 6.13b). Es liegt eine begleitende Synovitis vor. Die Patienten fallen kosmetisch durch eine Weichteilschwellung auf, es besteht eine scheinbar im Schultergelenk liegende schmerzhafte Bewegungseinschränkung. Darüber hinaus wird ein Belastungsschmerz, jedoch kein Ruheschmerz angegeben.

Stadium III: Bleibt die Erkrankung unbehandelt, so stellen sich Zeichen der Sekundärarthrose ein.

Von Heinemeier et al. (1979) und Lingg u. Heinemeier (1981) wird als günstigste Behandlungsmethode die funktionserhaltende klavikuläre Resektionsarthroplastik empfohlen.

Differentialdiagnostisch sind zahlreiche Formvarianten des medialen Klavikulaendes

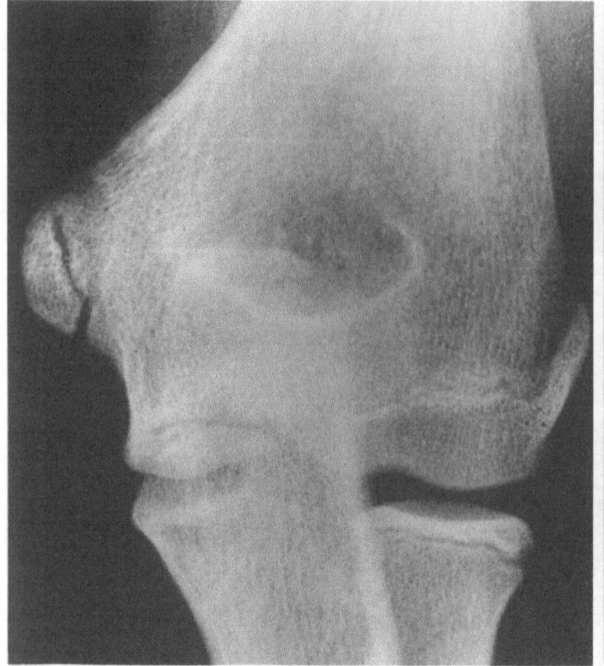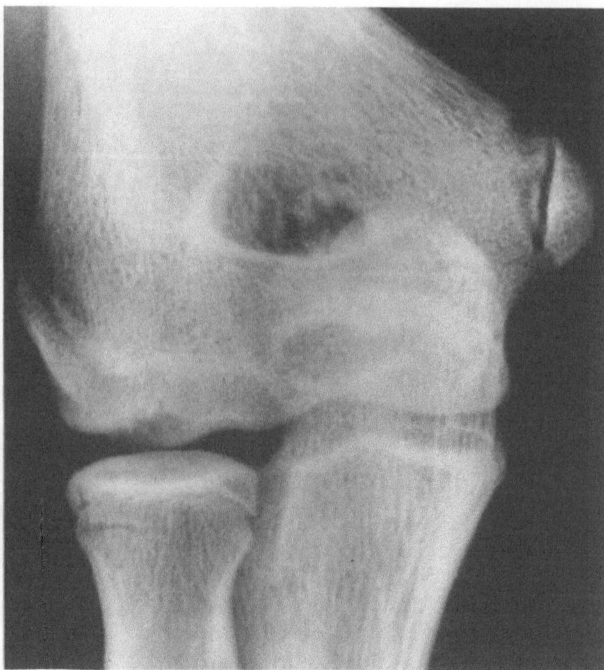

a

b

Abb. 6.14a, b. Osteochondrosis dissecans bilateral am Capitulum humeri rechts (**a**) und an der Trochlea humeri links (**b**). 14jähriger Junge

mit Mulden- und Grubenbildungen z.B. an der Unterseite (Bandgrube am Ansatz des Lig. costoclaviculare, eine Usur oder einen Defekt vortäuschend) oder die sog. Fischmaul- bzw. Becherform zu berücksichtigen.

Diese Veränderungen sind aber meist beidseitig ausgeprägt.

Bei Gewichthebern wird eine prästernale Subluxation der Klavikel mit „Verschmächtigung des unteren Anteils des medialen Klavikulaepiphysenkerns" beobachtet. Eine ähnliche Fehlstellung findet sich auch postoperativ nach radikaler Neck-dissection-Operation.

Die sog. Ostitis condensans claviculae (Brower et al. 1974) (schmerzhafte teigige Schwellung, radiographisch Sklerose) kann ein dem M. Friedrich im Stadium I identisches Röntgenbild verursachen. Bei dieser Erkrankung kommt es jedoch nicht zu einer typischen Nekrose mit Fragmentation und Demarkierung, vielmehr bleibt die Sklerose über Jahre bestehen, es stellen sich auch keine degenerativen Veränderungen am Gelenk ein.

Die sternokostoklavikuläre Hyperostose bezieht alle 3 genannten Knochen mit ein und

führt zu ausgeprägten Ankylosierungen (s. Seite 232). Von klinischer Seite ist noch an einen entzündlichen Prozeß im Sternoklavikulargelenk z.B. im Rahmen eines M. Bechterew zu denken.

Literatur

Brower AC, Sweet DE, Keats TE (1974) Condensing osteitis of the clavicle: A new entity. AJR 121:17
Heinemeier G, Delling G, Torklus D von (1979) Osteonekrose des sternalen Klavikulaendes-Morbus Friedrich. Orthop Prax 4:278
Lingg G, Heinemeier G (1981) Morbus Friedrich — aseptische Knochennekrose des sternalen Klavikulaendes. ROEFO 134:74

6.6.4 Osteochondrosis dissecans

Die Osteochondrosis dissecans entspricht pathologisch-anatomisch einem herausgelösten Knorpel-Knochen-Fragment, v.a. in den gewichttragenden Abschnitten des Kniegelenks (Condylus medialis femoris) sowie auch im Bereich des Femurkopfs, des Ellbogens (Abb. 6.14), der Schulter, der Patella und des oberen Sprunggelenks.

Neben der segmentalen ischämischen Nekrose werden ätiologisch traumatische Ursachen (s.S. 34) diskutiert. Die Erkrankung wird hauptsächlich beim männlichen Geschlecht beobachtet, sie befällt überwiegend Heranwachsende, aber auch Erwachsene jenseits des 50. Lebensjahrs. Relativ häufig tritt sie bei systemischer Steroidtherapie auf. Das Krankheitsbild wird nicht selten bilateral beobachtet.

Röntgenologisch findet sich in der Initialphase eine zarte, subchondral gelegene halbkreisförmige Aufhellung, unter der sich dann zum Gelenkinnenraum gelegen eine zunehmende Verdichtung der Spongiosa abzeichnet. Die bandförmige Aufhellung wird zunehmend breiter, schließlich löst sich das befallene Segment als Dissekat ab und kann als sog. *Gelenkmaus* im Gelenkinnenraum zu Einklemmungserscheinungen führen. Andererseits ist auch eine Resorption oder eine Fixation des Dissekats an die Gelenkkapsel möglich.

Die Osteochondrosis dissecans des Kniegelenks im Jugendalter und bei Erwachsenen (genauer: spontane Osteonekrose am Kniegelenk) ist auf S. 34 ausführlich dargestellt.

6.6.5 Akroosteolysesyndrom

Unter dem Akroosteolysesyndrom wird die reaktionslose Osteolyse eines akralen Knochens verstanden. Es tritt vorwiegend an den Fuß- und Handendphalangen, aber auch an der distalen Klavikula auf, die dann unter Volumenverminderung durch Verkürzung und Verschmälerung wie „abgelutscht" aussehen. Gelegentlich finden sich begleitende ossifizierende Periostitiden an benachbarten Knochen, wahrscheinlich verursacht durch bakterielle Infektionen infolge von Weichteilulzerationen (Mala perforantia).

Die folgenden Übersichten zeigen die wesentlichen ätiologischen Faktoren des Akroosteolysesyndroms und Differentialdiagnosen zum Akroosteolysesyndrom an Händen und Füßen.

Wesentliche Ursachen des Akroosteolysesyndroms

1. *Trophisch* (vaskulär/neurogen):
   - Raynaud-Syndrom
   - Sklerodermie
   - Epidermolysis bullosa
   - Acrodermatitis chronica Pick-Herxheimer
   - Neurolues, Syringomyelie, Lepra
   - Hyperostose mit Pachydermie (Uehlinger-Syndrom)
2. *Traumatisch:*
   Hitze- und Frosteinwirkung, elektrische Unfälle, chronische Expositionen gegenüber ionisierenden Strahlen, chronische mechanische Überbeanspruchung, z.B. bei Geigern
3. *Hormonell:*
   Primärer und sekundärer Hyperparathyreoidismus
4. *Toxisch:*
   Chronische Polyvinylchloridintoxikation
5. *Familiäre (Akro-)Osteolyse*
6. *Gorham's disease* ("vanishing bone disease")
7. *Ainhum-Syndrom* (Dactylosis spontanea)
8. *Idiopathische oder kryptogenetische Akroosteolyseerkrankung*

Differentialdiagnose des Akroosteolysesyndroms an Händen und Füßen

1. *Entzündlich:*
   Panaritium ossale (Klinik!), Gicht
2. *Tumorös:*
   - Glomustumor (Schmerzen! primär Ballonierung)
   - Osteolytische Metastasen (Anamnese! Weichteilverschattung!)
   - Epithelzyste (primär Ballonierung mit Kortikalisverdünnung)

7 Erkrankungen oder Veränderungen des fibroossären Übergangsbereichs

Vor allem durch Untersuchungen von Dihlmann (1974) wurden die pathogenetischen Zusammenhänge von klinischen und röntgenologischen Veränderungen im epi- und apophysären Ansatzbereich von Sehnen und Bändern dargestellt und in ein klares terminologisches Konzept gefügt (Fibroostose, Fibroostitis). Insertionserkrankungen werden auch als Enthesiopathien bezeichnet.

Sehnen und Bänder gehen in der Regel nicht direkt in den Knochen über, dazwischengeschaltet ist ein Faserknorpel, der, teleologisch gesehen, mechanische Spitzenbelastungen im Insertionsbereich abfängt. Die Insertionszone ist demnach periostfrei!

Regressive Veränderungen und mechanische Überbeanspruchungen in diesem fibroossären Übergangsbereich (Fibroostose) lösen Folgereaktionen in Form eines regenerativen Bindegewebes aus, das sich vom angrenzenden subchondralen Knochenmark in die Insertionszone entwickelt und durch Aktivitäten (pluripotenter) knochenbildender Zellen verknöchern kann. Dadurch entstehen die röntgenologisch erkennbaren – knöchernen – Ansatzsporne von Sehnen und Bändern z.B. am Kalkaneus. Nach demselben Prinzip entwickeln sich übrigens auch die degenerativen Gelenkrandosteophyten. Die primär degenerativen Veränderungen im faserknorpeligen Übergangsbereich (Hyalinisierung, Nekrose, Lipidablagerungen) sind durch amorphe (regressive) Kalziumsalzablagerungen als fleck- und stippchenförmige Kalkschatten röntgenologisch erkennbar.

Primär entzündliche Vorgänge im fibroossären Übergangsbereich (Fibroostitis) können als extraartikuläre Begleitbefunde bei zahlreichen oligo- und polyartikulären Gelenk- und Wirbelsäulenerkrankungen auftreten.

Zur Gruppe pathologischer Veränderungen im fibroossären Übergangsbereich werden auch Veränderungen gezählt, die sich in einiger Entfernung (einige Millimeter bis zu einem Zentimeter) von der eigentlichen Insertionsstelle an Sehnen und Bändern abspielen können und die sich röntgenologisch in Form von mehr oder weniger definierbaren Kalzifikationen oder Ossifikationen darstellen (*Tendinosis calcarea, Peritendinosis calcarea*). Stehen solche Röntgenbefunde mit einer entsprechenden reaktiv-entzündlichen klinischen Symptomatik in engem Zusammenhang, so können sie nomenklatorisch mit „*Tendinitis-peritendinitis calcarea*" belegt werden.

Das gilt auch für Kalzifikationen im Gelenkkapsel- (*Periarthrosis, Periarthropathie, Periarthritis*) und Bursabereich (*Bursitis calcaria*). Am häufigsten werden letztgenannte Befunde im Bereich der Rotatorenmanschette des Schultergelenks und in der unmittelbaren Umgebung des Trochanter major beobachtet: *Periarthropathia (Periarthrosis) humeroscapularis calcificans* (s. Abb. 7.1), *Periarthropathia (Periarthrosis) coxae calcificans*.

Diese Kalzifikationen können klinisch völlig symptomlos vorhanden sein, vermögen aber andererseits durch ihre kristalline Beschaffenheit eine akute Entzündung der Synovialmembran (Kristallsynovitis), der Bursae und Sehnen auszulösen und zu heftigsten Schmerzen und Bewegungseinschränkungen Anlaß zu geben, die sogar mit Fieber und einer beschleunigten Blutsenkung einhergehen können (bekanntes Beispiel: Periarthritis humeroscapularis). (Weiteres dazu s. unter

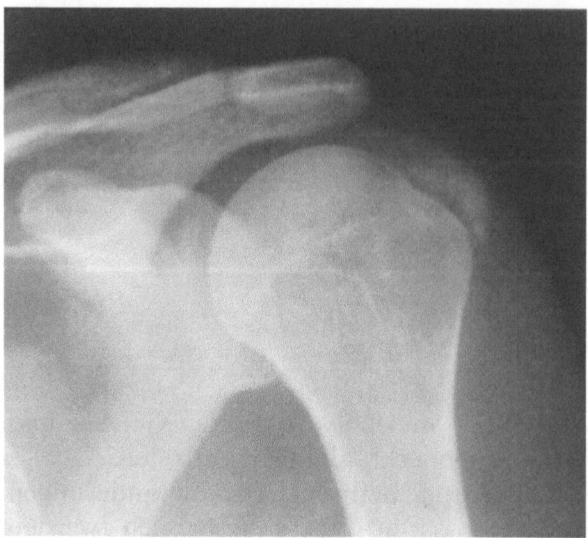

Abb. 7.1. Periarthropathia humeroscapularis calcificans

„Arthropathien bei Ablagerungen von Hydroxylapatit", S. 60).

Im folgenden sollen die Fibroostose im engeren Sinne und die Fibroostitis noch etwas genauer beschrieben werden.

7.1 Fibroostose

Die Fibroostose basiert – wie beschrieben – auf degenerativen Veränderungen und Überlastungen im Ansatzbereich von Sehnen und Bändern am Knochen. Bekannte Beispiele sind das sog. Stachelbecken der Organisten, die vorderen und hinteren Fersenbeinsporne, die Olekranonsporne und Knochenanlagerungen am Darmbeinkamm und den großen Rollhügeln.

Die produktive Fibroostose ist besonders im Rahmen der Spondylosis hyperostotica und des DISH-Syndroms, sowie beim Vorliegen einer Fluorose und bei der Ochronose ausgeprägt. Bei der Akromegalie liegt der Knochenneubildung im Insertionsgebiet nicht ein degeneratives Geschehen, sondern eine hormonelle Stimulation zur Knochenneubildung im Knorpelbereich der Band- und Sehneninsertionen zugrunde, die im übrigen frei von Periost sind.

Klinisch können diese degenerativen Veränderungen symptomlos verlaufen, gelegentlich treten aber auch reaktiv-entzündliche Erscheinungen besonders der benachbarten Weichteile (z.B. Epikondylitis der Tennisspieler und Werfer) und Schleimbeutel (z.B. Achillobursitis) auf, wodurch Schmerzen und auch Bewegungseinschränkungen der Gelenke verursacht werden.

Röntgenologisch finden sich als Korrelat von reparativen Vorgängen im Bereich der Degeneration im fibroossären Übergang (z.B. Ansatzhöcker, Ansatzflächen und Ansatzfurchen) glatt begrenzte, regelrecht strukturierte, bucklige oder stiftartige Ansatzsporne, wodurch die Insertion aus dem Knochen nach außen verlagert wird (*produktive Fibroostose*). Seltener kommen scharf begrenzte Defekte im Insertionsbereich aufgrund resorptiver degenerativer Veränderungen (*rarefizierende Fibroostose*) vor.

7.2 Fibroostitis

Im Gegensatz zur Fibroostose handelt es sich dabei um primär entzündliche Veränderungen im fibroossären Übergang, die insbesondere bei bilateral-symmetrischer Manifestation häufig als extraartikulärer Begleitbefund einer entzündlich-rheumatischen Gelenkerkrankung (z.B. Psoriasisarthritis, Reiter-Erkrankung, ankylosierende Spondylitis) auftreten. Sie können gelegentlich den typischen klinischen und röntgenologischen Erscheinungen dieser Erkrankung vorauseilen, was besonders bei der Fibroostitis calcanei vor dem Manifestwerden einer ankylosierenden Spondylitis bemerkenswert ist. Daher sollte in solchen Fällen der erhobene Röntgenbefund die Suche nach den erwähnten Krankheitsbildern veranlassen. Isolierte Fibroostitiden z.B. im Ellbogengelenk (Epikondylitis) können bei extremer Überbelastung auftreten, es ist jedoch fraglich, wieweit es sich dabei nicht primär um eine Fibroostose mit entzündlicher Begleitreaktion handelt.

Klinisch verursacht die Fibroostitis in der Regel Schmerzen.

Röntgenologisch (s. Abb. 5.53, 5.56e) finden sich im Gegensatz zur Fibroostose mehr unregelmäßig begrenzte und ausgefranst anmutende Knochensporne (*produktive Fibroostitis*), die umgebende Spongiosa ist verdichtet.

Seltener wird im fibroossären Übergangsgebiet eine umschriebene Destruktion gesehen (*rarefizierende Fibroostitis*), die der produktiven Fibroostitis vorausgehen kann. Dabei findet sich besonders im Tangentialbild ein unscharf begrenzter Defekt im Ansatzgebiet von Bändern und Sehnen, der von einer Spongiosaverdichtung umgeben ist (Abb. 5.53, S. 171). Im Aufsichtsbild erkennt man Aufhellungen, ebenfalls umgeben von einem Sklerosesaum bzw. -hof.

„Rheumatische" Bursitiden können am benachbarten Knochen Druckerosionen oder Usuren auslösen.

Literatur

Dihlmann W (1974) Fibroostosis und Fibroostitis (Terminologie, Röntgenmorphologie, Traceruntersuchungen). Z Orthop 112:1242

Niepel GA, Kostka B, Kopecký Š, Manca Š (1966) Enthesopathy. Acta Rheum Balneol Pistiniana 1:1

Resnick D, Niwayana G (1983) Enthesis and enthesopathy. Anatomical, pathogical and radiological correlation. Radiology 146:1

8 Glossar

An dieser Stelle sollen einige seltene Krankheitsbilder oder primäre Knochenprozesse kurz beschrieben werden, die klinisch und/oder radiologisch mit Gelenkveränderungen einhergehen können und gelegentlich zu differentialdiagnostischen Überlegungen Anlaß geben.

8.1 Seltene Haut- und Schleimhautveränderungen mit Arthralgien oder Arthritiden

8.1.1 Behçet-Syndrom

Synonym:
● Kutaneookulosynoviales Syndrom

Dieses Krankheitsbild gehört zu den mukokutanen Syndromen, wobei sich neben schmerzhaften Ulzerationen der Wangenschleimhaut und des äußeren Genitales entzündliche Veränderungen am Auge (Uveitis, Iritis, Retinitis) finden. Zur HLA-B27- und HLA-B5-Assoziation s. Kap. 5.9. Bei dem Krankheitsbild kann es zu einer Gelenkbeteiligung kommen, die von (Poly-)Arthralgien bis zur (Mono-, Oligo-, Poly-)Arthritis reicht. Am häufigsten betroffen sind Knie- und oberes Sprunggelenk sowie die Gelenke der Hand. Röntgenologisch sind bei den in der Regel flüchtigen Arthritiden keine Direktzeichen z.B. in Form von Erosionen nachweisbar. Das klinische und röntgenologische Bild einer seronegativen Spondarthritis (s. Kap. 5.9) wird entgegen früheren Ansichten seltener beobachtet. Die differentialdiagnostische Abgrenzung hat im wesentlichen gegen den M. Reiter zu erfolgen.

8.1.2 Stevens-Johnson-Syndrom

Dabei handelt es sich um eine Unterform des Erythema exsudativum multiforme, das mit schweren Schleimhautveränderungen einhergehen kann. Das Krankheitsbild wird wie der M. Reiter und das Behçet-Syndrom zu den mukokutanen Syndromen gezählt und daher hier erwähnt.

8.2 Andere seltene Gelenkerkrankungen

8.2.1 Hydrops intermittens

Dabei handelt es sich um einen periodisch oder rekurrierend auftretenden Gelenkerguß, insbesondere im Kniegelenk, mit einer Dauer von etwa 3–5 Tagen. Die Zeitspanne zwischen den Ergußattacken kann 2–4 Wochen betragen. Das Krankheitsbild kann auch schon im Adoleszentenalter beginnen und gelegentlich in eine rheumatoide Arthritis übergehen. Die rezidivierenden Gelenkergüsse sind als Präarthrose aufzufassen.

8.2.2 Primäre Hyperlipoproteinämie

Bei der familiären Hyperlipoproteinämie Typ II und bei der Hyperlipoproteinämie Typ IV kann es zu Arthralgien, auch zu „wandernden" Arthritiden (Schwellung, Schmerzen, Bewegungseinschränkung, auch Hautrötung) kommen.

Klinisch imponieren umschriebene tumorartige Weichteilschwellungen im Haut-Unterhaut-Gewebe und in den Sehnen, die den bei primären Hyperlipoproteinämien auftretenden bekannten Xanthomen entsprechen. Röntgenologisch führen die Xanthome zu Weichteilschwellungen z.B. an den Händen und insbesondere zu einer spindelförmigen Auftreibung der Achillessehne (Seitbild). Die Xanthome können sehr fein kalzifizieren. An den Knochen vermögen die Sehnenxanthome Druckerosionen auszulösen. Bei einer intraossären Cholesterinablagerung, besonders Typ III, imponieren neben einem wabigen Spongiosaumbau feine rundliche bis ovale Osteolysen. Differentialdiagnose: c.P.

Literatur

Yaghmai J (1978) Intra- and extraosseous xanthomata associated with hyperlipidemia. Radiology 128:49

8.2.3 Familiäres Mittelmeerfieber

Diese seltene erbliche Erkrankung tritt bei bestimmten Volksgruppen, insbesondere um das Mittelmeer herum (Türken, Armenier, Juden usw.), auf und geht mit 24–48 h anhaltenden Fieberschüben bis 40 °C, heftigsten Bauchschmerzen und perikardialen und pleuralen Beschwerden sowie einer erysipelartigen Hautrötung mit *Gelenksymptomen* einher. Diese Gelenksymptome können entweder aus Arthralgien, insbesondere der unteren Extremitäten, aber auch aus fieberhaften akuten bis subakuten Oligo- und Polyarthritiden bestehen, die einige Tage bis Monate dauern können. Auch Monarthritiden, insbesondere der großen Gelenke, wurden beobachtet. Bei einem chronisch-rezidivierenden Verlauf stellen sich arthritische Direktzeichen (Erosionen, Gelenkspaltverschmälerungen, subchondrale Zysten) ein, die auch zu einer fibrösen Ankylose führen können. Von den Gelenkveränderungen am häufigsten betroffen sind Knie-, Sprung- und Hüftgelenk. Die Sakroiliakalgelenke werden sehr häufig im Sinne einer Sakroiliitis vom Typ „buntes Bild" befallen (Brodey u. Wolff 1975).

Die Prognose der Erkrankung hängt im wesentlichen von der Ausbildung einer sekundären Amyloidose ab.

Literatur

Brodey PA, Wolff SM (1975) Radiographic changes in the sacro-iliac-joints in familial mediterranean fever. Radiology 114:331

Yagil J, Mogle P, Ariel J (1982) Inflammatory synovitis due to familial mediterranean fever of the left third metatarsophalangeal joint. Skeletal Radiol 8:157

8.2.4 Sternokostoklavikuläre Hyperostose

Dabei handelt es sich um eine ätiologisch unklare spindelförmige Auftreibung beider Klavikeln mit einer Hyperostose bei gleichzeitiger Ankylosierung der Sternoklavikulargelenke, Verbreiterung und Verdickung des Sternums sowie Verknöcherungen der Knorpel-Knochen-Grenze der 1. Rippe beidseitig. Histologisch findet sich eine hyperostotische Spongiosklerose. Klinisch werden von den Patienten mehr oder weniger ausgeprägte Schmerzen im oberen Thoraxbereich mit besonderer Lokalisation in der Schlüsselbeinregion angegeben. Die Symptomatik ist ähnlich wie beim M. Paget. Es kann auch zu beidseitigen Subklaviathrombosen kommen. Klinisch findet sich die Region grob aufgetrieben. *Röntgenologisch* sieht man besonders im Schichtbild eine mehr oder weniger ausgeprägte Hyperostose, die auch unregelmäßig M.-Paget-artig anmuten kann, die Klavikeln sind dabei aufgetrieben, die gelenkigen Verbindungen sind ankylosiert. Auftreibungen und Sklerosierungen finden sich auch an den medialen Enden beider Rippen.

Die *Differentialdiagnose* hat in erster Linie einen M. Paget zu berücksichtigen, obwohl bei diesem Krankheitsbild selten ein bilateraler Klavikulabefall vorkommt. Die alkalische Phosphatase ist bei den von Kutzner et al. (1975) beschriebenen Fällen einer sternokostoklavikulären Hyperostose normal. Des weiteren sollte differentialdiagnostisch eine chronische sklerosierende Osteomyelitis Garré in Erwägung gezogen werden. Dieses Krankheitsbild zeigt jedoch eine längerfristige Befundkonstanz und greift selten über gelenkige Verbindungen auf die benachbarten Knochenabschnitte über. Auch andere entzündliche Veränderungen wie Lues und Tuberkulose sollten klinisch-laborchemisch ausgeschlossen werden.

Die Ostitis condensans (s. unter M. Friedrich, Seite 222) ist überwiegend einseitig an einer Klavikel lokalisiert. Die hereditäre Hy-

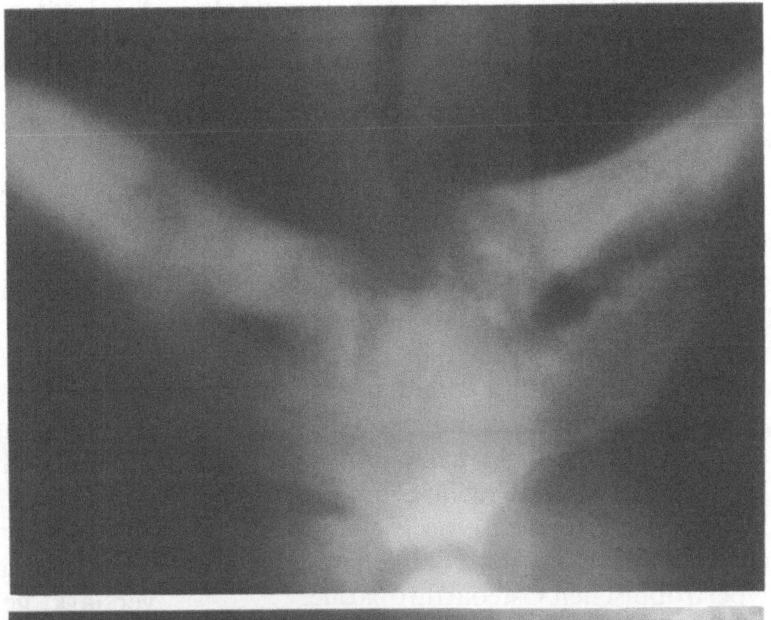
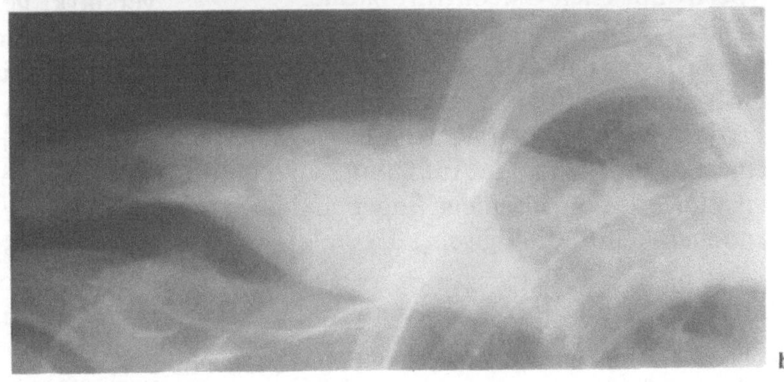

Abb. 8.1a, b. Sternokostoklavikuläre Hyperostose, 42jähriger Mann. (Histologie: Prof. E. Uehlinger, Zürich, 1977). Vergleiche mit Abb. 5.54a, S. 171

perostose Camurati-Engelmann ist in der Regel nur auf die Knochen begrenzt und greift nicht auf die Gelenke über. Große radiologische und klinische Ähnlichkeiten können sich mit sternokostoklavikulären Veränderungen beim M. Bechterew ergeben (s. auch Abb. 5.54, S. 171). Im eigenen Krankengut hatten allein 3 von 5 Patienten mit einer sternokostoklavikulären Hyperostose einen – später – gesicherten M. Bechterew. Möglicherweise entspricht die sternokostoklavikuläre Hyperostose einer besonderen Verlaufsform des M. Bechterew. Weitere Verlaufsbeobachtungen müssen das beweisen.

Literatur

Kutzner J, Köhler H, Uehlinger E (1975) Sterno-kosto-klavikuläre Hyperostose. ROEFO 123:446

8.3 Periost- und Knochenveränderungen mit und ohne Arthralgien

8.3.1 E.M.O.-Syndrom

Synonym:
● Thyreoidale Akropachie

Beim E.M.O-Syndrom handelt es sich um eine Symptomenkombination von endokrinem *E*xophthalmus, prätibialem *M*yxoedem und einer hypertrophischen *O*steopathie. Synonym gebraucht werden die Begriffe E.M.A.-Syndrom (*A*cropachie, wegen der Trommelschlegelfinger), Diamond-Syndrom oder „thyroid acropachy".

Das Syndrom entsteht fast immer im Gefolge der Behandlung einer Hyperthyreose (Thyreostatika, Radiojodbehandlung, chirurgische Resektion) und ist wahrscheinlich auf die Aktivität des pathologischen Immunglobulins LATS („long acting thyroid stimulator") zurückzuführen. Klinisch imponieren neben dem Exophthalmus, dem prätibialen Myxödem deutliche Trommelschlegelfinger mit Uhrglasnägeln. *Radiographisch* findet man bei >90% der Patienten überwiegend in den mittleren Partien der Diaphysen v.a. des Hand- und Fußskeletts sowie auch der Unterarme periostale Knochenneubildungen bzw. Verknöcherungen, die teils blasig, teils spießartig oder fransig anmuten.

Offensichtlich im Zusammenhang mit diesen periostalen Knochenneubildungen klagen die Patienten über ziehende Schmerzen im befallenen Skelettbereich, die leicht in die Gelenke projiziert werden, ähnlich wie bei der hypertrophischen Osteoarthropathie.

Die bei letztgenanntem Krankheitsbild nachweisbaren periostalen Verknöcherungen sind mehr longitudinal angeordnet und von der daruntergelegenen Kortikalis durch eine sehr feine linienförmige Aufhellung abzugrenzen. Die Trommelschlegelfinger haben am Knochen kein radiologisches Korrelat.

Literatur

Lubach D, Freyschmidt J (1981) Das EMO-Syndrom. Hautarzt 32:91

8.3.2 Myxödemarthropathie

Bei diesem Krankheitsbild handelt es sich um eine Kombination von angeborenem oder erworbenem Myxödem mit einer nichtentzündlichen oder geringfügig entzündlich bedingten Synovialisverdickung, die mit einem Erguß einhergeht.

Die von der seltenen Erkrankung befallenen Patienten klagen über Schmerzen und ein Steifigkeitsgefühl im betroffenen Gelenk z.B. des Karpus oder auch an den MCP- und Kniegelenken.

Röntgenologisch kann das Bild einer Chondrokalzinose nachgewiesen werden.

Literatur

Golding DN (1971) The musculo-skeletal features of hypothyroidism. Postgrad Med J 47:611

8.3.3 Idiopathische Pachydermoperiostose

Synonyme:
- Generalisierte Hyperostose mit Pachydermie
- Uehlinger-Syndrom

Hierbei handelt es sich um eine seltene rezessiv erbliche androtrope Erkrankung des mesenchymalen Gewebes mit Hauptmanifestationen an der Haut, an den Knochen und Gelenken.

Klinisch weisen die Patienten Trommelschlegelfinger mit Uhrglasnägeln auf, fernerhin Haut- und Unterhautveränderungen mit der Entstehung von tatzenförmigen Händen und Füßen und zylindrischer Verdickung der Unterarme und Beine. Die Gesichtshaut sowie die behaarte Kopfhaut sind verdickt und verstärkt gefurcht (Cutis verticis gyrata). Die beschriebenen Veränderungen und eine leichte Ptosis verleihen dem Gesicht einen sorgenvollen Ausdruck.

Zusätzlich werden von den Patienten lokale vegetativ-nervöse Störungen wie eine Hyperhidrosis der Handflächen und Fußsohlen beklagt. Die Synovitis verursacht Arthralgien.

Röntgenologisch (Abb. 8.2.) findet sich eine Verplumpung und Verdickung besonders der diaphysären Knochenabschnitte durch periostale Knochenneubildungen. Diese Knochenneubildungen verschmelzen mit der Kortikalis, wodurch sie an Volumen zunimmt, selbst aber spongiosieren kann.

Die Markhöhle wird häufig eingeengt, die Spongiosa durch Verdickung einzelner Knochenbälkchen transformiert. Verknöcherungen des Kapsel-Band-Apparats der Gelenke sowie auch knorpeliger Elemente (Menisken, Disken) und *ähnliche Verknöcherungen des Wirbelsäulenbandapparats wie beim M. Bechterew* mit sekundärer Kyphose werden beobachtet. Von den periostalen Knochenneubildungen am häufigsten betroffen sind Radius, Ulna, Tibia, Fibula und die Röhrenknochen des Hand- und Fußskeletts. Im Gegensatz zur hypertrophischen Osteoarthropathie können auch die epiphysären Abschnitte der Röhrenknochen mitbefallen sein. Zu erwähnen ist noch, daß sich im Rahmen der Verknöcherungsvorgänge regelrechte Synostosen an

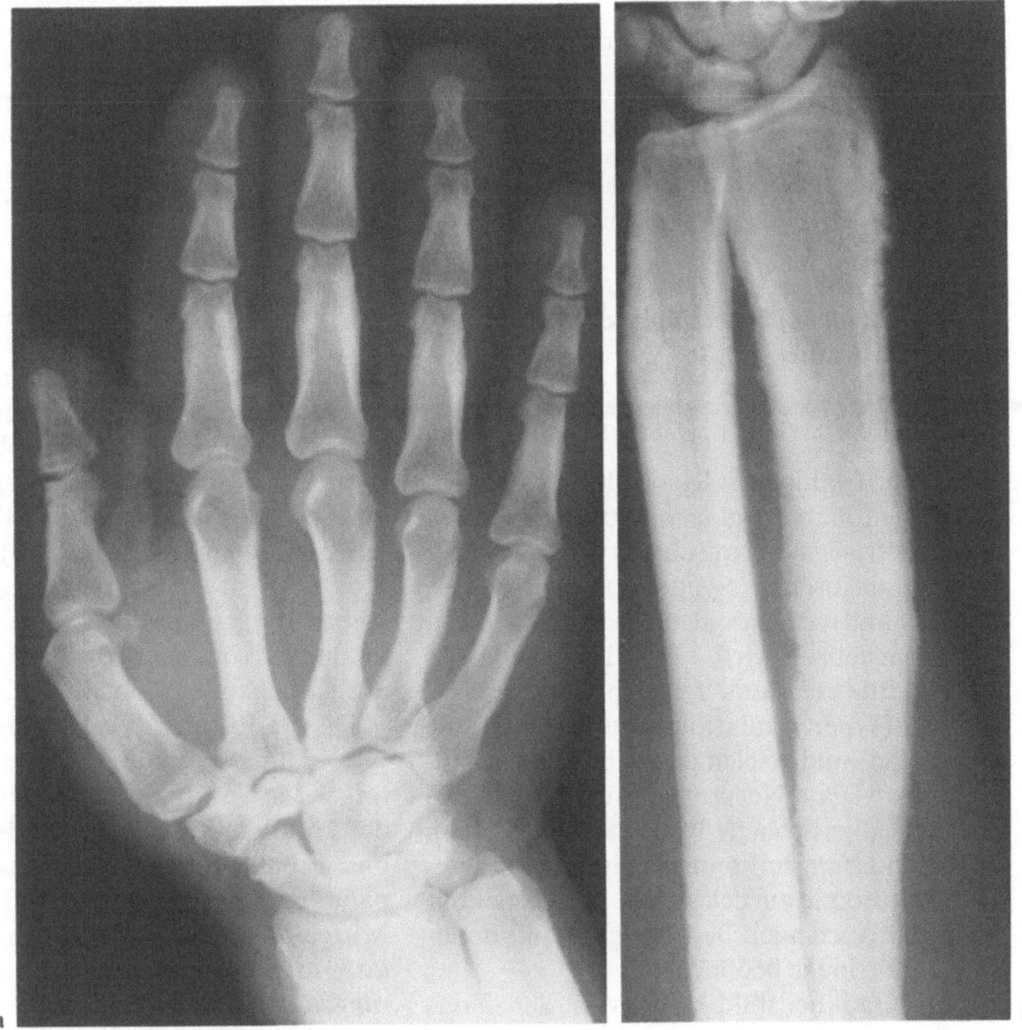

Abb. 8.2a, b. Pachydermoperiostose

Hand- und Fußskelett ausbilden können. Die Erkrankung vermag nach jahrelangem Verlauf spontan zum Stillstand zu kommen, so daß das oben beschriebene Vollbild nicht erreicht wird. Auch werden inkomplette Verläufe, bei denen die Skelettveränderungen fehlen, beobachtet.

Zwischen der Pachydermoperiostose und der hypertrophischen Osteoarthropathie gibt es gewisse Ähnlichkeiten (Unterhautveränderungen gelegentlich auch bei der hypertrophischen Osteoarthropathie mit Verplumpung von Unterarmen und -schenkeln sowie Händen und Füßen; initial nahezu identische Periostveränderungen; Seltenheit beider Er-

krankungen; Auftreten beider Erkrankungen in ein und derselben Familie), so daß Überlegungen angestellt werden (Dihlmann 1982), ob es sich nicht um dasselbe Krankheitsbild mit verschiedenen Verläufen handelt, wobei viele Patienten mit einer hypertrophischen Osteoarthropathie durch ein früheres Hinwegsterben infolge ihres Grundleidens gar nicht das Vollbild der hypertrophischen Osteoarthropathie mit Formverunstaltungen der befallenen Röhrenknochen erreichen.

Gegen diese Überlegungen spricht allerdings die Beobachtung der Rückbildungsfähigkeit der hypertrophischen Osteoarthropathie nach Behebung des Grundleidens.

Literatur

Dihlmann W (1982) Gelenke-Wirbelverbindungen. Thieme, Stuttgart New York

Lubach D, Freyschmidt J, Bolten D (1980) Pachydermoperiostose. Z Hautkr 56:175

Uehlinger E (1942) Hyperostosis generalisata mit Pachydermie (Idiopathische familiäre generalisierte Osteophytose Friedreich-Erb-Arnold). Virchows Arch [Pathol Anat] 308:396

8.3.4 (Pulmonale) hypertrophische Osteoarthropathie

Synonym:
- Osteoarthropathia hypertrophicans Marie-Bamberger

Die hypertrophische Osteoarthropathie tritt als Begleitphänomen zahlreicher entzündlicher, eitriger, fibrotischer, neoplastischer (paraneoplastisches Syndrom) pulmonaler, pleuraler und mediastinaler Erkrankungen auf.

Pathogenetisch wird eine Überlastung des akralen Blutkreislaufs mit Ab- und Umleitung des Hyperzirkulationsvolumens über die periostalen und Gelenkkapselgefäße diskutiert. Das vagale Nervensystem scheint dabei eine nicht unerhebliche Rolle zu spielen, denn die Veränderungen können sich nach unilateraler Vagotomie zurückbilden. Eine Rückbildung wird auch nach Behebung des pulmonalen Grundleidens beobachtet.

Das Krankheitsbild wird von der Trias *Knochenneubildung, Synovitis, Trommelschlegelfinger bzw. -zehen* geprägt.

Pathologisch-anatomisch findet sich eine manschettenartige periostale Knochenschale, die besonders im Diaphysärbereich ausgeprägt ist, zu den Metaphysen hin schmaler wird und die Epiphysen frei läßt. Die Außenfläche dieser periostalen Knochenneubildung ist rauh und ähnelt einer Baumrinde.

Bei sehr lange bestehender Krankheit wird der neugebildete periostale Knochen in Lamellenknochen umgeformt, so daß sich praktisch eine neue Kortikalis bei zunehmender Spongiosierung der darunter gelegenen ursprünglichen Kortikalis ausbildet.

Klinisch imponieren die oben erwähnten Trommelschlegelfinger bzw. -zehen und die Zeichen einer Periostitis und Arthritis mit entsprechenden Schmerzen, die gelegentlich mit der Polyarthritis verwechselt werden. Die klinische Symptomatik kann dem Nachweis einer pulmonalen Veränderung durchaus vorauseilen. Interessanterweise gehen die Trommelschlegelfinger, die durch intrathorakale neoplastische Veränderungen verursacht werden, in der Regel mit einer deutlichen Schmerzsymptomatik und einem rötlichen Saum um das Nagelbett einher, während Trommelschlegelfinger bei chronischer pulmonaler Insuffizienz eine nennenswerte Schmerzsymptomatik vermissen lassen. Auch sind die durch Periostitis und Synovitis verursachten Schmerzen bei neoplastischen intrathorakalen Prozessen ausgeprägter als bei chronischer pulmonaler Insuffizienz.

Röntgenologisch (Abb. 8.3) finden sich als Korrelat zu Trommelschlegelfingern bzw. -zehen Weichteilschwellungen an den Endphalangen ohne erkennbare Veränderungen am Knochen und am Periost.

Die periostalen Verkalkungen liegen diaphysär und lassen die Knochenenden frei. Die folgenden Röhrenknochen sind in absteigender Häufigkeit befallen: Radius, Ulna, Tibia und Fibula, Femur und Humerus, Metakarpalia und Metatarsalia – Grundphalangen, Mittelphalangen. *Röntgenphänomenologisch lassen sich 5 Typen der periostalen Verknöcherungen abgrenzen:*

1. solide, nach außen glatt begrenzte Verknöcherungen, die sich von der darunter gelegenen Kompakta durch einen feinen Aufhellungssaum eindeutig abheben bzw. abgrenzen lassen,
2. längsgestreifte zwiebelschalenartige Periostverknöcherungen,
3. radiärstreifige oder strahlige, sporadisch auftretende Periostverknöcherungen,
4. vorwiegend solide, mantelartige Periostverknöcherungen mit undulierter Außenkontur,
5. Dickenzunahme der Kortikalis durch Verschmelzung mit der periostalen Knochenneubildung ohne erkennbare Abgrenzung.

Die synovitischen Erscheinungen verursachen im Röntgenbild bis auf eine gelegentlich auftretende Weichteilschwellung keine Veränderungen an den artikulierenden Knochen.

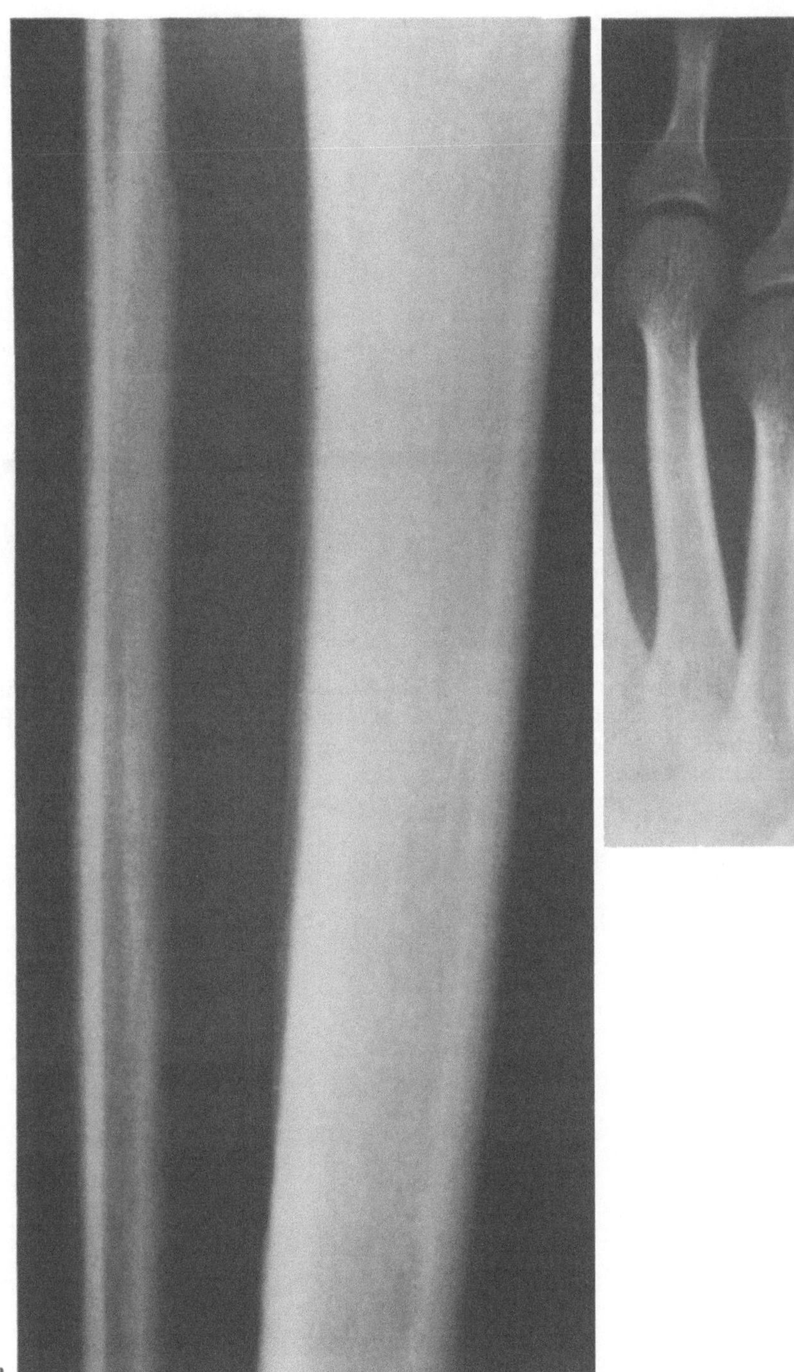
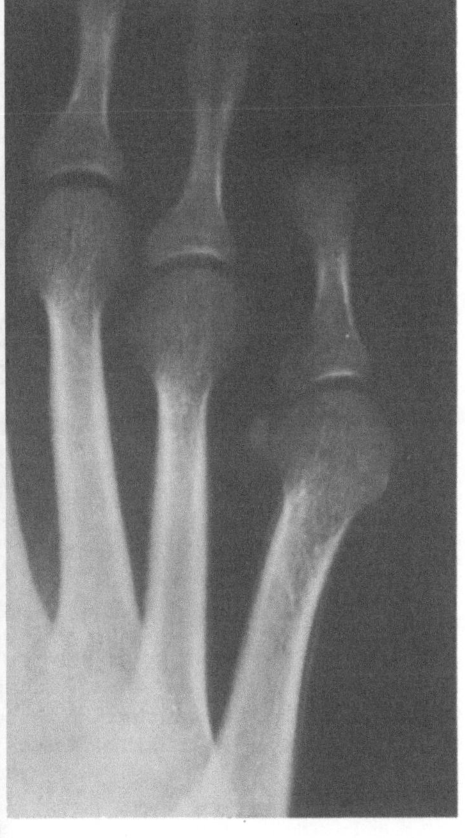

Abb. 8.3a, b. (Pulmonale) hypertrophische Osteoarthropathie bei einem 53jährigen Mann mit Lungenfibrose. Klinisch imponierten ausgeprägte Trommelschlegelfinger, der Patient klagte über rekurrierende „rheumatische" Schmerzen im Unterschenkel- und Fußbereich. Röntgenologisch fällt besonders an der lateralen Tibia (**a**) und um die Diaphyse des Os metatarsale V. (**b**) eine feine, lamelläre Periostverknöcherung auf, die sich typischerweise von der darunter gelegenen Kortikalis durch einen feinen Aufhellungssaum abgrenzen läßt

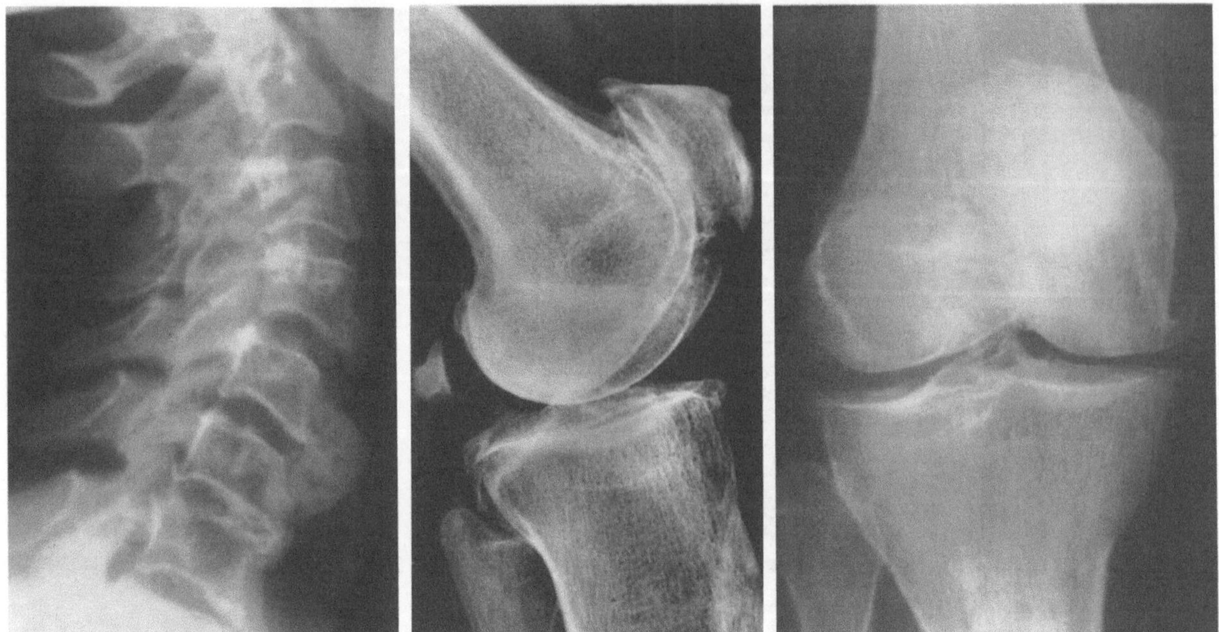

Abb. 8.4a–c. Hyperostotische Spondylosis deformans mit allgemeiner Skeletthyperostose. 71jährige, vom Bewegungsapparat her beschwerdefreie Diabetikerin. An den Knien sowie an allen anderen Kapsel-, Band- und Sehneninsertionen überschießende Ossifikationen, dabei kaum oder gar keine Arthrosezeichen! Beachte die Anbauten sogar an der Fabella

Abb. 8.5a–c. Verlauf einer Myositis ossificans neuropathica am Kniegelenk bei einer Patientin mit Tetanie. Etwa 6 Wochen nach Krankheitsbeginn wurde eine dolente Schwellung in beiden Kniegelenkregionen tastbar. Die Röntgenaufnahme des linken Kniegelenks zeigt undifferenzierte wolkige Verdichtungen in der Fossa poplitea, über den Gelenkspalt bis zum Tibiakopf reichend (**a**). Sieben Wochen später (**b**) deutliche Dichtezunahme dieser Verkalkungen, besonders in den peripheren Abschnitten, mit weiterer Ausbreitung des Prozesses nach proximal und distal. Ein halbes Jahr später ziemlich homogene ankylosierende Verknöcherung (**c**) mit deutlicher Spongiosastruktur und zarter Kortikalis. Der Knochen ist nicht infiltriert, die Verknöcherung sitzt aber der Facies poplitea fest auf. *Differentialdiagnose:* Gegen ein paraossales osteogenes Sarkom sprechen nicht nur die Anamnese, sondern auch die Tatsache, daß die Knochenneubildungen über das Gelenk bis zur Tibia reichen ▷

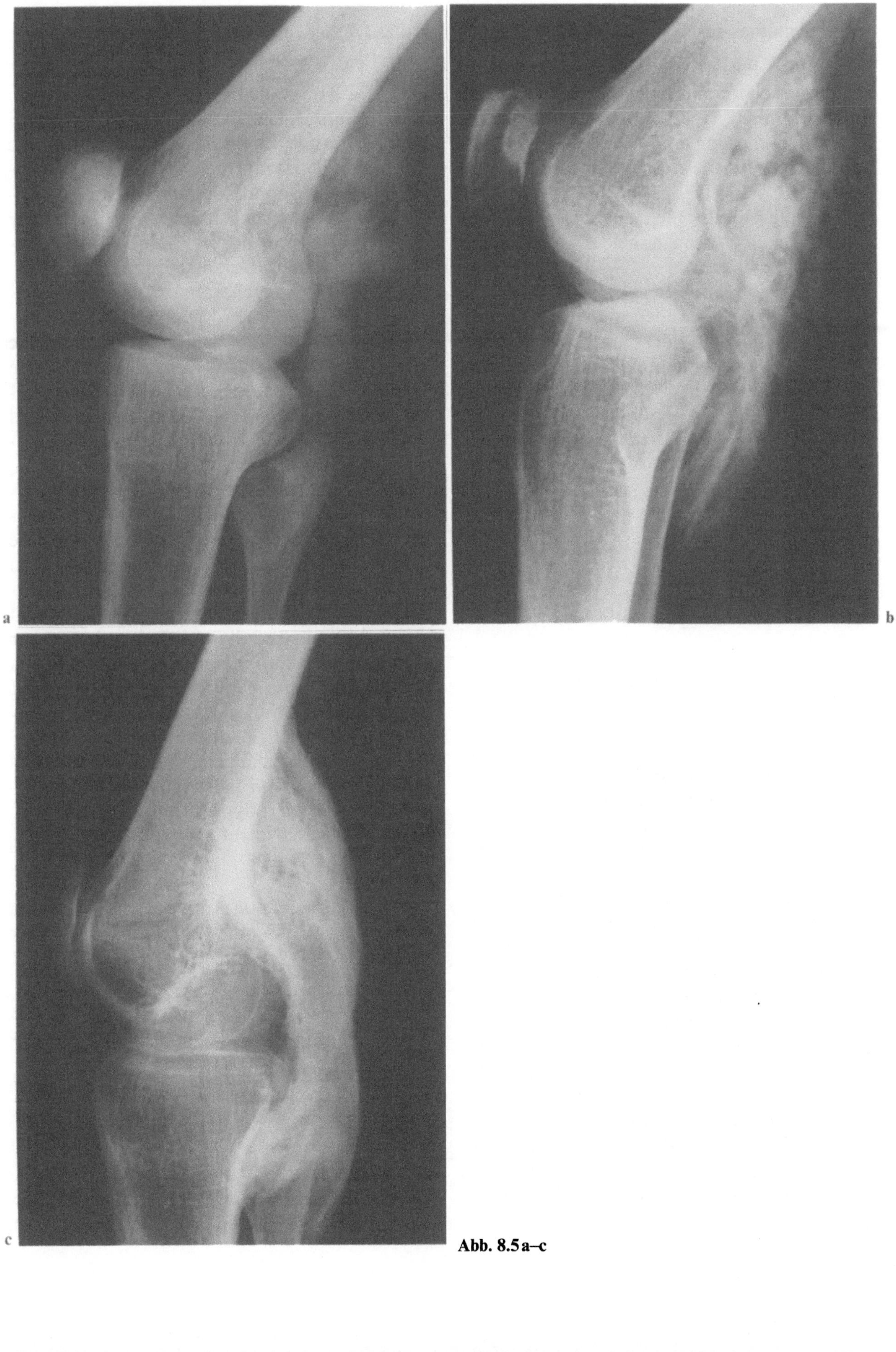

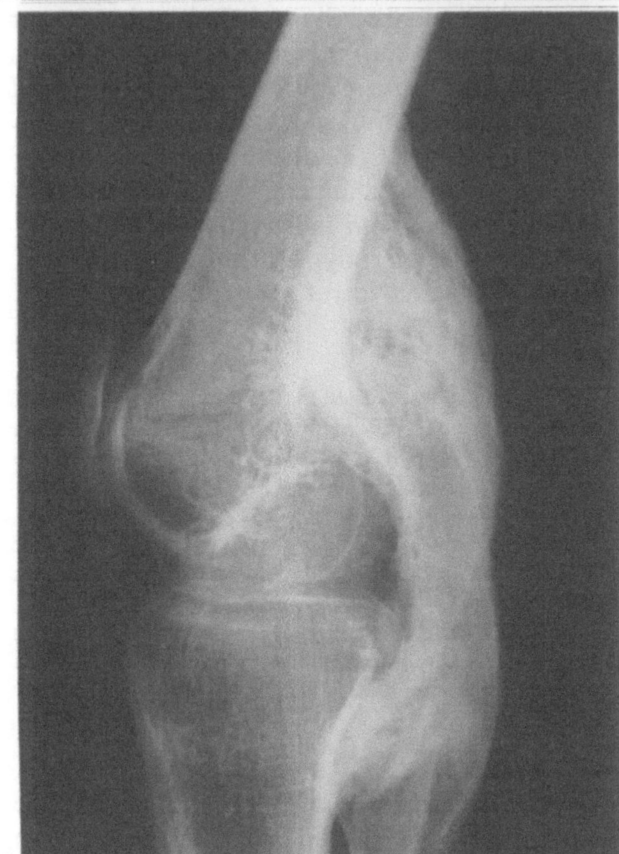

Abb. 8.5a–c

Differentialdiagnose

Die soliden Periostverknöcherungen sind gegen die Pachydermoperiostose in der Regel durch die feine Trennungslinie zwischen Periostverknöcherung und Kortikalis abgrenzbar, darüber hinaus werden bei der hypertrophischen Osteoarthropathie die epiphysären Knochenabschnitte nicht befallen. Zu den Ähnlichkeiten zwischen beiden Krankheitsbildern s. Seite 235.

Die thyreohypophysäre Akropachie zeigt besonders an den Händen und Füßen entweder spikulaähnliche oder auch blasige, unregelmäßige Knochenneubildungen, oft asymmetrisch angeordnet.

Literatur

Greenfield GB, Schorsch HA, Shkolnik A (1967) The various roentgen appearances of pulmonary hypertrophic osteoarthropathy. AJR 101:927

8.3.5 Spondylosis hyperostotica

Synonyme:
- Ankylosierende Hyperostose der Wirbelsäule
- M. Forestier

Hierbei handelt es sich um eine überschießende pontifizierende Spondylosis deformans der Wirbelsäule, wobei sich ausgedehnte zuckergußartige Knochenanlagerungen besonders der Wirbelkörpervorderfläche sowie grobe, breit ausladende intervertebrale Knochenspangen finden (s. Abb. 8.4). Die Patienten haben häufig einen latenten oder manifesten Diabetes mellitus, auch erkranken sie häufiger als die Normalbevölkerung an Gicht. Sehr häufig finden sich Residuen einer durchgemachten Scheuermann-Erkrankung und eine Neigung zur Ossifizierung von Bandansätzen, Bändern und Gelenkkapseln, d.h. also des straffen fibrösen Bindegewebes. Differentialdiagnostisch ist die hyperostotische Spondylosis gegen den M. Bechterew und die Psoriasisspondylitis abzugrenzen, fernerhin gegen die Pachydermoperiostose und die Ochronose.

8.3.6 Diffuse idiopathische Skeletthyperostose (DISH)

Das DISH-Syndrom ist im europäischen Sprachraum bisher wenig bekannt. Dabei handelt es sich mehr oder weniger um eine radiologische Symptomenerfassung, die hyperostotische Spondylophytenbildungen mindestens dreier benachbarter Wirbelkörper (BWS, HWS) bei normal weiten Intervertebralräumen und Randosteophytenbildungen ohne sonstige degenerative Gelenkveränderungen sowie Sehnen- und Bandverkalkungen, paraartikuläre Ossifikationen und eine mehr oder weniger ausgeprägte generalisierte Hyperostose einschließt. Am Handskelett fallen bei den Patienten Vergrößerungen und Verbreiterungen der Sehnen- und Bandansätze an den Grund- und Mittelphalangen, Verknöcherungen der Gelenkkapseln, Hyperostosen der Metakarpalia und eine Vergrößerung der Processus unguiculares sowie eine Verdickung der kleinen Handröhrenknochen auf. Im Gegensatz zur Akromegalie, die ähnliche Röntgenzeichen verursachen kann, sind aber die Gelenkspalte normal weit. Bisher wurden Kombinationen des DISH-Syndroms mit der Gicht, mit dem Diabetes mellitus und der Arteriosklerose, sogar auch mit der rheumatoiden Arthritis beobachtet.

Im deutschsprachigen Raum kommt das DISH-Syndrom am ehesten den Skelettveränderungen bei der hyperostotischen Spondylosis deformans (Forestier) gleich.

Literatur

Littlejohn GO, Urowitz MB, Smythe HA, Keystone EC (1981) Radiographic features of the hand in diffuse idiopathic skeletal hyperostosis (DISH). Comparison with normal subjects and acromegalic patients. Radiology 140:623
Resnik D, Shapiro RF, Wiesner UB et al. (1978) Diffuse idiopathic skeletal hyperostosis. Semin Arthritis Rheum 7:153
Resnik D, Curd J, Shapiro RF, Wiesner UB (1978b) Modified radiographic abnormalities of rheumatoid arthritis in patients with DISH. Arthritis Rheum 21:1

8.3.7 Myositis ossificans

Dabei handelt es sich um eine heterotope Knochenneubildung in der Muskulatur, in

den Sehnen und Aponeurosen (s. Abb. 8.5).
Klinisch werden eine progressive Myositis ossificans (M. Münchmeyer), eine Myositis ossificans traumatica (circumscripta) und eine
Myositis ossificans neurotica unterschieden.
Wegen der häufigen engen topographischen
Beziehung zu einem Gelenk wird das Krankheitsbild hier kurz erwähnt.

Eine ausführliche Beschreibung findet sich
bei Freyschmidt 1980.

Das differentialdiagnostische Spektrum ist
sehr weit und reicht bei Sitz in der Kniegelenkregion vom paraossalen osteogenen
Sarkom über metaplastische Verkalkungen
bzw. Verknöcherungen von Hämatomen und
Weichteiltumoren bis zur Calcinosis interstitialis universalis und zum Thibièrge-Weissenbach-Syndrom.

8.4 Reflex(algo)dystrophien

8.4.1 Sudeck-Syndrom

Synonym:
● Sudeck-Knochenatrophie

Der Erkrankung liegt eine multifaktoriell bedingte trophische Störung (Reflexdystrophie)
mit Beteiligung des Weichgewebsmantels und
des Knochens einer Extremität oder eines ihrer Abschnitte zugrunde. Das Krankheitsbild
wird zu den sog. Algodystrophien gezählt, zu
denen auch die transitorische Hüftosteoporose gerechnet wird. Die Erkrankung muß
nicht unbedingt Folge einer traumatischen
Läsion mit oder ohne Ruhigstellung sein, wie
vielfach angenommen wird, sie kann auch auf
dem Boden primär neurogener Störungen
entstehen.

Die folgenden 6 diagnostischen Kriterien
sollten erfüllt sein, um ein Sudeck-Syndrom
als sicher annehmen zu können:
1. Schmerzen und Hypersensitivität in einer
   Extremität oder einem ihrer Abschnitte,
2. Weichgewebsschwellung,
3. vasomotorische Instabilität (z.B. Hyperhidrosis),
4. fleckige Osteoporose,
5. reduzierte motorische Funktion,

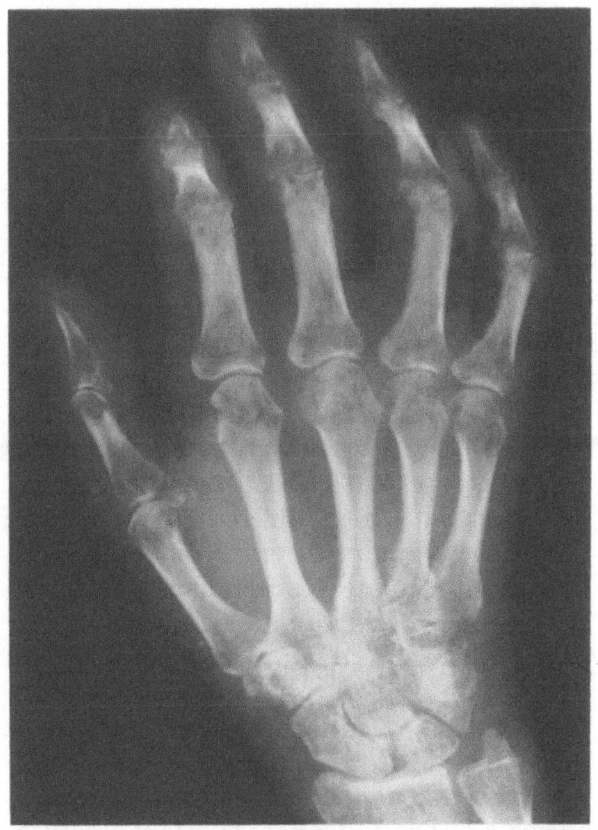

Abb. 8.6. Typische Sudeck-Knochenatrophie. 57jährige
Patientin, Zustand nach subkapitaler Humerusfraktur.
Massive schmerzhafte Schwellung und Überwärmung
der Hand

6. trophische Hautveränderungen (z.B. livide
   Verfärbung, glänzende Haut).

Röntgenologisch beherrscht in frühen Stadien der Erkrankung (zumeist 3–4 Wochen
nach klinischem Beginn) eine mehr fleckige
Entkalkung der gelenknahen Knochenabschnitte das Bild, beim Fortbestehen der Störung setzt schließlich eine gleichmäßige Atrophie (Osteoporose) von Spongiosa und Kompakta ein (Endatrophie). Differentialdiagnostisch sind entzündliche Gelenk- oder Knochenprozesse, Kollagenosen und primär arterielle, venöse und lymphatische Zirkulationsstörungen auszuschließen.

Literatur

Genant HK, Kozin F, Bekerman C, McCarty DJ, Sims
    J (1975) The reflex sympathic dystrophy syndrome.
    Radiology 117:21

8.4.2 Transitorische Hüftosteoporose

Ätiologisch unklares Krankheitsbild mit gewissen Ähnlichkeiten zum Sudeck-Syndrom (Reflexdystrophie, Algodystrophie).

Klinisch: Belastungs- und Bewegungsschmerz sowie Funktionseinschränkungen, überwiegend spontan auftretend. Rückbildung der klinischen Symptomatik nach 3– 12 Monaten. In der Mehrzahl der Fälle wandert die Erkrankung sukzessiv auch in andere Gelenke so z.B. in das Knie-, Sprung-, Schultergelenk sowie in den Fuß- und Handbereich. Die Erkrankung wurde mehrfach in der Spätschwangerschaft beobachtet sowie bei Patienten mit blauen Skleren mit oder ohne Osteogenesis imperfecta. Röntgenologisch findet sich mehrere Wochen nach klinischem Beginn eine fleckige und/oder bandförmige oder unscharfe, wie verwaschen strukturierte oder diffuse Entkalkung in den artikulierenden Knochen. Der Gelenkspalt verschmälert sich nicht, was die Differentialdiagnose gegenüber entzündlichen Gelenkerkrankungen erleichtert. Die Osteoporose erfaßt überwiegend den Hüftkopf und zweitrangig Hüftkopf *und* -hals, seltener Hüftkopf *und* Azetabulum. Außer an den Hüftgelenken können feine Erosionen entstehen. Computertomographisch ist ein steriler Gelenkerguß mit leichter Erhöhung der Zellzahl nachzuweisen.

Literatur

Dihlmann W, Thomas W (1983) Diagnostischer Algorithmus für die transitorische Hüftosteoporose. ROEFO 138:214

8.5 Seltene Mißbildungen mit Gelenkbeteiligung

8.5.1 Madelung-Deformität

Sie entsteht auf dem Boden einer meist erblichen Wachstumsstörung der distalen Radiusepiphysenfuge. In der Regel tritt das Krankheitsbild schon in der Präpubertät auf. Klinisch findet sich die Hand im Karpoantebrachialbereich bajonettartig nach volar abgebogen und gelegentlich gleichzeitig nach radial oder ulnar abgewinkelt. Das Caput ulnae ist im distalen Radioulnargelenk nach dorsal subluxiert. In der Dorsovolaraufnahme weisen die Radius- und Ulnagelenkfläche eine starke Neigung zueinander auf, sie „blicken" sich an. Die Radiusdiaphyse ist leicht nach medial konvex gekrümmt. In der Seitaufnahme liegen Handrücken und Beugefläche des Unterarms in annähernd gleicher Ebene, der Processus styloideus ulnae zeigt nach dorsal. Die proximale Handwurzelreihe steht spitzwinklig, das Os lunatum ist häufig subluxiert oder luxiert. Die Veränderungen führen zu einer vorzeitigen Arthrose.

8.5.2 Onychoosteodysplasie

Autosomal-dominant vererbliche Erkrankung mit ektodermalen und mesodermalen Veränderungen. *Klinisch* fallen hypoplastische Finger- und Fußnägel auf, sie können auch ganz fehlen. *Röntgenologisch* imponieren bilaterale hornartige Exostosen am Os ilium, die *Patella* kann subluxiert, hypoplastisch oder gar aplastisch sein, die lateralen Femurkondylen sind hypoplastisch und unregelmäßig konturiert, während die medialen vergrößert erscheinen. In der Regel ist das Radiusköpfchen hypoplastisch und nach dorsal luxiert.

8.5.3 Neurofibromatose

Synonym:
● Recklinghausen-Erkrankung

Die relativ seltene erbliche Erkrankung mit Fehlbildung des neuroektodermalen und mesodermalen Gewebes weist in etwa 50% der Fälle eine Skelettbeteiligung auf. Im Rahmen der mesodermalen Fehlbildungen finden sich *Dysplasien* der Wirbelkörper mit kurzbogigen angulären Kyphosen, fernerhin Defekte besonders im Keilbein- und im Felsenbeinbereich, die mittlere Schädelgrube ist fakultativ erweitert. Die Knochenstruktur kann in Form einer strähnigen Osteoporose verändert sein, die Röhrenknochen sind häufig verbogen und im Schaftbereich schmal, Pseudarthrosen werden infolge einer erhöhten Knochenbrüchigkeit relativ häufig beobachtet.

Ein großer Anteil der Skelettveränderungen wird durch *Arrosion* von seiten der Neurofibrome bewirkt: So finden sich z.B. erweiterte Foramina intervertebralia durch sanduhrartige Neurofibrome, die Dorsalkanten der Wirbelkörper können exkaviert sein, interkostale Neurofibrome führen zu Rippenarrosionen. Seltener werden intraossäre Neurofibrome mit zystenähnlichen Veränderungen beobachtet. An den Händen lassen sich gemischtförmige Veränderungen mit Knochen- und *Gelenkarrosionen* einerseits und verstärktem Längenwachstum mit Fehlstellungen von 2 oder 3 Phalangen andererseits nachweisen.

Sachverzeichnis

Die **halbfett** gedruckten Seitenzahlen beziehen sich auf die Seiten, auf denen das entsprechende Thema schwerpunkt-
mäßig abgehandelt ist. Die **halbfett** gedruckten Buchstaben kennzeichnen das erste Wort, unter dem Seitenzahl
und Abbildungsverweise konkret angegeben sind.

Topographisches Stichwortverzeichnis

Dieses zusätzliche Stichwortverzeichnis dient differentialdiagnostischen Zwecken. Es soll das Einordnen im Röntgenbild entdeckter pathologischer Befunde, z.B. an den Handgelenken, durch Abbildungsvergleiche erleichtern und auf das differentialdiagnostische Spektrum aufmerksam machen.
Die Gelenkveränderungen ohne spezielle Abbildungen werden in den einzelnen topographischen Regionen erwähnt, um den Leser darauf aufmerksam zu machen, daß sie dort häufig oder häufiger im Rahmen einer bestimmten Gelenkerkrankung zu erwarten sind. So ist z.B. das Blutergelenk unter dem Ellenbogengelenk, dem oberen Sprunggelenk usw., aber nicht bei den Handgelenken erwähnt, da es dort praktisch nicht beobachtet wird. Aus Gründen der Übersichtlichkeit wurden nicht alle im Körper vorhandenen Gelenke einzeln aufgeführt, sondern z.T. in Gruppen zusammengefaßt, z.B. die Gelenke der Hand, wozu die Radio-ulno-karpal-, die Karpal-, Karpo-meta-karpal-, MCP-, PIP- und DIP-Gelenke gehören.

Einige Gelenkerkrankungen, die in der Regel mit Haut- und Schleimhautveränderungen einhergehen

Gelenkerkrankung	Seite	Wesentliche Haut- u. Schleimhautveränderungen
Behçet-Syndrom (kutaneo-okulosynoviales Syndrom)	231	Aphthen der Mundschleimhaut, aphthöse Genitalulzera und Hypopyonisitis. Fernerhin kommen vor: Erythema nodosum, Pyodermien, Thrombophlebitis migrans, sterile Pusteln.
Dermatomyositis	141	Bevorzugter Befall des Gesichtes, sonstige Manifestationen finden sich überwiegend symmetrisch an den Ellenbogen, Knien, Fingern incl. Nagelfalz und -bett, wobei fliederfarbene fleckige Erytheme imponieren. Der Gesichtsausdruck ist traurig-weinerlich. Ferner finden sich Teleangiektasien, hyperkeratotische Schuppungen, Hämorrhagien und Ödeme. Später treten porzellanartige Hautatrophien und Pigmentverschiebungen auf, es kann zu einer diffusen Alopezie neben Hypertrichosen kommen, der Nagelfalz wird gelblich-hyperkeratotisch, die Nägel geriffelt.
Gicht	46–51	Tophie am freien Helixrand (Gichtperlen) und in der Umgebung erkrankter Finger- und Zehengelenke.
Hämochromatose	64–66	Braunpigmentierung der Haut, die bronzefarben imponieren kann; bei sekundärer Hämochromatose kommt ursächlich die Porphyria cutanea tarda mit bullös-erosiven Veränderungen an lichtexponierten Arealen (Hände, Gesicht) nach kleineren Verletzungen in Frage.
Juvenile rheumatoide Arthritis	118–121	Erythema multiforme rheumatoides (rheumatic rash).
Lipodystrophie, intestinale (M. Whipple)		Grau-braune Pigmentierung der Haut.
Lupus erythematodes, systemischer (SLE)	142–144	Schmetterlingserythem, diffuses Erythem; diskoider Lupus mit rötlichen, erhabenen, schuppenden Hauteffloreszenzen, Raynaudphänomen, Alopecia areata, Fotosensibilität, orale und nasopharyngeale Ulzerationen.
Lyme-Krankheit	93–95	Erythema chronicum migrans.
Ochronose		Bläuliche Verfärbung des Ohrknorpels, schwarzes Cerumen.
Pachydermoperiostose, idiopathische	234–236	Trommelschlegelfinger, Haut- und Unterhautverdickung mit Ausbildung von tatzenförmigen Händen und Füßen und einer zylindrischen Verdickung der Unterarme und Beine. Auch Gesichtshaut und behaarte Kopfhaut sind verdickt und verstärkt gefurcht (cutis verticis gyrata). Aus den Gesichts- und Kopfhautveränderungen resultiert ein sorgenvoller Gesichtsausdruck.
Periarteriitis nodosa	142	Hautveränderungen, vor allem an den Streckseiten der unteren, weniger der oberen Extremitäten, bestehend aus Livedo racemosa, entzündlichen Papeln oder Knoten mit Neigung zu Nekrosen und Ulzera.
Pockenarthritis	94	Variola-Pusteln; varioliforme Pusteln bei Vakzination.
Polyarthritis, chronische	106–121	Akrozyanose, Hyperhidrosis, Durchblutungsstörungen einzelner Finger, Pigmentverschiebung der Haut an Stirn und Händen, glanzloses Haar, rissige und glanzlose Nägel, Rheumaknoten.

Gelenkerkrankung	Seite	Wesentliche Haut- u. Schleimhautveränderungen
Polychondritis	85	„Waschlappenohren", „Blumenkohlohren", „Sattelnase".
Polymyositis-Dermatomyositis	141	s.u. Dermatomyositis.
Psoriasisarthritis	179–185	Sehr häufig atypisches Psoriasisbild mit inverser Lokalisation (Handinnenflächen, Fußsohlen, intertriginös), Tendenz zu erythrodermischer Ausbreitung und Pustelbildung. Nagelveränderungen (Krümelnagel, Tüpfelnagel).
Reiter-Erkrankung (urethro-okulosynoviales Syndrom)	172–174	Konjunktivitis, Urethritis; exsudativ-psoriasiforme Morphe mukokutaner Läsionen (pustulös durchsetzte, kleinfleckige Palmoplantarkeratodermie, parakeratotische Balanitis, geographische Läsionen an Rachen- und Mundschleimhaut mit erythematösem Randsaum, Nagelveränderungen).
Retikulohistiozytose, multizentrische	193, 196–199	Papulöses Exanthem, disseminiert mit Gruppierungstendenz in Gelenknähe.
Rheumatisches Fieber	138–139	Erythema anulare, Purpura rheumatica Schönlein-Henoch, hirsekerngroße Knötchen in Gelenknähe und am Kopf, Urticaria rheumatica.
Rötelnarthritis	94	Rötelnexanthem.
Sarkoidose	192–193	Erythema nodosum, Hautboeck.
Sharp-Syndrom	144	Sklerodermieähnliche Hautveränderungen, Raynaud-Phänomen, Zeichen eines SLE.
Sklerodermie, progressive	140–141	Ödem der Haut, insbesondere der Hände, später schrumpfende Veränderungen von Haut und Unterhaut. Rat-bit-lesion, Raynaud-Phänomen.
Spondarthritis, HLA B-27-assoziierte oder seronegative	150	Diverse Hautveränderungen, z.B. wie bei Reiterdermatitis oder Psoriasisarthritis (s. dort).
Stevens-Johnson-Syndrom	231	Unterform des Erythema exsudativum multiforme, z.T. mit schweren Schleimhautveränderungen im Sinne eines mukokutanen Syndroms einhergehend.

J. Freyschmidt

Knochenerkrankungen im Erwachsenenalter

Röntgenologische Diagnose und Differentialdiagnose

1980. 211 Abbildungen in 445 Teilbildern, 19 Tabellen.
XIII, 311 Seiten
Gebunden DM 165,–. ISBN 3-540-09813-5

Inhaltsübersicht: Osteoradiologische Differentialdiagnose. –
Einführung in die röntgendiagnostische Osteologie. – Vorwiegend systemische Dichte-und Strukturveränderungen des
Skeletts: Osteopathien. – Vorwiegend polyostotische Struktur-
und Dichteveränderungen des Skeletts. – Mono-und oligoostotische Struktur- und Formveränderungen des Knochens. –
Vorwiegend monoostotische Struktur- und Dichterveränderungen. – Formveränderungen des Knochens. – Periostale Veränderungen. – Glossar. – Sachverzeichnis.

Die differentialdiagnostische Abklärung von Knochenerkrankungen erfordert eine enge Kooperation zwischen Radiologie,
Innerer Medizin, Chirurgie und Pathologie. Eine Fülle von radiologischen Verdachtsdiagnosen gewinnt erst Gewißtheit auf der
Basis klinischer und pathologischer Zusatzinformationen. Das
vorliegende Buch – in erstern Linie ein radiologischer Atlas –
berücksichtigt diesen interdisziplinären Ansatz in hervorragender
Weise. Beschrieben werden die in der Praxis häufigen osteologischen Krankheitsbilder, wie z.B. die Osteopathien, die Osteodystrophien und die primären und sekundären Knochentumoren. Entsprechend dem methodischen Ansatz werden
zunächst die röntgenologische Diagnose und Differentialdiagnose vorgestellt. Diese werden ergänzt durch die Hinweise auf
klinische, pathologische und epidemiologische Daten, die die
röntgenologischen Veränderungen verständlich machen.
Zur Erleichterung einer schnellen Übersicht über die behandelten Krankheiten ist eine Tabelle in der Art eines differentialdiagnostischen Leitschemas vorgeschaltet. Dadurch wird ein
schnelles Auffinden bzw. Zuordnen der im Röntgenbild vorgefundenen Veränderungen zum vorliegenden Krankheitsbild
ermöglicht. Da bewußt die häufigen Knochenerkrankungen
abgehandelt wurden, sind seltene Erkrankungen in einem
Glossar im Anhang zur Vervollständigung aufgeführt.
Die synoptische Art der Darstellung macht dieses Buch für alle
Disziplinen, die sich mit Knochenerkrankungen befassen, zu
einem idealen Nachschlagewerk.

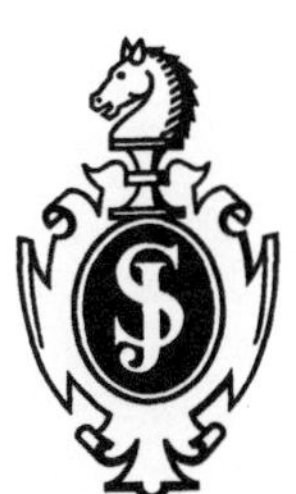

Springer-Verlag
Berlin
Heidelberg
New York
Tokyo

Handbuch der inneren Medizin

Herausgeber: **H. Schwiegk**

6. Band (in 2 Teilen):

Erkrankungen der Knochen, Gelenke und Muskeln

5., völlig neubearbeitete und erweiterte Auflage

Teil 1A/1B:

Klinische Osteologie

Herausgeber: **F. Kuhlencordt, H. Bartelheimer**
Unter Mitarbeit zahlreicher Fachwissenschaftler
1980. 593 Abbildungen, 133 Tabellen.
XXXVI, 1498 Seiten (240 Seiten in Englisch).
In 2 Bänden, die nur zusammen abgegeben werden
Gebunden DM 860,–
Subskriptionspreis: Gebunden DM 688,–
bei Verpflichtung zur Abnahme des gesamten Bandes.
ISBN 3-540-08730-3

Teil 2A:

Rheumatologie A

Allgemeiner Teil
Herausgeber: **H. Mathies**
Bearbeitet von zahlreichen Fachwissenschaftlern
1983. 147 Abbildungen, 64 Tabellen. XVIII, 626 Seiten
Gebunden DM 610,–
Subskriptionspreis: Gebunden DM 488,–
bei Verpflichtung zur Abnahme des gesamten Bandes.
ISBN 3-540-11660-5

Teil 2B:

Rheumatologie B

Spezieller Teil I: Gelenke
Herausgeber: **H. Mathies**
Bearbeitet von zahlreichen Fachwissenschaftlern
1984. 272 Abbildungen, 161 Tabellen. XIII, 848 Seiten
Gebunden DM 810,–
Subskriptionspreis: Gebunden DM 648,–
bei Verpflichtung zur Abnahme des gesamten Bandes.
ISBN 3-540-11880-2

H. Frisch

Programmierte Untersuchung des Bewegungsapparates

Chirodiagnostik

1983. 335 Abbildungen in 585 Einzeldarstellungen,
11 Tabellen. X, 484 Seiten.
Gebunden DM 148,–
Mengenpreis:
Ab 20 Exemplaren 20% Nachlaß pro Exemplar
ISBN 3-540-11276-6

H. Tilscher, M. Eder

Die Rehabilitation von Wirbelsäulengestörten

2., völlig neubearbeitete Auflage. 1983.
74 Abbildungen, 20 Tabellen. VIII, 143 Seiten
(Manuelle Medizin)
Broschiert DM 48,–
ISBN 3-540-12515-9

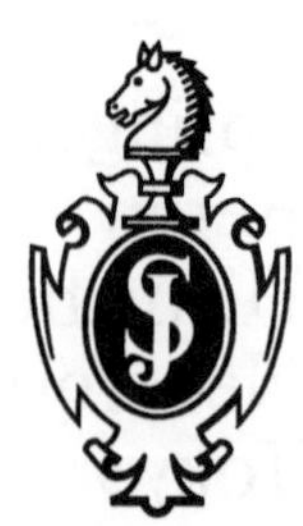

Springer-Verlag
Berlin
Heidelberg
New York
Tokyo